前　言

《针灸技术》是以中医理论为指导，研究经络、腧穴、刺灸方法，探讨运用针、灸等方法防治疾病的一门临床学科，属专业课程，是中医学、针灸推拿、中医骨伤、中医保健、康复技术等专业的必修课程之一，同时也可作为临床医学、护理等相关专业的拓展课程。

《针灸技术》教材分基础知识篇、针灸技术篇、治疗篇、附录。"基础知识篇"绪论部分主要论述针灸学的渊源和发展概况；总论主要阐述经络的概念、组成、循行分布规律、功能及临床应用，腧穴的分类、作用和取穴方法；各论部分论述十四经脉的循行、腧穴定位、主治及操作。"针灸技术篇"重点叙述毫针、艾灸、拔罐的基本知识和操作技能，并介绍三棱针、皮肤针、电针、耳针、皮内针、埋线、刮痧等基本知识及操作技能，其中刮痧一章为本教材新增内容，以适应当前社会所需。"治疗篇"总论主要论述针灸的治疗原则、针灸处方选穴；各论则参照国家执业医师考纲选取内、外、妇、儿、五官等各科常见病症的辨证治疗。"附录"为参考资料，主要包括经脉交会穴表与选录的古代及新编针灸歌赋，供学生课外阅读。

为了便于学习，每章均在章前列"学习目标"，方便学生掌握学习目的和要求；章中列"知识链接"，让学生了解桥梁知识；章后列"目标检测"，帮助学生巩固学习重点以及自我检测。

本书由多所院校老师共同编写，具体编写分工如下：

第一章：曹银香；第二章：张晓哲；第三章：张晓哲、王学军、刘春梅；第四章：曹银香；第五章：张训浩；第六章：张训浩；第七章：张训浩；第八章：罗丽丹；第九章：罗丽丹；第十章：乔赟；第十一章：刘世红；第十二章：乔赟、刘世红、刘月振、郭新荣附录：曹银香、张晓哲。

本教材在编写过程中，借鉴了部分优秀教材的成果，在此编写组成员对相关专家和学者表示衷心的感谢！由于编者水平有限，书中难免存在有疏漏不足之处，恳请广大读者从中发现问题与不足，及时提出宝贵意见，以便进一步修改完善。

《针灸技术》编委会

2014 年 4 月

全国医药类高职高专规划教材

供针灸推拿等专业用

针灸技术

主　编 曹银香　乔　赟

副主编 刘世红　刘月振　王学军

编　委（以姓氏笔画为序）

王学军　鄂州职业大学

乔　赟　广西中医药大学

刘月振　曲阜中医药学校

刘世红　湖北中医药高等专科学校

刘春梅　南阳医学高等专科学校

张训浩　重庆三峡医药高等专科学校

张晓哲　邢台医学高等专科学校

罗丽丹　遵义医药高等专科学校

郭新荣　陕西中医学院

曹银香　邢台医学高等专科学校

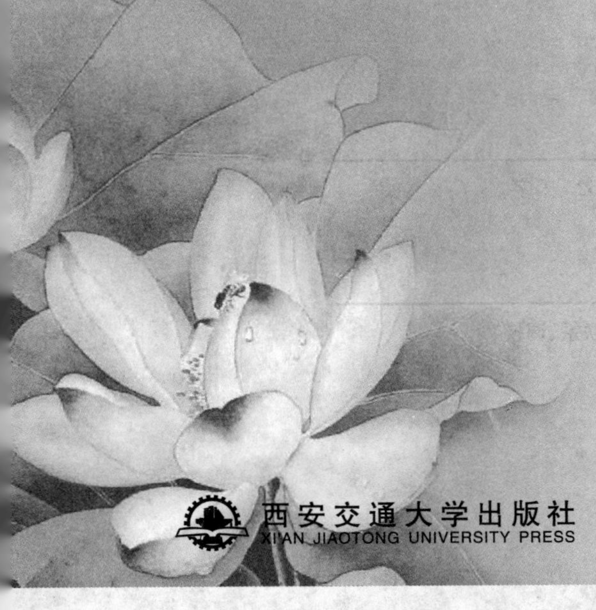

西安交通大学出版社
XI'AN JIAOTONG UNIVERSITY PRESS

图书在版编目(CIP)数据

针灸技术/曹银香主编. —西安:西安交通大学出版社,2014.8(2015.6 重印)
ISBN 978-7-5605-6346-6

Ⅰ.①针… Ⅱ.①曹… Ⅲ.①针灸疗法 Ⅳ.①R245

中国版本图书馆 CIP 数据核字(2014)第 135637 号

书　　名 针灸技术
主　　编 曹银香　乔　赟
责任编辑 问媛媛　杜玄静

出版发行 西安交通大学出版社
（西安市兴庆南路 10 号　邮政编码 710049）
网　　址 http://www.xjtupress.com
电　　话 (029)82668357　82667874(发行中心)
(029)82668315　82669096(总编办)
传　　真 (029)82668280
印　　刷 陕西奇彩印务有限责任公司

开　　本 787mm×1092mm　1/16　**印张** 21.625　**字数** 525 千字
版次印次 2014 年 8 月第 1 版　2015 年 6 月第 3 次印刷
书　　号 ISBN 978-7-5605-6346-6/R·502
定　　价 40.00 元

读者购书、书店填货、如发现印装质量问题,请与本社发行中心联系、调换。
订购热线:(029)82665248 (029)82665249
投稿热线:(029)82668226 (029)82668804
读者信箱:xjtumpress@163.com

目　录

基础知识篇

第一章　绪论……(003)
第二章　经络腧穴总论……(007)
第一节　经络总论……(007)
第二节　腧穴总论……(014)
第三章　经络腧穴各论……(029)
第一节　任脉、督脉及腧穴……(029)
第二节　十二经脉及腧穴……(042)
第三节　冲脉、带脉、阴维脉、阳维脉、阴跷脉、阳跷脉及腧穴……(126)
第四节　经外奇穴……(130)

针灸技术篇

第四章　毫针技术……(145)
第一节　毫针常识……(145)
第二节　针刺前准备……(148)
第三节　毫针刺法……(151)
第四节　异常情况的处理与预防……(160)
第五节　针刺注意事项……(163)
第五章　灸疗技术……(165)
第一节　灸法的作用……(165)
第二节　灸法的种类……(166)
第三节　灸法的适应证与注意事项……(171)
第六章　拔罐技术……(173)
第一节　罐的种类及材料……(173)
第二节　罐的吸附方法……(174)
第三节　拔罐方法……(175)
第四节　留罐与起罐……(176)
第五节　拔罐的适应证与注意事项……(177)
第七章　其他刺法技术……(178)
第一节　三棱针刺法……(178)
第二节　皮肤针法……(180)
第三节　皮内针法……(182)
第四节　穴位注射法……(183)

第五节　电针法……………………………………………………………………………………(185)
第八章　头针技术……………………………………………………………………………………(188)
第一节　标准头穴线的定位和主治…………………………………………………………(188)
第二节　头针的操作方法……………………………………………………………………(192)
第三节　头针的适应证和注意事项…………………………………………………………(192)
第九章　耳针技术……………………………………………………………………………………(195)
第一节　耳针基础知识………………………………………………………………………(195)
第二节　耳穴的分布与主治…………………………………………………………………(197)
第三节　耳穴的操作方法……………………………………………………………………(208)
第四节　耳穴的临床应用……………………………………………………………………(210)
第五节　耳针的注意事项……………………………………………………………………(212)
第十章　刮痧疗法……………………………………………………………………………………(214)
第一节　刮痧用具……………………………………………………………………………(214)
第二节　刮痧的作用…………………………………………………………………………(216)
第三节　刮痧操作技术………………………………………………………………………(218)
第四节　刮痧的适应证和注意事项…………………………………………………………(221)

治疗篇

第十一章　治疗总论…………………………………………………………………………………(227)
第一节　针灸治疗原则………………………………………………………………………(227)
第二节　针灸治疗作用………………………………………………………………………(230)
第三节　针灸处方……………………………………………………………………………(231)
第四节　特定穴的应用………………………………………………………………………(234)
第十二章　治疗各论…………………………………………………………………………………(240)
第一节　急性病症……………………………………………………………………………(240)
第二节　内科病症……………………………………………………………………………(249)
第三节　妇科与儿科病症……………………………………………………………………(283)
第四节　皮外骨伤科病症……………………………………………………………………(295)
第五节　五官科病症…………………………………………………………………………(308)
第六节　其他病症……………………………………………………………………………(314)
附录一　古代针灸歌赋辑要…………………………………………………………………………(324)
附录二　新编针灸歌诀 30 首………………………………………………………………………(331)
附录三　经脉交会穴表………………………………………………………………………………(336)
参考文献………………………………………………………………………………………………(340)

基础知识篇

第一章 绪 论

学习目标

【知识要求】掌握针灸学的基本概念及针灸学的学科属性与其他临床学科的关系。熟悉历代针灸名家著作及其贡献。了解针灸学发展简史。

【能力要求】能列举历代具有影响的针灸学医家及其著作；学会针灸学的学习方法。

针灸学是以中医理论为指导，以经络学说为核心，探讨运用针刺、艾灸等方法来防治疾病的一门学科，是祖国医学的重要组成部分。其主要内容包括经络、腧穴、刺灸技术、针灸治疗等。针灸疗法具有操作简便、适应证广、疗效显著、经济安全等优点，数千年来深受人民群众的欢迎，对中华民族的繁衍昌盛做出了巨大的贡献。近年来随着养生热的兴起，针灸疗法越来越受到人们的青睐。

一、针灸技术发展简史

针灸学的形成和发展经历了漫长的历史时期。

（一）远古时期

针灸起源于远古时代。我们的祖先在艰苦的生存和劳作过程中，无意中发现石块按压或刺破体表可以减轻病痛，到对石块打磨形成“砭石”而专用于治疗疾病，经历了漫长的岁月。人类进入新石器时代以后，出现了精制的石针，其后出现了骨针、竹针等，尤其是人类发明冶金术后，金属针具的出现大大地推动了刺法的发展。灸法的起源可追溯到原始社会人类学会用火以后。

（二）先秦两汉时期

先秦两汉是针灸学奠基和理论体系建立的重要时期。1973 年在湖南长沙马王堆三号汉墓出土的医学帛书中，有两篇古代经脉文献，即“足臂十一脉灸经”“阴阳十一脉灸经”。对十一经脉的循行分布、病候表现、灸疗方法进行了论述，这是现存最早的针灸学文献，反映了古人对经络系统认识的早期面貌。

我国现存最早的医学典籍《黄帝内经》的问世，为中医学奠定了理论基础。其中对经络的循行和病候、腧穴、刺灸方法、适应证、禁忌证等，都作了比较全面而详细的论述，尤其是《灵枢》中用大量篇幅专门论述了针灸学理论和临床治疗，故又被后世称为《针经》，此书标志着针灸学理论体系的基本形成。约成书于汉代的《难经》，以阐明《黄帝内经》为要旨，其中对奇经八脉、原气的论述，补充了《黄帝内经》的不足；并用五行学说对五输穴的理论及应用进行了详细的解释，同时还提出了八会穴。

在针灸的应用方面，《史记 · 扁鹊仓公列传》记载“扁鹊乃使弟子子阳砺针砥石，以取外三阳五会。有间,太子苏。”三国名医华佗对针灸亦颇有研究,创立了“华佗夹脊穴”。东汉张仲景的《伤寒杂病论》中也记载了许多针灸处方,主张针药并用。这些成就丰富了针灸学的内容。

(三)魏晋隋唐时期

魏晋时代的皇甫谧将《素问》、《灵枢》和《明堂孔穴针灸治要》的针灸内容择其精要,编撰成《针灸甲乙经》,共收录 349 个腧穴的名称、位置、刺灸法,对各科病证的针灸治疗进行归纳和论述,是我国现存最早的针灸学专著,是继《黄帝内经》之后对针灸学的又一次总结。晋代名医葛洪撰《肘后备急方》,收载针灸医方 109 条,其中灸方 99 条;其妻鲍姑尤其擅长灸法,是我国历史上第一位女灸疗学家。

隋至唐初的甄权、孙思邈,都是精通各科的大医学家,在针灸学方面也有卓越的成就。唐政府组织甄权等人对明堂图经进行了校订,足见当时对针灸学的重视。孙思邈在《备急千金要方》中用五种颜色绘制了“明堂三人图”,是历史上最早的彩色经络腧穴图(已佚),并首创“阿是穴”和“指寸法”,主张用灸法防病。王焘的《外台秘要》和崔知悌的《骨蒸病灸方》收录了大量的灸治经验,使灸法盛行。唐代国家有组织开展针灸教育,唐太医署内设针灸专业,有“针博士一人,针助教一人,针师十人,针工二十人,针生二十人”,为针灸学的规范教育奠定了基础。

(四)宋金元时期

宋、金、元时期,相继建立了更为完善的针灸机构和医学教育体系,设立针科、灸科。北宋针灸学家王惟一对 354 个明堂孔穴进行了重新考订,于公元 1026 年著《铜人腧穴针灸图经》,雕印刻碑,由政府颁布;次年设计并铸造了两具铜人模型,内置脏腑,外刻经络腧穴,供针灸教学和考试使用,是我国最早的针灸模型,为针灸人才的培养开辟了新径。南宋闻人耆年的《备急灸法》促进了灸法的发展。王执中撰《针灸资生经》收集了许多民间的临床经验,他善于灸术和运用压痛点诊治疾病。金代何若愚创立的子午流注针法,提倡按时取穴法,开创了针灸时间医学,对后世影响较大。马丹阳善用“天星十二穴”,窦汉卿擅长应用“八脉交会穴”。元代的滑伯仁著《十四经发挥》,首次把任、督二脉和十二经脉并称为“十四经”,为后世研究经络提供了宝贵的文献资料。

(五)明清时期

明代是针灸学发展史上又一个昌盛时期,具体的表现在对前代针灸文献的整理研究,出现了许多学术流派和争鸣,创立了丰富的针刺手法,对没有归经的穴位进行归纳而形成“奇穴”。杨继洲在家传《卫生针灸玄机秘要》的基础上,汇编历代诸医家针灸学术观点,加之个人实践经验,编纂成《针灸大成》一书,可谓是继《针灸甲乙经》后对针灸学的第三次总结,内容丰富,为后世学习、研究针灸的重要参考文献。另外,还有陈会的《神应经》、徐凤的《针灸大全》、高武的《针灸聚英发挥》、吴崑的《针方六集》、汪机的《针灸问对》、张介宾的《类经图翼》、李时珍的《奇经八脉考》等各有所为,促进了针灸学的发展。

清代的医者多重药轻针,清代统治者曾以“针刺火灸,究非奉君所宜”的理由,于公元 1822 年废除太医院的针灸科。但是针灸疗法深受广大人民群众的信任,在民间仍广泛流传和应用。针灸著作主要有吴谦的《医宗金鉴・刺灸心法要诀》、廖润鸿的《针灸集成》,李学川的《针灸逢源》,此书记录的 361 个经穴,一直沿用,直到 2006 年才把印堂归为督脉,经穴增至 362 个。

(六)民国时期

民国时期,国民政府推崇西医,排斥和歧视中医学。然而,由于针灸疗法的经济、方便和具有良好的临床疗效，深受广大群众的喜爱，因此，在民间依然得到广泛的应用。同时以承淡安等为代表的一大批有识之士，创办针灸学社、学校，培养针灸人才，改良针具，为保护和发扬针灸做出了一定的贡献。

(七)中华人民共和国成立后

新中国成立后，党和国家非常重视继承发扬祖国医学遗产，制定了发展中医的政策，使针灸事业出现了前所未有的繁荣景象。全国各地相继成立了中医院校、中医医院和中医研究机构，针灸学作为中医院校学生的必修课程，针灸科是中医院必设的科室。改革开放后，各中医院校先后建立了针灸系，使用了全国统一的针灸学教材，并逐渐开展了针灸学硕士、博士研究生的培养，形成了针灸学教学、医疗、科研的完整体系。

随着针灸事业的蓬勃发展，针灸教学、医疗、科研都取得了丰硕的成果。上世纪五、六十年代，主要是整理、研究针灸学文献，观察针灸的适应证，比较广泛地进行针灸临床疗效总结，并开展了实验研究，观察针灸对各系统器官功能的影响，揭示针灸的基本作用，开展了针刺麻醉。七十年代以来，应用神经生理学、解剖学、组织化学、生物化学、免疫学、分子生物学及声、光、电、磁等先进的现代科学技术手段，对针灸学的相关问题进行了深入的研究，尤其对于针灸治病机理和镇痛原理都有了更深刻的认识。针灸治疗病种在不断扩大，临床实践表明，针灸对内、外、妇、儿、五官、骨伤等科 300 多种病证有一定的治疗效果，对其中 100 种左右的病证有较好或很好的疗效。

二、针灸技术对外交流

数千年来，针灸学不仅对我国人民的健康事业发挥着重要的作用，而且对世界各国人民的医疗保健也有一定的贡献。大约在公元六世纪，针灸学传到了朝鲜、日本等国。公元 562 年曾将《针经》赠与日本的钦明天皇，同年吴人知聪携《明堂图》和《针灸甲乙经》到日本。公元 16 世纪针灸传入欧洲，法国是欧洲传播针灸学术的主要国家。近年来，许多国家和地区已把针灸纳入医疗保健体系，针灸热在世界范围内正在升温。1979 年 12 月，世界卫生组织向全世界推荐 43 种病可应用针灸治疗，为适应针灸医学对外传播和国际化发展的需要，我国成立了多个针灸国际培训中心，为许多国家和地区培养了大批针灸人才。在世界卫生组织的支持下，1987 年 11 月世界针灸学会联合会成立暨第一届世界针灸学术大会在北京召开。1997 年 11 月，美国国立卫生院举行了针刺疗法听证会，明确指出起源于中国的针刺疗法，对许多疾病具有显著的疗效，且副作用极小，可广泛应用，这对针灸学在世界范围内普及和推广应用有着重要的意义。

三、如何学好针灸技术

针灸技术是祖国医学的重要组成部分，既以中医基本理论为基础，又具有独特的理论和技术体系，内容丰富，是一门综合性、实操性很强的课程。学习者应掌握现代解剖知识、中医基本理论以及内、外、妇、儿、五官等各学科相关知识后，才能学好针灸技术。

基础知识篇包括经络和腧穴，概念抽象，要求学习者善于运用中医学的思维特点，以取类比象法和思辨法去理解记忆。经络部分要求掌握经络的概念、经脉的循行分布规律，熟记每条经脉的具体循行路线及其主治概要。经络的相关知识是学好针灸技术的基础，古人云："学医不知经络，开口动手便错”，正说明了掌握经络知识对学好医学的重要性，针灸技术更是离不开经络理论的指导。腧穴部分要求掌握腧穴的概念、主治特点及规律，熟记常用腧穴的定位，要善于在自己或他人身上摸取穴位，边摸取边记忆，切记只背诵定位而不实际操作。穴位的主治要善于分析、归纳、总结。

针灸技术篇主要是刺法灸法，是实操性很强的技能，在掌握必要的基本知识的同时，应以练习操作为主。首先是指力的练习，指力是指持针之手的力量，需要经过长期不懈的训练才能达到要求，这是操作针具、施行手法的基本功。当有了一定的指力后，才能练习各种针刺手法，针刺手法与针灸临床疗效密切相关，需要刻苦训练，学习者要善于在自己身上体会练习。至于艾灸、拔罐、三棱针、皮肤针等技术都只有通过严格的训练才能掌握。

治疗篇是针灸基础知识、针灸技术在临床各科的具体应用，要掌握常见病的病因病机、辨证分型和针灸治疗方法。应重视在实践中学习，在见习、实习实训课中多动手、勤思考，只有这样才能掌握针灸治病的技能和方法。

总之针灸是一门综合性实践性很强的课程，我们要善于熟记基础知识，更要勤于实践，熟练掌握针灸操作技术，为临床工作打下扎实的基础。

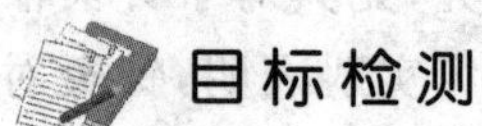

目标检测

A1 型题

1. 现存最早、较完善的针灸学专著是（ ）

A.《黄帝内经》 B.《阴阳十一脉灸经》 C.《针灸甲乙经》 D.《针灸资生经》

E.《明堂孔穴针灸治要》

2. 最早绘制彩色针灸图的医家是（ ）

A. 皇甫谧 B. 孙思邈 C. 王惟一 D. 王焘 E. 杨继洲

3. 针灸铜人的设计者是（ ）

A. 孙思邈 B. 杨继洲 C. 王执中 D. 王惟一 E. 滑伯仁

4.《针灸甲乙经》发展确定了多少个腧穴（ ）

A. 345 B. 453 C. 354 D. 361 E. 349

B1 型题

A.《五十二病方》 B.《针灸大成》 C.《十四经发挥》 D.《阴阳十一脉灸经》

E.《足臂十一脉灸经》

5. 最早记载灸法的是（ ）

6. 滑寿著（ ）

第二章　经络腧穴总论

学习目标

【知识要求】掌握经络的概念、经络系统的组成、特定穴的意义及腧穴的定位方法。熟悉经络的作用和临床应用、腧穴的作用和主治规律。了解腧穴的概念、分类。

【能力要求】能熟练运用解剖标志、骨度分寸、手指同身寸的定位方法进行腧穴定位。

第一节　经络总论

一、经络的概念

经络是人体内运行气血、联络脏腑、沟通内外、贯穿上下的通道，包括经脉和络脉。“经”，有路径的含义，为经络中直行的主干，多循行于人体的深部；“络”，有网络的含义，是经络中细小的分支，纵横交错，犹如网格，遍布全身。《灵枢·脉度》指出：“经脉为里，支而横者为络，络之别者为孙”。

经络系统由经脉与络脉彼此衔接、密切联系而构成的体系。经络之气，即经气，概指经络运行之气及其功能活动，其主要特点是循环流注、如环无端、昼夜不休。经络系统通过经气的运行，将人体内部脏腑和外部各组织器官联系成为一个有机整体，以调节全身各部的机能活动，协调阴阳，从而使整个机体保持协调和相对平衡。

经络学说是研究人体经络系统的循行分布、生理功能、病理变化及其与脏腑间相互关系的学说，是中医理论体系的重要组成部分，对中医临床各科尤其是针灸临床实践具有重要的指导意义。

二、经络系统的组成

经络系统由经脉和络脉组成，其中经脉包括十二经脉、奇经八脉，以及附属于十二经脉的十二经别、十二经筋、十二皮部；络脉包括十五络脉和难以数计的浮络、孙络等。经络系统的组成列表 2-1 如下。

(一)十二经脉

十二经脉即内属脏腑、外络肢节的手足三阴、手足三阳经脉的总称。他们是经络系统的主体，故又称为“正经”。

1. 十二经脉的名称

十二经脉的名称由手足、阴阳、脏腑三部分组成。首先用手、足将十二经脉分成手六经和足六经；凡循行于肢体内侧的经脉为阴经，属脏；凡循行于肢体外侧的经脉为阳经，属腑。根据

表 2-1　经络系统组成

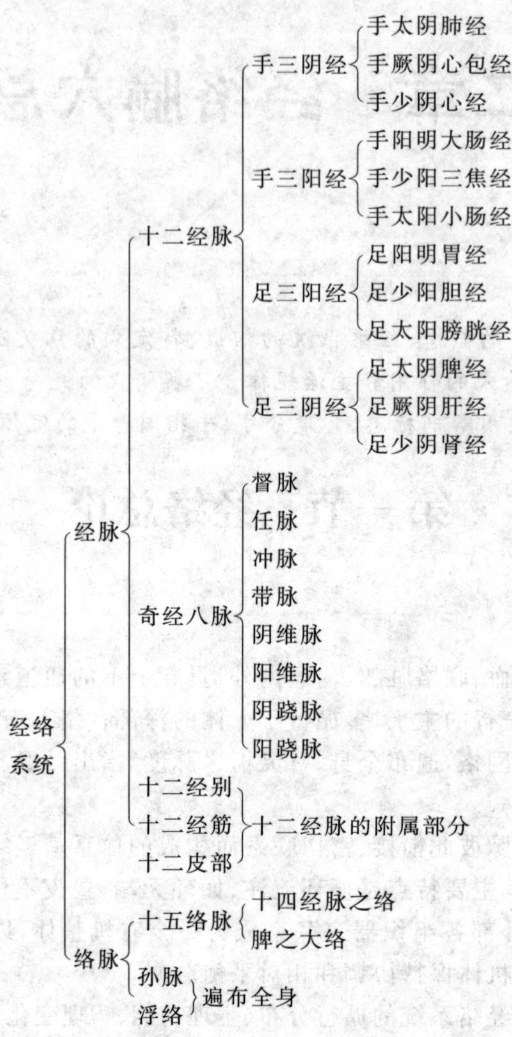

阴阳消长变化规律及其气血之多少，阴阳又衍化为三阴三阳，三阴为太阴、少阴、厥阴，三阳为阳明、太阳、少阳。按照上述命名规律，订出了手太阴肺经、手阳明大肠经等十二经脉的名称。

2. 十二经脉属络表里关系

脏腑有表里相合关系，十二经脉在体内与脏腑相连属，亦有明确的属络表里关系。阴经为里，属脏络腑；阳经为表，属腑络脏，这样阴阳配对，就形成了六组脏腑阴阳经脉的表里属络关系。如手太阴肺经属肺络大肠，手阳明大肠经属大肠络肺；足阳明胃经属胃络脾，足太阴脾经属脾络胃；手少阴心经属心络小肠，手太阳小肠经属小肠络心；足太阳膀胱经属膀胱络肾，足少阴肾经属肾络膀胱；手厥阴心包经属心包络三焦，手少阳三焦经属三焦络心包；足少阳胆经属胆络肝，足厥阴肝经属肝络胆。具有属络关系的脏腑和经脉以及互为表里的经脉间在生理上相互联系，病理上相互影响，治疗上相互为用。

3. 十二经脉的体表分布规律

十二经脉左右对称地分布于头面、躯干和四肢，纵贯全身。与脏相配属的六条阴经，分布于四肢内侧和胸腹，其中上肢内侧为手三阴经，下肢内侧为足三阴经；与腑相配属的六条阳经，分布于四肢外侧和头面、躯干，其中上肢外侧为手三阳经，下肢外侧为足三阳经。十二经脉在四肢的分布呈现一定规律，具体表述如下：

依正立姿势，两臂下垂拇指向前的体位，将上下肢的内外侧分别分成前、中、后三个区线。手足三阳经为阳明在前、少阳在中、太阳在后；手足三阴经为太阴在前、厥阴在中、少阴在后。其中足三阴经在足内踝上 8 寸以下为厥阴在前、太阴在中、少阴在后，至内踝上 8 寸以上，太阴交出于厥阴之前，即又成为太阴在前、厥阴在中、少阴在后。

4. 十二经脉的循行走向与衔接规律

十二经脉的循行走向特点是：手三阴经从胸走手，手三阳经从手走头，足三阳经从头走足，足三阴经从足走腹胸。若将两手上举，阴经自下而上，阳经自上而下，呈现“阴升阳降”的规律。

十二经脉循行衔接规律是：①相表里的阴经与阳经在手足末端交接。如手太阴肺经与手阳明大肠经交接于食指。②同名的阳经与阳经在头面部交接。如手阳明大肠经与足阳明胃经交接于鼻旁。③相互衔接的阴经与阴经在胸中交接。如足太阴脾经与手少阴心经交接于心中（表 2－2）。

表 2－2　十二经脉衔接表

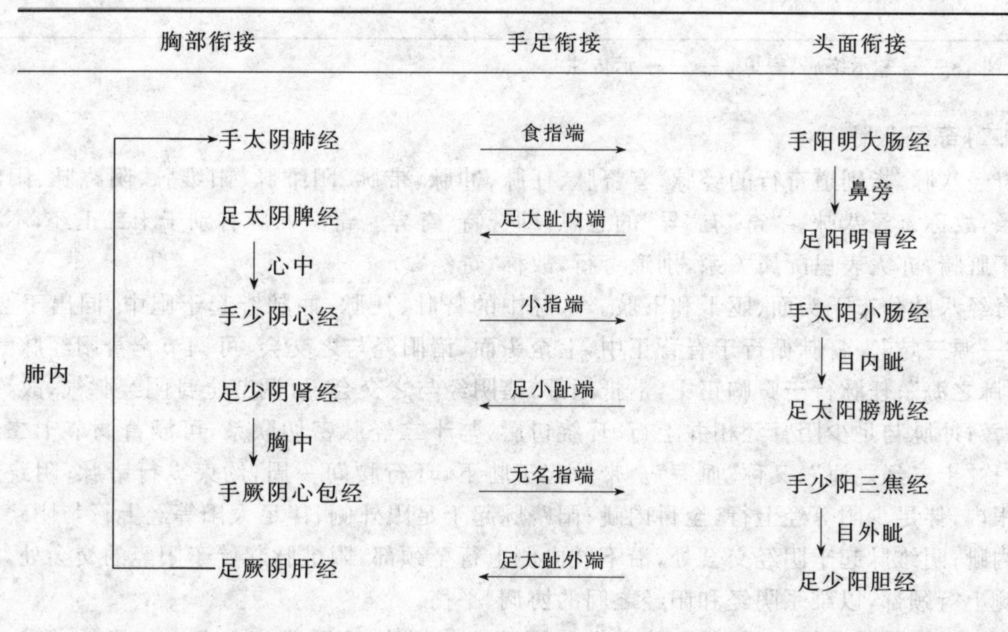

5. 十二经脉的气血循环流注

十二经脉的气血源于中焦，流注从肺经开始逐经相传，至肝经而终，再由肝经复传于肺经，流注不已，从而构成了周而复始、如环无端的循环传注系统。十二经脉将气血周流全身，内到脏腑器官，外达肌表官窍，使人体不断地得到营养物质而维持各脏腑组织器官的功能活动。十二经脉的循环流注顺序见表 2－3。

表 2-3 十二经脉流注次序

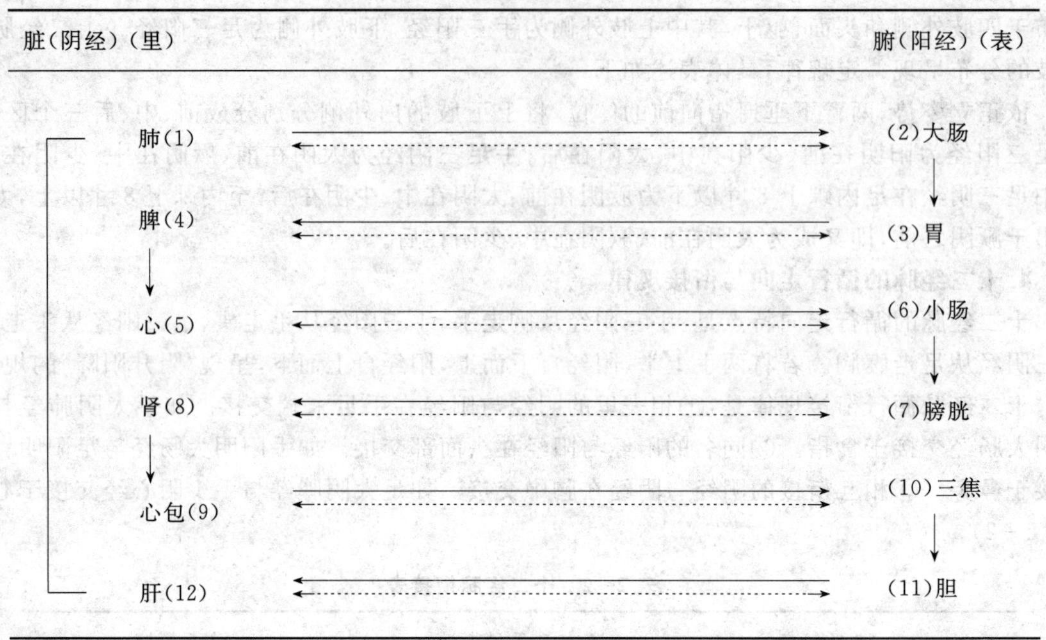

*注：←----→ 示络属、表里，——→ 示传注

(二)奇经八脉

奇经八脉，指别道奇行的经脉，有督脉、任脉、冲脉、带脉、阴维脉、阳维脉、阴跷脉、阳跷脉共八条，故称奇经八脉。“奇”有“异”的意思，即奇特、奇异。奇经八脉有别于十二正经，不直接隶属于脏腑，亦无表里配属关系，别道奇行，故称“奇经”。

奇经八脉分布于头面、躯干和下肢。八脉中的督脉、任脉、冲脉皆起于胞中，同出于会阴，称为“一源三歧”。督脉循行于脊背正中，上至头面，诸阳经与之交会，可调节全身阳经脉气，故称“阳脉之海”；任脉行于腹胸正中，上抵颏部，诸阴经与之交会，可调节全身阴经脉气，故称“阴脉之海”；冲脉与足少阴肾经相并上行，环绕口唇，与十二经脉密切联系，可涵蓄调节十二经气血，故称“十二经之海”，又称“血海”。带脉起于胁下，环行腰间一周，约束纵行诸脉；阴跷脉起于足跟内，伴足少阴等经上行，至目内眦；阳跷脉起于足跟外侧，伴足太阳等经上行与阴跷脉合于目内眦；阴维脉起于阴经交会处，沿下肢内侧上行至颈部，阳维脉起始于阳经的交会处，沿下肢外侧上行颈部，以维系阴经和阳经之间的协调、平衡。

奇经八脉除带脉横向循行外，均以纵向循行，纵横交错地循行分布于十二经脉之间，其作用主要体现在两方面：其一，沟通了十二经脉之间的联系。奇经八脉将部位相近、功能相似的经脉联系起来，达到统摄有关经脉气血、协调阴阳的作用；其二，奇经八脉对十二经脉气血有着蓄积和渗灌的调节作用。若将十二经脉喻如江河，奇经八脉则犹如湖泊。奇经八脉具体的循行分布和功能见表 2-4。

奇经八脉中的任、督二脉，各有其所属的腧穴，故与十二经脉相提并论合称“十四经”。十四经具有一定的循行路线、病候和所属腧穴，是经络系统中的主要部分，在临床上是针灸治疗的基础。

表 2-4 奇经八脉循行分布和功能

脉 名	循行分布概况	功 能
任脉	腹、胸、颏下正中	总任六阴经，调节全身阴经经气故称“阴脉之海”
督脉	腰、背、头面正中	总督六阳经，调节全身阳经经气故称“阳脉之海”
带脉	起于胁下，环腰一周，状如束带	约束纵行躯干的诸条经脉
冲脉	与足少阴经相并上行，环绕口唇，且与任、督、足阳明等有联系或“血海”	涵蓄十二经气血，故称“十二经之海”
阴维脉	小腿内侧，并足太阴、厥阴上行至咽喉合于任脉	调节六阴经经气
阳维脉	足跗外侧，并足少阳经上行，至项后会合于督脉	调节六阳经经气
阴跷脉	足跟内侧，伴足少阴等经上行，至目内眦与阳跷脉会合	调节肢体运动，司眼睑开合
阳跷脉	足跟外侧，伴足太阳等经上行，至目内眦与阴跷脉会合	

(三)十五络脉

十二经脉和任、督二脉各自别出一络，加上脾之大络，总计 15 条，称为十五络脉，分别以其别出处的腧穴命名。

十五络脉的分布有一定的规律：十二经脉的别络从四肢肘膝关节以下本经的络穴分出，走向其相表里的经脉，即阴经别络于互为表里的阳经，阳经别络于互为表里的阴经。任、督二脉的别络以及脾之大络主要分布在头身部。任脉的别络从鸠尾分出后散布于腹部；督脉别络从长强分出后散布于头部，左右别走足太阳经；脾之大络从大包分出后散布于胸胁。十五络脉是全身中较大的络脉，还有从络脉中分出的浮行于浅表部位的“浮络”和细小的“孙络”，分布极广，遍布全身。

四肢部的十二经别络，加强了十二经阴阳表里两经的联系，沟通了表里两经的经气，补充了十二经脉循行的不足，扩大了腧穴主治范围。躯干部的任脉别络、督脉别络和脾之大络，分别沟通了腹、背和全身经气，此外加之分布浅表细小的浮络、孙络，输布气血以濡养全身组织。

(四)十二经别

十二经别是十二正经离、入、出、合的别行部分，是正经别行深入人体体腔的支脉。十二经别均从四肢肘膝关节附近的正经别出(离)，经过躯干深入胸腹腔与相关的脏腑联系(入)，在头项部浅出于体表(出)，到头项部后，阳经经别合于本经的经脉，阴经经别合于相表里的阳经经脉(合)，故有“六合之称”。

十二经别有离、入、出、合于表里之间的特点，不仅加强了十二经脉的内外联系，更加强了经脉与所属络的脏腑在体腔深部的联系，补充了十二经脉在体内外循行的不足。十二经别通过表里相合的“六合”作用，使十二经脉中的阴经与头项部发生了联系，进而扩大了手足三阴经穴位的主治范围。例如手足三阴经腧穴之所以能主治头面和五官疾病，是与阴经经别合于阳经而上头面的循行分不开的。此外，由于十二经别加强了十二经脉与头面部的联系，故而突出了头面部经脉和腧穴的主治作用及其重要性。

（五）十二经筋

十二经筋是十二经脉之气结聚于筋肉骨节的体系，是附属于十二经脉的筋肉系统。十二经筋的循行分布与十二经脉的体表通路大体一致，均起始于四肢末端，不入内脏，结聚于关节、骨骼部，走向躯干头面。足三阳经筋起于足趾，循股外上行结于頄（面部）；足三阴经筋起于足趾，循股内上行结于阴器（腹部）；手三阳经筋起于手指，循臑外上行结于角（头部）；手三阴经筋起于手指，循臑内上行结于贲（胸部）。

经筋的主要作用是约束骨骼，屈伸关节，以维持人体正常运动功能。经筋为病，多为转筋、筋肉疼痛、痹证等，针灸治疗多取局部腧穴燔针劫刺，如《灵枢·经筋》曰：“治在燔针劫刺，以知为数，以痛为输”。

（六）十二皮部

十二皮部是十二经脉功能活动反映在体表的部位，也是络脉之气散布所在。十二皮部的分布区域是以十二经脉在皮肤上的分属部分为依据而划分的，故《素问·皮部论篇》曰：“欲知皮部，以经脉为纪者，诸经皆然”。

由于十二皮部居于人体最外层，又与经络气血相通，所以是机体的卫外屏障，起着抗御外邪、保卫机体和反映病证的作用，同时亦是针灸施术的重要部位。

三、经络的作用和经络学说的临床运用

（一）经络的作用

1. 联系脏腑、沟通内外

人体的五脏六腑、四肢百骸、五官九窍、皮肉筋骨等组织器官，虽然各有不同的生理功能，但又共同进行着有机的整体活动，使机体的内外、上下、前后保持协调、统一，构成一个有机的整体。而能保持这种相对的协调与统一，完成正常的生理活动，是依靠经络系统的联络沟通而实现的。经络中的经脉、经别与奇经八脉、十五络脉，纵横交错、入里出表、通上达下，联系人体各脏腑组织器官；经筋、皮部联系肢体筋肉皮肤；浮络和孙络联系人体各细微部分。这样，经络系统将人体形成了一个统一的有机整体，如《灵枢·海论》曰：“夫十二经脉者，内属于府藏，外络于肢节。”

2. 运行气血、营养全身

《灵枢·本藏》曰：“经脉者，所以行血气而营阴阳，濡筋骨，利关节者也。”指出经络具有运行气血、濡养全身、协调阴阳的作用。气血是人体生命活动的物质基础，全身各脏腑组织器官只有得到气血的濡养才能完成正常的生理功能。经络是人体运行气血的通道，能将营养物质输布到全身各组织器官，使脏腑组织得以营养，关节得以通利，筋骨得以濡润。

3. 抗御病邪、保卫机体

《素问·缪刺论篇》所说：“夫邪客于形也，必先舍于皮毛，留而不去，入舍于孙脉，留而不去，入舍于络脉，留而不去，入舍于经脉，内连五脏，散于肠胃。”当外邪侵犯人体时，由表及里，

开始于皮毛。营气行于脉中，卫气行于脉外。卫气充实于络脉，络脉散布于全身、密布于皮部，当外邪侵犯机体时，卫气首当其冲与外邪抗争，发挥其抗御外邪、保卫机体的屏障作用。如果邪胜正衰，疾病发展，邪气由表入里，通过孙络、络脉、经脉逐步深入，出现相应的证候；如果正能胜邪，则外邪迅速出表，机体得安。

4. 传导感应、调整虚实

经络具有传导感应和调整虚实的功能。体表感受病邪和各种刺激，可传导于脏腑；脏腑的生理功能失常，亦可传导于体表；针刺中的得起与行气现象，亦均是经络传导感应功能的反映。针灸防病治病，是基于经络具有传导感应和调整虚实的作用。在相应的经络腧穴作针灸刺激时，可通过经络的传导，起到双向性、良性的调整作用，达到调整气血，扶正祛邪，协调阴阳，治愈疾病的目的。

（二）经络学说的临床应用

1. 说明病理变化

在正虚邪盛的情况下，经络又是病邪传注的途径。当机体受到病邪侵袭时，外邪可通过经络系统由表及里，由浅入深，从皮毛腠理内传于脏腑。此外，经络也是脏腑之间，脏腑与体表组织器官之间病变相互影响的渠道。内脏病变又可通过经络反映到体表组织器官。如在有些疾病的病理过程中，常可在经络循行通路上出现明显的压痛，或结节、条索状物等，以及相应的部位皮肤色泽、温度、形态等变化。通过望色、循经触摸反应物和按压等，可推断疾病的病理状况。

2. 指导辨证归经

由于经络有一定的循行路线和脏腑络属，它可以反映所属脏腑的病症，在临床上就可根据疾病所出现的症状，结合经络循行的部位及所联系的脏腑，作为辨证的依据。如头痛一证，痛在前额者多与阳明经有关，痛在后项者多与太阳经有关，痛在两侧者多与少阳经有关，痛在巅顶者多与督脉、足厥阴经有关。这是根据头部经脉分布特点辨证归经的。此外，一些疾病的过程中常发现在经络循行通路上，或经气聚集的某些穴位上，有明显的压痛、结节、条索状物和皮肤温度、形态、色泽、电阻等改变，也有助于疾病的辨证归经。如咳嗽的患者可在肺俞穴见到异常变化，肠痈患者有时在足阳明胃经的上巨虚出现压痛。临床上还采用循经诊察、扪穴诊察、经络电测定等方法检查有关经络、腧穴的反应，可供诊断参考。

3. 指导针灸治疗

针灸治疗是通过针刺和艾灸等刺激体表经络腧穴，以疏通经气，调节人体脏腑气血功能，从而达到治病的目的。腧穴的选取、刺灸方法的选用是针灸治疗的两大关键，均要依靠经络学说的指导。针灸选穴，一般是在明确辨证的基础上，除选用局部腧穴外，通常以循经取穴为主，即某一经络或脏腑有病，选用该经或该脏腑所相应经脉的远部腧穴来治疗。如《四总穴歌》所载："肚腹三里留，腰背委中求，头项寻列缺，面口合谷收"，就是循经取穴的具体体现，临床应用非常广泛。此外，由于经络、脏腑与皮部的密切联系，临床上用皮肤针叩刺皮部或皮内埋针来治疗经络、脏腑的疾患，如胃脘痛可用皮肤针叩刺中脘、胃俞穴，也可在该穴皮内埋针。根据菀陈则除之的理论，又可通过刺络放血的方法来治疗一些常见病，如急性腰扭伤刺人中出血，目赤肿痛刺太阳出血等。这些均是经络学说在针灸治疗方面的体现。

4. 指导药物归经

药物归经是运用经络学说对药物主治性能进行分析、归类，阐明了药物按其性能归入某经或某几经，也就是某些药物主治性能对脏腑、经络有一定的选择性。如同属泻火药，但黄芩善泻肺火归肺经，黄连善泻心火归心经；均为滋补药，又有补脾、补肾的差异，正是药物归经不同所致。中药的归经和引经药的运用，是经络学说在中药及临床方面的具体体现。掌握药物的归经理论，开阔了药物的适用范围，提高了临床疗效。

第二节　腧穴总论

一、腧穴的概念

腧穴是人体脏腑、经络之气输注于体表的特殊部位，也是疾病的反应点和针灸治疗施术的位置。“腧”与“输”通，或简作“俞”，有转输、输注的含义，言经气转输之义；“穴”，即孔隙的意思，言经气所居之处。腧穴在历代文献中有“砭灸处”“节”“会”“骨空”“气府”“穴道”等名称，《铜人腧穴针灸图经》则通称“腧穴”，《神灸经论》则称为“穴位”。虽然“腧”“输”“俞”三者均指腧穴，但在具体应用时却各有所指。腧穴，是对穴位的统称；输穴，是对五输穴中的第三个穴位的专称；俞穴，专指特定穴中的背俞穴。

腧穴与经络、脏腑关系十分密切。《灵枢・小针解》指出：“节之交，三百六十五会者，络脉之渗灌诸节者也”，《灵枢・海论》又指出“夫十二经脉者，内属府藏，外络于肢节”，说明腧穴分别归属于各经络，经络又隶属于相关脏腑，这样腧穴—经脉—脏腑间就形成了相互联系，不可分割的联系。

二、腧穴的分类

腧穴是在人们在长期的医疗实践中逐渐发现的治病部位。从最初的“以痛为输”，既无定位又无定名，到定位、定名，再到定位、定名、归经的成熟阶段，不断的充实、总结、归纳、整理，将腧穴分为十四经穴、奇穴、阿是穴三类。

(一)十四经穴

具有固定的名称和位置，且归属于十二经和任脉、督脉上的腧穴，称为“十四经穴”，简称“经穴”。这类腧穴具有主治本经和所属经脉脏腑病症的共同作用，是腧穴的主要组成部分，为临床所常用。

《内经》论及穴名约 160 个；晋代皇甫谧所著《针灸甲乙经》记载周身经穴名 349 个；北宋王惟一对腧穴重新进行了考定，撰写了《铜人腧穴针灸图经》，详载了 354 个经穴；明代杨继洲《针灸大成》载经穴 359 个；清代李学川《针灸逢源》定经穴穴名 361 个，并延续至今。而本教材增加了一个经穴，使经穴数目达 362 个。

(二)经外奇穴

既有一定的名称，又有明确的位置，但尚未归入或不便归入十四经系统的腧穴，称为“经外奇穴”，简称“奇穴”。这类腧穴对某些病症有特殊的治疗作用，分布上有的奇穴就在十四经循行路线上，并且有的奇穴并不指一个穴位，而是多个穴位的组合。历代对奇穴记载不一。

(三)阿是穴

既无固定名称，又无固定位置，而是以压痛点或其他反应点作为针灸施术部位的一类腧穴，称为“阿是穴”，又称“不定穴”“天应穴”“压痛点”等。唐代孙思邈《备急千金要方》曰：“有阿是之法，言人有病痛，即令捏其上，若里当其处，不问孔穴，即得便快或痛处，即云阿是，灸刺皆验，故曰阿是穴也”，“阿是”之名始见于此。阿是穴多位于病变的附近，也可在与其距离较远的部位，无一定数目。

三、腧穴的主治特点和规律

(一)腧穴的主治特点

腧穴既是疾病的反应点，又是针灸的施术部位。从针灸治疗上讲，所有腧穴均有一定的治疗作用。那么腧穴的主治特点主要表现在三个方面，即近治作用、远治作用和特殊作用。

1. 近治作用

近治作用是指腧穴均具有治疗该穴位所在部位局部及邻近脏腑组织器官病症的作用。这是一切腧穴主治作用所具有的共同特点，即“腧穴所在，主治所在”。如眼部附近的睛明、承泣、瞳子髎等经穴均能治疗目疾；膝关节及其周围的膝眼、鹤顶等穴位均可治疗膝关节疼痛；中脘、梁门、建里等腹部经穴均能治疗胃痛、腹胀等病症。

2. 远治作用

远治作用是指腧穴具有治疗其远隔部位的脏腑、组织、器官病症的作用。腧穴不仅能治疗局部病症，而且还有远治作用，十四经腧穴中，尤其是十二经脉中位于四肢肘、膝关节以下的经穴，远治作用更为突出，即“经脉所过，主治所及”。如合谷穴不仅能治疗手部的局部病症，还能治疗本经经脉所过处的颜面部病症；足三里穴不但能治疗下肢病症，还能治疗本经经脉所属的胃肠病症等。奇穴也具有一定的远治作用，如四缝治疗小儿疳积，胆囊穴治疗胆疾等。

3. 特殊作用

特殊作用是指某些腧穴具有双向的良性调整作用和相对的特异治疗作用。所谓双向良性调整作用，是指同一腧穴针对机体所处的不同病理状态，可以起到两种相反而有效的治疗作用。如便秘时针天枢穴可通便，泄泻时针天枢穴可以止泻；心动过缓时针内关穴可加快心率，心动过速时针内关穴又可减慢心率。此外，腧穴的治疗作用还具有相对的特异性，如至阴穴矫正胎位，大椎穴退热，阑尾穴治疗阑尾炎，足三里为强壮穴，可增强人体免疫功能等。这些都是腧穴的特殊作用。

(二)腧穴的主治规律

腧穴的治疗作用广泛并呈现出一定的规律性，主要有分经主治和分部主治两大规律。大体上，四肢部经穴以分经主治为主，头身部经穴以分部主治为主。

1. 分经主治规律

分经主治，是指某一经脉所属的经穴均可治疗该经脉循行部位及其相应脏腑的病症。古代医家在论述针灸治疗时，往往只选取有关经脉而不列举具体穴名，即所谓“定经不定穴。”长期医疗实践证明，同一经脉的不同腧穴，可以治疗本经的相同病症。如手太阴肺经上的腧穴均可治疗咳嗽、气喘等肺系疾患，足阳明胃经腧穴以治疗胃肠病症为主等，都说明腧穴有分经主治规律。根据腧穴的分经主治规律，后世医家在针灸治疗上有“宁失其穴，勿失其经”之说。

另外，依据经脉的表里关系，腧穴既可主治本经循行部位的病症，又可治疗相表里经脉的病症；任脉、督脉、手足三阳、手足三阴经的腧穴既具有各自的分经主治规律，同时又在某些主治上有共同点。具体的腧穴分经主治异同见表2-5。

表2-5 十四经腧穴主治异同表

任督二脉

经名＼主治	本经特点	二经相同
任脉	回阳，固脱，有强壮作用	神志病、脏腑病、妇科病
督脉	中风、昏迷、热病、头面病	

手三阴经

经名＼主治	本经特点	二经相同	三经相同
手太阴经	肺、喉病		胸部病
手厥阴经	心、胃病	神志病	
手少阴经	心病		

手三阳经

经名＼主治	本经特点	二经相同	三经相同
手阳明经	前头、鼻、口、齿病		咽喉病、热病
手少阳经	侧头、胁肋病	目病、耳病	
手太阳经	后头、肩胛病，神志病		

足三阳经

经名＼主治	本经特点	三经相同
足阳明经	前头、口齿、咽喉病，胃肠病	眼病、神志病、热病
足少阳经	侧头、耳病、胁肋病	
足太阳经	后头、背腰病（背俞并治脏腑病）	

足三阴经

经名＼主治	本经特点	三经相同
足太阴经	脾胃病	前阴病、妇科病
足厥阴经	肝病	
足少阴经	肾病、肺病、咽喉病	

2. 分部主治规律

分部主治，是指身体某一部位的腧穴均可治疗该部位的病症及某类病证。腧穴的主治作用与腧穴的部位密切相关。如位于头面、颈项部的腧穴，以治疗头面五官及颈项部病症为主；位于后头及项部的腧穴，多可以治疗神志病症；位于四肢部的腧穴，特别是肘膝关节以下的腧穴不但可以治疗局部病症，而且还可以治疗该经循行所及的远隔部位的病症，甚至全身性疾病等。十四经腧穴的分部主治规律绘图简介于下（图 2－1）。

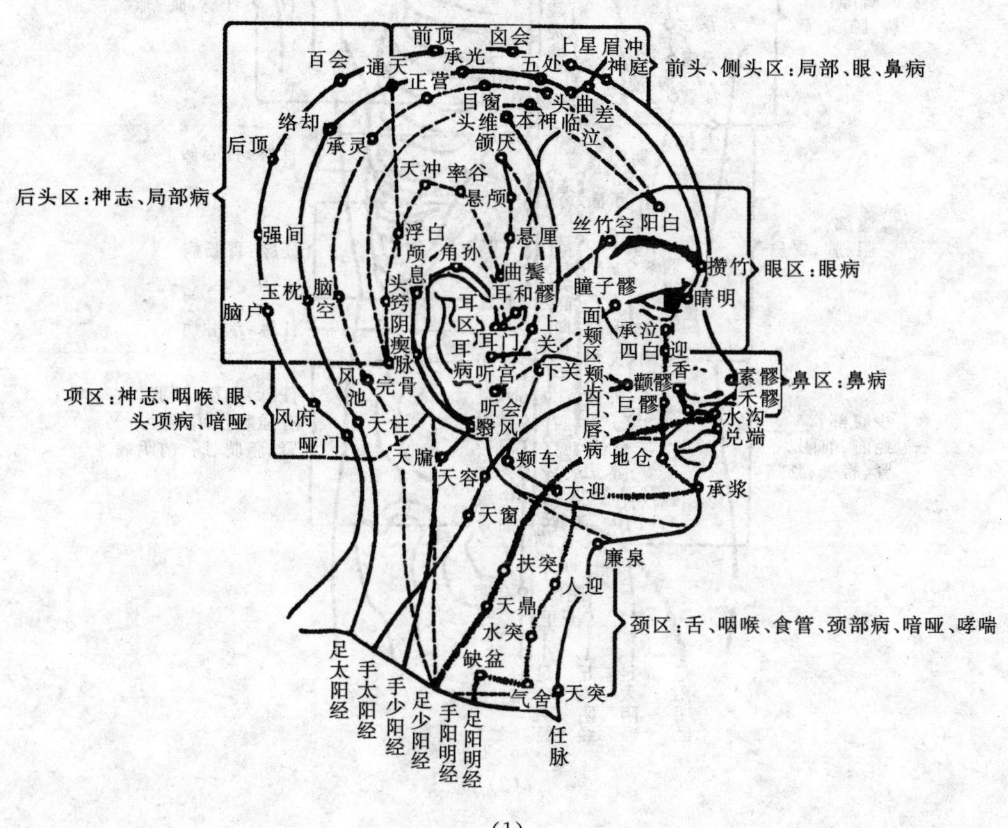

（1）

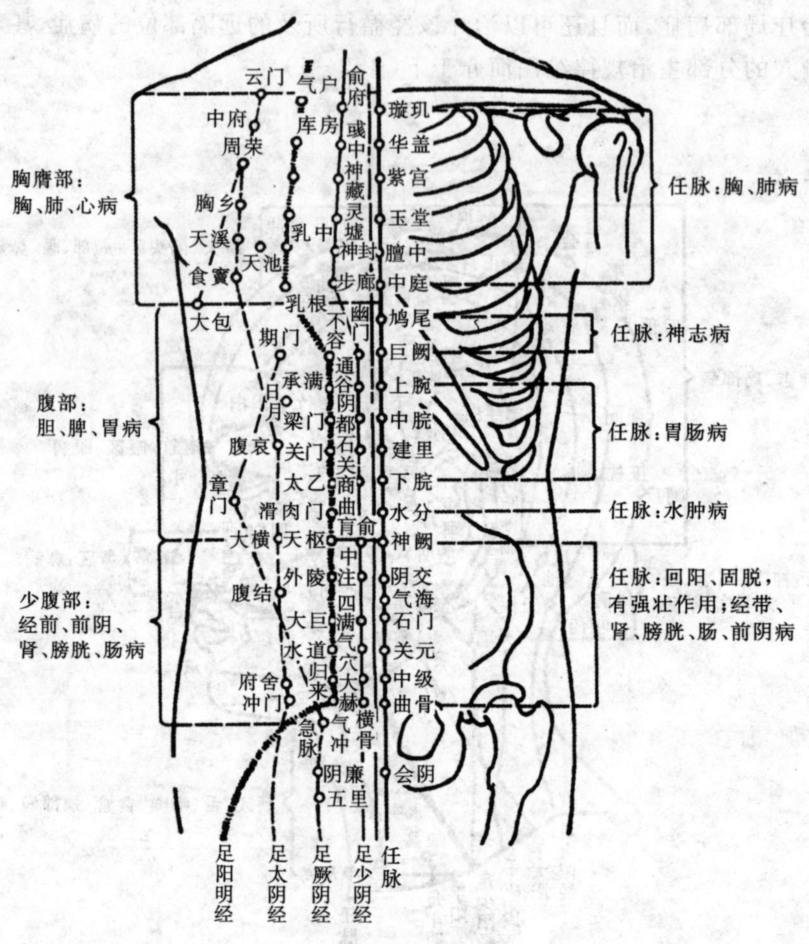

胸膺部：
胸、肺、心病
腹部：
胆、脾、胃病
少腹部：
经前、前阴、
肾、膀胱、肠病
任脉：胸、肺病
任脉：神志病
任脉：胃肠病
任脉：水肿病
任脉：回阳、固脱，
有强壮作用；经带、
肾、膀胱、肠、前阴病
足阳明经
足太阴经
足厥阴经
足少阴经
任脉

（2）

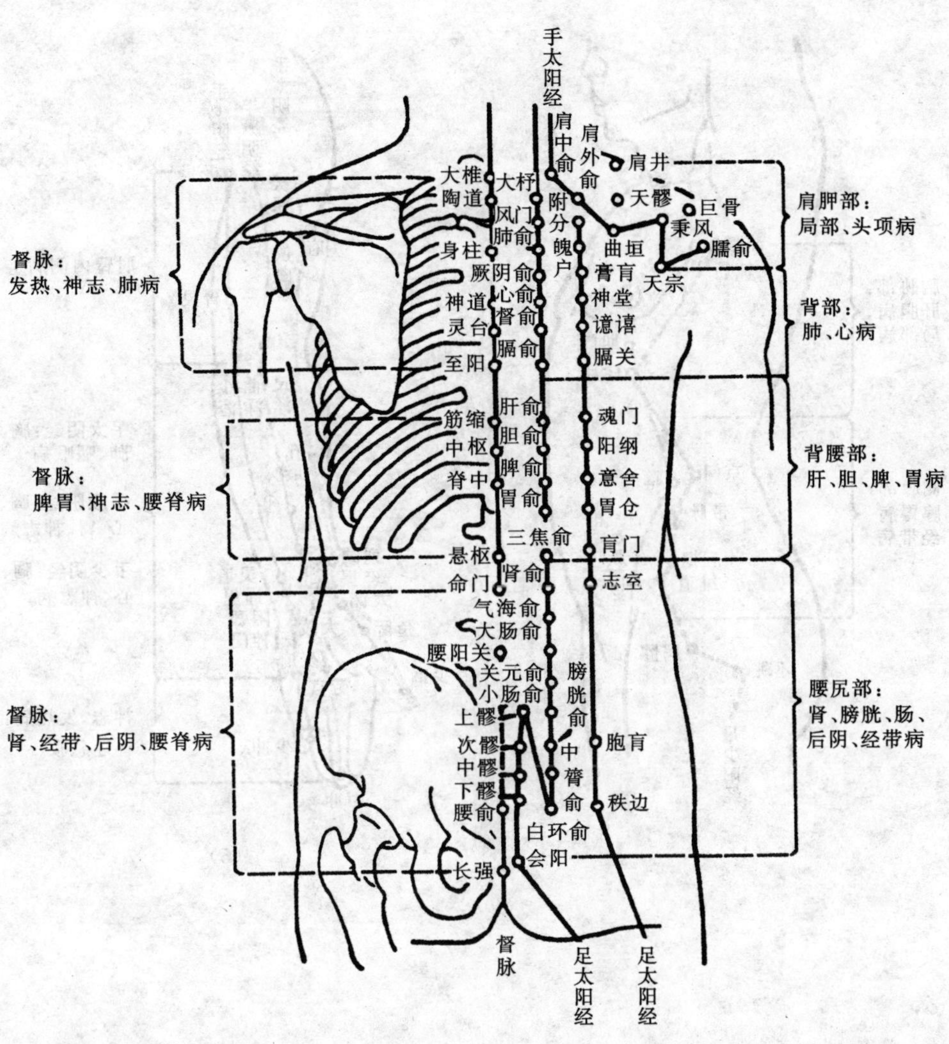

手太阳经
肩中俞
肩外俞
肩井
大椎
大杼
陶道
附分
天髎
巨骨
风门
肺俞
魄户
曲垣
秉风
臑俞
身柱
天宗
厥阴俞
膏肓
心俞
神堂
神道
督俞
譩譆
灵台
膈俞
膈关
至阳
肝俞
魂门
筋缩
胆俞
阳纲
中枢
脾俞
意舍
脊中
胃俞
胃仓
三焦俞
肓门
悬枢
肾俞
志室
命门
气海俞
大肠俞
腰阳关
关元俞
膀胱俞
小肠俞
上髎
胞肓
次髎
中膂俞
中髎
下髎
秩边
腰俞
白环俞
会阳
长强
督脉
足太阳经
足太阳经
督脉：
发热、神志、肺病
督脉：
脾胃、神志、腰脊病
督脉：
肾、经带、后阴、腰脊病
肩胛部：
局部、头项病
背部：
肺、心病
背腰部：
肝、胆、脾、胃病
腰尻部：
肾、膀胱、肠、
后阴、经带病

（3）

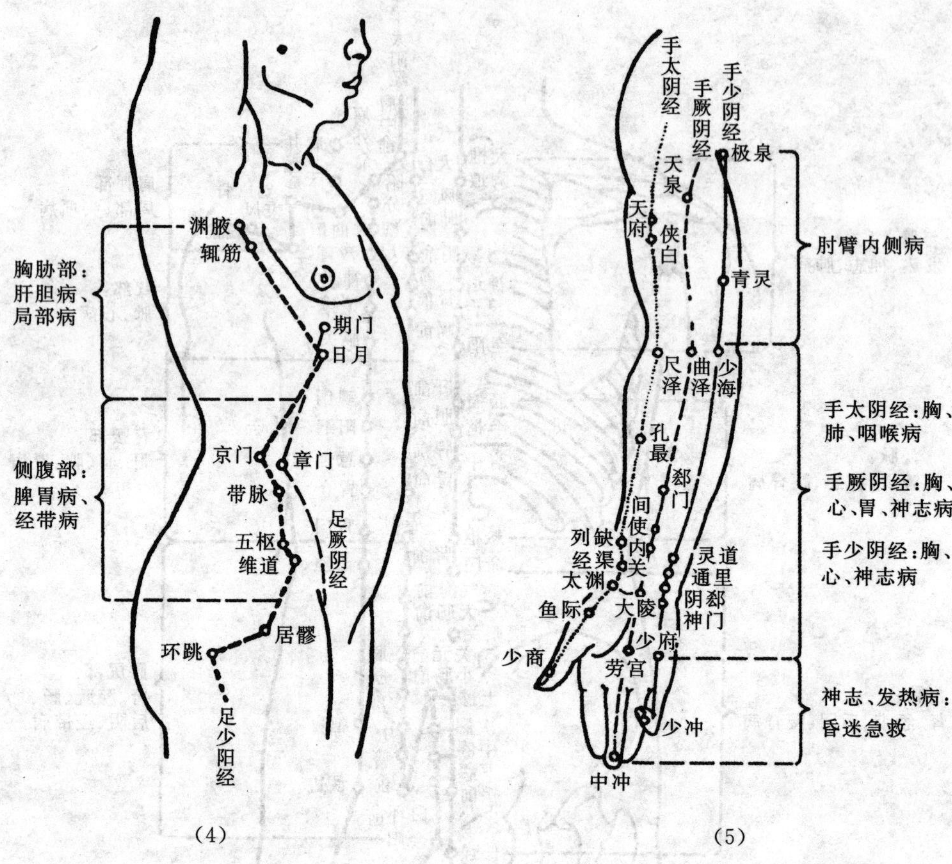

渊腋
辄筋
期门
日月
胸胁部：
肝胆病、
局部病
侧腹部：
脾胃病、
经带病
京门
章门
带脉
五枢
维道
足厥阴经
居髎
环跳
足少阳经
手太阴经
手厥阴经
手少阴经
极泉
天泉
天府
侠白
青灵
肘臂内侧病
尺泽
曲泽
少海
手太阴经：胸、
肺、咽喉病
孔最
郄门
手厥阴经：胸、
心、胃、神志病
间使
列缺
内关
经渠
灵道
通里
太渊
阴郄
手少阴经：胸、
心、神志病
大陵
神门
鱼际
少府
少商
劳宫
神志、发热病：
昏迷急救
少冲
中冲

（4）　　　　（5）

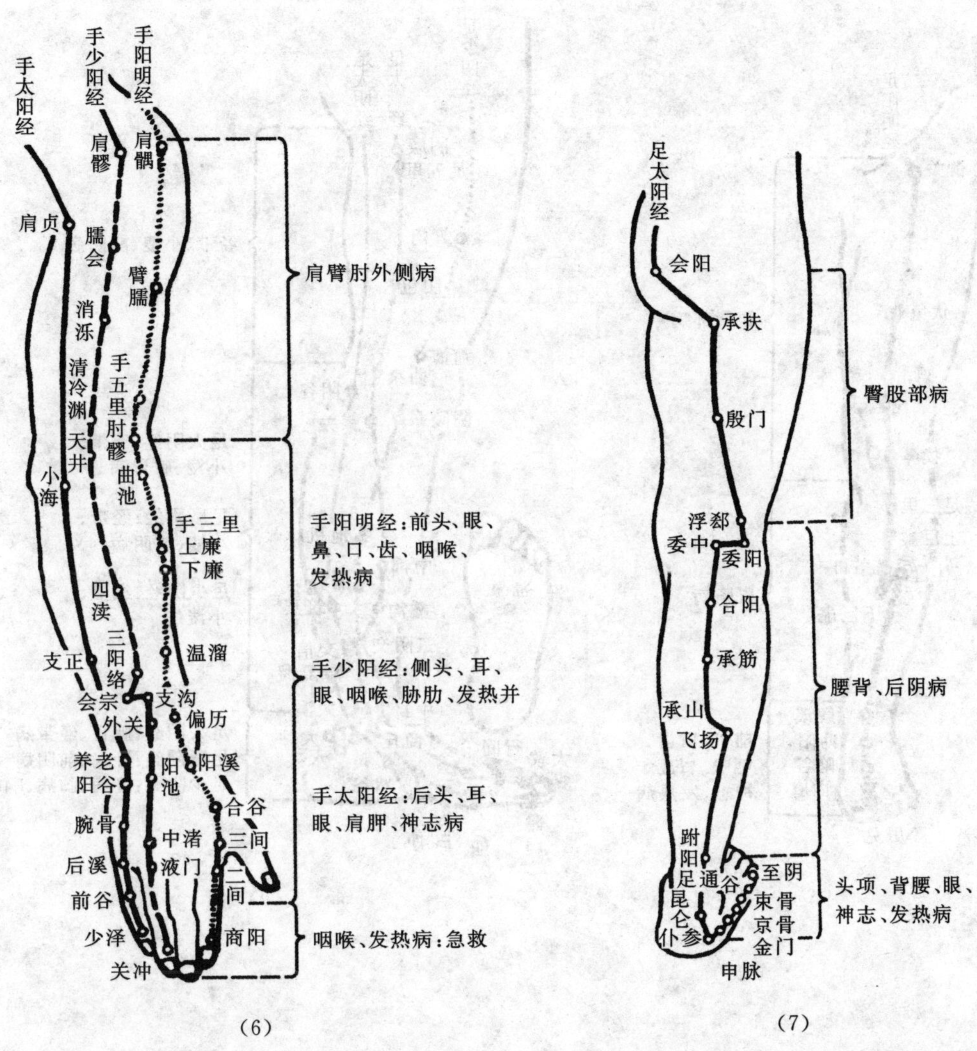

手太阳经
手少阳经
手阳明经
肩髎
肩髃
肩贞
臑会
臂臑
肩臂肘外侧病
消泺
清冷渊
手五里
肘髎
天井
小海
曲池
手三里
上廉
下廉
手阳明经：前头、眼、鼻、口、齿、咽喉、发热病
四渎
三阳络
温溜
支正
会宗
支沟
手少阳经：侧头、耳、眼、咽喉、胁肋、发热并
外关
偏历
养老
阳谷
阳池
阳溪
合谷
手太阳经：后头、耳、眼、肩胛、神志病
腕骨
中渚
三间
后溪
液门
二间
前谷
少泽
商阳
咽喉、发热病：急救
关冲
足太阳经
会阳
承扶
臀股部病
殷门
浮郄
委中
委阳
合阳
承筋
腰背、后阴病
承山
飞扬
跗阳
足通谷
至阴
昆仑
束骨
京骨
仆参
金门
申脉
头项、背腰、眼、神志、发热病

(6)　　　　(7)

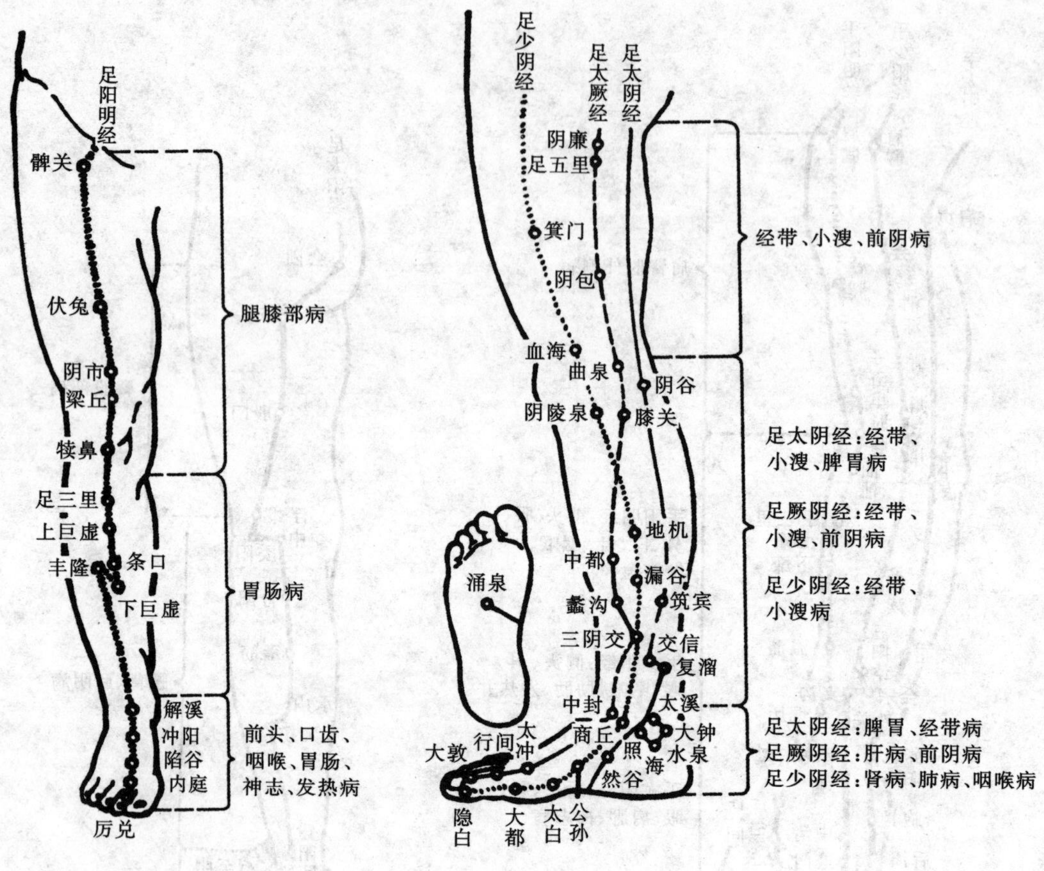

足阳明经
髀关
伏兔
阴市
梁丘
犊鼻
足三里
上巨虚
丰隆
条口
下巨虚
解溪
冲阳
陷谷
内庭
厉兑
腿膝部病
胃肠病
前头、口齿、
咽喉、胃肠、
神志、发热病
足少阴经
足太厥经
足太阴经
阴廉
足五里
箕门
阴包
血海
曲泉
阴谷
阴陵泉
膝关
地机
中都
漏谷
蠡沟
筑宾
三阴交
交信
复溜
中封
太溪
商丘
大钟
照海
水泉
然谷
大敦
行间
太冲
隐白
大都
太白
公孙
涌泉
经带、小溲、前阴病
足太阴经：经带、
小溲、脾胃病
足厥阴经：经带、
小溲、前阴病
足少阴经：经带、
小溲病
足太阴经：脾胃、经带病
足厥阴经：肝病、前阴病
足少阴经：肾病、肺病、咽喉病

(8)　　(9)

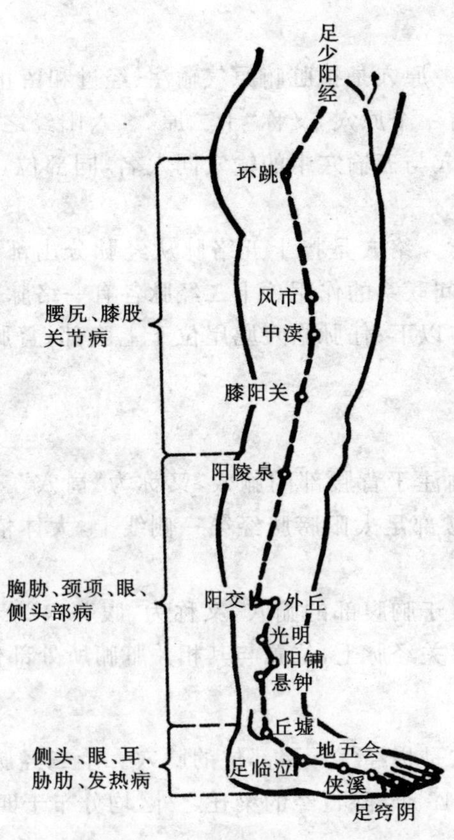

(10)

图 2-1　分部主治规律

四、特定穴

特定穴是指十四经中具有特殊的治疗作用、特定位置、并按特定名称归类的腧穴。根据特定穴不同的分布特点、含义和治疗作用，将其分为“五输穴”“原穴”“络穴”“背俞穴”“募穴”“郄穴”“下合穴”“八会穴”“八脉交会穴”和“交会穴”等十类。

(一)五输穴

五输穴是指十二经脉中的每一条经脉分布在肘、膝关节以下的五个特定腧穴，即井、荥、输、经、合穴，简称“五输”。五输穴从四肢末端向肘膝方向依次排列。十二经脉中每一条经脉有 5 个腧穴属于五输穴，故人体共有五输穴 60 个。古代医家把气血在十二经脉中运行的情况，比作自然界的水流，认为具有由小到大、由浅入深的特点，并将“井、荥、输、经、合”五个名称分别冠之于五个特定穴，即组成了五输穴。如经气初出，像水之源头，称为“井”；经气所溜，喻刚出的泉水微流，称为“荥”；经气所注，似水流由小到大，由浅渐深，称为“输”；经气所行，像水流变大，在通畅的河水中流过，称为“经”；经气所入，像江河之水汇合入海，经气充盛，由此深入，进而汇合于脏腑，称为“合”。《灵枢·九针十二原》曰：“所出为井，所溜为荥，所注为输，所行为经，所入为合”。

(二)原穴、络穴

"原"含本原、原气之意。原穴是指脏腑原气输注、经过和留止于十二经脉的部位。十二经脉在四肢腕踝关节附近各有一个原穴,又称"十二原"。六阳经之原穴位于五输穴中的输穴之后,单独存在。六阴经之原穴与五输穴中的输穴同穴名,同部位,实为一穴,即所谓"阴经以输为原"。

"络",有联络、散布之意。络穴是指十五络脉从经脉分出部位的一个腧穴,又称"十五络穴"。络穴有加强表里两经间联系的作用。十二经脉各有一络脉分出,故各有一络穴。十二经脉的络穴位于四肢肘膝关节以下;任脉络穴鸠尾位于上腹部;督脉络穴长强位于尾骶部;脾之大络大包穴位于胸胁部。

(三)背俞穴、募穴

背俞穴是指脏腑之气输注于背腰部的腧穴,又称为"俞穴"。六脏六腑各有一背俞穴,共12个。背俞穴均分布于背腰部足太阳膀胱经第一侧线上,大体依脏腑位置高低而上下排列,并分别冠以脏腑之名。

募穴是指脏腑之气汇聚于胸腹部的腧穴,又称为"腹募穴"。六脏六腑各有一募穴,共12个。募穴均分布于胸腹部有关经脉上,位置与其相关脏腑所处部位相近。

(四)郄穴

"郄"有空隙之意。郄穴是指经气深聚部位的腧穴。十二经脉和奇经八脉中的阴阳跷、阴阳维脉各有一个郄穴,共有16个,除胃经的梁丘之外,均分布于四肢肘、膝关节以下。

(五)下合穴

下合穴是指六腑之气下合于足三阳经的6个腧穴,故又称"六腑下合穴"。下合穴分布于下肢膝关节以下,其中胃、胆、膀胱的下合穴位于本经,三焦的下合穴位于膀胱经,大肠、小肠的下合穴同位于胃经。

(六)八会穴

八会穴是指脏、腑、气、血、筋、脉、骨、髓的精气会聚的8个腧穴。八会穴分布于躯干和四肢部,其中脏、腑、气、血、骨之会穴位于躯干部;筋、脉、髓之会穴位于四肢部。

(七)八脉交会穴

八脉交会穴是指奇经八脉与十二经脉脉气相通的8个腧穴,又称"交经八穴"。八脉交会穴均分布于腕踝关节的上下。

(八)交会穴

交会穴是指两经或两经以上的经脉相交会的腧穴。交会穴多分布于躯干、头面部。

五、腧穴的定位方法

腧穴的定位方法又称取穴法,是指确定腧穴位置的基本方法。取穴是否准确,直接影响针灸的疗效。常用的腧穴定位方法有四种,分别为自然标志定位法、骨度分寸法、手指同身寸定位法和简便定位法。

(一)自然标志定位法

自然标志定位法是以人体解剖学的各种体表标志为依据来确定腧穴位置的方法,又称体表解剖标志定位法。一般分为固定标志和活动标志两种。

1. 固定的标志

固定标志指不受人体活动影响而固定不移的标志,如五官轮廓、乳头、肚脐、指(趾)甲以及各部由骨节和肌肉所形成的突起、凹陷等。这些标志在自然姿势下可见,固定不移,有利于腧穴定位。如鼻尖取素髎,脐窝取神阙,眉头定攒竹等。

2. 活动的标志

活动标志指在活动姿势下才会出现的标志,如各部的关节、肌肉、肌腱、皮肤随着活动而出现的关节空隙、皮肤皱纹、肌肉凹陷或隆起等。依据此标志可确定腧穴的位置。如握拳掌后纹头取后溪,下颌角前上方约一横指当咀嚼时咬肌隆起,按之凹陷处取颊车等。

(二)骨度分寸定位法

骨度分寸定位法是指以体表骨节为标志,将骨节两端之间的长度折量为一定的分寸,用以确定腧穴位置的方法,又称"骨度法",最早见于《灵枢·骨度》。不论男女、老少、高矮、胖瘦,均可按一定的骨度分寸在其自身测量。采用这种方法来确定穴位,其准确性较高。常用的骨度分寸见表 2-6 和图 2-2。

表 2-6　常用骨度分寸表

部位	起止点	折量寸	度量法	说明
头面部	前发际正中至后发际正中	12	直寸	用于确定头部经穴的纵向距离
	眉间(印堂)至前发际正中	3	直寸	用于确定前或后发际及其头部经穴的纵向距离
	第 7 颈椎棘突下(大椎)至后发际正中	3	直寸	
	眉间(印堂)至后发际正中第 7 颈椎棘突下(大椎)	18	直寸	
	耳后两乳突(完骨)之间	9	横寸	用于确定头部经穴的横向距离
	前两额发角(头维)之间	9	横寸	
胸腹胁部	胸骨上窝(天突)至胸剑联合中点(歧骨)	9	直寸	胸胁部取穴一般根据肋骨计算,每肋骨折作 1.6 寸
	胸剑联合中点(歧骨)至脐中	8	直寸	
	脐中至耻骨联合上缘(曲骨)	5	直寸	
	两乳头之间	8	横寸	女性可用锁骨中线代替
	腋窝顶点至第 11 肋游离端(章门)	12	直寸	
背腰部	肩胛骨内缘(近脊柱侧点)至后正中线	3	横寸	肩胛骨下角平第 7 胸椎棘突,髂嵴最高点平第 4 腰椎棘突,背部腧穴根据脊椎定位
	肩峰缘至后正中线	8	横寸	

续表

部位	起止点	折量寸	度量法	说明
上肢部	腋前、后纹头至肘横纹(平肘尖)	9	直寸	用于手三阴、手三阳经
	肘横纹(平肘尖)至腕掌(背)侧横纹	12	直寸	
下肢部	耻骨联合上缘至股骨内上髁上缘	18	直寸	用于足三阴、足三阳经
	胫骨内侧髁下方至内踝尖	13	直寸	
	股骨大转子至腘横纹	19	直寸	
	臀横纹至腘横纹	14	直寸	
	腘横纹至外踝尖	16	直寸	

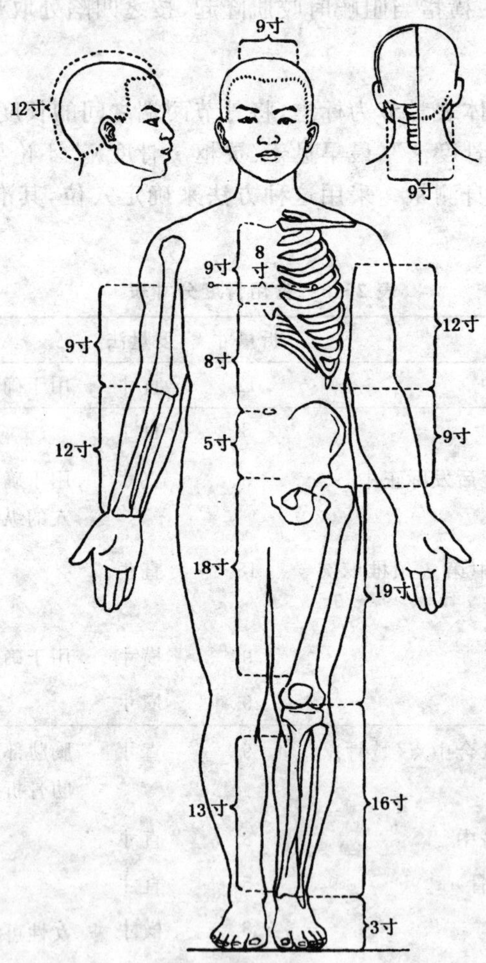

图 2-2　全身骨度分寸示意图

(三)手指同身寸定位法

手指同身寸定位法是指以患者本人手指的某些部分为尺寸折量标准来量取腧穴的定位方法,又称“指寸法”。常用的手指同身寸有以下 3 种:

1. 中指同身寸

以患者中指屈曲时中节桡侧两端纹头之间的距离作为 1 寸(图 2－3)。适用于四肢部取穴的直寸和背部取穴的横寸。

2. 拇指同身寸

以患者拇指指间关节的宽度作为 1 寸(图 2－3)。适用于四肢部的直寸。

3. 横指同身寸

将患者食指、中指、无名指和小指并拢,以中指中节横纹为标准,其四指横量的宽度作为 3 寸,又称“一夫法”(图 2－3)。多适用于下肢、下腹部的直寸和背部的横寸取穴。

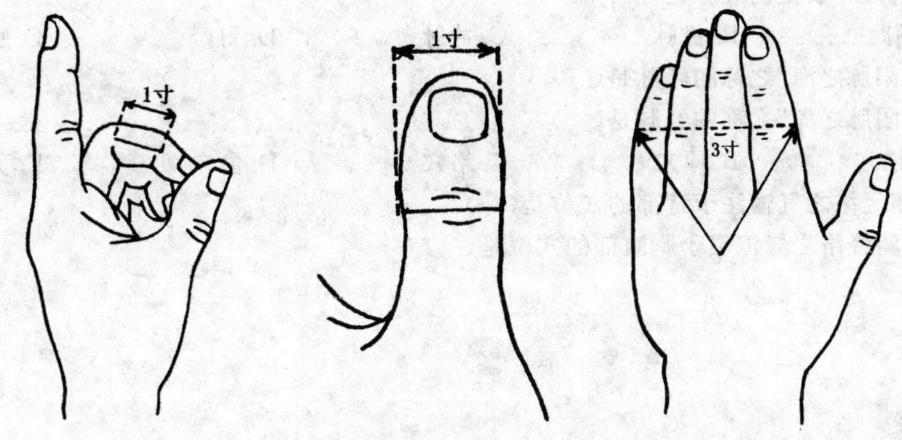

图 2－3　手指同身寸定位法

(四)简便定位法

简便定位法是临床上一种简便易行的定位方法,适用于少量腧穴。如立正姿势,两手自然下垂,中指端取风市;两手虎口自然平直交叉,其食指尽端到达处取列缺;半握拳,当中指端所指处取劳宫等。此法是一种辅助取穴方法,同样要以骨度分寸法为准。

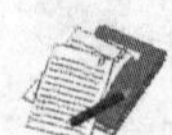

目标检测

A1 型题

1. 阴经与阳经(指表里经)交接的部位在(　)

A. 头部　　B. 胸腹部　　C. 面部　　D. 手足末端　　E. 上肢部

2. 不是经络的作用(　)

A. 运行气血　　B. 濡养周身　　C. 抗御外邪　　D. 保卫机体　　E. 活血祛瘀

3. 腧穴分为(　)

A. 十四经穴,经外奇穴,阿是穴　　B. 十二经穴,经外奇穴,阿是穴

C. 十四经穴,经外奇穴,特定穴　　D. 十二经穴,奇穴,特定穴

E. 十四经穴,特定穴,阿是穴

4. 正确的骨度分寸是（ ）
A. 肘横纹至腕横纹 12 寸
B. 脐中至横有上廉 6 寸
C. 髀枢至膝中 16 寸
D. 臀横纹至膝中 19 寸
E. 膝中至外踝高点 13 寸

B1 型题

A. 脾经　B. 心经　C. 肝经　D. 肾经　E. 大肠经
5. 与肺经相表里的经脉是（ ）
6. 与胆经相表里的经脉是（ ）
A. 任脉　B. 督脉　C. 冲脉　D. 胃经　E. 脾经
7. 有“阳脉之海”之称的经脉是（ ）
8. 有“阴脉之海”之称的经脉是（ ）
A. 五输穴　B. 原穴　C. 络穴　D. 俞穴　E. 募穴
9. 脏腑经络之气输注于背部的穴位是（ ）
10. 脏腑经络之气汇聚于胸腹部的穴位是（ ）

第三章　经络腧穴各论

学习目标

【知识要求】掌握十四经脉的循行、重点腧穴的定位、主治及刺灸法。熟悉十四经脉的主治概要及与之相关联的脏腑组织器官间的联系。了解其他腧穴的定位、主治及刺灸法。

【能力要求】能熟练地在人体上取准常用腧穴；了解腧穴的主治作用，对疾病的诊治有所认识。

第一节　任脉、督脉及腧穴

一、任脉(Ren Meridian,RN)

(一)经脉循行

任脉起于小腹内，下出会阴部，向前上行于阴毛部，在腹内沿前正中线上行，经关元等穴至咽喉部，再上行环绕口唇，经过面部，进入目眶下，联系于目(图 3－1)。

(二)主治概要

本经腧穴主治少腹、脐腹、胃脘、胸、颈、咽喉、头面等局部病症和相应的内脏病症，部分腧穴有强壮作用或可治疗神志病。

(三)本经腧穴(24 穴)

1. 会阴 (Huìyīn,RN 1)

【定位】男性在阴囊根部与肛门连线的中点处；女性在大阴唇后联合与肛门连线的中点处(图 3－1)。

【解剖】在海绵体的中央；有会阴浅、深横肌；有会阴动、静脉分支；布有会阴神经的分支。

【主治】①昏迷，溺水窒息，癫狂痫；②小便不利，遗尿，阴痒，阴痛，阴挺，脱肛，痔疮；③遗精，月经不调。

【操作】直刺 0.5～1 寸；孕妇慎用。

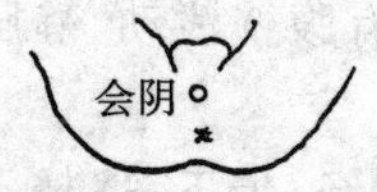

图 3－1　会阴穴

2. 曲骨（Qūgǔ,RN 2）

【定位】前正中线上，脐下 5 寸，当耻骨联合上缘中点处（图 3-2）。

【解剖】在腹白线上；有腹壁下动脉及闭孔动脉的分支；布有髂腹下神经的分支。

【主治】①少腹胀满，小便淋漓，遗尿；②阴囊湿疹，阳痿；③痛经，月经不调，赤白带下。

【操作】直刺 1～1.5 寸，应在排尿后进行针刺。孕妇禁针。

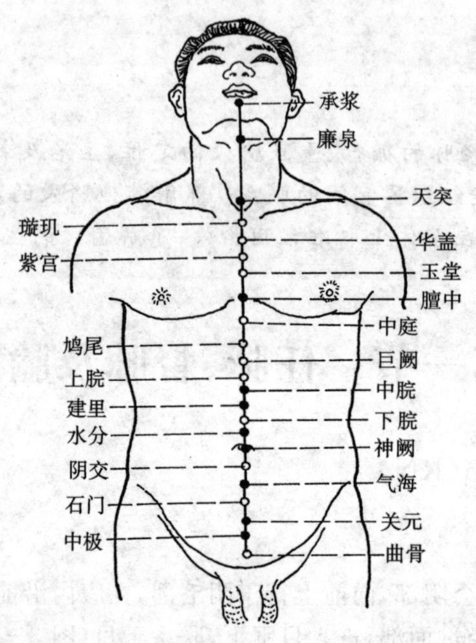

图 3-2　任脉经穴

3. 中极*（Zhōngjí,RN 3）膀胱募穴

【定位】前正中线上，脐下 4 寸（图 3-2）。

【取穴】仰卧位，当神阙穴与曲骨穴连线的上 4/5 与下 1/5 的交点上。

【解剖】在腹白线上，内部为乙状结肠；有腹壁浅动、静脉分支和腹壁下动、静脉分支；布有髂腹下神经的前皮支。

【主治】①小便不利，遗尿，癃闭；②遗精，阳痿，不育；③月经不调，崩漏，阴挺，阴痒，产后恶露不止，带下，不孕。

【操作】直刺 1～1.5 寸，应在排尿后进行针刺；多用灸法。孕妇慎针。

4. 关元*（Guānyuán,RN 4）小肠募穴

【定位】前正中线上，脐下 3 寸（图 3-2）。

【取穴】仰卧位，当神阙穴与曲骨穴连线的上 3/5 与下 2/5 的交点上。

【解剖】在腹白线上，深部为小肠；有腹壁浅动、静脉分支和腹壁下动、静脉分支；布有第十二肋间神经前皮支的内侧支。

【主治】①痛经，月经不调，崩漏，闭经，带下，遗精，阳痿，遗尿，小便频数，癃闭；②小腹痛，疝气；③完谷不化，泄泻，脱肛，中风脱证，虚劳羸瘦。

【操作】直刺 1～1.5 寸，应在排尿后进行针刺；多用灸法。孕妇慎针。本穴有强壮作用，为保健要穴。

5. 石门 (Shímén, RN 5) 三焦募穴

【定位】前正中线上,脐下 2 寸(图 3－2)。

【取穴】仰卧位,当神阙穴与曲骨穴连线的上 2/5 与下 3/5 的交点上。

【解剖】在腹白线上,深部为小肠;有腹壁浅动、静脉分支和腹壁下动、静脉分支;布有第十一肋间神经前皮支的内侧支。

【主治】①腹胀,腹泻,绕脐疼痛,痢疾;②小便不利,奔豚,疝气,水肿;③遗精,阳痿;④经闭,崩漏,带下,产后恶露不止。

【操作】直刺 1～1.5 寸;孕妇慎用。

6. 气海*(Qìhǎi, RN 6) 肓之原穴

【定位】前正中线上,脐下 1.5 寸(图 3－2)。

【取穴】仰卧位,当神阙穴与关元穴连线的中点。

【解剖】在腹白线上,深部为小肠;有腹壁浅动、静脉分支和腹壁下动、静脉分支;布有第十一肋间神经前皮支的内侧支。

【主治】①虚脱,形体羸瘦,脏气衰惫,乏力;②水谷不化,绕脐疼痛,腹泻,痢疾,便秘;③遗精,阳痿,疝气;④月经不调,痛经,经闭,崩漏,带下,产后恶露不止,胞衣不下,阴挺;⑤小便不利,遗尿;⑥水肿,气喘。

【操作】直刺 1～1.5 寸;多用灸法。孕妇慎用。

7. 阴交 (Yīnjiāo, RN 7)

【定位】前正中线上,脐下 1 寸(图 3－2)。

【取穴】仰卧位,当神阙穴与曲骨穴连线的上 1/5 与下 4/5 的交点上。

【解剖】在腹白线上,深部为小肠;有腹壁浅动、静脉分支和腹壁下动、静脉分支;布有第十肋间神经前皮支的内侧支。

【主治】①腹痛,小便不利,水肿,疝气;②月经不调,崩漏,带下。

【操作】直刺 1～1.5 寸。孕妇慎用。

8. 神阙*(Shénquè, RN 8)

【定位】脐窝中央(图 3－2)。

【解剖】在脐窝正中,深部为小肠;有腹壁下动、静脉;布有第十肋间神经前皮支的内侧支。

【主治】①阳气暴脱,形寒神惫,尸厥;②腹痛,腹胀,腹泻,痢疾,便秘,脱肛;③水肿,鼓胀,小便不利。

【操作】一般不针,多用艾炷隔盐灸法。

9. 水分 (Shuǐfēn, RN 9)

【定位】前正中线上,脐上 1 寸(图 3－2)。

【取穴】仰卧位,当神阙穴与中庭穴连线的上 7/8 与下 1/8 的交点上。

【解剖】在腹白线上,深部为小肠;有腹壁下动、静脉;布有第八、九肋间神经前皮支的内侧支。

【主治】①水肿,小便不利;②腹痛,腹泻,反胃吐食。

【操作】直刺 1～1.5 寸；水病多用灸法。

10. 下脘*（Xiàwǎn，RN 10）

【定位】前正中线上，脐上 2 寸（图 3－2）。

【取穴】仰卧位，当神阙穴与中庭穴连线的上 3/4 与下 1/4 的交点上。

【解剖】在腹白线上，深部为横结肠；有腹壁上、下动、静脉交界处的分支；布有第八肋间神经前皮支的内侧支。

【主治】①腹胀，腹痛，腹泻，呕吐，食谷不化；②小儿疳疾，痞块。

【操作】直刺 1～1.5 寸。

11. 建里（Jiànlǐ，RN 11）

【定位】前正中线上，脐上 3 寸（图 3－2）。

【取穴】仰卧位，当神阙穴与中庭穴连线的上 5/8 与下 3/8 的交点上。

【解剖】在腹白线上，深部为横结肠；有腹壁上、下动、静脉交界处的分支；布有第八肋间神经前皮支的内侧支。

【主治】①胃痛，呕吐，食欲不振；②腹痛，腹胀；③水肿。

【操作】直刺 1～1.5 寸。

12. 中脘*（Zhōngwǎn，RN 12）胃之募穴；八会穴之腑会

【定位】前正中线上，脐上 4 寸；或脐与胸剑联合连线的中点处（图 3－2）。

【取穴】仰卧位，当神阙穴与中庭穴连线的中点处。

【解剖】在腹白线上，深部为胃幽门部；有腹壁上动、静脉；布有第七、八肋间神经前皮支的内侧支。

【主治】①胃痛，腹胀，呕吐，吞酸，呃逆，纳呆，疳疾，黄疸；②癫狂痫，脏躁，失眠，惊悸，尸厥，哮喘。

【操作】直刺 1～1.5 寸。

13. 上脘（Shàngwǎn，RN 13）

【定位】前正中线上，脐上 5 寸（图 3－2）。

【取穴】仰卧位，当神阙穴与中庭穴连线的上 3/8 与下 5/8 的交点上。

【解剖】在腹白线上，深部为肝下缘及胃幽门部；有腹壁上动、静脉分支；布有第七肋间神经前皮支的内侧支。

【主治】①胃痛，腹胀，呕吐，呃逆；②癫痫。

【操作】直刺 1～1.5 寸。

14. 巨阙（Jùquè，RN 14）心之募穴

【定位】前正中线上，脐上 6 寸；或胸剑联合下 2 寸（图 3－2）。

【取穴】仰卧位，当神阙穴与中庭穴连线的上 1/4 与下 3/4 的交点上。

【解剖】在腹白线上，深部为肝脏；有腹壁上动、静脉分支；布有第七肋间神经前皮支的内侧支。

【主治】①胸痛，心悸；②呕吐，吞酸；③癫狂痫。

【操作】向下斜刺 0.5～1 寸；不可深刺，以免伤及肝脏。

15. 鸠尾（Jiūwěi，RN 15）任脉络穴；膏之原穴

【定位】前正中线上，脐上 7 寸；或剑突下，胸剑联合下 1 寸（图 3－2）。

【取穴】仰卧位，当神阙穴与中庭穴连线的上 1/8 与下 7/8 的交点上。

【解剖】在腹白线上，腹直肌起始部，深部为肝脏；有腹壁上动、静脉分支；布有第六肋间神经前皮支的内侧支。

【主治】①胸满，咳喘；②癫狂痫；③噎膈，呕吐，腹胀。

【操作】向下斜刺 0.5～1 寸。

16. 中庭（Zhōngtíng，RN 16）

【定位】胸剑联合的中点处（图 3－2）。

【取穴】仰卧位，当胸骨体与剑突交界处取穴。

【解剖】在胸剑联合上；有胸廓内动、静脉的前穿支；布有第五肋间神经前皮支的内侧支。

【主治】①胸腹胀满，噎嗝，呕吐；②心痛，梅核气。

【操作】平刺 0.3～0.5 寸。

17. 膻中*（Dànzhōng，RN 17）心包募穴；八会穴之气会

【定位】前正中线上，平第四肋间隙；或两乳头连线与前正中线的交点处（图 3－2）。

【取穴】仰卧位，男子在两乳头连线的中点取穴；女子在胸骨中线平第四肋间隙处取穴。

【解剖】在胸骨体上；有胸廓内动、静脉的前穿支；布有第四肋间神经前皮支的内侧支。

【主治】①咳嗽，气喘，胸闷，心悸，噎嗝，呃逆，呕吐；②产后乳少，乳痈，乳癖。

【操作】平刺 0.3～0.5 寸。

18. 玉堂（Yùtáng，RN 18）

【定位】前正中线上，平第三肋间隙（图 3－2）。

【解剖】在胸骨体中点；有胸廓内动、静脉的前穿支；布有第三肋间神经前皮支的内侧支。

【主治】①咳嗽，气喘，胸闷，胸痛；②呕吐，乳房胀痛。

【操作】平刺 0.3～0.5 寸。

19. 紫宫（Zǐgōng，RN 19）

【定位】前正中线上，平第二肋间隙（图 3－2）。

【解剖】在胸骨体上；有胸廓内动、静脉的前穿支；布有第二肋间神经前皮支的内侧支。

【主治】咳嗽，气喘，胸闷，胸痛。

【操作】平刺 0.3～0.5 寸。

20. 华盖（Huágài，RN 20）

【定位】前正中线上，胸骨角的中点处，平第一肋间隙（图 3－2）。

【解剖】在胸骨角上；有胸廓内动、静脉的前穿支；布有第一肋间神经前皮支的内侧支。

【主治】咳嗽，气喘，胸痛；②咽喉肿痛，喉痹。

【操作】平刺 0.3～0.5 寸。

21. 璇玑（Xuánjī，RN 21）

【定位】前正中线上，胸骨柄的中央处（图 3－2）。

【解剖】在胸骨柄上；有胸廓内动、静脉的前穿支；布有胸锁上神经前支及第一肋间神经前皮支的内侧支。

【主治】咳嗽,气喘,胸痛;②咽喉肿痛。

【操作】平刺 0.3～0.5 寸。

22. 天突*(Tiāntū,RN 22)

【定位】胸骨上窝正中(图 3-2)。

【取穴】仰靠坐位,当胸骨上窝中央处取穴。

【解剖】在胸骨切迹中央,左右胸锁乳突肌之间,深层为胸骨舌骨肌和胸骨甲状肌;皮下有颈静脉弓,甲状腺下动脉分支,深部为气管,向下胸骨柄后方为无名静脉及主动脉弓;布有锁骨上神经前支。

【主治】①咳嗽,哮喘,胸痛;②咽喉肿痛,暴喑;③瘿气,梅核气,噎嗝。

【操作】先直刺 0.2～0.3 寸,然后将针尖向下,紧靠胸骨柄后方刺入 1～1.5 寸。必须严格掌握针刺的角度和深度,以防刺伤肺和有关动、静脉。

23. 廉泉*(Liánquán,RN 23)

【定位】微仰头,在喉结上方,当舌骨体上缘的中点处(图 3-2)。

【解剖】在舌骨上方,左右颏舌骨肌之间,深部为会厌,下方为喉门,有甲状舌骨肌、舌肌;有颈前浅静脉,甲状腺上动、静脉;布有颈皮神经的分支,深层为舌根,有舌下神经及舌咽神经的分支。

【主治】①舌强不语,暴喑,舌缓流涎,舌下肿痛,吞咽困难;②咽喉肿痛,喉痹,口舌生疮。

【操作】向舌根斜刺 0.5～0.8 寸。

24. 承浆*(Chéngjiāng,RN 24)

【定位】颏唇沟的正中凹陷处(图 3-2)。

【解剖】在口轮匝肌和颏肌之间;有下唇动、静脉分支;布有面神经的下颌支及颏神经分支。

【主治】①口歪,齿龈肿痛,口舌生疮,流涎;②暴喑,癫狂。

【操作】斜刺 0.3～0.5 寸。

二、督脉(Du Meridian,DU)

(一)经脉循行

起于小腹内,下出于会阴部,向后、向上行于脊柱的内部,上达项后风府,进入脑内,上行巅顶,沿前额下行鼻柱,止于上唇内龈交穴(图 3-3)。

(二)主治概要

本经腧穴主治神志病,热病,腰骶、背、头项局部病症及相应的内脏病症。

(三)本经腧穴(29 穴)

1. 长强*(Chángqiáng,DU 1)督脉络穴

【定位】跪伏或胸膝位,当尾骨尖端与肛门连线的中点处(图 3-4)。

【取穴】俯卧位或膝胸卧位,按取尾骨下端与肛门之间的凹陷处取穴。

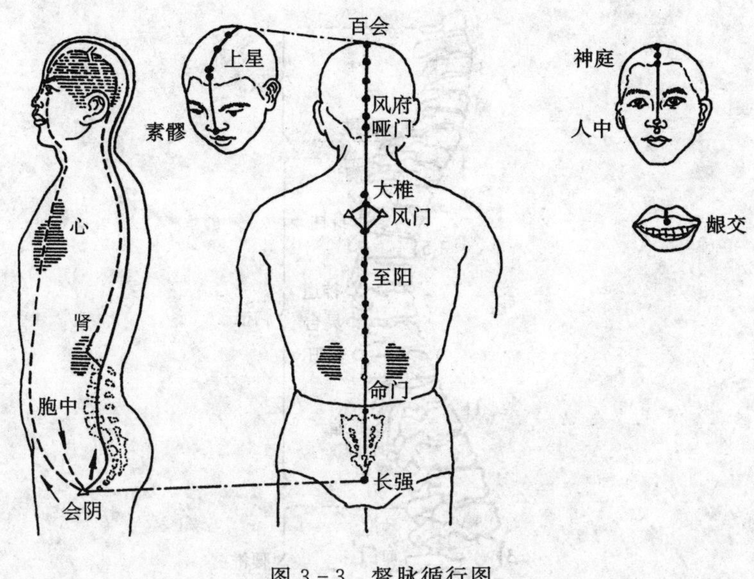

图 3-3　督脉循行图

【解剖】在肛尾膈中；有肛门动、静脉分支，棘突间静脉丛的延续部；布有尾神经后支及肛门神经。

【主治】①腹泻，痢疾，便秘，便血，痔疮，脱肛；②癫狂痫，瘈疭；③腰脊和尾骶部疼痛。

【操作】紧靠尾骨前面斜刺 0.8～1 寸；不宜直刺，以免伤及直肠。

2. 腰俞（Yāoshū，DU 2）

【定位】正当骶管裂孔处（图 3-4）。

【取穴】俯卧位，先按取尾骨上方左右的骶角，在与骶角下缘平齐的后正中线上取穴。

【解剖】在骶后韧带、腰背筋膜中；有骶中动、静脉后支，棘间静脉丛；布有尾神经分支。

【主治】①腰脊强痛，下肢痿痹；②腹泻，痢疾，便秘，便血，痔疮，脱肛；③月经不调，经闭；④癫痫。

【操作】向上斜刺 0.5～1 寸。

3. 腰阳关*（Yāoyángguān，DU 3）

【定位】后正中线上，第四腰椎棘突下凹陷中；约与髂嵴相平（图 3-4）。

【取穴】俯卧位，在两髂嵴最高点连线的中点下方凹陷处取穴。

【解剖】在腰背筋膜、棘上韧带及肌间韧带中；有腰动脉后支，棘间皮下静脉丛；布有腰神经后支的内侧支。

【主治】①腰骶疼痛，下肢痿痹；②月经不调，带下；③遗精，阳痿。

【操作】向上斜刺 0.5～1 寸。多用灸法。

4. 命门*（Mìngmén，DU 4）

【定位】后正中线上，第二腰椎棘突下凹陷中（图 3-4）。

【取穴】俯卧位，先取后正中线约与髂嵴平齐的腰阳关，腰阳关向上 2 个棘突上方的凹陷处是穴。

【解剖】在腰背筋膜、棘上韧带及肌间韧带中；有腰动脉后支和棘间皮下静脉丛；布有腰神

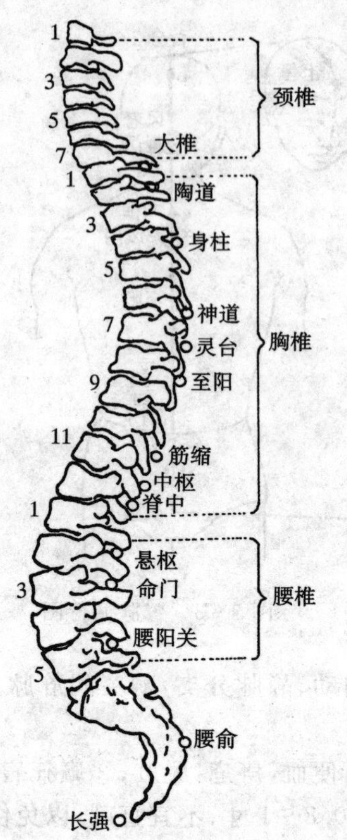

图 3-4 长强等 14 个穴位

经后支的内侧支。

【主治】①腰脊强痛，下肢痿痹；②月经不调，痛经，经闭，赤白带下，不孕；③遗精，阳痿，早泄，精冷不育，小便频数；④小腹冷痛，泄泻。

【操作】向上斜刺 0.5～1 寸。多用灸法。

5. 悬枢（Xuánshū，DU 5）

【定位】后正中线上，第一腰椎棘突下凹陷中（图 3-4）。

【解剖】在腰背筋膜、棘上韧带及肌间韧带中；有腰动脉后支和棘间皮下静脉丛；布有腰神经后支的内侧支。

【主治】①腰脊强痛；②腹胀，腹痛，泄泻，痢疾，完谷不化。

【操作】向上斜刺 0.5～1 寸。

6. 脊中（Jǐzhōng，DU 6）

【定位】后正中线上，第十一胸椎棘突下凹陷中（图 3-4）。

【解剖】在腰背筋膜、棘上韧带及肌间韧带中；有第十一肋间动脉后支和棘间皮下静脉丛；布有第十一胸神经后支的内侧支。

【主治】①腹泻，泄泻，痢疾，黄疸，小儿疳疾；②痔疮，脱肛，便血；③腰脊强痛；④癫痫。

【操作】向上斜刺 0.5～1 寸。

7. 中枢（Zhōngshū，DU 7）

【定位】后正中线上，第十胸椎棘突下凹陷中(图 3-4)。

【解剖】在腰背筋膜、棘上韧带及肌间韧带中；有第十肋间动脉后支和棘间皮下静脉丛；布有第十胸神经后支的内侧支。

【主治】①呕吐，腹满，胃痛，食欲不振，黄疸；②腰背疼痛。

【操作】向上斜刺 0.5～1 寸。

8. 筋缩（Jīnsuō，DU 8）

【定位】后正中线上，第九胸椎棘突下凹陷中(图 3-4)。

【取穴】俯卧位，先取至阳穴，从至阳穴向下 2 个棘突的下方凹陷处是穴。

【解剖】在腰背筋膜、棘上韧带及肌间韧带中；有第九肋间动脉后支和棘间皮下静脉丛；布有第九胸神经后支的内侧支。

【主治】①脊强，背痛，四肢不收，抽搐，筋挛拘急；②癫狂痫；③胃痛，黄疸。

【操作】向上斜刺 0.5～1 寸。

9. 至阳*（Zhìyáng，DU 9）

【定位】后正中线上，第七胸椎棘突下凹陷中(图 3-4)。

【取穴】俯卧位，双臂紧贴身体两侧，与两肩胛骨下角平齐的第七胸椎棘突下方凹陷处是穴。

【解剖】在腰背筋膜、棘上韧带及肌间韧带中；有第七肋间动脉后支和棘间皮下静脉丛；布有第七胸神经后支的内侧支。

【主治】①黄疸，胁痛，胃痛；②胸胁支满，咳嗽，气喘；③腰背疼痛，脊强。

【操作】向上斜刺 0.5～1 寸。

10. 灵台（Língtái，DU 10）

【定位】后正中线上，第六胸椎棘突下凹陷中(图 3-4)。

【取穴】俯卧位，先取至阳穴，从至阳穴向上 1 个棘突的上方凹陷处是穴。

【解剖】在腰背筋膜、棘上韧带及肌间韧带中；有第六肋间动脉后支和棘间皮下静脉丛；布有第六胸神经后支的内侧支。

【主治】①疔疮；②脊痛，项强；③咳嗽，气喘。

【操作】向上斜刺 0.5～1 寸。

11. 神道（Shéndào，DU 11）

【定位】后正中线上，第五胸椎棘突下凹陷中(图 3-4)。

【解剖】在腰背筋膜、棘上韧带及肌间韧带中；有第五肋间动脉后支和棘间皮下静脉丛；布有第五胸神经后支的内侧支。

【主治】①心痛，心悸，怔忡，健忘，失眠；②中风不语，小儿惊痫，癫痫；③咳嗽，气喘；④肩背痛，腰脊强。

【操作】向上斜刺 0.5～1 寸。

12. 身柱（Shēnzhù，DU 12）

【定位】后正中线上，第三胸椎棘突下凹陷中；约与两侧肩胛冈高点相平(图 3-4)。

【取穴】俯卧位，先取大椎穴，从大椎穴向下3个椎体的棘突下方凹陷处是穴。

【解剖】在腰背筋膜、棘上韧带及肌间韧带中；有第三肋间动脉后支和棘间皮下静脉丛；布有第三胸神经后支的内侧支。

【主治】①身热，头痛，咳嗽，气喘；②脊背强痛；③疔疮发背；④惊厥，癫狂痫。

【操作】向上斜刺0.5～1寸。

13. 陶道（Táodào，DU 13）

【定位】后正中线上，第一胸椎棘突下凹陷中（图3-4）。

【解剖】在腰背筋膜、棘上韧带及肌间韧带中；有第一肋间动脉后支和棘间皮下静脉丛；布有第一胸神经后支的内侧支。

【主治】①恶寒发热，咳嗽，气喘，骨蒸潮热；②热病，疟疾；③头痛，癫狂，脊强。

【操作】向上斜刺0.5～1寸。

14. 大椎*（Dàzhuī，DU 14）

【定位】后正中线上，第七颈椎棘突下凹陷中（图3-4）。

【取穴】俯伏坐位，在颈后隆起最高且能屈伸转动者为第七颈椎，于其下凹陷处取穴。

【解剖】在腰背筋膜、棘上韧带及肌间韧带中；有颈横动脉分支和棘间皮下静脉丛；布有第八颈神经后支的内侧支。

【主治】①热病，疟疾；②恶寒发热，感冒，咳嗽，气喘，骨蒸潮热，胸痛；③项脊强痛；④风疹，痤疮；⑤癫狂痫，小儿惊风。

【操作】向上斜刺0.5～1寸。

15. 哑门*（Yǎmén，DU 15）

【定位】正坐，头微前倾，后正中线上，入发际上0.5寸（图3-5）。

【解剖】在项韧带和项肌中，深部为弓间韧带和脊髓；有枕动、静脉分支及棘间静脉丛；布有第三颈神经和枕大神经支。

【主治】①暴喑，舌强不语；②癫狂痫，癔病；③头重，头痛，颈项强急；④中风。

【操作】正坐位，头微前倾，项部放松，向下颌方向缓慢刺入0.5～1寸；不可向上深刺，以免刺入枕骨大孔，误伤延髓。

16. 风府*（Fēngfǔ，DU 16）

【定位】正坐，头微前倾，后正中线上，入发际上1寸（图3-5）。

【取穴】正坐位，头稍前倾位，当后发际正中从下向上推按，至枕骨下缘凹陷中取穴。

【解剖】在项韧带和项肌中，深部为环枕后膜和小脑延髓池；有枕动、静脉分支及棘间静脉丛；布有第三颈神经和枕大神经支。

【主治】①头痛，眩晕，颈项强痛，中风不语，半身不遂；②癫狂痫，癔病；③目痛，咽喉肿痛，失音，鼻衄。

【操作】正坐位，头微前倾，项部放松，向下颌方向缓慢刺入0.5～1寸；不可向上深刺，以免刺入枕骨大孔，误伤延髓。

17. 脑户（Nǎohù，DU 17）

【定位】风府穴直上1.5寸，当枕骨粗隆上缘凹陷处（图3-5）。

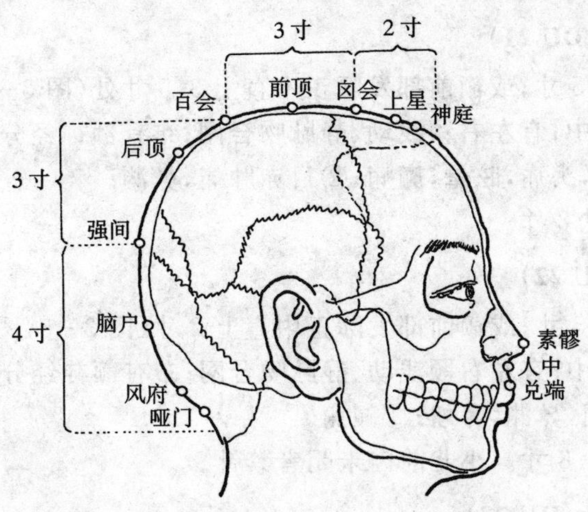

图 3-5　哑门、风府等 12 个穴位

【取穴】正坐位，在后头部寻找枕外粗隆，枕外粗隆上缘凹陷处取穴。

【解剖】在左右枕骨肌之间；有左右枕动、静脉分支；布有枕大神经分支。

【主治】①头晕，项强，目眩，失音；②癫痫。

【操作】平刺 0.5～0.8 寸。

18. 强间（Qiángjiān，DU 18）

【定位】后发际正中直上 4 寸或脑户穴直上 1.5 寸(图 3-5)。

【解剖】在浅筋膜、帽状腱膜中；有左右枕动、静脉吻合网；布有枕大神经分支。

【主治】①头痛，目眩，项强；②失眠，癫狂。

【操作】平刺 0.5～0.8 寸。

19. 后顶（Hòudǐng，DU 19）

【定位】后发际正中直上 5.5 寸(强间穴直上 1.5 寸)；或百会穴直后 1.5 寸(图 3-5，图 3-7)。

【取穴】正坐位，当前、后发际正中连线的中点向后 0.5 寸处取穴。

【解剖】在浅筋膜、帽状腱膜中；有左右枕动、静脉吻合网；布有枕大神经分支。

【主治】①头痛，眩晕，项强；②癫狂痫。

【操作】平刺 0.5～0.8 寸。

20. 百会*（Bǎihuì，DU 20）

【定位】后发际正中直上 7 寸；或当头部正中线与两耳尖连线的交点处(图 3-5，图 3-7)。

【取穴】正坐位，于前、后发际正中连线的中点向前 1 寸处取穴。

【解剖】在帽状腱膜中；有左右颞浅动、静脉及左右枕动、静脉吻合网；布有枕大神经及额神经分支。

【主治】①中风，痴呆，癫狂痫，癔病；②头痛，眩晕，头风，耳鸣；③惊悸，健忘，失眠；④阴挺，久泻，脱肛。

【操作】平刺 0.5～0.8 寸；升阳举陷可用灸法。

21. 前顶（Qiándǐng，DU 21）

【定位】百会穴前1.5寸；或额前部发际正中直上3.5寸处（图3－5，图3－7）。

【解剖】在帽状腱膜中；有左右颞浅动、静脉吻合网；布有额神经分支及枕大神经分支。

【主治】①中风偏瘫，头痛，眩晕，癫痫；②目赤肿痛，鼻渊。

【操作】平刺0.5～0.8寸。

22. 囟会（Xìnhuì，DU 22）

【定位】前顶穴前1.5寸；或额前部发际正中直上2寸（图3－5，图3－7）。

【解剖】在帽状腱膜中；有左右颞浅动、静脉吻合网；布有额神经分支。

【主治】①眩晕，头痛，鼻渊，鼻衄；②癫痫。

【操作】平刺0.5～0.8寸。小儿前囟未闭者禁针。

23. 上星*（Shàngxīng，DU 23）

【定位】囟会穴前1寸；或额前部发际正中直上1寸（图3－5，图3－7）。

【取穴】正坐或仰卧位，当前、后发际正中连线的前1/12与后11/12交点处取穴。

【解剖】在左右额肌交界处；有额动、静脉分支，颞浅动、静脉分支；布有额神经分支。

【主治】①鼻渊，鼻衄，头痛，眩晕，目痛；②热病，疟疾；③癫狂。

【操作】平刺0.5～0.8寸。

24. 神庭（Shéntíng，DU 24）

【定位】额前部发际正中直上0.5寸（图3－5，图3－7）。

【取穴】正坐或仰卧位，先找准上星，在上星与前发际正中连线的中点处取穴。

【解剖】在左右额肌交界处；有额动、静脉分支；布有额神经分支。

【主治】①头痛，眩晕，失眠，惊悸；②目赤，目翳，鼻渊，鼻衄；③癫狂痫，中风。

【操作】平刺0.5～0.8寸。

25. 印堂（Yìntáng，DU 29）

【定位】在额部，当两眉头的中间（图3－6）。

【取穴】正坐仰靠位或仰卧位，在两眉头连线中点，对准鼻尖处取穴。

【解剖】在降眉间肌中，浅层有滑车上神经分布，深层有面神经颞支和内眦动脉分布。

【主治】①头痛，眩晕，鼻衄，鼻渊；②小儿惊风，产后血晕，失眠，健忘，痴呆，痫证。

【操作】提捏局部皮肤，平刺0.3～0.5寸，或用三棱针点刺出血；可灸。

26. 素髎*（Sùliáo，DU 25）

【定位】鼻尖正中（图3－5）。

【解剖】在鼻尖软骨中；有面动、静脉鼻背支；布有筛前神经鼻外支（眼神经分支）。

【主治】①昏迷，惊厥，新生儿窒息，休克；②鼻渊，鼻衄，鼻塞，酒渣鼻。

【操作】向上斜刺0.3～0.5寸；或点刺出血。为急救要穴之一。

27. 水沟*（Shuǐgōu，DU 26）（人中 Rénzhōng）

【定位】在人中沟的上1/3与下2/3交界处（图3－5）。

【解剖】在口轮匝肌中；有上唇动、静脉；布有眶下神经支及面神经颊支。

【主治】①昏迷，晕厥，中风，中暑，癔病，癫狂痫，抽搐，急慢惊风；②面肿，口歪，齿痛，鼻

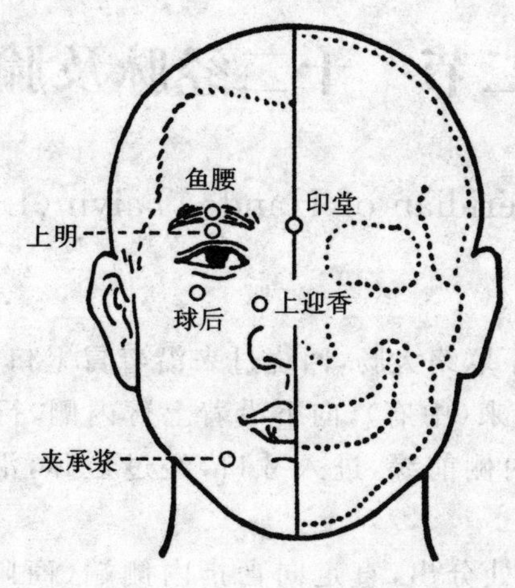

图 3-6　印堂穴

塞，鼻衄，牙关紧闭；③闪挫腰痛。

【操作】向上斜刺 0.3～0.5 寸（或指甲掐按），强刺激。为急救要穴之一。

28. 兑端（Duìduān，DU 27）

【定位】上唇正中的尖端，红唇与皮肤交接处（图 3-5）。

【取穴】正坐或仰卧位，在上唇的尖端，人中沟下端的皮肤与口唇之间取穴。

【解剖】在口轮匝肌中；有上唇动、静脉；布有眶下神经支及面神经颊支。

【主治】①口歪，口噤，口臭，齿痛；②昏迷，晕厥，癫狂，癔病。

【操作】向上斜刺 0.2～0.3 寸。

29. 龈交（Yínjiāo，DU 28）

【定位】上唇系带与齿龈连接处（图 3-7）。

【解剖】有上唇系带；有上唇动、静脉；布有上颌内槽神经分支。

【主治】①口歪，口噤，口臭，齿痛，齿衄，面赤颊肿，鼻衄；②癫狂痫，项强，腰痛。

【操作】向上斜刺 0.2～0.3 寸；或点刺出血。

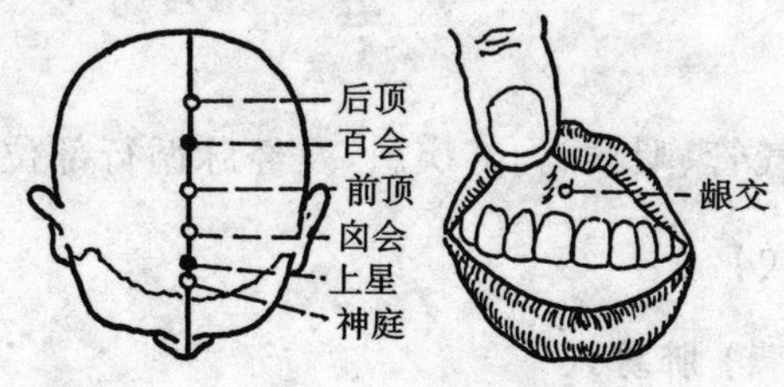

图 3-7　龈交穴

第二节　十二经脉及腧穴

一、手太阴肺经(Lung Meridian of Hand～Taiyin,LU)

(一)经脉循行

手太阴肺经起于中焦,向下联络大肠,回绕过来沿着胃上口,通过横膈,属于肺脏,从肺系(肺与喉咙连系的部位)横行出来(中府),向下沿着上臂内侧,行于手少阴经和手厥阴经的前面,下行到肘窝中,沿着前臂内侧前缘,进入寸口,经过鱼际,沿着鱼际边缘,出拇指内侧端(少商);

手腕后方的支脉:从列缺处分出,直走向食指内侧端(商阳),与手阳明大肠经相接(图3-8)。

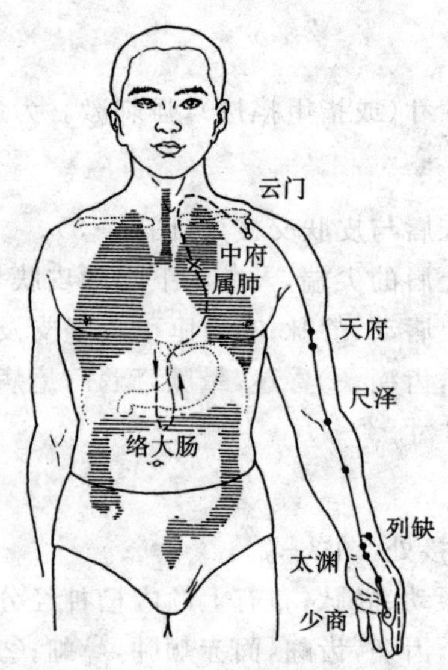

图 3-8　手太阴肺经循行图

(二)主治概要

本经腧穴主要治疗肺、气管、咽喉、胸部疾患,及经脉循行部位的其他病证。

(三)本经腧穴(共 11 穴)

1. 中府*(Zhōngfǔ, LU 1)肺募穴

【定位】胸前正中线旁开 6 寸,平第 1 肋间隙处(图 3-9)。

【取穴】以手叉腰时,先取锁骨外端下方凹陷处的云门穴,当云门直下 1 寸,平第一肋间隙处取之。

【解剖】皮肤、皮下组织、胸大肌、胸小肌;穴区浅层有头静脉和锁骨上神经中间支与第 1 肋间神经外侧皮支,深层有胸前神经内侧支、外侧支和胸肩峰动脉与胸外侧动脉搏分布。

【主治】①咳嗽,气喘,肺胀满,胸痛;②肩背痛。

【操作】向外斜刺或平刺 0.5～0.8 寸；可灸。本穴不可向内深刺，以免伤及肺脏。

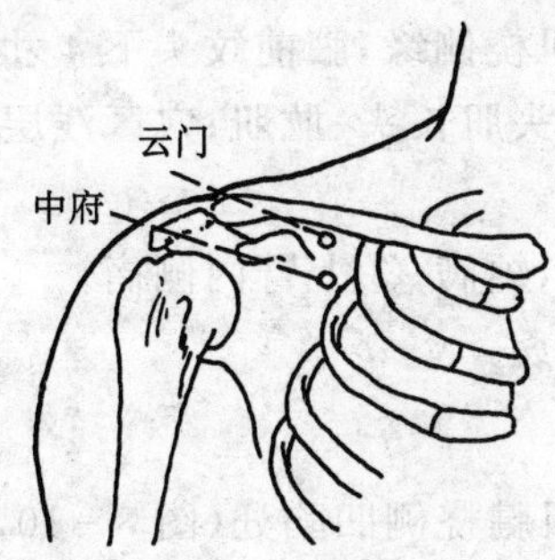

图 3-9　中府、云门穴位

2. 云门（Yúnmén，LU 2）

【定位】胸前正中线旁开 6 寸，锁骨下缘处（图 3-9）。

【取穴】当手叉腰时，在锁骨外端下缘出现一个三角形的凹陷，其中心即是云门。

【解剖】皮肤、皮下组织、三角肌、喙锁韧带；穴区浅层有锁骨上神经中间支和第 1 肋间神经外侧皮支分布，深层有腋神经肌支和胸肩峰动脉分布。

【主治】①咳嗽，气喘，胸痛；②肩关节内侧痛。

【操作】向外斜刺 0.5～0.8 寸；可灸。不可向内侧深刺，以免伤及肺脏。

3. 天府（Tiānfǔ，LU 3）

【定位】在臂内侧面，肱二头肌桡侧缘，腋前纹头下 3 寸处（图 3-10）。

【取穴】臂向前平举，俯头鼻尖接触上臂内侧处是穴。

【解剖】皮肤、皮下组织、肱二头肌长头；穴区浅层有头静脉经过和臂外侧皮神经分布，深层有肱动、静脉的分支及肌皮神经。

【主治】①气喘，瘿气，鼻衄；②上臂内侧痛。

【操作】直刺 0.5～1.0 寸；可灸。

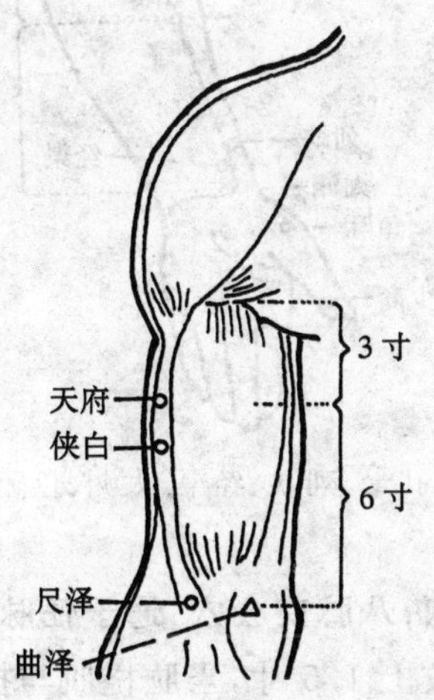

图 3-10　天府、侠白、尺泽等穴位

4. 侠白（Xiábái，LU 4）

【定位】前臂内侧面，肱二头肌桡侧缘，腋前纹头下 4 寸，或肘横纹上 5 寸处（图 3－10）。

【解剖】皮肤、皮下组织、肱二头肌长头、肱肌；穴区浅层有头静脉和臂外侧皮神经，深层有肱动脉、肱静脉和肌皮神经分布。

【主治】①咳嗽，气喘；②干呕，烦满；③上臂内侧痛。

【操作】直刺 0.5～1.0 寸；可灸。

5. 尺泽*（Chǐzé，LU 5）合穴

【定位】在肘横纹中，肱二头肌腱桡侧凹陷处（图 3－10，图 3－11）。

【取穴】仰掌屈肘，当肘横纹上紧靠肱二头肌腱桡侧缘陷是穴。

【解剖】皮肤，皮下组织，肱桡肌起始部，肱肌；穴区浅层有头静脉，前臂外侧皮神经分布，深层有桡神经本干，桡神经深支，肌皮神经和桡侧副动脉前支分布。

【主治】①咳嗽，气喘，咯血，潮热，胸部胀满；②咽喉肿痛；③急性吐泻，中暑，小儿惊风；④肘臂挛痛。

【操作】直刺 0.8～1.2 寸，或点刺出血；可灸。

6. 孔最*（Kǒngzuì，LU 6）郄穴

【定位】尺泽与太渊连线上当腕横纹上 7 寸处（图 3－11）。

【解剖】皮肤、皮下组织、肱桡肌、桡侧腕屈肌、旋前圆肌、拇长屈肌；穴区浅层有头静脉、前臂外侧皮神经和桡神经浅支分布，深层有桡神经浅支及深支、正中神经、桡动脉及其深支和桡返动脉分布。

【主治】①咳嗽，气喘，咯血；②咽喉肿痛；③肘臂挛痛；④痔疾。

【操作】直刺 0.5～1.2 寸，可灸。

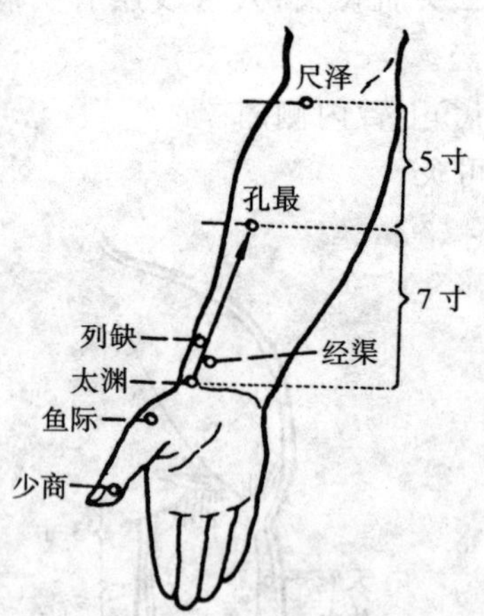

图 3－11 孔最、列缺、经渠、太渊、鱼际、少商等穴位

7. 列缺*（Lièquē，LU 7）络穴；八脉交会穴，通于任脉。

【定位】桡骨茎突上方，腕横纹上 1.5 寸，当肱桡肌与拇长展肌腱之间（图 3－11）。

【取穴】两手虎口自然平直交叉，一手食指按在另一手桡骨茎突上，指尖下凹陷中是穴。

【解剖】皮肤、皮下组织、拇长展肌、肱桡肌、旋前方肌；穴区浅层有前臂外侧皮神经和桡神经浅支分布，深层有桡神经深支、正中神经肌支和桡动脉、桡静脉分布。

【主治】①咳嗽，气喘，咽喉痛；②口眼歪斜，牙痛，偏头痛，项强痛；③腕痛无力。

【操作】向上斜刺 0.3～0.8 寸；可灸。

8. 经渠（Jīngqú，LU 8）经穴

【定位】在桡骨茎突与桡动脉之间陷中，当腕横纹上 1 寸处（图 3-11）。

【解剖】皮肤、皮下组织、桡侧腕屈肌腱与拇长展肌腱之间、旋前方肌；穴区浅层有前臂外侧皮神经，深层有正中神经肌支、桡神经深支和桡动脉分布。

【主治】①咳嗽，气喘，胸痛，咽喉肿痛；②手腕痛。

【操作】避开桡动脉，直刺 0.3～0.5 寸；可灸，不宜化脓灸。

9. 太渊*（Tàiyuān，LU 9）输穴；原穴；八会穴之脉会

【定位】在腕掌侧横纹桡侧端，桡动脉搏动处（图 3-11）。

【取穴】伸臂仰掌。在经渠穴直下，当腕横纹之桡侧，按取动脉处是穴。

【解剖】皮肤、皮下组织、桡侧腕屈肌腱和拇长展肌腱。穴区内有前臂外侧皮神经，深层有桡动脉和桡静脉。

【主治】①咳嗽，气喘，咯血，胸痛；②无脉症；③手腕痛。

【操作】避开桡动脉，直刺 0.3～0.5 寸；可灸，不宜化脓灸。

10. 鱼际（Yújì，LU 10）荥穴

【定位】在第 1 掌骨中点桡侧，赤白肉际处（图 3-11）。

【解剖】皮肤、皮下组织、拇短展肌、拇对掌肌、拇短屈肌；穴区浅层有正中神经皮支和前臂外侧皮神经，深层有正中神经肌支、尺神经肌支，血管有拇指静脉回流支。

【主治】①咳嗽，咯血；②发热，咽干，咽喉肿痛，失音；③乳痈；④掌中热；⑤小儿疳疾。

【操作】直刺 0.5～1.0 寸；可灸。

11. 少商*（Shàoshāng，LU 11）井穴

【定位】在拇指桡侧端，指甲根角旁约 0.1 寸处（图 3-11）。

【取穴】握拳立置，拇指向上，在拇指爪甲内角旁一分处取之。

【解剖】皮肤、皮下组织；穴区内有桡神经浅支、指掌侧固有神经背支（属正中神经），有指掌侧固有动、静脉所形成的动、静脉网。

【主治】①咽喉肿痛，咳嗽；②鼻衄；③中风昏迷；④中暑，呕吐；⑤癫狂，高热，小儿惊风。

【操作】直刺 0.1 寸，或向腕平刺 0.2～0.3 寸，或用三棱针点刺出血，可灸。

二、手阳明大肠经（Large Intestine Meridian of Hand～Yangming，LI）

（一）经脉循行

手阳明大肠经起于食指桡侧端（商阳），沿食指内（桡）侧向上，通过第 1、2 掌骨之间（合谷），向上进入两筋（拇长伸肌腱与拇短伸肌腱）之间的凹陷处，沿前臂外侧前缘，至肘外侧，再沿上臂外侧前缘，上走肩端，沿肩峰前缘，向上出于颈椎"手足三阳经聚会处"（大椎，属督脉），向下进入缺盆（锁骨上窝部），联络肺脏，通过横膈，属于大肠；

缺盆部支脉：上走颈部，通过面颊，进入下齿龈，回绕至上唇，交叉于人中，左脉向右，右脉向左，分布于鼻孔两侧（迎香），与足阳明胃经相接（图 3－12）。

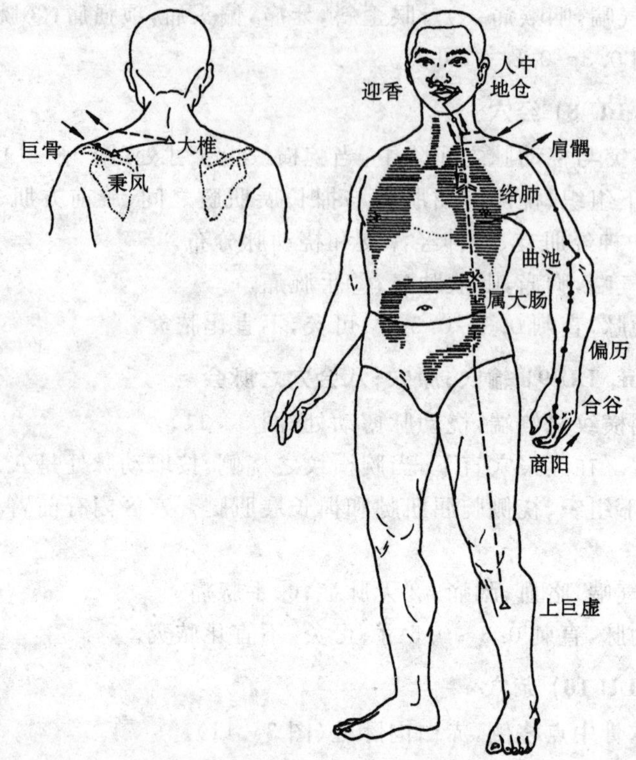

图 3－12　手阳明大肠经循行图

（二）主治概要

本经腧穴主治头面五官疾患、热病、皮肤病、肠胃病、神志病等及经脉循行部位的其他病证。

（三）本经腧穴（共 20 穴）

1. 商阳*（Shāngyáng，LI 1）井穴

【定位】在食指桡侧端，指甲根角旁 0.1 寸处（图 3－13）。

【取穴】俯掌在食指之桡侧，去爪甲角约一分许处取之。

【解剖】皮肤、皮下组织；穴区内有指掌侧固有神经指背侧支和指背侧动静脉网分布。

【主治】①耳聋，齿痛，咽喉肿痛，颌肿，青盲；②手指麻木；③热病，昏迷。

【操作】浅刺 0.1 寸，或点刺出血；可灸。

2. 二间（Erjiān，LI 2）荥穴

【定位】微握拳，在食指桡侧，第二掌指关节前凹陷中（图 3－13）。

【解剖】皮肤、皮下组织、指背腱膜；穴区有指背神经、指掌侧固有神经和指背动脉、指背静脉、掌侧动脉、掌侧静脉分布。

【主治】①齿痛，咽喉肿痛，目痛，口眼歪斜；②热病。

【操作】直刺 0.2～0.3 寸；可灸。

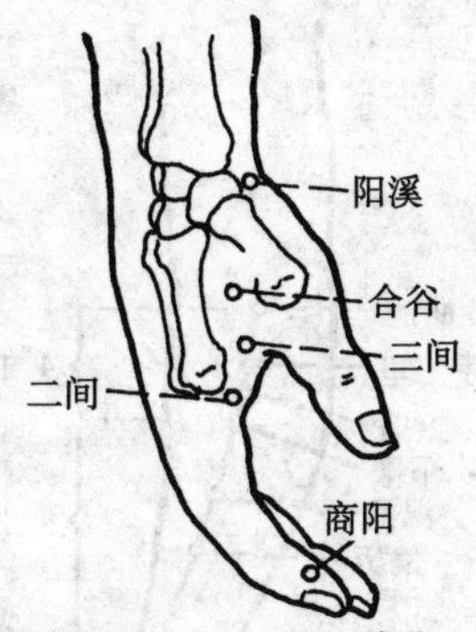

图 3-13 商阳、二间、三间、合谷、阳溪穴位

3. 三间*(Sānjiān, LI 3) 输穴

【定位】微握拳,在食指桡侧,第二掌指关节后凹陷中(图 3-13)。

【解剖】皮肤、皮下组织、第 1 骨间背侧肌、指深屈肌腱;穴区内有指掌侧固有神经、掌背神经、尺神经深支、正中神经肌支和掌背动脉及食指桡侧动脉分布。

【主治】①目痛,齿痛,咽喉肿痛;②身热;③腹满,肠鸣。

【操作】直刺 0.3~0.5 寸。

4. 合谷*(Hégǔ, LI 4) 原穴

【定位】在手背,第 1、2 掌骨间,当第 2 掌骨中点桡侧(图 3-13)。

【取穴】微握拳,在第二掌骨桡侧中点处取穴;或以一手的拇指指间关节横纹,放在另一手拇、食指之间的指蹼缘上,当拇指尖下是穴。

【解剖】皮肤、皮下组织、第 1 骨间背侧肌、拇收肌;穴区内有桡神经浅支、尺神经深支和手背静脉网、掌背动脉及食指桡侧动脉分布。

【主治】①头痛,目赤肿痛,鼻衄,齿痛,咽喉肿痛,牙关紧闭,口眼歪斜,耳聋,痄腮;②热病,多汗,无汗,疟疾;③腹痛,便秘;④经闭,滞产;⑤小儿惊风,半身不遂;⑥瘾疹。

【操作】直刺 0.5~1.0 寸;可灸。

5. 阳溪*(Yángxī, LI 5) 经穴

【定位】在腕背横纹桡侧端,当拇短伸肌腱与拇长伸肌腱之间的凹陷中(图 3-13)。

【取穴】拇指上翘,当第一掌骨之后两肌腱(拇短伸肌腱与拇长伸肌腱)之间陷凹处取之。

【解剖】皮肤、皮下组织、伸肌支持带(拇长伸肌腱与拇短伸肌腱之间);穴区内有桡神经浅支和头静脉经过,深层有骨间后神经和动脉分布。

【主治】①头痛,目赤肿痛,耳鸣,耳聋,齿痛,咽喉肿痛;②手腕疼痛。

【操作】直刺 0.5~0.8 寸;可灸。

6. 偏历 (Piānlì, LI 6) 络穴

【定位】屈肘,在阳溪与曲池连线上,当腕背横纹上 3 寸处(图 3-14)。

【解剖】皮肤、皮下组织、拇短伸肌、桡侧腕长伸肌腱、桡侧腕短伸肌腱、拇长展肌腱;穴区内有前臂外侧皮神经、桡神经浅支和头静脉经过,深层有桡神经肌支和桡动脉分布。

【主治】①耳鸣,耳聋,目赤,鼻衄,喉痛;②臂腕酸痛;③腹胀满。

【操作】直刺 0.3~0.5 寸,斜刺 1.0 寸;可灸。

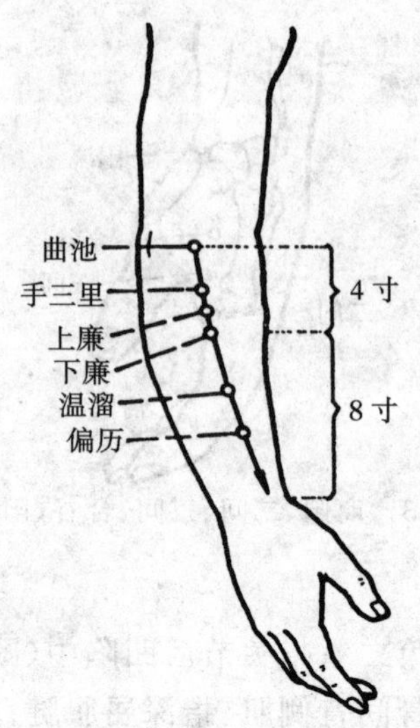

图 3-14　偏历、温溜、下廉、上廉、手三里、曲池穴位

7. 温溜（Wēnliū，LI 7）郄穴

【定位】屈肘，在阳溪与曲池连线上，当腕背横纹上 5 寸处（图 3-14）。

【解剖】皮肤、皮下组织、桡侧腕长伸肌腱、桡侧腕短伸肌；穴区内有前臂外侧皮神经和后侧皮神经及头静脉经过，深层有骨间后神经和骨间后动脉分布。

【主治】①头痛，面肿，鼻衄，咽喉肿痛，口舌肿痛，吐舌；②疔疮；③肠鸣腹痛；④肩臂酸痛。

【操作】直刺 0.5～1.0 寸；可灸。

8. 下廉（Xiàlián，LI 8）

【定位】在阳溪与曲池连线上，当肘横纹下 4 寸处（图 3-14）。

【解剖】皮肤、皮下组织、肱桡肌、桡侧腕短伸肌、旋后肌；穴区内有前臂外侧皮神经通过，深层有桡神经肌支和骨间后动脉分布。

【主治】①头痛，眩晕，目痛；②腹痛，腹胀；③肘臂痛，上肢不遂。

【操作】直刺 0.5～1.0 寸；可灸。

9. 上廉（Shànglián，LI 9）

【定位】在阳溪与曲池连线上，当肘横纹下 3 寸处（图 3-14）。

【解剖】皮肤、皮下组织、肱桡肌、桡侧腕短伸肌、拇长展肌，穴区内有前臂外侧皮神经通过，深层有桡神经肌支和骨间后动脉分布。

【主治】①头痛；②半身不遂，肘臂酸痛、麻木；③腹痛，肠鸣，腹泻。

【操作】直刺 0.5～1.0 寸；可灸。

10. 手三里*（Shǒusānlǐ，LI 10）

【定位】在阳溪与曲池穴连线上，当肘横纹下 2 寸处（图 3-14）。

【取穴】侧腕屈肘，在阳溪穴与曲池穴连线的上 1/6 与下 5/6 的交点处取穴。

【解剖】皮肤、皮下组织、桡侧腕长伸肌、桡侧腕短伸肌、旋后肌；穴区内有前臂外侧皮神经通过，深层有桡神经深支、桡神经肌支和桡返动脉分布。

【主治】①肘臂疼痛，上肢瘫痪麻木；②腹痛，腹泻，腹胀；③齿痛，失音。

【操作】直刺 0.8～1.2 寸；可灸。

11. 曲池*（Qūchí，LI 11）合穴

【定位】屈肘成直角，在肘横纹桡侧端与肱骨外上髁连线中点处（图 3－14）。

【取穴】屈肘拱手，在肘窝横纹端尽处取之。

【解剖】皮肤、皮下组织、桡侧腕长伸肌、桡侧腕短伸肌、肱桡肌、肘肌；穴区内有前臂后侧皮神经，深层有桡神经干通过，并有桡神经肌支、肌皮神经肌支、桡侧副动脉和桡返动脉分布。

【主治】①热病，咽喉肿痛，目赤肿痛，齿痛；②半身不遂，手臂肿痛无力；③风疹，湿疹，隐疹，瘰疬；④高血压；⑤腹痛，吐泻，痢疾；⑥癫狂。

【操作】直刺 1.0～1.5 寸；可灸。

12. 肘髎（Zhǒuliáo，LI 12）

【定位】屈肘，在曲池穴外上方 1 寸，当肱骨边缘处（图 3－15）。

【解剖】皮肤、皮下组织、肱三头肌；穴区内有前臂后皮神经，深层有桡神经肌支、桡侧副动脉。

【主治】肘臂酸痛、麻木、挛急。

【操作】直刺 0.5～1.0 寸；可灸。

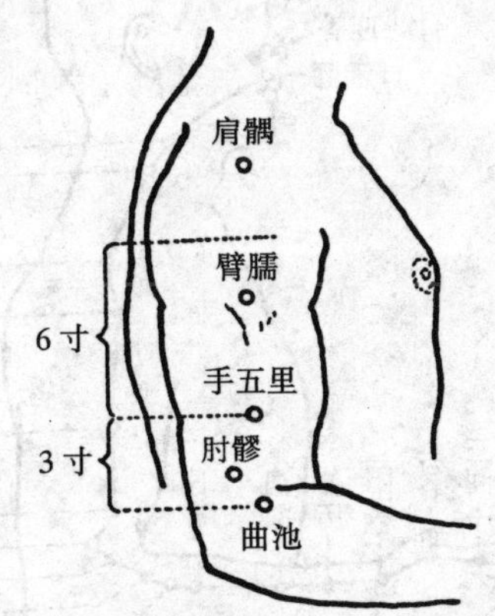

图 3－15　曲池、肘髎、手五里、臂臑、肩髃穴位

13. 手五里（Shǒuwǔlǐ，LI 13）

【定位】在曲池穴与肩髃穴连线上，当曲池穴上 3 寸处（图 3－15）。

【解剖】皮肤、皮下组织、肱肌；穴区内有臂外侧皮神经和臂后皮神经通过，深层有桡侧副动脉和桡神经。

【主治】①肘臂疼痛、挛急；②瘰疬。

【操作】避开动脉，直刺 0.5～1.0 寸；可灸。

14. 臂臑*（Bìnào，LI 14）

【定位】在曲池穴与肩髃穴连线上，当曲池穴上 7 寸，三角肌止点处（图 3－15）。

【解剖】皮肤、皮下组织、三角肌；穴区内有臂外侧和臂后皮神经，深层有腋神经肌支和肩峰动脉分布。

【主治】①肩臂疼痛，颈项拘挛；②目疾；③瘰疬。

【操作】直刺或向上斜刺 0.8～1.5 寸；可灸。

15. 肩髃*(Jiānyú, LI 15)

【定位】在肩峰与肱骨大结节之间，三角肌上部中央凹陷中(图 3－15)。

【取穴】臂外展或向前平举时，肩部出现两个凹陷，前方的凹陷即是本穴。

【解剖】皮肤、皮下组织、三角肌、三角肌下囊、冈上肌腱；穴区内有锁骨上神经外侧支和腋神经皮支，深层有腋神经肌支、肩胛上神经、胸肩峰动脉和旋肱后动脉分布。

【主治】①肩臂疼痛，手臂挛急，上肢不遂；②瘾疹，瘰疬。

【操作】直刺或向下斜刺 0.8～1.5 寸；可灸。

16. 巨骨 (Jùgǔ, LI 16)

【定位】在肩上部，当锁骨肩峰端与肩胛冈之间凹陷处(图 3－16)。

【解剖】皮肤、皮下组织、肩锁韧带、冈上肌；穴区内有锁骨上神经外侧支，深层有肩胛上神经和动脉分布。

【主治】①肩背及上肢疼痛，上肢抬举、伸展不便；②瘰疬，瘿气。

【操作】直刺，微斜向外下方进针 0.5～1 寸。不可深刺，以免刺入胸腔造成气胸；可灸。

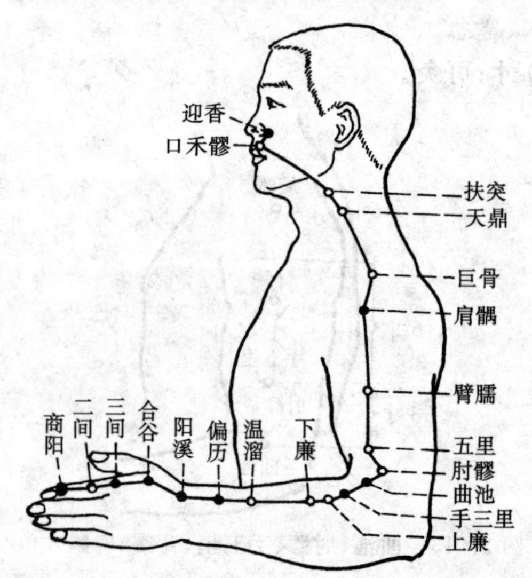

图 3－16　巨骨、天鼎、扶突、口禾髎、迎香等穴位

17. 天鼎 (Tiāndǐng, LI 17)

【定位】在颈外侧，胸锁乳突肌后缘，当扶突穴下 1 寸处(图 3－16)。

【解剖】皮肤、皮下组织、颈阔肌、椎前筋膜；穴区内有颈横神经，深层有臂丛神经及其分支和颈升动脉分布。

【主治】①咽喉肿痛，暴喑，气哽，梅核气；②瘰疬，瘿气。

【操作】直刺 0.5～0.8 寸；可灸。

18. 扶突 (Fútū, LI 18)

【定位】在喉结旁开 3 寸，当胸锁乳突肌的胸骨头与锁骨头之间(图 3－16)。

【解剖】皮肤、皮下组织、颈阔肌、胸锁乳突肌；穴区内有颈横神经，深层有耳大神经、枕小神经、颈横神经、副神经和颈外动脉分支，再深层有颈血管鞘。

【主治】①咳嗽,气喘;②咽喉肿痛,吞咽困难,暴喑;③瘿气,瘰疬。

【操作】直刺 0.5～0.8 寸。注意避开颈动脉,不可过深;可灸。

19. 口禾髎 (Kǒuhéliáo, LI 19)

【定位】在上唇部,鼻孔外缘直下,平水沟穴处(图 3-16)。

【解剖】皮肤、皮下组织、口轮匝肌;穴区内有眶下神深层有面神经颊支和上唇动脉分布。

【主治】①鼻塞,鼻衄;②口歪,口噤。

【操作】直刺或斜刺 0.3～0.5 寸;不宜灸。

20. 迎香* (Yíngxiāng, LI 20)

【定位】在鼻翼外缘中点旁开 0.5 寸,当鼻唇沟中(图 3-16)。

【解剖】皮肤、皮下组织、提上唇肌;穴区内有眶下神经深层有面神经颊支、颧支和面动脉分布。

【主治】①鼻塞,鼻衄,鼻息肉;②口歪,面痒;③胆道蛔虫。

【操作】向内上斜刺或平刺 0.3～0.5 寸;不宜灸。

三、足阳明胃经(Stomach Meridian of Foot～Yangming,ST)

(一)经脉循行

足阳明胃经起于鼻翼两侧(迎香),上行到鼻根部,与足太阳经交会,向下沿着鼻外侧(承泣),进入上齿龈内,回出环绕口唇,向下交会于颏唇沟承浆(任脉)处,再向后沿着下颌下方,出于下颌大迎处,沿着下颌角颊车,上行耳前,经过上关(足少阳经),沿着发际,到达前额(神庭);

面部支脉:从大迎前下走人迎,沿着喉咙,进入缺盆部,向下通过横膈,属于胃,联络脾脏;

缺盆部直行的脉:经乳头,向下夹脐旁,进入少腹两侧气冲;

胃下口部支脉:沿着腹里向下到气冲会合,再由此下行至髀关,直抵伏兔部,下至膝盖,沿着胫骨外侧前缘,下经足跗,进入第 2 足趾外侧端(厉兑);

胫部支脉:从膝下 3 寸(足三里)处分出,进入足中趾外侧;

足跗部支脉:从跗上(冲阳)分出,进入足大趾内侧端(隐白),与足太阴脾经相接(图3-17)。

(二)主治概要

本经腧穴主治胃肠病、头面五官病、皮肤病、神志病、热病及经脉循行部位的其他病证。

(三)本经腧穴(共 45 穴)

1. 承泣* (Chénqì, ST 1)

【定位】目正视,瞳孔直下,当眼球与眶下缘之间(图 3-18)。

【解剖】皮肤、皮下组织、眼轮匝肌、下直肌、下斜肌;穴区内有眶下神经、面神经颧支、眶下动脉、眶内动眼神经和眼动脉分支分布。

【主治】①眼睑瞤动,目赤肿痛,流泪,夜盲;②口眼歪斜,面肌痉挛。

【操作】以左手拇指向上轻推眼球,紧靠眶下缘缓慢直刺 0.5～1.0 寸;不宜提插,以防刺破血管引起血肿;出针时稍加按压,以防出血。

2. 四白* (Sìbái, ST 2)

【定位】目正视,瞳孔直下,当眶下孔凹陷处(图 3-18)。

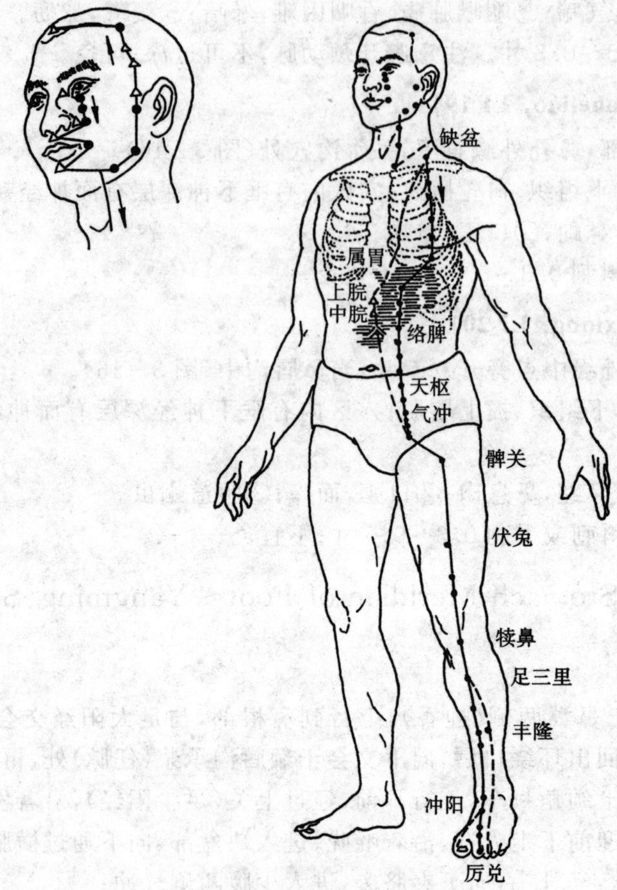

图 3－17　足阳明胃经循行图

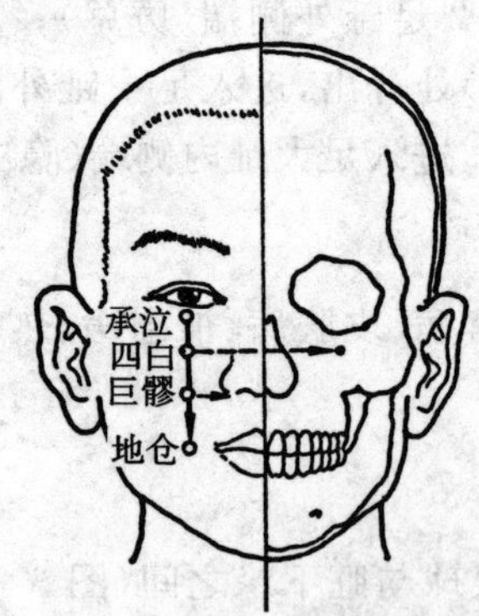

图 3－18　承泣、四白、巨髎、地仓穴位

【解剖】皮肤、皮下组织、眼轮匝肌、提上唇肌、眶下孔，穴区内有眶下神经、眶动脉和面神经颧支分布。

【主治】①目赤痛痒，迎风流泪，眼睑瞤动，目翳；②口眼歪斜，面肌痉挛；③头面疼痛。

【操作】直刺或微向上斜刺 0.3～0.5 寸；

3. 巨髎 (Jùliáo, ST 3)

【定位】目正视，瞳孔直下，平鼻翼下缘处，当鼻唇沟外侧(图 3-18)。

【解剖】皮肤、皮下组织、提上唇肌；穴区内有眶下神经，深层有面神经颊支和面动脉分布。

【主治】①口眼歪斜，眼睑瞤动；②鼻衄；③齿痛，面痛。

【操作】斜刺或平刺 0.3～0.5 寸；可灸。

4. 地仓* (Dìcāng, ST 4)

【定位】在面部口角旁约 0.4 寸，上直对瞳孔(图 3-18)。

【取穴】口角向外旁开约 0.4 寸处是穴。

【解剖】皮肤、皮下组织，口轮匝肌，颊肌，穴区内有眶下神经，颏神经，深层有面神经颊支和面动脉分布。

【主治】①口眼歪斜，口角瞤动，唇缓不收；②齿痛，流涎。

【操作】直刺 0.2 寸，或向颊车方向平刺 0.5～1.5 寸；可灸。

5. 大迎 (Dàyíng, ST 5)

【定位】在下颌角前下方约 1.3 寸，咬肌附着部的前缘，当面动脉搏动处(图 3-19)。

【取穴】侧伏或侧卧，使闭口鼓腮，当下颌角前下方出现一沟形的凹陷处取之。

【解剖】皮肤、皮下组织、降口角肌、咬肌；穴区内有颏神经，深层有面神经下颌支、下颌神经咬肌支和面动脉分布。

【主治】①牙关紧闭，口歪，唇吻瞤动；②齿痛，颊肿，面肿，面痛。

【操作】斜刺或平刺 0.3～0.5 寸；可灸。

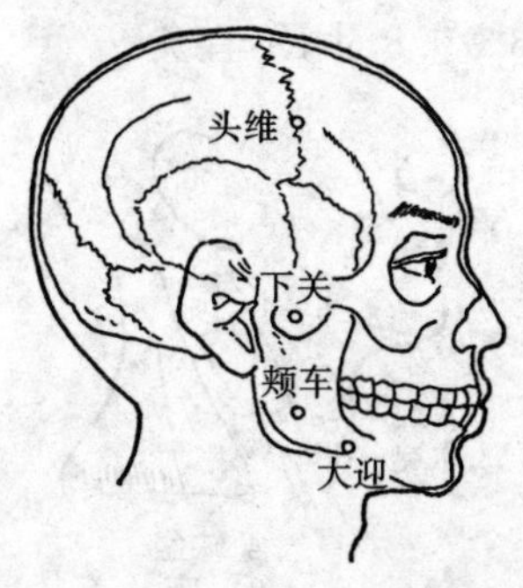

图 3-19　大迎、颊车、下关、头维穴位

6. 颊车* (Jiáchē, ST 6)

【定位】下颌角前上方约 1 横指(中指)，按之凹陷处，当咀嚼时咬肌隆起最高点处(图 3-19)。

【取穴】侧伏或侧卧，在下颌角前方，当咬牙时有肌肉隆起处取之。

【解剖】皮肤、皮下组织、笑肌、咬肌；穴区内有耳大神经、耳颞神经，深层有面神经下颌支、下颌神经咬肌支和面动脉分布。

【主治】①口眼歪斜，牙关紧闭，面肌痉挛；②齿痛，颊肿。

【操作】直刺 0.3～0.5 寸，或向地仓斜刺 1.0～1.5 寸；可灸。

7. 下关*(Xiàguān, ST 7)

【定位】在面部耳前方，当颧弓与下颌切迹所形成的凹陷中(图 3-19)。

【取穴】侧伏或正坐，闭口，于耳前颧弓下凹陷处取穴，此穴合口有穴，张口即闭。

【解剖】皮肤、皮下组织、咬肌、翼外肌；穴区内有耳大神经和耳颞神经，深层有面神经颧支、下颌神经肌支和颞浅动脉分布，再深层卵圆孔处有下颌神经干通过。

【主治】①牙关紧闭，下颌疼痛，齿痛，面痛，口眼歪斜；②耳鸣，耳聋，聤耳。

【操作】直刺 0.5～1.2 寸；可灸。

8. 头维*(Tòuwéi, ST 8)

【定位】在头侧部，当额角发际上 0.5 寸，头正中线旁开 4.5 寸处(图 3-19)。

【解剖】皮肤、皮下组织、帽状腱膜；穴区内有眶上神经和耳颞神经分布。

【主治】①头痛，眩晕；②迎风流泪，目赤肿痛，眼睑瞤动，视物不明。

【操作】向后平刺 0.5～1.0 寸；不宜灸。

9. 人迎(Rényíng, ST 9)

【定位】在颈部喉结旁 1.5 寸，当胸锁乳突肌的前缘，颈总动脉搏动处(图 3-20)。

【取穴】正坐仰面，或仰卧，靠胸锁乳突肌前缘，平喉结两旁，按取动脉应手处是穴。

【解剖】皮肤、皮下组织、颈阔肌、胸锁乳突肌前缘和肩胛舌骨肌上腹；穴区内有颈横神经、面神经颈支和颈前浅静脉，深层有副神经、舌下神经和甲状腺上动脉，再深层有颈血管鞘(内有颈动脉、颈静脉和迷走神经干)及颈交感干经过。

【主治】①咽喉肿痛；②高血压，头痛，眩晕；③瘰疬，瘿气；④胸满喘息，饮食难下.

【操作】避开颈总动脉直刺 0.3～0.8 寸；不宜灸。

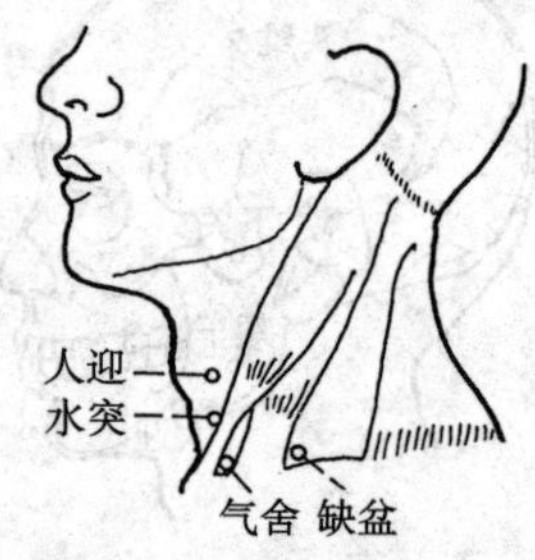

图 3-20　人迎、水突、气舍、缺盆穴位

10. 水突(Shuǐtū, ST 10)

【定位】在颈部胸锁乳突肌的前缘，当人迎与气舍连线的中点(图 3-20)。

【解剖】皮肤、皮下组织、颈阔肌；胸锁乳突肌前缘、肩胛舌骨肌；穴区内有颈横神经、面神经颈支、颈前浅静脉，深层有副神经、颈神经前支和甲状颈干分布，再深层有颈交感神经干。

【主治】①咳逆上气，喘息不得卧；②咽喉肿痛，呃逆；③瘰疬，瘿瘤。

【操作】直刺 0.3～0.5 寸；可灸。

11. 气舍(Qìshè, ST 11)

【定位】人迎穴直下，当锁骨内侧端的上缘，胸锁乳突肌的胸骨头与锁骨头之间(图 3-20)。

【解剖】皮肤、皮下组织、颈阔肌；穴区内有锁骨上神经内侧支和颈横神经，深层有迷走神经干和颈总动脉及面神经颈支分布。

【主治】①咽喉肿痛；②喘息，呃逆；③瘰疬，瘿气；④颈项强。

【操作】直刺 0.3～0.5 寸。

12. 缺盆（Quēpén, ST 12）

【定位】在锁骨上窝中央，前正中线旁开 4 寸处（图 3－20）。

【解剖】皮肤、皮下组织、颈阔肌；穴区内有锁骨上神经内侧支和颈外静脉，深层有臂神经丛和锁骨下动脉通过，并有面神经颈支分布，再深层有胸膜顶或锁骨下静脉。

【主治】①咳嗽，气喘，缺盆中痛；②咽喉肿痛；③瘰疬。

【操作】直刺或斜刺 0.3～0.5 寸（不可深刺以防刺伤胸膜引起气胸），可灸。

13. 气户（Qìhù, ST 13）

【定位】在胸部，当锁骨下缘，前正中线旁开 4 寸处（图 3－21）。

【解剖】皮肤、皮下组织、胸大肌、第 1 肋间外肌；穴区内有锁骨上神经中间支，深层有胸前神经和肩峰动脉分布。

【主治】①咳喘，呃逆；②胸痛，胁肋疼痛。

【操作】斜刺或平刺 0.5～0.8 寸；可灸。

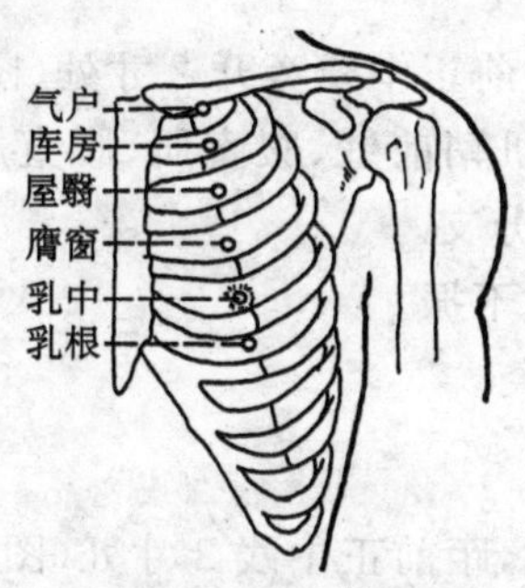

图 3－21　气户、库房、屋翳、膺窗、乳中、乳根穴位

14. 库房（Kùfáng, ST 14）

【定位】在胸部，当第 1 肋间隙，前正中线旁开 4 寸处（图 3－21）。

【解剖】皮肤、皮下组织、胸大肌、胸小肌、肋间内、外肌；穴区内有锁骨上神经中间支和肋间神经前皮支分布，深层有胸前神经、胸肩峰动脉、肋间神经和肋间动脉。

【主治】①咳嗽，气喘；②胸痛，胁肋胀痛。

【操作】斜刺或平刺 0.5～0.8 寸；可灸。

15. 屋翳（Wūyì, ST 15）

【定位】在胸部，当第 2 肋间隙，前正中线旁开 4 寸处（图 3－21）。

【解剖】皮肤、皮下组织、胸大肌、胸小肌、肋间内、外肌；穴区内有锁骨上神经中间支和肋间神经前皮支分布，深层有胸前神经、胸肩峰动脉、肋间神经和肋间动脉。

【主治】①咳嗽，气喘；②胸痛；③乳痈，乳癖。

【操作】斜刺或平刺 0.5～0.8 寸；可灸。

16. 膺窗（Yīngchuāng, ST 16）

【定位】在胸部当第 3 肋间隙，前正中线旁开 4 寸处（图 3－21）。

【解剖】皮肤、皮下组织、胸大肌、胸小肌、肋间内、外肌；穴区内有锁骨上神经中间支和肋间神经前皮支分布，深层有胸前神经、胸肩峰动脉、肋间神经和肋间动脉。

【主治】①咳嗽，气喘；②胸痛；③乳痈。

【操作】斜刺或平刺 0.5～0.8 寸；可灸。

17. 乳中（Rǔzhōng, ST 17）

【定位】乳头中央（图 3－21）。

【附注】本穴不针不灸，只作胸腹部腧穴定位标志。

18. 乳根（Rǔgēn, ST 18）

【定位】在胸部，当乳头直下，第 5 肋间隙，前正中线旁开 4 寸处（图 3－21）。

【解剖】皮肤、皮下组织、胸大肌、肋间内、外肌；穴区内有肋间神经前皮支、胸腹壁静脉，深层有胸前神经、肋间神经和肋间动脉分布。

【主治】①乳痈，乳少，乳癖；②胸痛；③咳嗽，气喘，呃逆。

【操作】斜刺 0.5～0.8 寸；可灸。

19. 不容（Bùróng, ST 19）

【定位】在上腹部，当脐上 6 寸前正中线旁开 2 寸处（图 3－22）。

【解剖】皮肤、皮下组织、腹直肌鞘前壁、腹直肌、腹直肌鞘后壁；有第 7 肋间动、静脉分支及腹壁上动、静脉和第 7 肋间神经分支。

【主治】呕吐，胃痛，腹胀，食欲不振。

【操作】直刺 0.5～0.8 寸；可灸。

20. 承满（Chéngmǎn, ST 20）

【定位】在上腹部，当脐上 5 寸，距前正中线 2 寸处（图 3－22）。

【解剖】皮肤、皮下组织、腹直肌鞘前壁、腹直肌、腹直肌鞘后壁；有第 7 肋间动、静脉分支及腹壁上动、静脉和第 7 肋间神经分支。

【主治】胃痛，呕吐，腹胀，肠鸣，食欲不振。

【操作】直刺 0.5～1 寸，过饱者禁针，肝大者慎针；可灸。

21. 梁门*（Liángmén, ST 21）

【定位】在上腹部，当脐上 4 寸，前正中线旁开 2 寸处（图 3－22）。

【解剖】皮肤、皮下组织、腹直肌鞘前壁、腹直肌、腹直肌鞘后壁；有第 7 肋间动、静脉分支及腹壁上动、静脉和第 8 肋间神经分支。

【主治】胃痛，呕吐，腹胀，食欲不振，大便溏薄。

【操作】直刺 0.8～1.2 寸；可灸。

22. 关门（Guānmén, ST 22）

【定位】在上腹部，当脐上 3 寸，前正中线旁开 2 寸处（图 3－22）。

【解剖】皮肤、皮下组织、腹直肌鞘前壁、腹直肌、腹直肌鞘后壁；有第 8 肋间动、静脉分支及腹壁上动、静脉和第 8 肋间神经分支。

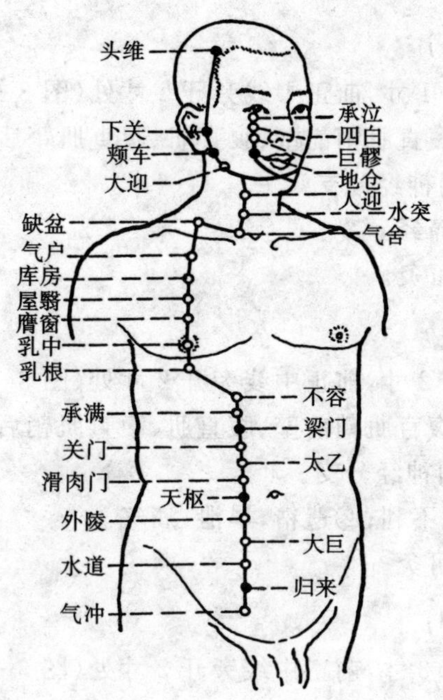

图 3－22　不容、承满、梁门等穴位

【主治】①腹痛，腹胀，肠鸣泄泻，食欲不振；②水肿。

【操作】直刺 0.8～1.2 寸；可灸。

23. 太乙（Tàiyǐ，ST 23）

【定位】在上腹部，当脐中上 2 寸，前正中线旁开 2 寸处(图 3－22)。

【解剖】皮肤、皮下组织、腹直肌鞘前壁、腹直肌、腹直肌鞘后壁；有第 8 肋间动、静脉分支及腹壁下动、静脉和第 8 肋间神经分支。

【主治】①腹痛，腹胀；②心烦，癫狂。

【操作】直刺 0.8～1.2 寸；可灸。

24. 滑肉门（Huáròumén，ST 24）

【定位】在上腹部，当脐中上 1 寸，前正中线旁开 2 寸处(图 3－22)。

【解剖】皮肤、皮下组织、腹直肌鞘前壁、腹直肌、腹直肌鞘后壁；有第 9 肋间动、静脉分支及腹壁下动、静脉和第 9 肋间神经分支。

【主治】①癫狂；②呕吐，腹胀，腹泻。

【操作】直刺 0.8～1.2 寸；可灸。

25. 天枢*（Tiānshū，ST 25）大肠募穴

【定位】在腹中部，当脐中旁开 2 寸处(图 3－22)。

【解剖】皮肤、皮下组织、腹直肌鞘前壁、腹直肌、腹直肌鞘后壁；有第 10 肋间动、静脉分支及腹壁下动、静脉和第 10 肋间神经分支。

【主治】①腹痛，腹胀，肠鸣，泄泻，痢疾，便秘，肠痈；②疝气；③月经不调。

【操作】直刺 1～1.5 寸；孕妇不可灸。

26. 外陵 (Wàilíng, ST 26)

【定位】在下腹部，当脐下 1 寸，前正中线旁开 2 寸处(图 3－22)。

【解剖】皮肤、皮下组织、腹直肌鞘前壁、腹直肌、腹直肌鞘后壁；有第 10 肋间动、静脉分支及腹壁下动、静脉和第 10 肋间神经分支。

【主治】①腹痛，疝气；②痛经。

【操作】直刺 1～1.5 寸；可灸。

27. 大巨 (Dàjù, ST 27)

【定位】在下腹部，当脐下 2 寸，前正中线旁开 2 寸处(图 3－22)。

【解剖】皮肤、皮下组织、腹直肌鞘前壁、腹直肌、腹直肌鞘后壁；有第 11 肋间动、静脉分支及腹壁下动、静脉和第 11 肋间神经分支。

【主治】①小腹胀满，小便不利；②遗精，早泄，疝气。

【操作】直刺 1～1.5 寸；可灸。

28. 水道 (Shuǐdào, ST 28)

【定位】在下腹部，当脐下 3 寸，前正中线旁开 2 寸处(图 3－22)。

【解剖】皮肤、皮下组织、腹直肌鞘前壁、腹直肌；有第 12 肋间动、静脉分支及腹壁下动、静脉和第 12 肋间神经分支。

【主治】①小腹胀满，腹痛，小便不利；②痛经，不孕；③疝气。

【操作】直刺 1～1.5 寸；可灸。

29. 归来* (Guīlái, ST 29)

【定位】在下腹部，当脐下 4 寸，前正中线旁开 2 寸处(图 3－22)。

【解剖】皮肤、皮下组织、腹直肌鞘前壁、腹直肌；穴区内有髂腹下神经和腹壁浅动脉、腹壁浅静脉，深层有肋下神经和腹壁下动、静脉分布。

【主治】①小腹疼痛，疝气，小便不利；②月经不调，闭经，痛经，带下，阴挺。

【操作】直刺 1～1.5 寸；可灸。

30. 气冲 (Qìchōng, ST 30)

【定位】在腹股沟稍上方，当脐下 5 寸，前正中线旁开 2 寸处(图 3－22)。

【解剖】皮肤、皮下组织、腹外斜肌腱膜、弓状缘；穴区内有髂腹下神经、髂腹股沟神经和腹壁浅动、静脉，深层有腹壁下动脉经过，内下方有精索(男)或子宫圆韧带(女)通过。

【主治】①少腹痛，肠鸣，疝气；②外阴肿痛，阴茎中痛，月经不调，不孕，阳痿。

【操作】直刺 0.8～1.2 寸；不宜灸。

31. 髀关 (Bìguān, ST 31)

【定位】在髂前上棘与髌骨底外缘连线上，屈髋时平会阴，缝匠肌外侧凹陷处(图 3－23)。

【取穴】仰卧，于髂前上棘至髌底外侧段连线与臀横纹延伸线之交点处取穴。

【解剖】皮肤、皮下组织、阔筋膜、阔筋膜张肌和股直肌、股外侧肌；穴区内有股外侧皮神经，深层有臀上神经、股神经肌支和旋股外侧动脉分布。

【主治】下肢痿痹、不遂，腰腿疼痛，筋急拘挛，屈伸不利。

【操作】直刺 1～2 寸；可灸。

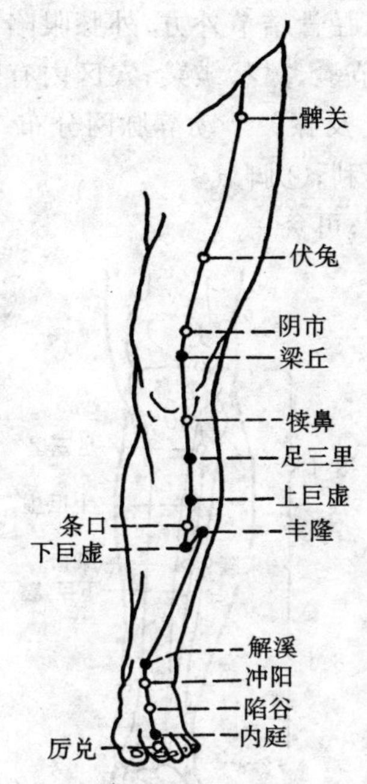

图 3-23　髀关、伏兔、阴市等穴位

32. 伏兔*（Fútù, ST 32）

【定位】在髂前上棘与髌骨底外缘连线上，当髌骨外上缘上 6 寸处（图 3-23）。

【取穴】正坐，用力伸腿，从膝盖骨上缘上量六寸起肉处取之。

【解剖】皮肤、皮下组织、阔筋膜、股直肌、股中间肌；穴区内有股前皮神经和股外侧皮神经，深层有股神经肌支和旋股外侧动静脉及其分支分布。

【主治】①腰膝冷痛，下肢痿痹；②疝气；③脚气。

【操作】直刺 1～2 寸；可灸。

33. 阴市（Yīnshì, ST 33）

【定位】在髂前上棘与髌骨底外缘连线上，当髌骨外上缘上 3 寸处（图 3-23）。

【解剖】皮肤、皮下组织、阔筋膜、股外侧肌、股中间肌；穴区内有股前皮神经和股外侧皮神经，深层有股神经肌支和旋股外侧动静脉及其分支分布。

【主治】①膝关节疼痛、屈伸不利，腰痛，下肢痿痹；②寒疝，腹胀，腹痛。

【操作】直刺 1.0～1.5 寸；可灸。

34. 梁丘*（Liángqiū, ST 34）郄穴

【定位】在髂前上棘与髌骨底外上缘连线上，当髌骨外上缘上 2 寸处（图 3-23）。

【解剖】皮肤、皮下组织、阔筋膜、股外侧肌；穴区内有股前皮神经和股外侧皮神经，深层有股神经肌支和旋股外侧动静脉及其分支分布。

【主治】①膝关节肿痛、屈伸不利，下肢不遂；②急性胃痛；③乳痈，乳痛。

【操作】直刺 1.0～1.5 寸；可灸。

35. 犊鼻*（Dúbí, ST 35）

【定位】屈膝，在髌骨下方，髌韧带外侧凹陷中（图 3-24）。

【取穴】正坐垂足,在膝盖骨与胫骨结节外方,外膝眼陷中取之。

【解剖】皮肤、皮下组织、膝关节囊、翼状皱襞;穴区内有腓肠外侧皮神经和股前皮神经,深层有胫神经和腓总神经的膝关节支及膝关节动静脉网分布。

【主治】①膝关节肿痛、屈伸不利;②脚气。

【操作】向后内斜刺 0.5～1 寸;可灸。

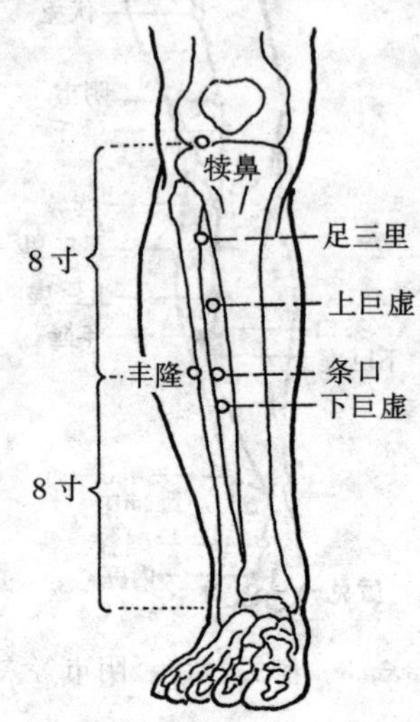

图 3-24　犊鼻、足三里、上巨虚、条口、下巨虚、丰隆等穴位

36. 足三里*（Zúsānlǐ, ST 36）合穴;胃下合穴

【定位】在小腿前外侧,当犊鼻下 3 寸,胫骨前嵴外 1 横指处(图 3-24)。

【取穴】正坐垂足,从犊鼻穴下量三寸,距胫骨前缘约五分,当筋骨(胫骨前肌与胫骨前缘)之间取之。

【解剖】皮肤、皮下组织、胫骨前肌、趾长伸肌、小腿骨间膜、胫骨后肌;穴区内有腓肠外侧皮神经,深层有胫深神经肌支和胫前动脉,小腿骨间膜深面有胫神经和胫后动脉经过。

【主治】①胃痛,呕吐,噎膈,腹胀,肠鸣,消化不良,泄泻,便秘,痢疾,疳积;②癫狂,心悸,气短;③中风,下肢痿痹,脚气,水肿;④乳痈,肠痈;⑤虚劳羸瘦。本穴有强壮作用,为保健要穴。

【操作】直刺 1.0～2.0 寸;可灸。

37. 上巨虚*（Shàngjùxū, ST 37）大肠下合穴

【定位】在小腿前外侧,当犊鼻下 6 寸,胫骨前嵴外 1 横指处(图 3-24)。

【解剖】皮肤、皮下组织、胫骨前肌、趾长伸肌、小腿骨间膜、胫骨后肌;穴区内有腓肠外侧皮神经,深层有胫深神经肌支和胫前动脉,小腿骨间膜深面有胫神经和胫后动脉经过。

【主治】①腹痛,腹胀,痢疾,便秘,肠痈;②中风瘫痪,下肢痿痹;③脚气。

【操作】直刺 1.0～1.5 寸;可灸。

38. 条口*（Tiáokǒu, ST 38）

【定位】在小腿前外侧,当犊鼻下 8 寸,胫骨前嵴外 1 横指处(图 3-24)。

【解剖】皮肤、皮下组织、胫骨前肌、趾长伸肌、小腿骨间膜、胫骨后肌;穴区内有腓肠外侧皮神经,深层有胫前动、静脉和腓深神经,小腿骨间膜深面有胫神经和胫后动脉。

【主治】①肩臂不得举；②下肢冷痛；③脘腹疼痛；④跗肿；⑤转筋。

【操作】直刺 1.0～1.5 寸；可灸。

39. 下巨虚*（Xiàjùxū, ST 39）小肠下合穴

【定位】在小腿前外侧，当犊鼻下 9 寸，胫骨前嵴外 1 横指处（图 3－24）。

【解剖】皮肤、皮下组织、胫骨前肌、趾长伸肌、小腿骨间膜、胫骨后肌；穴区内有腓肠外侧皮神经，深层有胫前动、静脉和腓深神经，小腿骨间膜深面有胫神经和胫后动脉。

【主治】①小腹痛，泄泻，痢疾；②下肢痿痹；③乳痈。

【操作】直刺 1.0～1.5 寸；可灸。

40. 丰隆*（Fēnglóng, ST 40）络穴

【定位】在小腿前外侧，外踝尖上 8 寸，条口穴外 1 寸，胫骨前嵴外 2 横指（图 3－24）。

【解剖】皮肤、皮下组织、趾长伸肌、小腿骨间膜、胫骨后肌；穴区内有腓肠外侧皮神经，深层有腓深神经和胫前动脉，小腿骨间膜深面有胫神经和腓动脉分布。

【主治】①痰多，哮喘，胸痛；②头痛，眩晕，癫狂，痫证；③便秘，腹胀；④下肢痿痹。

【操作】直刺 1.0～1.5 寸；可灸。

41. 解溪*（Jiěxī, ST 41）经穴

【定位】在足背踝关节横纹中央凹陷中，当拇长伸肌腱与趾长伸肌腱之间（图 3－25）。

【解剖】皮肤、皮下组织、拇长伸肌腱和趾长伸肌腱；穴区内有足背内侧皮神经，深层有胫前动脉和腓深神经通过。

【主治】①头痛，眩晕；②癫狂；③腹胀，便秘；④下肢痿痹，足踝肿痛，足下垂。

【操作】直刺 0.5～1.0 寸；可灸。

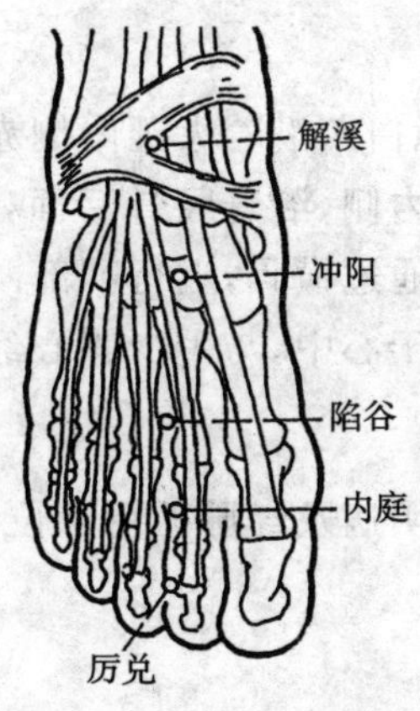

图 3－25　解溪、冲阳、陷谷、内庭、厉兑等穴位

42. 冲阳（Chōngyáng, ST 42）原穴

【定位】在足背最高处，当拇长伸肌腱与趾长伸肌腱之间，足背动脉搏动处（图 3－25）。

【解剖】皮肤、皮下组织、拇长伸肌腱、趾长伸肌腱、拇短伸肌；穴区内有足背内侧皮神经，深层有腓神经和足背动、静脉分布。

【主治】①口眼歪斜，面肿，齿痛；②癫狂痫；③胃痛；④足痿无力。

【操作】避开动脉，直刺 0.3～0.5 寸；可灸。

43. 陷谷（Xiàngǔ，ST 43）输穴

【定位】在足背，当第2、3跖骨结合部前方凹陷处（图3-25）。

【解剖】皮肤、皮下组织、拇长伸肌腱、第2骨间背侧肌、拇收肌；穴区内有足背内侧皮神经，深层有腓神经、足底外侧神经和足背动脉分布。

【主治】①面目浮肿，目赤肿痛；②肠鸣腹泻；③足背肿痛；④热病。

【操作】直刺或斜刺0.3～0.5寸；可灸。

44. 内庭*（Nèitíng，ST 44）荥穴

【定位】在足背，当第2、3趾间缝纹端赤白肉际处（图3-25）。

【解剖】皮肤、皮下组织、第2与第3趾长伸肌腱间和趾短伸肌腱间；穴区内有趾背神经，深层有腓神经和足背动脉分布。

【主治】①齿痛，口㖞，喉痹，鼻衄；②腹痛，腹胀，胃痛吐酸，痢疾，泄泻；③足背肿痛；④热病。

【操作】直刺或斜刺0.3～0.5寸；可灸。

45. 厉兑*（Lìduì，ST 45）井穴

【定位】在足第2趾末节外侧，趾甲根角旁0.1寸（指寸）处（图3-25）。

【解剖】皮肤、皮下组织；穴区内有趾背神经和趾背动脉分布。

【主治】①面肿，口㖞，齿痛，喉痹，鼻衄；②胸腹胀满；③热病；④多梦，癫狂。

【操作】浅刺0.1寸。

四、足太阴脾经（Spleen Meridian of Foot～Taiyin，SP）

（一）经脉循行

足太阴脾经起于足大趾末端（隐白），沿着大趾内侧赤白肉际，经过大趾本节后的第1跖趾关节后方，上行至内踝前面，上小腿内侧，沿着胫骨后面，交出足厥阴经的前面，经膝股部内侧前缘，进入腹部，属于脾脏，联络胃，通过横膈，上行咽部两旁，连系舌根，分散于舌下；

胃部支脉：向上通过横膈，流注于心中，与手少阴心经相接（图3-26）。

（二）主治概要

本经腧穴主治脾胃病、妇科、前阴病及经脉循行部位的其他病证。

（三）本经腧穴（共21穴）

1. 隐白*（Yǐnbái，SP 1）井穴

【定位】在足大趾末节内侧，趾甲根角旁0.1寸处（图3-27）。

【解剖】皮肤、皮下组织；穴区内有腓浅神经足背支和趾背侧动、静脉网。

【主治】①腹胀；②便血，尿血；③月经过多，崩漏；④癫狂，多梦，梦魇，惊风。

【操作】斜刺0.1寸，或用三棱针点刺出血；可灸。

2. 大都（Dàdū，SP 2）荥穴

【定位】足内侧缘，当第1跖趾关节前下方，赤白肉际凹陷处（图3-27）。

【解剖】皮肤、皮下组织；穴区内有足底内侧神经皮支和足底内侧动脉分布。

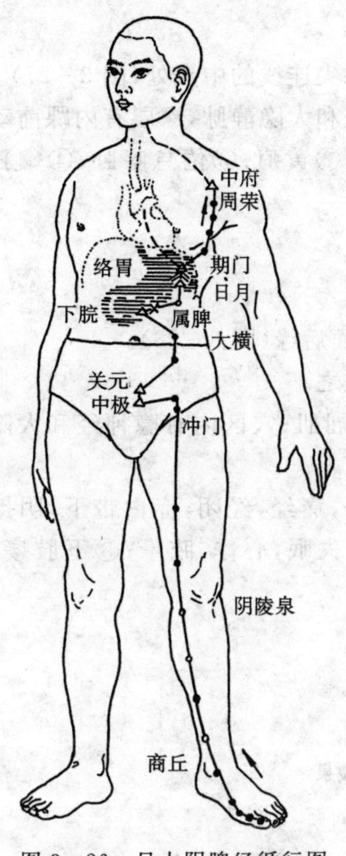

图 3-26　足太阴脾经循行图

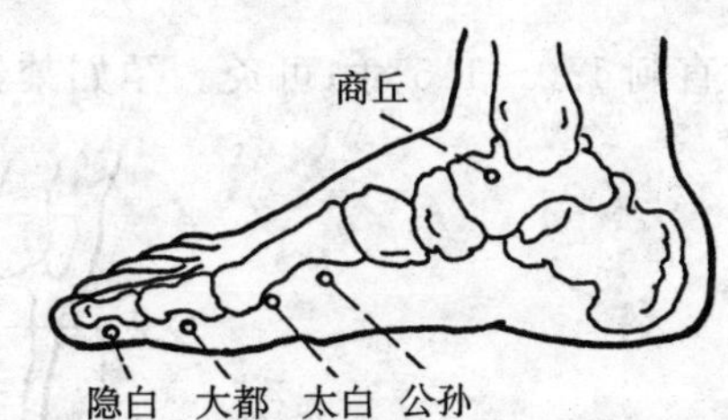

图 3-27　隐白、大都、太白、公孙、商丘穴位

【主治】①腹胀，胃痛，消化不良，泄泻，便秘；②热病汗不出，体重肢肿。

【操作】直刺 0.3～0.5 寸；可灸。

3. 太白*（Tàibái，SP 3）输穴；原穴

【定位】在足内侧缘，当足第 1 跖骨小头后缘，赤白肉际凹陷处（图 3-27）。

【解剖】皮肤、皮下组织、拇短展肌；穴区内有足背内侧皮神经、足底内侧神经皮支，深层有足底内侧神经和足底动、静脉分支。

【主治】①胃痛，腹胀，腹痛，泄泻，呕吐，痢疾，便秘；②脚气，体重节痛。

【操作】直刺 0.5～0.8 寸；可灸。

4. 公孙*（Gōngsūn，SP 4）络穴；八脉交会穴，通于冲脉

【定位】在足内侧缘，当第 1 跖骨基底部的前下方，赤白肉际处（图 3-27）。

【取穴】正坐拱足，于足背最高点向内侧移按，当骨边陷中取之。

【解剖】皮肤、皮下组织、短展肌、拇短屈肌；穴区内有足背内侧皮神经、隐神经，深层有足底内侧神经和足底内侧动、静脉分支。

【主治】①胃痛，呕吐，饮食不化，腹胀腹痛，肠鸣，泄泻，痢疾；②心烦失眠，发狂妄言，嗜卧；③足痛，足肿，脚气，水肿。

【操作】直刺 0.5～1.0 寸；可灸。

5. 商丘 (Shāngqiū, SP 5) 经穴

【定位】在足内踝前下方凹陷中，当舟骨结节与内踝尖连线的中点处(图 3-27)。

【解剖】皮肤、皮下组织、三角韧带；穴区内有隐神经和大隐静脉，深层有内踝前动脉分布。

【主治】①腹胀，肠鸣，泄泻，便秘，痔疾，饮食不化；②黄疸；③倦怠嗜卧；④癫狂，小儿癫痫；⑤足踝痛。

【操作】直刺 0.5～0.8 寸；可灸。

6. 三阴交* (Sānyīnjiāo, SP 6)

【定位】在小腿内侧，当足内踝尖上 3 寸，胫骨内侧面后缘(图 3-28)。

【取穴】正坐垂足，在内踝中点上三寸胫骨后陷中取之。

【解剖】皮肤、皮下组织、趾长屈肌、胫骨后肌、拇长屈肌；穴区内有隐神经和大隐静脉，深层有胫神经和胫后动、静脉分支。

【主治】①肠鸣，腹胀，泄泻，消化不良；②月经不调，痛经，经闭，赤白带下，阴挺，产后血晕，滞产，不孕；③阳痿，遗精，遗尿，疝气，小便不利；④失眠，心悸，眩晕；⑤下肢痿痹，脚气；⑥阴虚诸证。

【操作】直刺 1.0～1.5 寸；可灸。孕妇禁针。

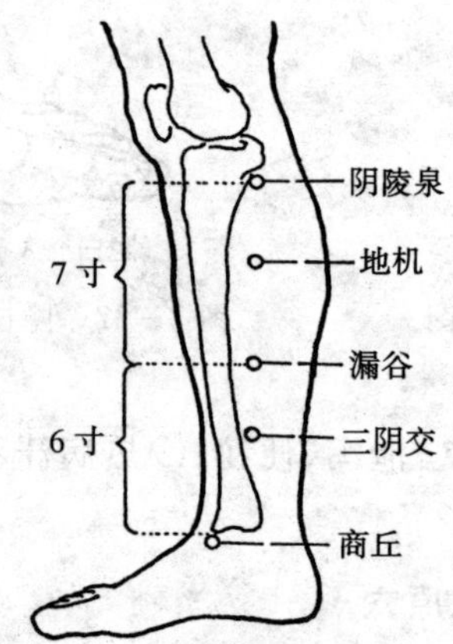

图 3-28 商丘、三阴交、漏谷、地机、阴陵泉穴位

7. 漏谷 (Lòugǔ, SP 7)

【定位】在内踝尖上 6 寸，胫骨内缘后方(图 3-28)。

【解剖】皮肤、皮下组织、胫骨后肌；穴区内有隐神经和大隐静脉，深层有胫神经和胫后动、静脉分支。

【主治】①腹胀，肠鸣；②小便不利，遗精；③下肢痿痹，腿膝厥冷，足踝肿痛。

【操作】直刺 1.0～1.5 寸；可灸。

8. 地机* (Dìjī, SP 8) 郄穴

【定位】在小腿内侧，当内踝尖与阴陵泉的连线上，阴陵泉穴下 3 寸(图 3-28)。

【取穴】正坐垂足，在阴陵泉穴下三寸，当胫骨后缘取之。

【解剖】皮肤、皮下组织、腓肠肌；穴区内有隐神经和大隐静脉，深层有胫神经和胫后动、静脉分支。

【主治】①腹痛，泄泻；②小便不利，水肿；③月经不调，痛经，崩漏，遗精。

【操作】直刺 1.0～1.5 寸；可灸。

9. 阴陵泉*（Yīnlíngquán，SP 9）合穴

【定位】在小腿内侧，当胫骨内侧髁下方凹陷中（图 3－28）。

【解剖】皮肤、皮下组织、半腱肌腱、腓肠肌内侧头；穴区内有隐神经和大隐静脉，深层有胫神经肌支和膝下内动脉，再深层有胫神经本干和腘动脉本干经过。

【主治】①腹胀，泄泻，水肿，黄疸，小便不利，尿失禁；②茎中痛，遗精，妇人阴痛，带下；③膝痛。

【操作】直刺 1.0～2.0 寸；可灸。

10. 血海*（Xuèhǎi，SP 10）

【定位】屈膝，在髌骨内上缘上 2 寸，当股四头肌内侧头的隆起处（图 3－29）。

【取穴】患者屈膝，医者以左手掌心按于患者右膝髌骨上缘，第 2 至 5 指向上伸直，拇指呈 45°斜置按下，当拇指尖下即是本穴。对侧取法仿此，以右手掌心按患者左膝取之。

【解剖】皮肤、皮下组织、股内侧肌；穴区内有股神经前皮支和大隐静脉属支，深层有股神经肌支和股动、静脉肌支。

【主治】①月经不调，痛经，闭经，崩漏；②瘾疹，湿疹，丹毒，皮肤瘙痒；③小便淋涩；④股内侧痛。

【操作】直刺 1.0～1.2 寸；可灸。

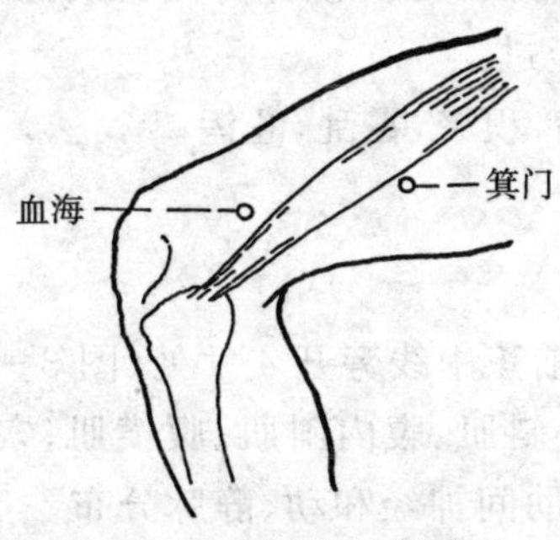

图 3－29　血海、箕门穴位

11. 箕门（Jīmén，SP 11）

【定位】在大腿内侧，血海穴与冲门穴的连线上，当血海穴上 6 寸处（图 3－29）。

【解剖】皮肤、皮下组织、股内侧肌；穴区内有股神经皮支和大隐静脉属支，深层有股神经肌支和股动、静脉。

【主治】①小便不利，遗尿；②腹股沟肿痛。

【操作】避开动脉，直刺 0.5～1.0 寸；不宜灸。

12. 冲门（Chōngmén，SP 12）

【定位】在耻骨联合上缘中点旁开 3.5 寸，当髂外动脉搏动处的外侧（图 3－30）。

【解剖】皮肤、皮下组织、腹外斜肌腱膜、腹内斜肌；穴区内有髂腹股沟神经皮支和腹壁浅动脉，深层有髂腹股沟神经肌支和髂外动脉分支分布。

【主治】①腹痛，疝气；②痔疾；③崩漏，带下。

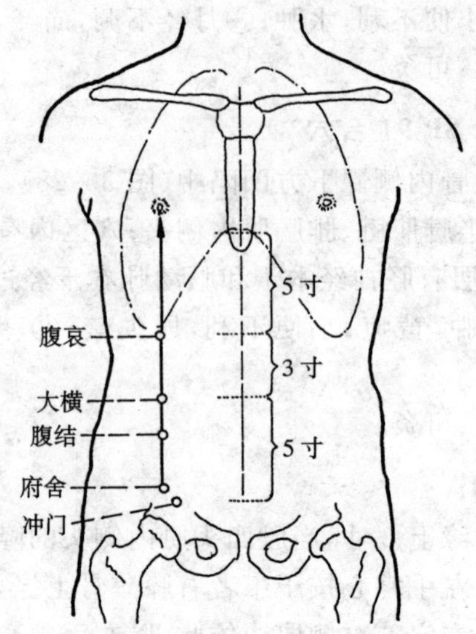

图 3-30　冲门、府舍、腹结、大横、腹哀穴位

【操作】避开动脉，直刺 0.5～1.0 寸；可灸。

13. 府舍（Fǔshè, SP 13）

【定位】在冲门穴外上方 0.7 寸，前正中线旁开 4 寸处（图 3-30）。

【解剖】皮肤、皮下组织、腹外斜肌腱膜、腹内斜肌；穴区内有髂腹下神经皮支和腹壁浅动脉分支，深层有髂腹下神经本干经过。

【主治】①腹痛，疝气；②腹满，积聚，霍乱，吐泻。

【操作】直刺 1～1.5 寸；可灸。

14. 腹结（Fùjié, SP 14）

【定位】在大横穴下 1.3 寸，前正中线旁开 4 寸处（图 3-30）。

【解剖】皮肤、皮下组织、腹外斜肌、腹内斜肌、腹横肌；穴区内有第 11 肋间神经外侧皮支和腹壁浅动脉分支，深层有第 11 肋间神经和动、静脉分布。

【主治】①腹痛，腹泻，大便秘结；②疝气。

【操作】直刺 1.0～1.5 寸；可灸。

15. 大横*（Dàhéng, SP 15）

【定位】在脐中（神阙穴）旁开 4 寸处（图 3-30）。

【解剖】皮肤、皮下组织、腹外斜肌、腹内斜肌、腹横肌；穴区内有第 10 肋间神经外侧皮支，深层有第 10 肋间神经和动、静脉经过。

【主治】腹痛，腹泻，大便秘结。

【操作】直刺 1.0～1.5 寸；可灸。

16. 腹哀（Fùāi, SP 16）

【定位】在上腹部，当脐中上 3 寸，前正中线旁开 4 寸处（图 3-30）。

【解剖】皮肤、皮下组织、腹外斜肌、腹内斜肌、腹横肌；穴区内有第 8 肋间神经外侧支和胸腹壁静脉属支，深层有第 8 肋间神经和动、静脉经过。

【主治】腹痛，便秘，泄泻，痢疾，消化不良。

【操作】直刺 1.0～1.5 寸；可灸。

17. 食窦 (Shídòu, SP 17)

【定位】在胸外侧部，当第 5 肋间隙，前正中线旁开 6 寸处(图 3-31)。

【解剖】皮肤、皮下组织、前锯肌；穴区内有第 5 肋间神经外侧皮支和胸腹壁静脉属支，深层有胸长神经分支和胸外侧动脉分支经过。

【主治】①胸胁胀痛，嗳气，反胃，腹胀；②水肿。

【操作】斜刺或向外平刺 0.5～0.8 寸(本经自食窦至大包各穴均不可深刺，以防伤及肺脏)；可灸。

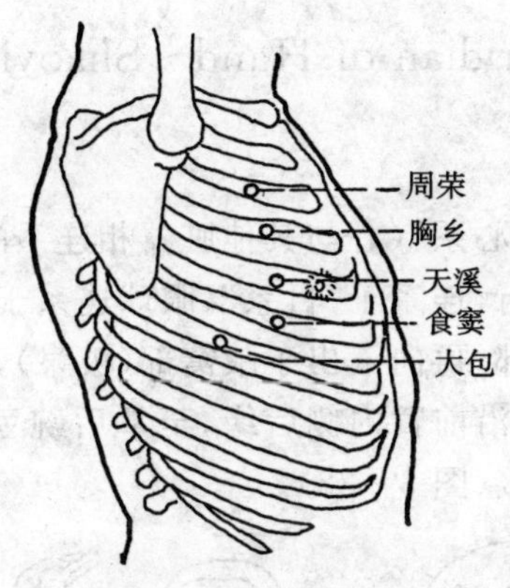

图 3-31　食窦、天溪、胸乡、周荣、大包穴位

18. 天溪 (Tiānxī, SP 18)

【定位】在胸外侧部，当第 4 肋间隙，前正中线旁开 6 寸处(图 3-31)。

【取穴】仰卧，手外开，从膻中穴旁开六寸，在第四肋间陷中取之。

【解剖】皮肤、皮下组织、胸大肌、前锯肌；穴区内有第 4 肋间神经外侧皮支和胸腹壁静脉属支，深层有胸长神经、胸前神经和胸外侧动脉分支经过。

【主治】①胸痛，咳嗽；②乳痈，乳少。

【操作】斜刺或向外平刺 0.5～0.8 寸；可灸。

19. 胸乡 (Xiōngxiāng, SP 19)

【定位】在胸外侧部，当第 3 肋间隙，前正中线旁开 6 寸处(图 3-31)。

【解剖】皮肤、皮下组织、胸大肌、胸小肌；穴区内有第 3 肋间神经外侧皮支，深层有胸前神经和胸肩峰动脉胸肌支分布。

【主治】胸胁胀痛。

【操作】斜刺或向外平刺 0.5～0.8 寸；可灸。

20. 周荣 (Zhōuróng, SP 20)

【定位】在胸外侧部，当第 2 肋间隙，前正中线旁开 6 寸处(图 3-31)。

【解剖】皮肤、皮下组织、胸大肌、胸小肌；穴区内有第 2 肋间神经外侧皮支，深层有胸前神经和胸肩峰动脉胸肌支分布。

【主治】①咳嗽，气喘；②胸胁胀满，疼痛。

【操作】斜刺或向外平刺0.5～0.8寸；可灸。

21. 大包*（Dàbāo，SP 21）脾之大络

【定位】在胸胁部，腋中线上，当第6肋间隙处（图3-31）。

【取穴】侧卧举臂，在腋窝与十一肋骨端连线中点处取之。

【解剖】皮肤、皮下组织、前锯肌、肋间外肌；穴区内有第6肋间神经外侧皮支，深层有胸长神经和胸背动、静脉分支。

【主治】①胸胁胀满，咳嗽，气喘；②胁肋痛，全身疼痛，四肢无力；③岔气。

【操作】斜刺或向后平刺0.5～0.8寸；可灸。

五、手少阴心经（Heart Meridian of Hand～Shaoyin，HT）

（一）经脉循行

手少阴心经起于心中，出属"心系"（心与其他脏器相连系的部位），通过横膈，联络小肠；

"心系"向上的脉：夹咽喉上行，连系于"目系"（眼球连系于脑的部位）；

"心系"直行的脉：上行于肺部，再向下出于腋窝部（极泉），沿着上臂内侧后缘，行于手太阴经和手厥阴经的后面，到达肘窝，沿前臂内侧后缘，至掌后豌豆骨部，进入掌内，沿小指内侧至末端（少冲），与手太阴小肠经相接（图3-32）。

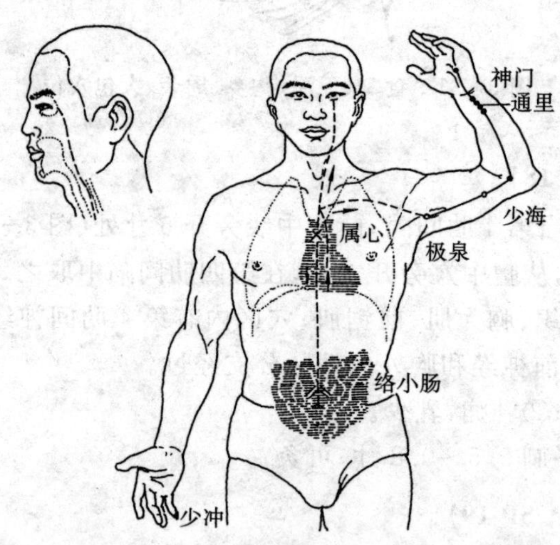

图3-32　手少阴心经循行图

（二）主治概要

本经腧穴主治心、胸、神志病及经脉循行部位的其他病证。

（三）本经腧穴（共9穴）

1. 极泉*（Jíquán，HT 1）

【定位】在腋窝顶部正中，腋动脉搏动处（图3-33）。

【解剖】皮肤、皮下组织、腋筋膜、腋窝内组织；穴区内有肋间臂神经分布，深层有臂丛及其分支和腋动脉、腋静脉分布。

【主治】①上肢不遂，肩臂疼痛；②心痛，胸闷，胁肋胀痛；③瘰疬；④腋臭。

【操作】避开腋动脉，直刺或斜刺 0.3～0.5 寸；不灸。

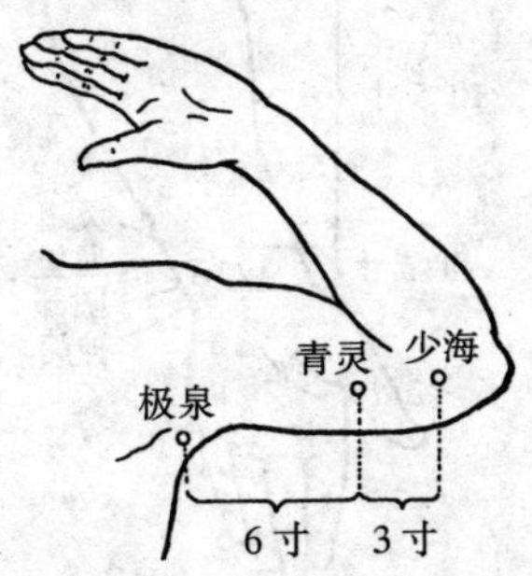

图 3-33　极泉、青灵、少海穴位

2. 青灵（Qīnglíng，HT 2）

【定位】在肱二头肌内侧沟中，当极泉与少海连线上，肘横纹上 3 寸处（图 3-33）。

【解剖】皮肤、皮下组织、肱肌；穴区内有臂内侧皮神经和贵要静脉属支，深层有前臂内侧皮神经、正中神经本干和肱动脉及其分支分布。

【主治】①目黄，胁痛；②头痛，振寒；③肩臂痛。

【操作】直刺 0.5～1 寸；可灸。

3. 少海*（Shàohǎi，HT 3）合穴

【定位】屈肘，在肘横纹内侧端与肱骨内上髁连线的中点处（图 3-33）。

【解剖】皮肤、皮下组织、旋前圆肌、肱肌；穴区内有前臂内侧皮神经与贵要静脉属支，深层有正中神经和尺侧返动脉分支经过。

【主治】①心痛，癔病，健忘；②肘臂挛痛，腋胁痛，头项痛，臂麻手颤；③瘰疬。

【操作】直刺 0.5～1 寸；可灸。

4. 灵道（Língdào，HT 4）经穴

【定位】在前臂掌侧，当尺侧腕屈肌腱桡侧缘，腕横纹上 1.5 寸处（图 3-34）。

【取穴】仰掌，将肘横纹至腕横纹等分为四，在近腕横纹 1/4 的中点，尺侧腕屈肌腱桡侧缘取穴。

【解剖】皮肤、皮下组织、尺侧腕屈肌腱与指浅屈肌腱之间、指深屈肌、旋前方肌；穴区内有前臂内侧皮神经，深层有尺神经和尺动脉本干及其分支经过和分布。

【主治】①心痛，心悸，怔忡；②暴喑，舌强不语；③肘臂挛痛，瘈疭。

【操作】直刺 0.3～0.5 寸；可灸。

5. 通里*（Tōnglǐ，HT 5）络穴

【定位】在前臂掌侧，当尺侧腕屈肌腱桡侧缘，腕横纹上 1 寸处（图 3-34）。

【解剖】皮肤、皮下组织、尺侧腕屈肌腱与指浅屈肌腱之间、指深屈肌、旋前方肌；穴区内有前臂内侧皮神经，深层有尺神经和尺动脉本干及其分支经过和分布。

【主治】①心悸，怔忡；②暴喑，舌强不语；③腕臂痛。

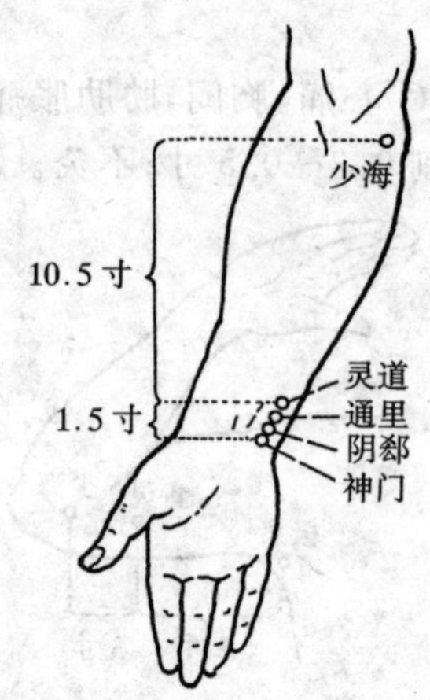

图 3-34 少海、灵道、通里、阴郄、神门穴位

【操作】直刺 0.3～0.5 寸；可灸。

6. 阴郄*（Yīnxì，HT 6）郄穴

【定位】在前臂掌侧，当尺侧腕屈肌腱桡侧缘，腕横纹上 0.5 寸处（图 3-34）。

【解剖】皮肤、皮下组织、尺侧腕屈肌腱与指浅屈肌腱之间、指深屈肌；穴区内神经、血管同灵道穴。

【主治】①心痛，心悸，惊恐；②吐血，衄血；③暴喑，失语；④骨蒸盗汗。

【操作】直刺 0.3～0.5 寸；可灸。

7. 神门*（Shénmén，HT 7）输穴；原穴

【定位】在掌侧腕横纹尺侧端，尺侧腕屈肌腱桡侧凹陷中（图 3-34）。

【取穴】屈肘仰掌，在掌后豆骨与尺骨相接处大筋外侧转手陷中取之。

【解剖】皮肤、皮下组织、尺侧腕屈肌腱桡侧缘；穴区内有前臂内侧皮神经，深层有尺神经、尺动脉本干经过。

【主治】①心痛，心烦，惊悸，怔忡，失眠，健忘，癫狂痫；②胸胁痛；③掌中热。

【操作】直刺 0.3～0.5 寸；可灸。

8. 少府（Shàofǔ，HT 8）荥穴

【定位】在手掌面第 4、5 掌骨之间，握拳时小指尖所点之处（图 3-35）。

【解剖】皮肤、皮下组织、掌腱膜、第 4 蚓状肌；穴区内有尺神经掌侧皮支，深层有掌侧总神经、指掌侧总动脉和掌心动脉经过。

【主治】①心悸，善惊，胸痛；②小便不利，遗尿；③阴痒，阴痛；④小指拘急疼痛；⑤掌中热。

【操作】直刺 0.3～0.5 寸；可灸。

9. 少冲*（Shàochōng，HT 9）井穴

【定位】在小指桡侧端，指甲根角旁约 0.1 寸处（图 3-35）。

【解剖】皮肤、皮下组织、甲根；穴下有尺神经之指背神经和指背动脉分布。

【主治】①心悸，心痛，癫狂，中风昏迷；②热病；③臂内后廉痛，胸胁痛。

【操作】浅刺 0.1 寸，或点刺出血；可灸。

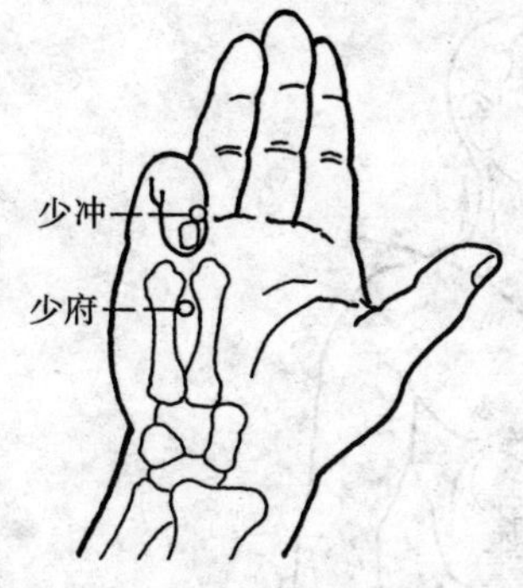

图 3－35　少府、少冲穴位

六、手太阳小肠经(Small Intestine Meridian of Hand～Taiyang,SI)

(一)经脉循行

手太阳小肠经起于手小指尺侧端(少泽),沿着手掌尺侧至腕部,出于尺骨茎突,直上沿着前臂外侧后缘,经尺骨鹰嘴与肱骨内上髁之间,沿上臂外侧后缘,出于肩关节,绕行肩胛部,交会于大椎(督脉),向下进入缺盆部,联络心脏,沿着食管,通过横膈,到达胃部,属于小肠;

缺盆部支脉:沿着颈部,上达面颊,至目外眦,转入耳中(听宫);

颊部支脉:从面颊分出,上向颧骨,抵于鼻旁,至目内眦(睛明),与足太阳膀胱经相接(图 3－36)。

(二)主治概要

本经腧穴主治头面五官病、热病、神志病以及经脉循行部位的其他病证。

(三)本经腧穴(共 19 穴)

1. 少泽*(Shàozé, SI 1)井穴

【定位】在小指尺侧端,指甲根角旁 0.1 寸处(图 3－37)。

【解剖】皮肤、皮下组织、甲根;穴区内有指掌侧固有动、静脉和神经的分支。

【主治】①乳痈,乳少;②热病,昏迷;③头痛,目翳,咽喉肿痛,耳鸣,耳聋;④肩臂外侧后缘疼痛。

【操作】斜刺 0.1 寸,或点刺出血;可灸。

2. 前谷(Qiángǔ, SI 2)荥穴

【定位】微握拳,在第 5 掌指关节前尺侧,掌指横纹头赤白肉际处(图 3－37)。

【解剖】皮肤、皮下组织、小指展肌;穴区内有指背神经(属尺神经)和指背动脉分布。

【主治】①热病汗不出,疟疾;②乳少;③癫狂痫;④耳鸣,头痛,目痛,咽喉肿痛。

【操作】直刺 0.3～0.5 寸;可灸。

3. 后溪*(Hòuxī, SI 3)输穴;八脉交会穴,通督脉

【定位】微握拳,在第 5 掌指关节后尺侧,掌横纹头赤白肉际处(图 3－37)。

【取穴】仰掌握拳,在手小指外侧本节后拳尖上陷中取之。

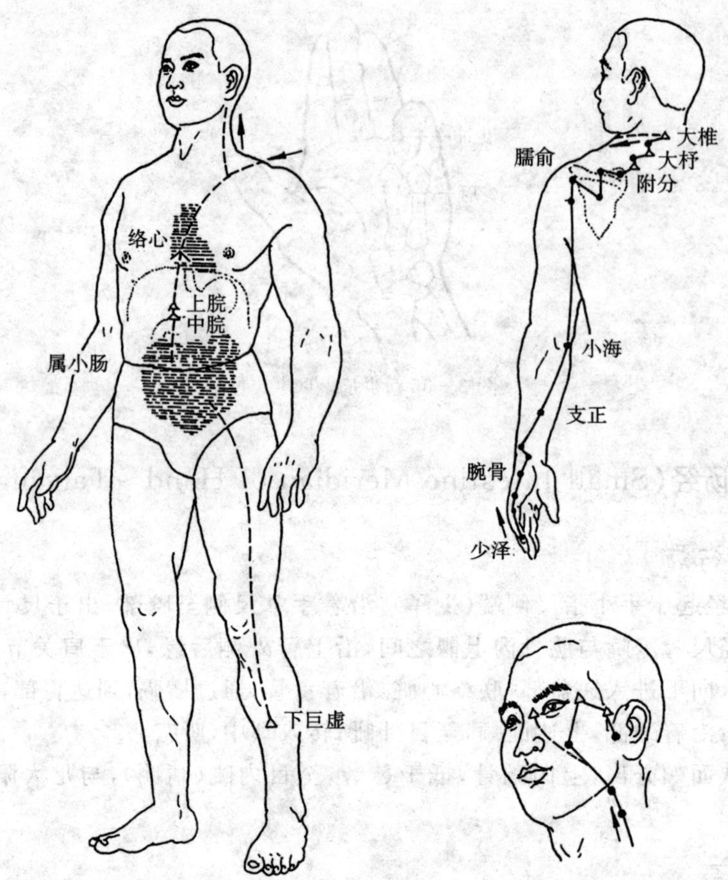

图 3-36　手太阳小肠经循行图

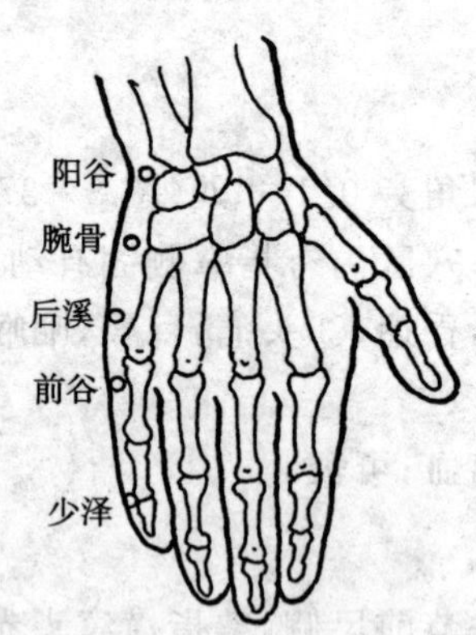

图 3-37　少泽、前谷、后溪、腕骨、阳谷穴位

【解剖】皮肤、皮下组织、小指展肌、小指短屈肌；穴区内有尺神经手背支和掌背动脉，深层有尺神经深支和小指尺掌侧动脉分支分布。

【主治】①头项强痛，手指及肘臂挛痛，腰背痛；②热病，疟疾；③癫狂痫；④耳聋，目赤，咽喉肿痛。

【操作】直刺 0.5～1.0 寸；可灸。

4. 腕骨*（Wàngǔ，SI 4）原穴

【定位】在第5掌骨基底与三角骨之间的凹陷中，赤白肉际处（图3－37）。

【解剖】皮肤、皮下组织、小指展肌；穴区内有尺神经手背支和掌背动脉，深层有尺神经深支和尺动脉分支分布。

【主治】①头痛，项强，耳鸣，耳聋，目翳；②热病汗不出；疟疾；③黄疸，消渴；④胁痛。

【操作】直刺0.3～0.5寸；可灸。

5. 阳谷（Yánggǔ，SI 5）经穴

【定位】在腕背横纹尺侧端，当尺骨茎突与三角骨之间的凹陷中（图3－37）。

【解剖】皮肤、皮下组织、尺侧腕伸肌腱与小指伸肌腱之间；穴区内有前臂后皮神经和贵要静脉属支，深层有骨间后神经和动脉的分支分布。

【主治】①头痛，目眩，耳鸣，耳聋；②热病；③癫狂痫；④腕痛。

【操作】直刺0.3～0.5寸；可灸。

6. 养老*（Yǎnglǎo，SI 6）郄穴

【定位】以掌向胸，在尺骨茎突桡侧缘凹陷中（图3－38）。

【取穴】正坐屈肘，掌心向下，用一手食指按在尺骨小头的最高点上，然后掌心转向胸部，当手指滑入的骨缝中取穴。

【解剖】皮肤、皮下组织、尺侧腕伸肌腱与小指伸肌腱之间；穴区内有前臂后皮神经和贵要静脉属支，深层有骨间后神经和动脉的分支。

【主治】①目视不明；②肩、背、肘、臂酸痛；③急性腰痛。

【操作】直刺或斜刺0.5～0.8寸；可灸。

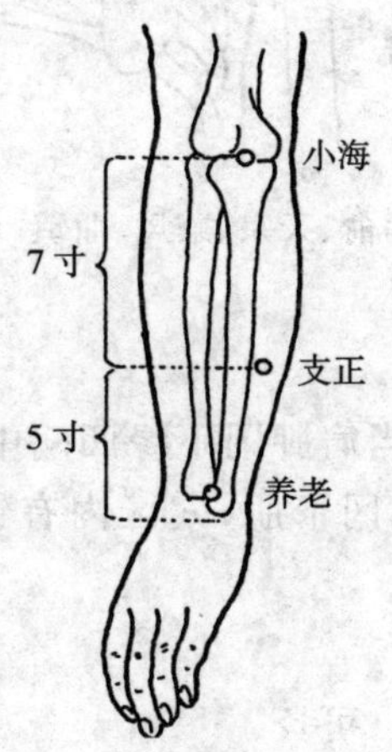

图3－38　养老、支正、小海穴位

7. 支正*（Zhīzhèng，SI 7）络穴

【定位】掌心对胸，当阳谷穴与小海穴连线上，腕背横纹上5寸处（图3－38）。

【解剖】皮肤、皮下组织、尺侧腕屈肌；穴区内有前臂内侧皮神经和贵要静脉属支，深层有骨间后神经和动脉的分支。

【主治】①头痛，项强，目眩；②热病，癫狂，消渴；③肘臂挛痛，手指痛。

【操作】直刺或斜刺 0.5～0.8 寸;可灸。

8. 小海 (Xiǎohǎi, SI 8) 合穴

【定位】在肘内侧,当尺骨鹰嘴与肱骨内上髁之间凹陷处(图 3-38)。

【解剖】皮肤、皮下组织、尺神经沟;穴区内有前臂内侧皮神经和贵要静脉属支,深层有尺侧上副动脉和尺神经干通过。

【主治】①肘臂疼痛、麻木;②癫痫;③耳鸣,耳聋。

【操作】直刺 0.3～0.5 寸;可灸。

9. 肩贞* (Jiānzhēn, SI 9)

【定位】臂内收,在腋后纹头上 1 寸处(图 3-39)。

【取穴】正坐垂肩,上臂内收,当腋后纹头直上 1 寸处取穴。

【解剖】皮肤、皮下组织、肱二头肌长头、大圆肌;穴区内有肋间臂神经,深层有腋神经、桡神经和旋后动脉的分支分布。

【主治】①肩胛痛,手臂麻木,上肢不举;②瘰疬;③耳鸣,耳聋。

【操作】直刺 1～1.5 寸;可灸。

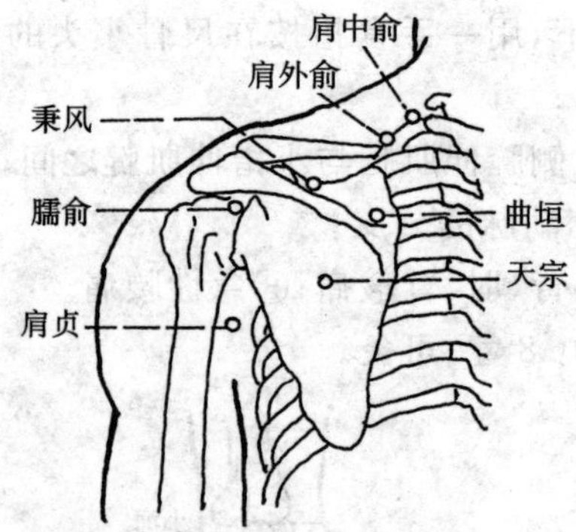

图 3-39 肩贞、臑俞、天宗、秉风、曲垣、肩外俞、肩中俞穴位

10. 臑俞 (Nàoshū, SI 10)

【定位】臂内收,腋后纹头直上,当肩胛冈下缘凹陷中(图 3-39)。

【解剖】皮肤、皮下组织、三角肌、冈下肌;穴区内有锁骨上神经外侧支,深层有腋神经、肩胛上神经和动脉的分支分布。

【主治】①肩臂疼痛;②瘰疬。

【操作】直刺或斜刺 0.5～1.5 寸;可灸。

11. 天宗* (Tiānzōng, SI 11)

【定位】在肩胛骨冈下窝的中央凹陷处(图 3-39)。

【取穴】正坐或俯伏,在冈下缘与肩胛骨下角的等分线上,当上、中 1/3 交点处取穴。

【解剖】皮肤、皮下组织、冈下肌;穴区内有第 4、5 胸神经的后侧皮支重叠分布,深层有肩胛上神经分支和肩胛动静脉网。

【主治】①肩胛疼痛,肩臂外后侧痛;②气喘;③乳痈。

【操作】直刺或斜刺 0.5～1.0 寸;可灸。

12. 秉风 (Bǐngfēng, SI 12)

【定位】在肩胛骨冈上窝中央，当天宗穴直上，举臂有凹陷处(图 3-39)。

【解剖】皮肤、皮下组织、斜方肌、冈上肌；穴区内有锁骨上神经，深层有肩胛上神经、副神经和肩胛上动静脉分支。

【主治】①肩胛疼痛，上肢酸麻、不举；②咳嗽。

【操作】直刺 0.5～1.0 寸；可灸。

13. 曲垣 (Qūyuán, SI 13)

【定位】在肩胛骨冈上窝内侧端，当臑俞穴与第 2 胸椎棘突连线的中点处(图 3-39)。

【解剖】皮肤、皮下组织、斜方肌、冈上肌；穴区内有第 2、3 胸神经后侧皮支重叠分布，深层有肩上神经、副神经和肩胛上动静脉的分支。

【主治】肩胛项背拘挛疼痛。

【操作】直刺或斜侧 0.5～0.8 寸；可灸。

14. 肩外俞 (Jiānwàishū, SI 14)

【定位】在第 1 胸椎棘突下，旁开 3 寸处(图 3-39)。

【解剖】皮肤、皮下组织、斜方肌、菱形肌；穴区内有第 1 胸神经后侧皮支，深层有副神经、肩胛背神经和动脉的分支。

【主治】①肩背酸痛，颈项强急；②肘臂冷痛。

【操作】斜刺 0.5～0.8 寸；可灸。

15. 肩中俞 (Jiānzhōngshū, SI 15)

【定位】在第 7 颈椎棘突下，旁开 2 寸处(图 3-39)。

【解剖】皮肤、皮下组织、斜方肌、菱形肌、头夹肌；穴区内有第 8 颈神经后侧皮支及其伴行的动静脉，深层有副神经、肩胛背神经和颈横动脉分支。

【主治】①肩背疼痛；②咳嗽，气喘；③落枕；④目视不明。

【操作】斜刺 0.5～0.8 寸；可灸。

16. 天窗 (Tiānchuāng, SI 16)

【定位】在胸锁乳突肌后缘，当扶突穴后 0.5 寸，与喉结相平处(图 3-40)。

【解剖】皮肤、皮下组织、肩胛提肌；穴区内有第 3 枕神经，深层有肩胛背神经肌支和颈横动脉升支分布。

【主治】①耳鸣，耳聋，暴喑，咽喉肿痛；②颈项强痛；③癫狂；④瘾疹。

【操作】直刺 0.5～1 寸；可灸。

17. 天容 (Tiānróng, SI 17)

【定位】在下颌角后方，胸锁乳突肌前缘凹陷中(图 3-40)。

【取穴】正坐，在耳垂下，下颌角之后，当胸锁乳突肌之前取之。

【解剖】皮肤、皮下组织、腮腺、二腹肌后腹；穴区内有耳大神经和颈外静脉属支，深层有面神经肌支、耳后动脉和枕动脉分布，并有颈内动脉和迷走神经干。

【主治】①耳鸣，耳聋，咽喉肿痛；②颈项肿痛。

【操作】直刺 0.5～1.0 寸，避开血管；可灸。

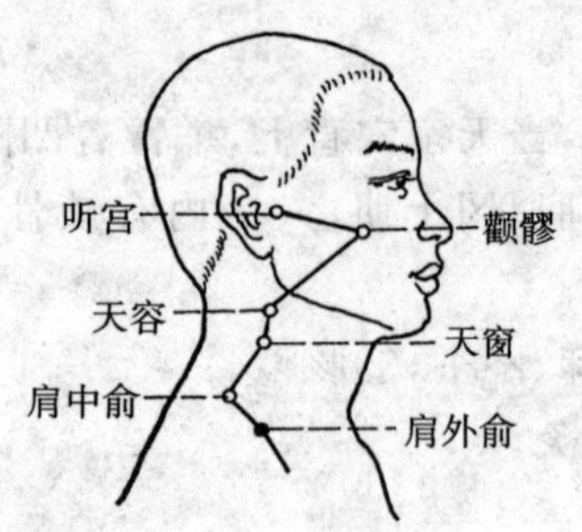

图 3-40　天窗、天容、颧髎、听宫等穴位

18. 颧髎*（Quánliáo, SI 18）

【定位】在目外眦直下，颧骨下缘凹陷中（图 3-40）。

【解剖】皮肤、皮下组织、颧肌、咬肌、颞肌；穴区内有眶下神经，深层有面神经颧支和下颌神经肌支。

【主治】①口眼㖞斜，眼睑瞤动；②齿痛，唇肿。

【操作】直刺 0.3～0.5 寸，斜刺或平刺 0.5～1 寸；可灸。

19. 听宫*（Tīnggōng, SI 19）

【定位】在耳屏前，下颌骨髁状突的后缘，张口呈凹陷处（图 3-40）。

【解剖】皮肤、皮下组织、腮腺、外耳道软骨；穴区内有耳颞神经和颞浅动脉分支分布，深层有面神经的分支分布。

【主治】①耳鸣，耳聋，聤耳；②齿痛；③癫狂痫。

【操作】微张口，直刺 1～1.5 寸；可灸。

七、足太阳膀胱经（Bladder Meridian of Foot～Taiyang, BL）

（一）经脉循行

足太阳膀胱经起于目内眦（睛明），上额，交会于巅顶（百会，属督脉）；

巅顶部支脉：从头顶到颞颥部；

巅顶部直行的脉：从头顶入里联络于脑，回出分开下行项后，沿着肩胛部内侧，夹脊柱下行，到达腰部，从脊旁肌肉进入体腔，联络肾脏，属于膀胱；

腰部的支脉：向下通过臀部，进入腘窝中；

后项的支脉：通过肩胛骨内缘直下，经过臀部（环跳，属足少阳胆经）下行，沿着大腿后外侧，与腰部下来的支脉会合于腘窝中，从此向下，通过腓肠肌，出于外踝的后面，沿着第 5 跖骨粗隆，至小趾外侧端（至阴），与足少阴经相接（图 3-41）。

（二）主治概要

本经腧穴主治头、目、项、背、腰、下肢部病证，神志病，以及背部各背俞穴和第二侧线腧穴相关的脏腑、组织和器官的病证。

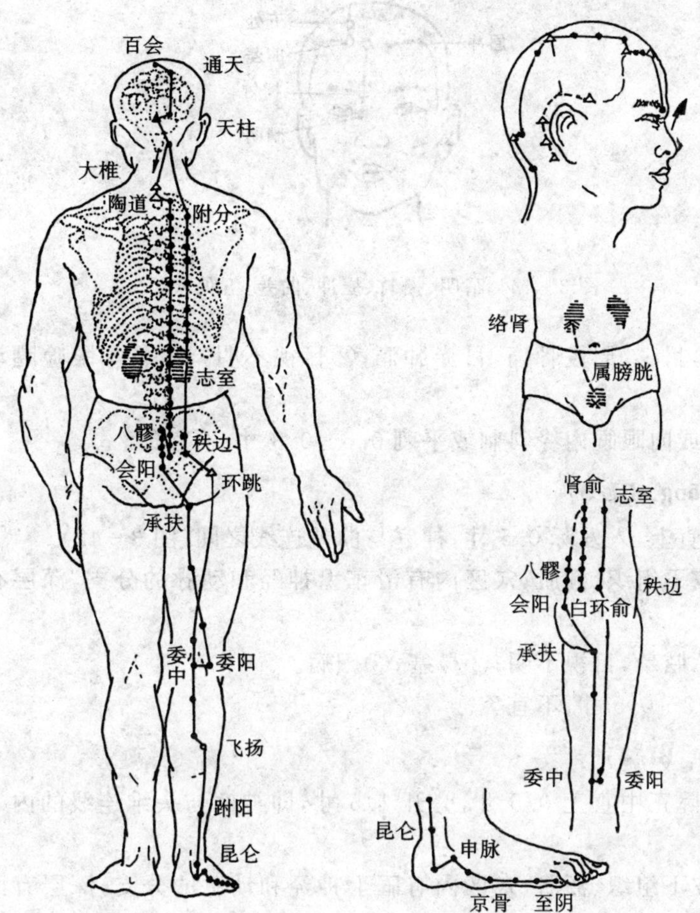

图 3－41 足太阳膀胱经循行图

（三）本经腧穴（共 67 穴）

1. 睛明*（Jīngmíng，BL 1）

【定位】在目内眦角稍内上方凹陷处（图 3－42）。

【取穴】正坐或仰卧，闭目，在内眦边缘去眦角约一分许稍上方凹陷处取之。

【解剖】皮肤、皮下组织、眼轮匝肌、眶脂肪组织、内直肌；穴区内有滑车上神经及内眦动脉分支分布，深层有面神经颞支和动眼神经、滑车上神经、滑车下神经及动脉经过。

【主治】①目赤肿痛，迎风流泪，目翳，目视不明，近视，夜盲，色盲，目眩；②急性腰扭伤。

【操作】嘱患者闭目，医生左手轻推眼球向外固定，右手缓慢进针，紧靠眶缘直刺 0.5～1 寸（轻捻缓进得气即止），不提插。出针后按压针孔片刻，以防出血。禁灸。

2. 攒竹*（Cuánzhú，BL 2）

【定位】在眉头陷中，眶上切迹处（图 3－42）。

【取穴】正坐或仰卧，在眉端骨陷中取之。

【解剖】皮肤、皮下组织、眼轮匝肌、皱眉肌；穴区内有滑车上神经和动脉的分支，深层有面神经颞支和额动静脉分支。

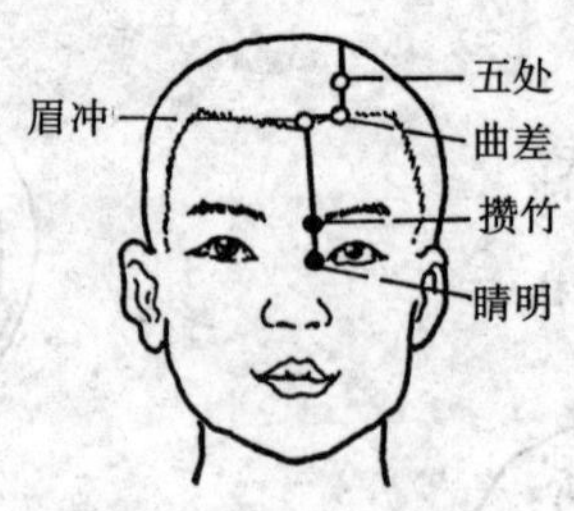

图 3-42　睛明、攒竹、眉冲、曲差、五处穴位

【主治】①头痛，目眩，眉棱骨痛，目赤肿痛；②目视不明，流泪；③眼睑瞤动，口眼歪斜，眼睑下垂；④近视。

【操作】向眉中或向眼眶内缘斜刺或平刺 0.5～0.8 寸；不宜灸。

3. 眉冲（Méichōng，BL 3）

【定位】攒竹穴直上，入发际 0.5 寸，神庭与曲差连线之间(图 3-42)。

【解剖】皮肤、皮下组织、额肌；穴区内有滑车上神经和动脉的分支，深层有面神经颞支和额动静脉分支。

【主治】①头痛，眩晕，目视不明；②鼻塞；③癫痫。

【操作】平刺 0.3～0.5 寸；不宜灸。

4. 曲差（Qūchā，BL 4）

【定位】在前发际正中直上 0.5 寸，旁开 1.5 寸，即神庭与头维连线的内 1/3 与中 1/3 交点处(图 3-42)。

【解剖】皮肤、皮下组织、额肌；穴区内有眶上神经和动脉的分支，深层有面神经颞支和眶上动脉分支分布。

【主治】①头痛，头晕，目眩，目视不明，目痛；②鼻塞，鼽衄。

【操作】平刺 0.5～0.8 寸；可灸。

5. 五处（Wǔchù，BL 5）

【定位】在前发际正中直上 1 寸，旁开 1.5 寸处(图 3-42)。

【解剖】皮肤、皮下组织、额肌；穴区内有眶上神经和动脉的分支，深层有面神经颞支和眶上动静脉分支。

【主治】①头痛，目眩，目视不明；②癫痫；③鼻衄。

【操作】平刺 0.5～0.8 寸；可灸。

6. 承光（Chéngguāng，BL 6）

【定位】在前发际正中直上 2.5 寸，旁开 1.5 寸处(图 3-43)。

【解剖】皮肤、皮下组织、帽状腱膜；穴区内有颞浅动脉和耳颞神经的分支。

【主治】①头痛，目眩，目视不明；②呕吐，心烦；③鼻塞多涕；④癫痫。

【操作】平刺 0.3～0.5 寸；可灸。

7. 通天（Tōngtiān，BL 7）

【定位】在前发际正中直上 4 寸，旁开 1.5 寸处(图 3-43)。

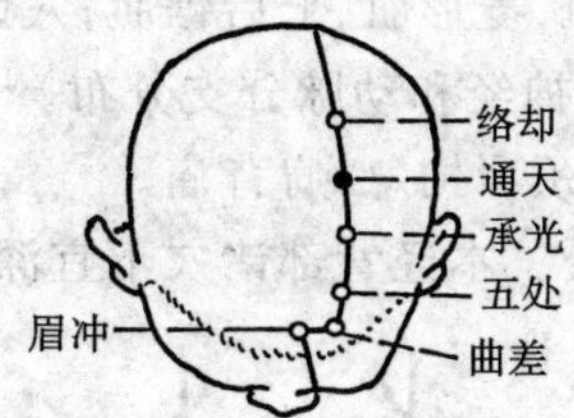

图 3-43　承光、通天、络却穴位

【解剖】皮肤、皮下组织、帽状腱膜；穴区内有颞浅动静脉和耳颞神经分支。

【主治】①头痛，头重，眩晕；②鼻塞，鼻渊，鼻衄。

【操作】平刺 0.3～0.5 寸；可灸。

8. 络却（Luóquè，BL 8）

【定位】在前发际正中直上 5.5 寸，旁开 1.5 寸处（图 3-43）。

【解剖】皮肤、皮下组织、帽状腱膜；穴区内有颞浅动静脉和耳颞神经分支。

【主治】①眩晕，耳鸣，目视不明；②鼻塞；③癫狂痫证。

【操作】平刺 0.3～0.5 寸；可灸。

9. 玉枕（Yùzhěn，BL 9）

【定位】在后发际正中直上 2.5 寸，旁开 1.3 寸处（图 3-44）。

【解剖】皮肤、皮下组织、枕肌；穴区内有枕大神经和枕动静脉分支。

【主治】①头项痛；②目痛；③鼻塞；④呕吐。

【操作】平刺 0.3～0.5 寸；可灸。

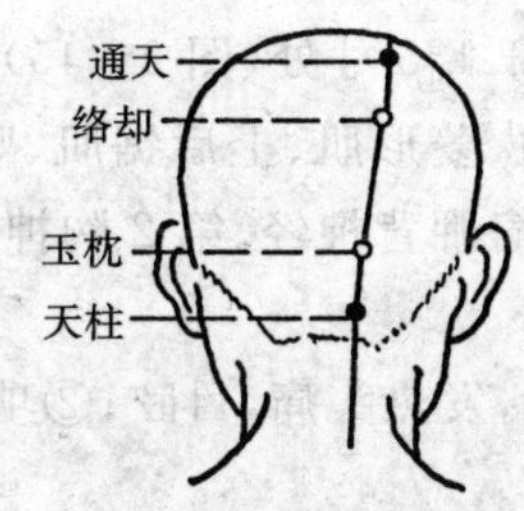

图 3-44　通天、络却、玉枕、天柱穴位

10. 天柱（Tiānzhù，BL 10）

【定位】在后发际正中直上 0.5 寸（哑门穴），旁开 1.3 寸，当斜方肌外缘凹陷中（图 3-44）。

【解剖】皮肤、皮下组织、斜方肌、头半棘肌；穴区内有第 3 颈神经后支和枕动静脉分支，深层有枕大神经和枕动脉本干经过。

【主治】①后头痛，项强，肩背痛，眩晕；②目赤肿痛，目视不明；③鼻塞。

【操作】直刺或斜刺 0.5～0.8 寸；可灸。本穴不可向内上方深刺，以防伤及延髓。

11. 大杼（Dàzhù，BL 11）八会穴之骨会

【定位】在第 1 胸椎棘突下，旁开 1.5 寸处（图 3-45）。

【解剖】皮肤、皮下组织、斜方肌、菱形肌、上后锯肌；穴区内有第1、2胸神经后侧皮支及其伴行动静脉，深部有副神经、肩胛背神经和动脉分支分布。

【主治】①咳嗽，发热，头痛；②颈项拘急，肩背痛。

【操作】斜刺0.5～0.8寸；可灸。本经背部诸穴不宜深刺，以免伤及内部重要脏器。

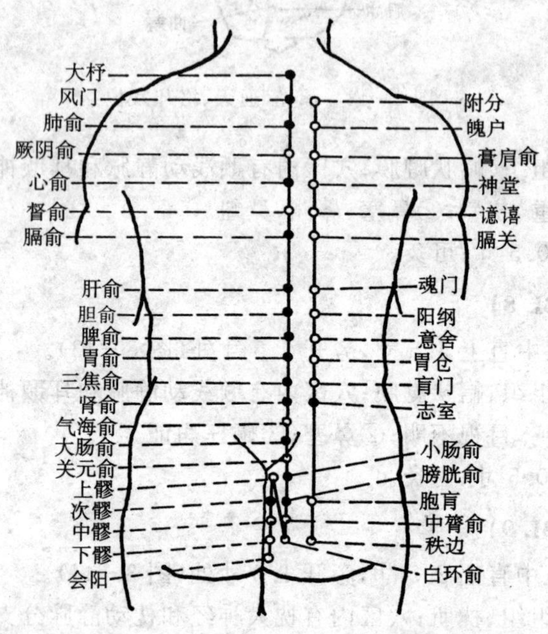

图3-45 大杼、风门、肺俞等穴位

12. 风门*（Fēngmén，BL 12）

【定位】在第2胸椎棘突下，旁开1.5寸处（图3-45）。

【解剖】皮肤、皮下组织、斜方肌、菱形肌、上后锯肌、竖脊肌；穴区内有第2、3胸神经后侧皮支及伴行动静脉，深部有副神经、肩胛背神经、第2胸神经后支、第3胸神经后支及肩胛背动脉分支分布。

【主治】①伤风，咳嗽，鼻塞流涕，发热头痛，目眩；②项强，胸背痛。

【操作】斜刺0.5～0.8寸；可灸。

13. 肺俞*（Fèishū，BL 13）肺之背俞穴

【定位】在第3胸椎棘突下，旁开1.5寸处（图3-45）。

【解剖】皮肤、皮下组织、斜方肌、菱形肌、上后锯肌、竖脊肌；穴区内有第3、4胸神经后侧皮支及其伴行动静脉，深部有副神经、肩胛背神经、第3胸神经后支的肌支、第4胸神经后支的肌支及肩胛背动脉分支分布。

【主治】①咳嗽，气喘，胸满，背痛；②骨蒸，潮热，盗汗，咯血；③鼻塞。

【操作】斜刺0.5～0.8寸；可灸。

14. 厥阴俞（Juéyīnshū，BL 14）心包之背俞穴

【定位】在第4胸椎棘突下，旁开1.5寸处（图3-45）。

【解剖】皮肤、皮下组织、斜方肌、菱形肌、竖脊肌；穴区内有第4、5胸神经后侧皮支及其伴行动静脉，深部有第 4、5 胸神经后支肌支和肩胛背动脉分支分布。

【主治】①心痛，心悸，胸闷；②咳嗽；③呕吐。

【操作】斜刺 0.5～0.8 寸；可灸。

15. 心俞*（Xīnshū，BL 15）心之背俞穴

【定位】在第 5 胸椎棘突下，旁开 1.5 寸处（图 3-45）。

【解剖】皮肤、皮下组织、斜方肌、菱形肌下缘、竖脊肌；穴区内有第 5、6 胸神经后侧皮支及其伴行动静脉，深部有副神经、肩胛背神经和第 5、6 胸神经后支肌支及肩胛背动脉分支分布。

【主治】①心痛，心烦，惊悸，怔忡，失眠，健忘，癫狂痫；②咳嗽，胸背痛，吐血；③盗汗，梦遗。

【操作】斜刺 0.5～0.8 寸；可灸。

16. 督俞（Dūshū，BL 16）

【定位】在第 6 胸椎棘突下，旁开 1.5 寸处（图 3-45）。

【解剖】皮肤、皮下组织、斜方肌、背阔肌、竖脊肌；穴区内有第 6、7 胸神经后侧皮支及其伴行动静脉，深部有副神经、胸背神经和第 6、7 胸神经后支肌支及肩胛背动脉分支分布。

【主治】①心痛，胸闷；②腹痛，腹胀，肠鸣，呃逆；③寒热，气喘。

【操作】斜刺 0.5～0.8 寸；可灸。

17. 膈俞*（Géshū，BL 17）八会穴之血会

【定位】在第 7 胸椎棘突下，旁开 1.5 寸处（图 3-45）。

【解剖】皮肤、皮下组织、斜方肌、背阔肌、竖脊肌；穴区内有第 7、8 胸神经后侧皮支及其伴行动静脉，深部有副神经、胸背神经和第 7、8 胸神经后支肌支及肩胛背动脉分支分布。

【主治】①胃脘痛，呕吐，呃逆，饮食不下；②咳嗽，吐血；③潮热，盗汗；④隐疹，皮肤瘙痒。

【操作】斜刺 0.5～0.8 寸；可灸。

18. 肝俞*（Gānshū，BL 18）肝之背俞穴

【定位】在第 9 胸椎棘突下，旁开 1.5 寸处（图 3-45）。

【解剖】皮肤、皮下组织、斜方肌、背阔肌、竖脊肌；穴区内有第 9、10 胸神经后侧皮支及其伴行动静脉，深部有副神经、胸背神经和第 9、10 胸神经后支肌支及肩胛背动脉分支分布。

【主治】①黄疸，胁痛，吐血，衄血；②目赤，目视不明，眩晕，夜盲；③癫狂痫证；④脊背痛。

【操作】斜刺 0.5～0.8 寸；可灸。

19. 胆俞*（Dǎnshū，BL 19）胆之背俞穴

【定位】在第 10 胸椎棘突下，旁开 1.5 寸处（图 3-45）。

【解剖】皮肤、皮下组织、背阔肌、竖脊肌；穴区内有第 10、11 胸神经后侧皮支及其伴行动静脉，深部有胸背神经、第 10 胸神经后支肌支、第 11 胸神经后支肌支和相应的肋间后动脉背侧支分支。

【主治】①口苦，胁痛，黄疸；②呕吐，食不化；③肺痨，潮热。

【操作】斜刺 0.5～0.8 寸；可灸。

20. 脾俞*（Píshū，BL 20）脾之背俞穴

【定位】在第 11 胸椎棘突下，旁开 1.5 寸处（图 3-45）。

【解剖】皮肤、皮下组织、背阔肌、下后锯肌、竖脊肌；穴区内有第 11、12 胸神经后侧皮支及其伴行动静脉，深部有第 11、12 胸神经后支肌支及相应的肋间后动脉背侧支分支。

【主治】①腹胀，腹泻，腹痛，胃痛，呕吐，消化不良；②黄疸，水肿；③背痛。

【操作】斜刺 0.5～0.8 寸；可灸。

21. 胃俞* (Wèishū, BL 21) 胃之背俞穴

【定位】在第 12 胸椎棘突下，旁开 1.5 寸处(图 3-45)。

【解剖】皮肤、皮下组织、背阔肌、下后锯肌、竖脊肌；穴区内有第 12 胸神经和第 1 腰神经后侧皮支及其伴行动静脉，深部有第 12 胸神经、第 1 腰神经后支肌支及相应的肋下动脉背侧支分支。

【主治】胃脘痛，呕吐，腹胀，肠鸣，完谷不消。

【操作】斜刺 0.5～0.8 寸；可灸。

22. 三焦俞 (Sānjiāoshū, BL 22) 三焦之背俞穴

【定位】在第 1 腰椎棘突下，旁开 1.5 寸处(图 3-45)。

【解剖】皮肤、皮下组织、背阔肌、下后锯肌、竖脊肌；穴区内有第 1、2 腰神经后侧皮支及其伴行动静脉，深部有第 1、2 腰神经后支肌支及相应的腰动脉背侧支分支分布。

【主治】①胃脘痛，腹胀，呕吐，肠鸣，腹泻，痢疾；②水肿；③痢疾；④胸胁痛，腰背痛。

【操作】直刺 0.5～1.0 寸；可灸。

23. 肾俞* (Shènshū, BL 23) 肾之背俞穴

【定位】在第 2 腰椎棘突下，旁开 1.5 寸处(图 3-45)。

【解剖】皮肤、皮下组织、胸腰筋膜浅层、竖脊肌；穴区内有第 2、3 腰神经后内侧皮支及其伴行动静脉，深部有第 2、3 腰神经后支肌支和相应腰动脉背侧支分支分布。

【主治】①阳痿，遗精，早泄，不孕，遗尿；②小便不利，水肿；③月经不调，带下；④腰背酸痛；⑤头昏，耳鸣，耳聋；⑥喘咳少气。

【操作】直刺 0.5～1.0 寸；可灸。

24. 气海俞 (Qìhǎishū, BL 24)

【定位】在第 3 腰椎棘突下，旁开 1.5 寸处(图 3-45)。

【解剖】皮肤、皮下组织、胸腰筋膜浅层、竖脊肌；穴区内有第 3、4 腰神经后内侧皮支及其伴行动静脉，深部有第 3、4 腰神经后支肌支和相应腰动脉背侧支分支分布。

【主治】①腰痛，痛经；②肠鸣，腹胀；③痔疾。

【操作】直刺 0.5～1.0 寸；可灸。

25. 大肠俞* (Dàchángshū, BL 25) 大肠之背俞穴

【定位】在第 4 腰椎棘突下，旁开 1.5 寸处(图 3-45)。

【解剖】皮肤、皮下组织、胸腰筋膜浅层、竖脊肌；穴区内有第 4、5 腰神经后内侧皮支及其伴行动静脉，深部有第 4、5 腰神经后支肌支和相应腰动脉背侧支分支分布。

【主治】①腹胀，腹痛，泄泻，痢疾，便秘；②腰脊疼痛。

【操作】直刺 0.5～1.2 寸；可灸。

26. 关元俞 (Guānyuánshū, BL 26)

【定位】在第 5 腰椎棘突下，旁开 1.5 寸处(图 3-45)。

【解剖】皮肤、皮下组织、胸腰筋膜浅层、竖脊肌；穴区内有第 5 腰神经和第 1 骶神经后内侧皮支及其伴行动静脉，深部有第 5 腰神经后支肌支和腰最下动脉背侧支分支分布。

【主治】①腹胀，泄泻；②小便不利，遗尿；③消渴；④腰痛。

【操作】直刺 0.5～1.2 寸；可灸。

27. 小肠俞（Xiǎochángshū，BL 27）小肠之背俞穴

【定位】在骶正中嵴旁 1.5 寸，平第 1 骶后孔处（图 3-45）。

【解剖】皮肤、皮下组织、胸腰筋膜浅层、臀大肌、竖脊肌；穴区内有臀中皮神经，深层有臀上动脉分支、臀下神经分支和第 1 骶神经后支肌支分布。

【主治】①腹痛，泄泻，痢疾；②遗尿，尿血，遗精，带下；③痔疾；④腰腿痛。

【操作】直刺 0.8～1.2 寸；可灸。

28. 膀胱俞*（Pángguāngshū，BL 28）膀胱之背俞穴

【定位】在骶正中嵴旁 1.5 寸，平第 2 骶后孔处（图 3-45）。

【解剖】皮肤、皮下组织、臀大肌、竖脊肌；穴区内有臀中皮神经，深层有第 2 骶神经后支肌支、臀下皮神经分支和臀上动脉分支分布。

【主治】①遗尿，遗精，小便不利；②泄泻，便秘；③腰骶疼痛。

【操作】直刺 0.8～1.2 寸；可灸。

29. 中膂俞（Zhōnglǚshū，BL 29）

【定位】在骶正中嵴旁 1.5 寸，平第 3 骶后孔处（图 3-45）。

【解剖】皮肤、皮下组织、臀大肌、骶结节韧带；穴区内有臀中皮神经，深层有臀下皮神经分支和臀上动脉分支分布。

【主治】①腰脊、骶部强痛；②泄泻，痢疾；③腹胀，疝气；④消渴。

【操作】直刺 0.8～1.2 寸；可灸。

30. 白环俞（Báihuánshū，BL 30）

【定位】在骶正中嵴旁 1.5 寸，平第 4 骶后孔处（图 3-45）。

【解剖】皮肤、皮下组织、臀大肌、梨状肌；穴区内有臀中皮神经，深层有臀下皮神经和臀下动脉分支分布。

【主治】①遗尿，疝气，遗精；②月经不调，带下；③腰骶痛。

【操作】直刺 0.8～1.2 寸；可灸。

31. 上髎（Shàngliáo，BL 31）

【定位】在髂后上棘与后正中线连线中点处，正当第 1 骶后孔中（图 3-45）。

【解剖】皮肤、皮下组织、胸腰筋膜浅层、竖脊肌；穴区内有臀中皮神经，深层有骶外侧动脉分支和第 1 骶神经后支肌支分布。

【主治】①腰痛；②月经不调，带下，阴挺；③阳痿，遗精；④大小便不利。

【操作】直刺 1～1.5 寸；可灸。

32. 次髎*（Cìliáo，BL 32）

【定位】在髂后上棘与后正中线连线中点处，当第 2 骶后孔中（图 3-45）。

【解剖】皮肤、皮下组织、胸腰筋膜浅层、竖脊肌；穴区内有臀中皮神经，深层有骶外侧动脉分支和第 2 骶神经后支肌支分布。

【主治】①遗尿，遗精，小便不利；②疝气；③痛经，月经不调，带下；④腰痛，下肢痿痹。

【操作】直刺 1～1.5 寸；可灸。

33. 中髎（Zhōngliáo，BL 33）

【定位】在次髎穴内下方，正当第 3 骶后孔处（图 3-45）。

【解剖】皮肤、皮下组织、胸腰筋膜浅层、竖脊肌；穴区内有臀中皮神经，深层有骶外侧动脉分支和第 3 骶神经后支肌支分布。

【主治】①泄泻，便秘；②小便不利；③月经不调，带下；④腰痛。

【操作】直刺 1.0～1.5 寸；可灸。

34. 下髎（Xiàliáo，BL 34）

【定位】在中髎内下方，正当第 4 骶后孔处（图 3-45）。

【解剖】皮肤、皮下组织、胸腰筋膜浅层、竖脊肌；穴区内有臀中皮神经，深层有骶外侧动脉分支和第 4 骶神经后支肌支分布。

【主治】①腹痛，便秘；②小便不利；③带下；④腰痛。

【操作】直刺 1～1.5 寸；可灸。

35. 会阳（Huìyáng，BL 35）

【定位】在尾骨尖旁开 0.5 寸处（图 3-45）。

【解剖】皮肤、皮下组织、臀大肌；穴区内有肛门神经，深层有臀下神经和臀上动脉、臀下动脉的分支分布。

【主治】①阳痿，遗精，带下；②泄泻，痢疾；③痔疾，便血。

【操作】直刺 0.8～1.2 寸；可灸。

36. 承扶（Chéngfú，BL 36）

【定位】在臀横纹中点处（图 3-46）。

【解剖】皮肤、皮下组织、臀大肌、半腱肌与股二头肌之间；穴区内有股后皮神经分支，深层有臀下神经、臀下动脉分支分布，并有坐骨神经和股后皮神经本干经过。

【主治】①腰骶臀股疼痛；②痔疾。

【操作】直刺 1～2.5 寸；可灸。

37. 殷门（Yīnmén，BL 37）

【定位】在承扶与委中连线上，当承扶下 6 寸处（图 3-46）。

【解剖】皮肤、皮下组织、股二头肌长头和半腱肌；穴区内有股后皮神经，深层有坐骨神经和股动脉分支分布，并有坐骨神经本干经过。

【主治】①腰腿痛；②下肢痿痹。

【操作】直刺 1～2 寸；可灸。

38. 浮郄（Fúxī，BL 38）

【定位】在腘横纹外侧端，委阳穴上 1 寸，股二头肌腱的内侧（图 3-46）。

【解剖】皮肤、皮下组织、股二头肌腱；穴区内有股后皮神经，深层有坐骨神经和膝上外动脉分支及腓神经本干经过。

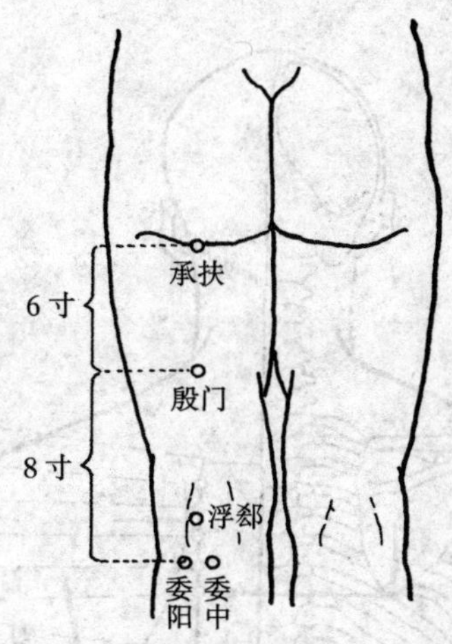

图 3-46　承扶、殷门、浮郄、委阳、委中穴位

【主治】①膝腘疼痛、麻木、挛急；②便秘。

【操作】直刺 1～1.5 寸；可灸。

39. 委阳（Wěiyáng, BL 39）三焦下合穴

【定位】在腘横纹外侧端，当股二头肌腱的内侧（图 3-46）。

【解剖】皮肤、皮下组织、腓肠肌外侧头；穴区内有股后皮神经，深层有胫神经分支和膝上外动脉分支分布，并有腓总神经本干经过。

【主治】①腹满；②小便不利；③腰脊强痛，腿足挛痛。

【操作】直刺 1～1.5 寸；可灸。

40. 委中*（Wěizhōng, BL 40）合穴；膀胱下合穴

【定位】在腘横纹中点，当股二头肌腱与半腱肌腱的中间（图 3-46）。

【解剖】皮肤、皮下组织、腓肠肌内外侧头之间、腘窝内脂肪组织；穴区内有股后皮神经，深层有腓肠肌内侧皮神经起始端、胫神经干和腘动脉、腘静脉经过。

【主治】①腰痛，下肢痿痹；②中风昏迷，半身不遂；③腹痛，腹泻，呕吐；④遗尿，小便不利；⑤丹毒。

【操作】直刺 1～1.5 寸，或用三棱针点刺腘静脉出血。

41. 附分（Fùfēn, BL 41）

【定位】在第 2 胸椎棘突下，旁开 3 寸处（图 3-47）。

【解剖】皮肤、皮下组织、斜方肌、菱形肌、上后锯肌、竖脊肌；穴区内有第 2、3 胸神经后外侧皮支及其伴行动静脉，深部有第 2、3 胸神经后支肌支及肩胛背动脉分支。

【主治】①项背强痛，肩背拘急；②肘臂麻木。

【操作】斜刺 0.5～0.8 寸；可灸。

42. 魄户（Póhù, BL 42）

【定位】在第 3 胸椎棘突下，旁开 3 寸处（图 3-47）。

【解剖】皮肤、皮下组织、斜方肌、菱形肌、上后锯肌、竖脊肌；穴区内有第 3、4 胸神经后外侧皮支及其伴行动静脉，深部有副神经、肩胛背神经和第 3、4 胸神经后支肌支及肩胛背动脉

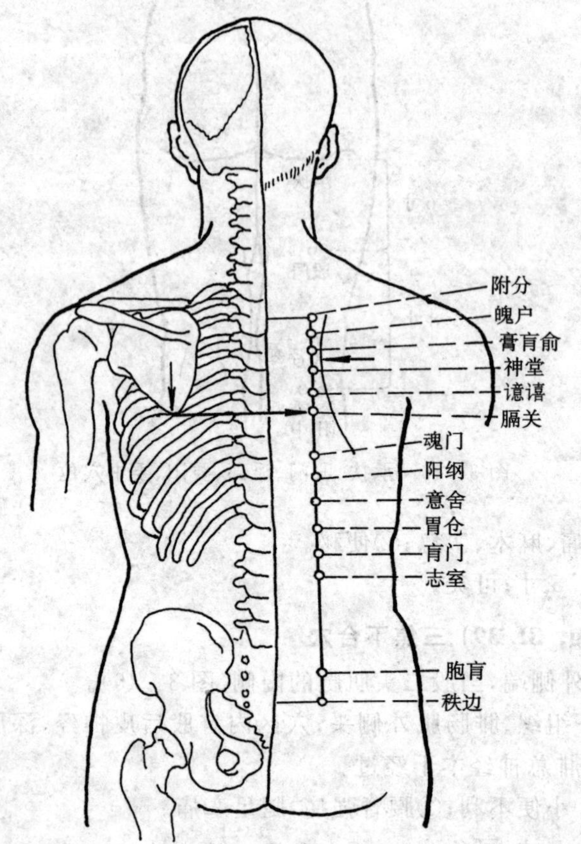

图 3-47　附分、魄户、膏肓、神堂等 14 穴位

分支。

【主治】①咳嗽，气喘，肺痨；②肩背痛，项强。

【操作】斜刺 0.5～0.8 寸；可灸。

43. 膏肓*（Gāohuāng, BL 43）

【定位】在第 4 胸椎棘突下，旁开 3 寸处（图 3-47）。

【解剖】皮肤、皮下组织、斜方肌、菱形肌、竖脊肌；穴区内有第 4、5 胸神经后外侧皮支的分支及其伴行动静脉，深部有膈神经、肩胛背神经和第 4、5 胸神经后支肌支及肩胛背动脉分支。

【主治】①咳嗽，气喘，咯血，盗汗，肺痨；②健忘，遗精；③肩背疼痛；④羸瘦，虚劳。

【操作】斜刺 0.5～0.8 寸；可灸。

44. 神堂（Shéntáng, BL 44）

【定位】在第 5 胸椎棘突下，旁开 3 寸处（图 3-47）。

【解剖】皮肤、皮下组织、斜方肌、菱形肌、竖脊肌；穴区内有第 5、6 胸神经后外侧皮支及其伴行动静脉，深部有膈神经、肩胛背神经和第 5、6 胸神经后支肌支及肩胛背动脉分支。

【主治】①咳嗽，气喘，胸闷；②背痛。

【操作】斜刺 0.5～0.8 寸；可灸。

45. 譩譆（Yìxǐ，BL 45）

【定位】在第 6 胸椎棘突下，旁开 3 寸处（图 3－47）。

【解剖】皮肤、皮下组织、菱形肌、竖脊肌；穴区内有第 6、7 胸神经后外侧皮支及其伴行动静脉，深部有肩胛背神经和第 6、7 胸神经后支肌支及肩胛背动脉分支。

【主治】①咳嗽，气喘；②疟疾；③热病；④肩背痛。

【操作】斜刺 0.5～0.8 寸；可灸。

46. 膈关（Géguān，BL 46）

【定位】在第 7 胸椎棘突下，旁开 3 寸处（图 3－47）。

【解剖】皮肤、皮下组织、背阔肌、竖脊肌；穴区内有第 7、8 胸神经后外侧皮支及其伴行动静脉，深部有第 7、8 胸神经后支肌支和胸背神经及胸背动脉分支。

【主治】①呕吐，嗳气，食不下；②胸闷；③脊背强痛。

【操作】斜刺 0.5～0.8 寸；可灸。

47. 魂门（Húnmén，BL 47）

【定位】在第 9 胸椎棘突下，旁开 3 寸处（图 3－47）。

【解剖】皮肤、皮下组织、背阔肌、竖脊肌；穴区内有第 9、10 胸神经后外侧皮支及其伴行动静脉，深部有第 9、10 胸神经后支肌支分支和胸背神经及胸背动脉分支。

【主治】①胸胁痛，背痛；②呕吐，泄泻。

【操作】斜刺 0.5～0.8 寸；可灸。

48. 阳纲（Yánggāng，BL 48）

【定位】在第 10 胸椎棘突下，旁开 3 寸处（图 3－47）。

【解剖】皮肤、皮下组织、背阔肌、下后锯肌、竖脊肌；穴区内有第 10、11 胸神经后外侧皮支及其伴行动静脉，深部有第 10、11 胸神经后支肌支和胸背神经及胸背动脉分支。

【主治】①肠鸣，腹痛，泄泻；②黄疸；③消渴。

【操作】斜刺 0.5～0.8 寸；可灸。

49. 意舍（Yìshè，BL 49）

【定位】在第 11 胸椎棘突下，旁开 3 寸处（图 3－47）。

【解剖】皮肤、皮下组织、背阔肌、下后锯肌、竖脊肌；穴区内有第 11、12 胸神经后外侧皮支及其伴行动静脉，深部有第 11、12 胸神经后支肌支和胸背动脉分支分布。

【主治】①腹胀，肠鸣，泄泻；②呕吐，黄疸。

【操作】斜刺 0.5～0.8 寸；可灸。

50. 胃仓（Wèicāng，BL 50）

【定位】在第 12 胸椎棘突下，旁开 3 寸（图 3－47）。

【解剖】皮肤、皮下组织、背阔肌、下后锯肌、竖脊肌；穴区内有第 12 胸神经和第 1 腰神经的后外侧皮支及其伴行动静脉，深部有第 12 胸神经和第 1 腰神经的后支肌支及胸背神经与胸背动脉分支。

【主治】①胃脘痛，腹胀，消化不良；②水肿；③背痛。

【操作】斜刺 0.5～0.8 寸；可灸。

51. 肓门 (Huāngmén, BL 51)

【定位】在第1腰椎棘突下,旁开3寸处(图3-47)。

【解剖】皮肤、皮下组织、背阔肌、下后锯肌、竖脊肌;穴区内有第1、2腰神经后外侧皮支及其伴行动静脉,深部有第1、2腰神经后支肌支和胸背神经及第1腰背动脉分支。

【主治】①腹痛,便秘;②乳疾,痞块。

【操作】斜刺0.5~0.8寸;可灸。

52. 志室* (Zhìshì, BL 52)

【定位】在第2腰椎棘突下,旁开3寸处(图3-47)。

【解剖】皮肤、皮下组织、背阔肌、竖脊肌;穴区内有第1、2腰神经后外侧皮支及其伴行动静脉;深部有第1、2腰神经后支肌支和第1、2腰背动脉分支。

【主治】①遗精,阳痿,阴痛,月经不调;②小便不利,水肿;③腰脊强痛。

【操作】直刺0.5~1.0寸;可灸。

53. 胞肓 (Bāohuāng, BL 53)

【定位】在臀部,平第2骶后孔,骶正中嵴旁开3寸处(图3-47)。

【解剖】皮肤、皮下组织、臀大肌、臀中肌、臀小肌;穴区内有臀上皮神经,深层有臀神经和臀上神经及动脉分支。

【主治】①肠鸣,腹胀,便秘;②腰痛;③小便不利,阴肿。

【操作】直刺0.8~1.2寸;可灸。

54. 秩边* (Zhìbiān, BL 54)

【定位】在臀部,平第4骶后孔,骶正中嵴旁开3寸处(图3-47)。

【解剖】皮肤、皮下组织、臀大肌、梨状肌下缘;穴区内有臀中皮神经,深层有臀下神经和动脉分支分布,并有股后皮神经和坐骨神经经过。

【主治】①腰骶痛,下肢痿痹;②便秘,痔疾;③小便不利,阴痛。

【操作】直刺1.5~3.0寸;可灸。

55. 合阳 (Héyáng, BL 55)

【定位】在小腿后面,当委中穴与承山穴的连线上,委中穴下2寸处(图3-48)。

【解剖】皮肤、皮下组织、腓肠肌、比目鱼肌;穴区内有腓肠内侧皮神经和小隐静脉经过,深层有胫神经肌支和腘动脉分支。

【主治】①腰脊强痛,下肢痿痹;②疝气;③崩漏。

【操作】直刺1.0~2.0寸;可灸。

56. 承筋 (Chéngjīn, BL 56)

【定位】在小腿后面,当委中穴与承山穴的连线上,腓肠肌肌腹中央,委中穴下5寸处(图3-48)。

【解剖】皮肤、皮下组织、腓肠肌、比目鱼肌;穴区内有腓肠内侧皮神经分支,深层有胫神经和胫后动脉分支,并有腓肠内侧神经本干、小隐静脉、胫神经干和胫后动脉。

【主治】①小腿痛,腰背拘急;②霍乱转筋;③痔疾,泄泻,便秘。

【操作】直刺1.0~2.0寸;可灸。

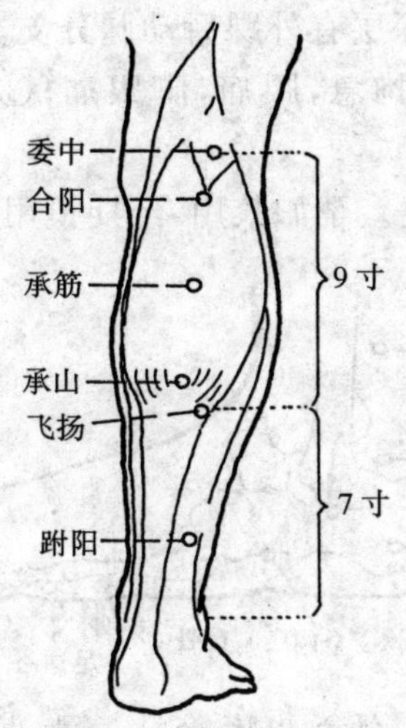

图 3-48　合阳、承筋、承山、飞扬、跗阳穴位

57. 承山*（Chéngshān，BL 57）

【定位】在小腿后面正中，委中穴与昆仑穴之间，当伸直小腿或足跟上提时腓肠肌肌腹下出现尖角凹陷处（图 3-48）。

【取穴】令患者直立，两手支撑在墙上，足尖抵地，足跟离地，当腓肠肌下出现"人"字纹处取之。

【解剖】皮肤、皮下组织、腓肠肌、比目鱼肌；穴区内有腓肠内侧皮神经分布，深层有胫神经、胫后动脉分支，并有腓肠内侧神经本干、小隐静脉、胫神经和胫后动脉。

【主治】①腰背痛，小腿转筋，下肢瘫痪；②痔疾，便秘；③腹痛，疝气；④脚气。

【操作】直刺 1～2 寸；可灸。

58. 飞扬*（Fēiyáng，BL 58）络穴

【定位】在小腿后面，当昆仑穴直上 7 寸，承山穴外下方 1 寸处（图 3-48）。

【解剖】皮肤、皮下组织、腓肠肌、比目鱼肌；穴区内有腓肠外侧皮神经分支和小隐静脉属支，深层有胫神经和腓动脉分支。

【主治】①头痛，目眩；②鼻塞，鼻衄；③腰背痛，腿软无力；④痔瘘；⑤癫狂。

【操作】直刺 1～1.5 寸；可灸。

59. 跗阳（Fūyáng，BL 59）阳跷脉郄穴

【定位】在外踝后，昆仑穴直上 3 寸处（图 3-48，图 3-49）。

【解剖】皮肤、皮下组织、腓骨短肌、拇长屈肌；穴区内有腓肠神经分支和小隐静脉属支，深层有腓浅神经、胫神经和腓动脉分支。

【主治】①头重，头痛；②腰腿痛，下肢瘫痪，外踝肿痛。

【操作】直刺 0.8～1.2 寸；可灸。

60. 昆仑*（Kūnlún，BL 60）经穴

【定位】在外踝尖与跟腱之间凹陷处（图 3-49）。

【解剖】皮肤、皮下组织、腓骨短肌腱与跟腱之间；穴区内有腓肠神经分支和小隐静脉属支及腓肠神经与小隐静脉本干经过，深层有外踝后动脉分支。

【主治】①后头痛，项强，肩背拘急，腰痛，脚跟痛；②鼻衄，目眩；③疟疾；④小儿痫证，难产。

【操作】直刺 0.5～0.8 寸；可灸。孕妇禁用，经期慎用。

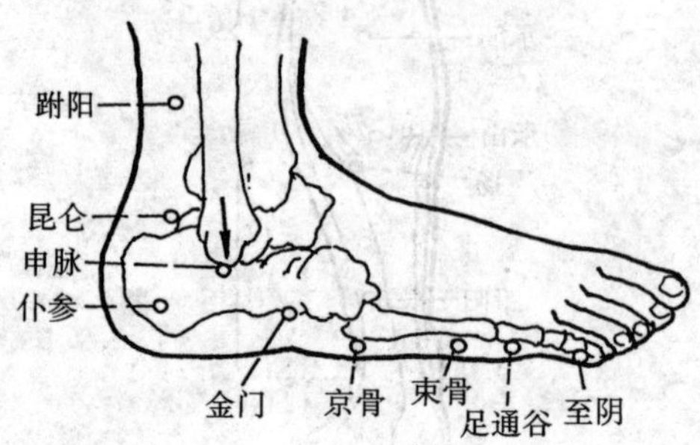

图 3-49　跗阳、昆仑、仆参、申脉、金门、京骨、束骨、足通谷、至阴穴位

61. 仆参（Púcān，BL 61）

【定位】在昆仑穴直下，跟骨外侧赤白肉际处(图 3-49)。

【解剖】皮肤、皮下组织；穴区内有足背外侧皮神经分支和小隐静脉属支，深层有腓动脉的跟外侧支。

【主治】①足跟痛，下肢痿弱，膝肿；②霍乱转筋；③癫痫；④脚气。

【操作】直刺 0.3～0.5 寸；可灸。

62. 申脉*（Shēnmài，BL 62）八脉交会穴，通阳跷脉

【定位】在外踝直下，当外踝下缘凹陷中(图 3-49)。

【解剖】皮肤、皮下组织、伸肌下支持带、趾短伸肌；穴区内有足背外侧皮神经分支和小隐静脉属支，深层有足底外侧神经和动脉分支。

【主治】①痫证，癫狂；②头痛，失眠，眩晕，目赤肿痛；③项强，腰腿酸痛。

【操作】直刺 0.3～0.5 寸；可灸。

63. 金门（Jīnmén，BL 63）郄穴

【定位】在足外踝前缘直下，第 5 跖骨粗隆后方，当骰骨下缘凹陷中(图 3-49)。

【解剖】皮肤、皮下组织、小趾展肌；穴区内有足背外侧皮神经分支和小隐静脉属支，深层有足底外侧神经和动脉分支。

【主治】①癫痫，小儿惊风；②头痛，腰痛，下肢痹痛。

【操作】直刺 0.3～0.5 寸；可灸。

64. 京骨（Jīnggǔ，BL 64）原穴

【定位】在第 5 跖骨粗隆下方，赤白肉际处(图 3-49)。

【解剖】皮肤、皮下组织、小趾展肌；穴区内有足背外侧皮神经分支和小隐静脉属支，深层有足底外侧神经和动脉分支。

【主治】①头痛，项强；②目翳；③癫痫；④腰腿痛。

【操作】直刺 0.3～0.5 寸；可灸。

65. 束骨（Shùgǔ，BL 65）输穴

【定位】在第 5 跖骨小头后缘，赤白肉际处(图 3－49)。

【解剖】皮肤、皮下组织、小趾展肌；穴区内有足背外侧皮神经分支和小隐静脉属支，深层有足底外侧神经和动脉分支。

【主治】①头痛，项强，目眩；②癫狂；③腰背痛，下肢后侧痛。

【操作】直刺 0.2～0.5 寸；可灸。

66. 足通谷（Zútōnggǔ，BL 66）荥穴

【定位】在第 5 跖趾关节前方，赤白肉际处(图 3－49)。

【取穴】正坐垂足，在足小趾本节(第五趾蹠关节)之前陷中，屈趾横纹头处取之。

【解剖】皮肤、皮下组织；穴区内有趾背神经和趾背动脉分支及趾底固有神经、趾底固有动脉分支。

【主治】①头痛，项强，目眩；②鼻衄；③癫狂。

【操作】直刺 0.2～0.3 寸；可灸。

67. 至阴*（Zhìyīn，BL 67）井穴

【定位】在足小趾外侧端，趾甲根角旁 0.1 寸处(图 3－49)。

【解剖】皮肤、皮下组织；穴区内有趾背神经和动脉的分支。

【主治】①头痛，鼻塞，鼻衄，目痛；②胞衣不下，胎位不正，难产。

【操作】浅刺 0.1 寸；胎位不正用灸法。

八、足少阴肾经(Shaoyin Kidney Meridian of Foot，KI)

(一)经脉循行

足少阴肾经起于足小趾之下，斜向足心(涌泉穴)，出于舟骨粗隆之下，沿内踝之后，分支进入足跟，向上沿小腿内侧后缘，至腘内侧，经股内侧后缘，通过脊柱(长强穴)，属于肾脏，联络膀胱。

肾部直行脉：从肾向上通过肝和膈肌，进入肺中，沿着喉咙，挟于舌根两侧。

肺部支脉：从肺部出来，联络心脏，流注于胸中，与手厥阴心包经相接(图 3－50)。

(二)主治概要

本经腧穴主要治疗妇科病、前阴病、肾、肺、咽喉病及经脉循行部位的其他病证。

(三)本经腧穴(27 穴)

1. 涌泉*（Yǒngquán，KI 1）井穴

【定位】在足底部，趾屈时足前部凹陷处，约当第 2、3 趾趾缝纹头端与足跟连线的前 1/3 与后 2/3 交点上(图 3－51)。

【解剖】有趾短屈肌腱，趾长屈肌腱，第二蚓状肌，深层为骨间肌；有来自胫前动脉的足底弓；布有足底内侧神经支。

【主治】①头顶痛，头晕，眼花，失眠，昏厥，小儿惊风，癫狂；②咽喉痛，舌干，失音；③小便不利，大便难；④足心热。

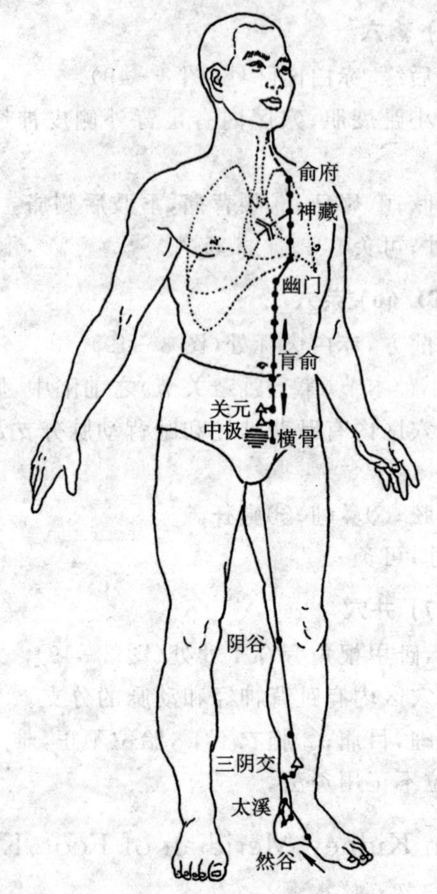

图 3-50 足少阴肾经循行图

【操作】直刺 0.5～0.8 寸；可灸。

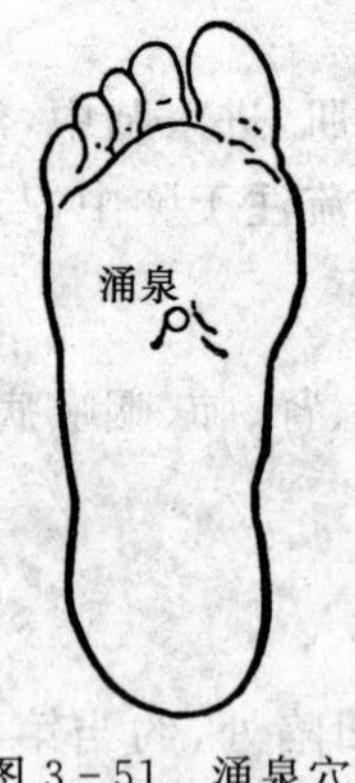

图 3-51 涌泉穴

知识链接

涌泉为肾经经气所发的第一穴，亦为肾经子穴（井木），有开窍醒神，交济心肾之功。实火上炎针之可清热开窍，釜底抽薪；虚火上炎针之又可壮水制火，清热养阴。

根据上病下取的原则，又根据乙癸同源的关系，温灸此穴可治疗肝阳上亢的头痛、眩晕。“脏病取井”，故本穴又是治疗昏迷、休克等疾病的效穴。

太溪是肾经原穴、输穴，可调理下焦，而重在滋补肾阴，治疗用于肾阴虚、肾气虚、肾阳虚等所致诸证。故太溪为补肾的要穴，但凡各种肾虚之证，无不以本穴为主穴。配关元、次髎、志室，治疗遗精、阳痿；配肺俞、气海，治疗肾不纳气之虚喘；配神门、三阴交，治疗失眠健忘；配太冲，治疗阴虚阳亢之耳鸣、耳聋、眩晕。

2. 然谷*（Rángǔ，KI 2）荥穴

【定位】在内踝前下方，足舟骨粗隆下缘凹陷处（图 3－52）。

【解剖】有拇趾外展肌，有跖内侧动脉及跗内侧动脉分支；布有小腿内侧皮神经末支及足底内侧神经。

【主治】①月经不调，阴挺，阴痒，遗精，阳痿，小便不利；②消渴，泄泻；③小儿脐风，口噤不开；④咳血，咽喉肿痛；⑤下肢痿痹，足跗痛。

【操作】直刺 0.5～0.8 寸；可灸。

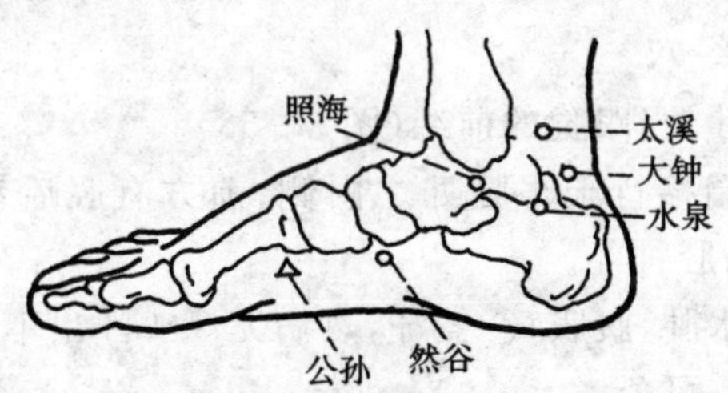

图 3－52　然谷、太溪、大钟、水泉、照海等穴位

3. 太溪*（Tàixī，KI 3）输穴、原穴

【定位】当内踝尖与跟腱后缘连线的中点凹陷处（图 3－52）。

【解剖】有胫后动、静脉；布有小腿内侧皮神经，当胫神经之经过处。

【主治】①月经不调，遗精，阳痿，小便频数，消渴，泄泻，便秘；②头痛，目眩，咽喉肿痛，齿痛，耳聋，耳鸣，失眠，健忘；③咳嗽，气喘，胸痛，咳血；④腰脊痛，下肢厥冷，内踝肿痛。

【操作】直刺 0.5～0.8 寸；可灸。

4. 大钟*（Dàzhōng，KI 4）络穴

【定位】太溪穴下 0.5 寸稍后，当跟腱附着部的内侧前方凹陷处（图 3－52）。

【取穴】正坐或仰卧位，于内踝后下方，跟腱附着部前缘与跟骨上缘的凹陷处取穴。

【解剖】有胫后动脉的内侧支；布有小腿内侧皮神经及胫神经的跟骨内侧神经。

【主治】①癃闭，遗尿，便秘；②咳血，气喘；③痴呆，嗜卧；④足跟痛，腰脊强痛。

【操作】直刺 0.3～0.5 寸；可灸。

5. 水泉（Shuǐquán，KI 5）郄穴

【定位】太溪穴直下 1 寸（指寸），当跟骨结节的内侧凹陷处（图 3－52）。

【解剖】有胫后动脉的内侧支；布有小腿内侧皮神经及胫神经的跟骨内侧神经。

【主治】①月经不调，痛经，闭经，阴挺；②小便不利。

【操作】直刺 0.3～0.5 寸；可灸。

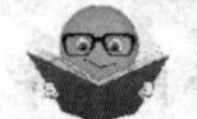

知识链接

足少阴肾经入肺中，循喉咙，夹舌本。本穴为八脉交会穴之一，与列缺穴为一组。《八脉交会穴歌》说“列缺任脉行肺系，阴跷照海膈喉咙。”故列缺、照海两穴相配治疗咽喉肿痛、哮喘、咳嗽、咳血等。阴跷的病是阴急阳缓，故又治疗痫症夜发，下肢瘫痪足内翻者。

6. 照海*（Zhàohǎi，KI 6）八脉交会穴 通阴跷脉

【定位】在足内侧，内踝尖下方凹陷处（图 3－52）。

【解剖】在足大趾外展肌止点；后方有胫后动、静脉；布有小腿内侧皮神经，深部为胫神经本干。

【主治】①不寐，痫症；②咽喉干痛，目赤肿痛；③月经不调，痛经，赤白带下，阴挺，阴痒，癃闭，小便频数。

【操作】直刺 0.5～0.8 寸；可灸。

7. 复溜*（Fùliū，KI 7）经穴

【定位】太溪穴直上 2 寸，当跟腱的前缘（图 3－53）。

【解剖】在比目鱼肌下端移行于跟腱处之内侧；前方有胫后动、静脉；布有腓肠内侧皮神经，小腿内侧皮神经，深层为胫神经。

【主治】①泄泻，肠鸣，水肿，腹胀；②盗汗，热病无汗或汗出不止；③下肢痿痹，腰脊强痛。

【操作】直刺 0.5～1 寸；可灸。

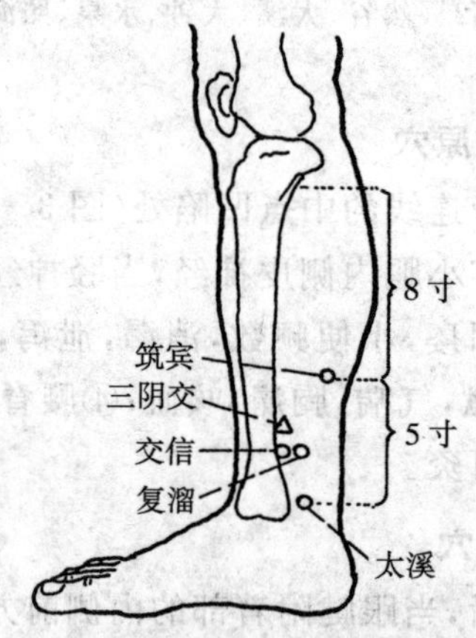

图 3－53 太溪、复溜、交信、筑宾等穴位

8. 交信（Jiāoxìn，KI 8）阴跷脉郄穴

【定位】当太溪穴直上 2 寸，复溜前 0.5 寸，胫骨内侧面后缘（图 3－53）。

【解剖】在趾长屈肌中；深层为胫后动、静脉；布有小腿内侧皮神经，后方为胫神经本干。

【主治】①月经不调，崩漏，阴挺；②泄泻，便秘，痢疾；③膝、股内廉痛。

【操作】直刺 0.5～1 寸；可灸。

9. 筑宾(Zhùbīn,KI 9) 阴维脉郄穴

【定位】当太溪穴与阴谷穴的连线上,太溪穴上 5 寸,腓肠肌肌腹的内下方(图 3-53)。

【解剖】在腓肠肌和趾长屈肌之间;深部有胫后动、静脉;布有腓肠内侧皮神经和小腿内侧皮神经,深层为胫神经本干。

【主治】①癫狂痫证,呕吐涎沫;②疝痛,小儿脐疝;③腿软无力,小腿内侧痛等。

【操作】直刺 1~1.5 寸;可灸。

10. 阴谷(Yīngǔ,KI 10) 合穴

【定位】在腘窝内侧,屈膝时,当半腱肌腱与半膜肌腱之间(图 3-54)。

【取穴】正坐屈膝,从腘横纹的内侧端,按取两筋(半腱肌肌腱与半膜肌肌腱)之间取穴。

【解剖】在半腱肌肌腱和半膜肌肌腱之间;有膝上内侧动、静脉;布有股内侧皮神经。

【主治】①阳痿,疝痛,月经不调,崩漏;②癫狂;③膝股内侧痛。

【操作】直刺 1~1.5 寸;可灸。

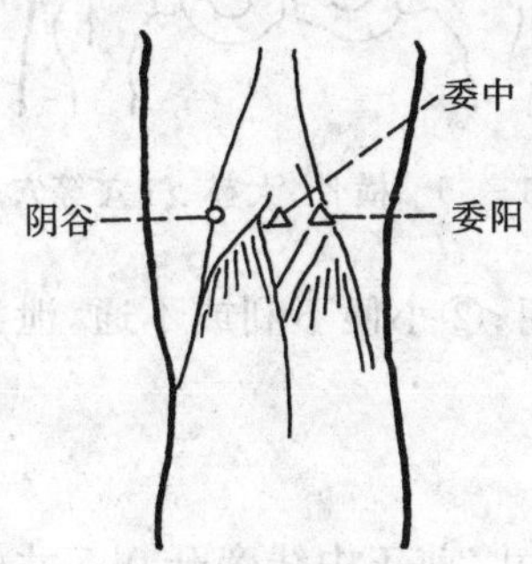

图 3-54　阴谷等穴位

11. 横骨(Hénggǔ,KI 11)

【定位】在下腹部,当脐中下 5 寸,前正中线旁开 0.5 寸(图 3-55)。

【解剖】有腹内、外斜肌腱膜,腹横肌腱膜及腹直肌;有腹壁下动、静脉及阴部外动脉;布有髂腹下神经分支。

【主治】①少腹胀痛,遗尿,小便不通;②阴部痛,遗精,阳痿,疝气。

【操作】直刺 1~1.5 寸;可灸。

12. 大赫(Dàhè,KI 12)

【定位】在下腹部,当脐中下 4 寸,前正中线旁开 0.5 寸(图 3-55)。

【解剖】在腹内、外斜肌腱膜,腹横肌腱膜及腹直肌中;有腹壁下动、静脉肌支;布有第十二肋间神经及髂腹下神经。

【主治】月经不调,痛经,子宫脱垂,带下,遗精,阳痿。

【操作】直刺 1~1.5 寸;可灸。

13. 气穴(Qìxué,KI 13)

【定位】在下腹部,当脐中下 3 寸,前正中线旁开 0.5 寸(图 3-55)。

【解剖】在腹内、外斜肌腱膜,腹横肌腱膜及腹直肌中;有腹壁下动、静脉肌支;布有第十二肋间神经及髂腹下神经。

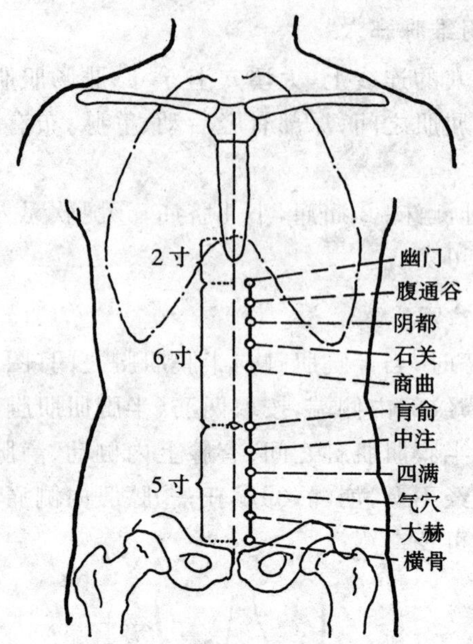

图 3-55 横骨、大赫、气穴等穴位

【主治】①月经不调，带下，经闭；②小便不利或不通，泄泻，奔豚气。

【操作】直刺 1～1.5 寸；可灸。

14. 四满(Sìmǎn, KI 14)

【定位】在下腹部，当脐中下 2 寸，前正中线旁开 0.5 寸(图 3-55)。

【解剖】在腹内、外斜肌腱膜，腹横肌腱膜及腹直肌中；有腹壁下动、静脉肌支；布有第十一肋间神经。

【主治】①月经不调，崩漏，带下，产后恶露不净，遗精，遗尿，疝气；②便秘，小腹痛，水肿。

【操作】直刺 1～1.5 寸；利水多用灸法。

15. 中注(Zhōngzhù, KI 15)

【定位】在下腹部，当脐中下 1 寸，前正中线旁开 0.5 寸(图 3-55)。

【解剖】在腹内、外斜肌腱膜，腹横肌腱膜及腹直肌中；有腹壁下动、静脉肌支；布有第十肋间神经。

【主治】①腰腹疼痛，大便燥结，泄泻；②月经不调。

【操作】直刺 1～1.5 寸；可灸。

16. 肓俞(Huāngshū, KI 16)

【定位】在腹中部，当脐中旁开 0.5 寸(图 3-55)。

【解剖】在腹内、外斜肌腱膜，腹横肌腱膜及腹直肌中；有腹壁下动、静脉肌支；布有第十肋间神经。

【主治】①腹痛，腹胀，呕吐，泄泻，便秘；②疝气，月经不调，腰脊痛。

【操作】直刺 1～1.5 寸；可灸。

17. 商曲(Shāngqū,KI 17)

【定位】在上腹部,当脐中上 2 寸,前正中线旁开 0.5 寸(图 3-55)。

【取穴】仰卧位,先取脐上 2 寸之下脘穴,再于其旁 0.5 寸取穴。以下上腹部肾经穴位之取法同此。

【解剖】在腹直肌内缘,有腹壁上下动、静脉分支;布有第九肋间神经。

【主治】①食欲不振,腹痛,泄泻,便秘;②腹中积聚。

【操作】直刺 1~1.5 寸;可灸。

18. 石关(Shíguān,KI 18)

【定位】在上腹部,当脐中上 3 寸,前正中线旁开 0.5 寸(图 3-55)。

【解剖】在腹直肌内缘,有腹壁上动、静脉分支;布有第九肋间神经。

【主治】①呕吐,呃逆,腹痛,腹胀,便秘;②产后腹痛,妇人不孕。

【操作】直刺 1~1.5 寸;可灸。

19. 阴都(Yīndū,KI 19)

【定位】在上腹部,当脐中上 4 寸,前正中线旁开 0.5 寸(图 3-55)。

【解剖】在腹直肌内缘,有腹壁上动、静脉分支;布有第八肋间神经。

【主治】腹胀,肠鸣,腹痛,便秘。

【操作】直刺 1~1.5 寸;可灸。

20. 腹通谷(Fùtōnggǔ,KI 20)

【定位】在上腹部,当脐中上 5 寸,前正中线旁开 0.5 寸(图 3-55)。

【解剖】在腹直肌内缘,有腹壁上动、静脉分支;布有第八肋间神经。

【主治】①腹痛,腹胀,呕吐;②胸闷,心痛,心悸。

【操作】直刺 0.5~1 寸;可灸。

21. 幽门(Yōumén,KI 21)

【定位】在上腹部,当脐中上 6 寸,前正中线旁开 0.5 寸(图 3-55)。

【解剖】在腹直肌内缘,有腹壁上动、静脉分支;布有第七肋间神经。

【主治】腹痛,腹胀,呕吐,消化不良,泄泻。

【操作】直刺 0.5~1 寸,不可深刺,以免伤及内脏;可灸。

22. 步廊(Bùláng,KI 22)

【定位】在胸部,当第 5 肋间隙,前正中线旁开 2 寸(图 3-56)。

【解剖】在胸大肌起始部,有肋间外韧带及肋间内肌;有第五肋间动、静脉;布有第五肋间神经前皮支,深部为第五肋间神经。

【主治】①胸痛,咳嗽,气喘;②呕吐;③乳痈。

【操作】斜刺或平刺 0.5~0.8 寸,不可深刺,以免伤及内脏,可灸。

23. 神封(Shénfēng,KI 23)

【定位】在胸部,当第 4 肋间隙,前正中线旁开 2 寸(图 3-56)。

【解剖】在胸大肌中,有肋间外韧带及肋间内肌;有第四肋间动、静脉;布有第四肋间神经前皮支,深部为第四肋间神经。

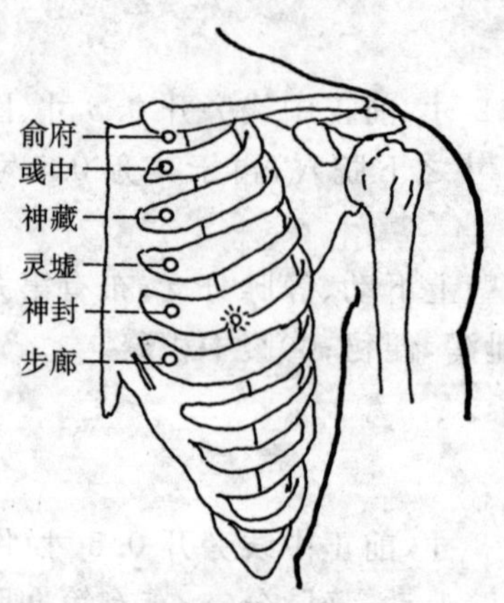

图 3-56 步廊、神封、灵墟、神藏、彧中、俞府穴位

【主治】①咳嗽，气喘，胸胁胀满；②乳痈；③呕吐，不嗜食。

【操作】斜刺或平刺 0.5～0.8 寸；可灸。

24. 灵墟（Língxū, KI 24）

【定位】在胸部，当第 3 肋间隙，前正中线旁开 2 寸（图 3-56）。

【解剖】在胸大肌中，有肋间外韧带及肋间内肌；有第三肋间动、静脉；布有第三肋间神经前皮支，深层为第三肋间神经。

【主治】①咳嗽，气喘，痰多，胸胁胀痛；②乳痈。③呕吐。

【操作】斜刺或平刺 0.5～0.8 寸；可灸。

25. 神藏（Shéncáng, KI 25）

【定位】在胸部，当第 2 肋间隙，前正中线旁开 2 寸（图 3-56）。

【解剖】在胸大肌中，有肋间外韧带及肋间内肌；有第二肋间动、静脉；布有第二肋间神经前皮支，深层正当第二肋间神经。

【主治】①咳嗽，气喘，胸痛，烦满；②呕吐，食欲不振。

【操作】斜刺或平刺 0.5～0.8 寸；可灸。

26. 彧中（Yùzhōng, KI 26）

【定位】在胸部，当第 1 肋间隙，前正中线旁开 2 寸（图 3-56）。

【解剖】在胸大肌中，有肋间外韧带及肋间内肌；有第一肋间动、静脉；布有第一肋间神经前皮支，深层为第一肋间神经，皮下有锁骨上神经前支。

【主治】咳嗽，气喘，胸胁胀满。

【操作】斜刺或平刺 0.5～0.8 寸；可灸。

27. 俞府*（Shūfǔ, KI 27）

【定位】在胸部，当锁骨下缘，前正中线旁开 2 寸（图 3-56）。

【解剖】在胸大肌中；有胸内动、静脉的前穿支；布有锁骨上神经前支。

【主治】①咳嗽，气喘，胸痛；②呕吐。

【操作】斜刺或平刺 0.5～0.8 寸；可灸。

九、手厥阴心包经(Jueyin Pericardium Meridian of Hand,PC)

(一)经脉循行

手厥阴心包经起于胸中,出属心包络,向下穿过膈肌,从胸至腹依次联络上、中、下三焦。

胸部支脉:从胸中分出,出胁部至腋下3寸处(天池穴),上行至腋窝中,沿上臂内侧行于手太阴和手少阴经之间,经肘窝下行于前臂中间进入掌中,沿中指到指端(中冲穴)。

掌中支脉:从劳宫分出,沿无名指到指端(关冲穴),与手少阳三焦经相接(图3-57)。

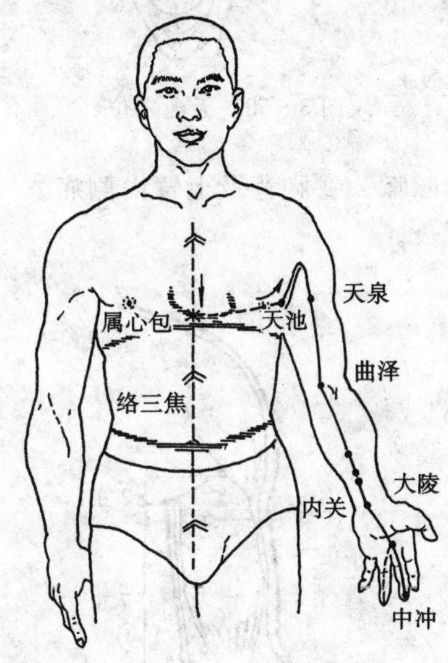

图3-57　手厥阴心包经循行图

(二)主治概要

本经腧穴主治心、胸、胃、神志病及经脉循行部位的其他病症。

(三)本经腧穴(9穴)

1. 天池*(Tiānchí,PC 1)

【定位】在胸部,当第4肋间隙,乳头外1寸,前正中线旁开5寸(图3-58)。

【取穴】仰卧位,先在乳头处定第四肋间隙,然后在乳头中点旁开1寸处取穴。妇女应于第四肋间隙、锁骨中线向外1寸处取穴。

【解剖】在胸大肌外下部,胸小肌下部起端,深层为第四肋间内、外肌;有胸腹壁静脉,胸外侧动、静脉分支;布有胸前神经肌支及第四肋间神经。

【主治】①咳嗽,痰多,气喘;②心烦,胸闷,胸痛;③乳痈,乳汁少;④腋下肿痛,瘰疬。

【操作】斜刺或平刺0.5～0.8寸;可灸。本穴正当胸腔,内容心、肺,不宜深刺。

2. 天泉(Tiānquán,PC 2)

【定位】在臂内侧,当腋前纹头下2寸,肱二头肌长、短头之间(图3-59)。

【解剖】在肱二头肌的长短头之间;有肱动、静脉肌支;为臂内侧皮神经及肌皮神经分布处。

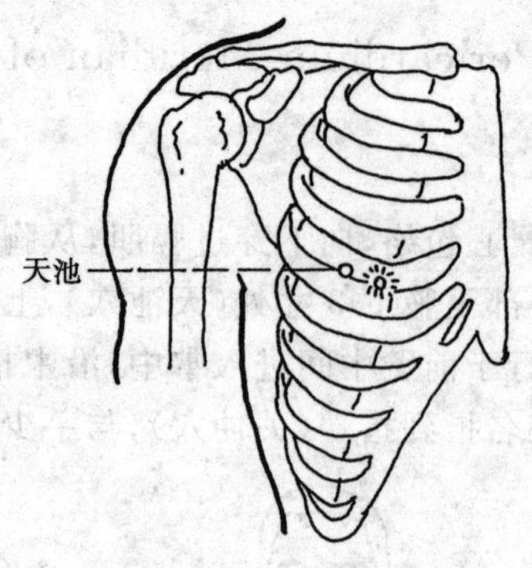

图 3-58　天池穴位

【主治】①心痛，胸胁胀满，咳嗽。②胸背及上臂内侧痛。

【操作】直刺 0.5～1 寸；可灸。

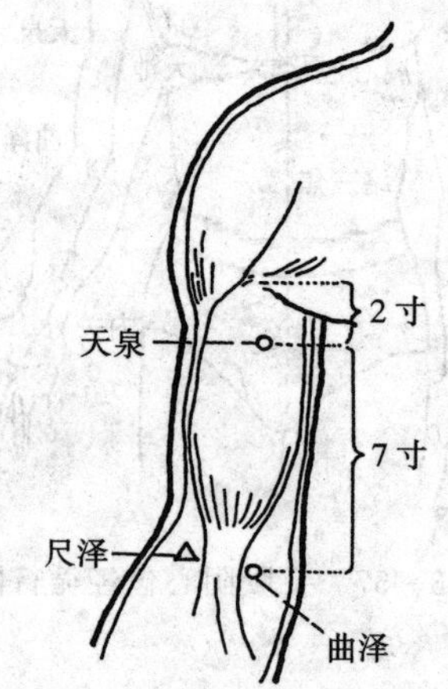

图 3-59　天泉、曲泽等穴位

3. 曲泽*（Qūzé，PC 3）合穴

【定位】在肘横纹中，当肱二头肌腱的尺侧缘（图 3-59）。

【取穴】仰掌，微屈肘，在肘横纹上，肱二头肌腱的尺侧凹陷中，避开血管取穴。

【解剖】在肱二头肌腱的尺侧；当肱动、静脉处；布有正中神经的本干。

【主治】①心痛，善惊，心悸；②胃疼，呕吐，泄泻；③热病，中暑；④肘臂痛。

【操作】直刺 1～1.5 寸，或者用三棱针刺血；可灸。

4. 郄门（Xìmén，PC 4）郄穴

【定位】在前臂掌侧，当曲泽与大陵的连线上，腕横纹上 5 寸，掌长肌腱与桡侧腕屈肌腱之间（图 3-60）。

【解剖】在桡侧腕屈肌腱与掌长肌腱之间，有指浅屈肌，深部为指深屈肌；有前臂正中动、静脉，深部为前臂掌侧骨间动、静脉；布有前臂内侧皮神经，其下为正中神经，深层有前臂掌侧骨间神经。

【主治】①心痛，心悸，胸痛，心烦；②咳血，呕血，衄血；③疔疮，癫疾。

【操作】直刺 0.5～1 寸；可灸。

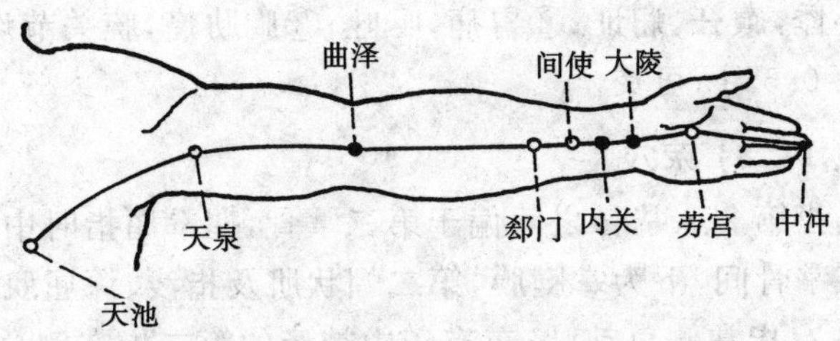

图 3-60　郄门、间使、内关、大陵等穴位

5. 间使*（Jiānshǐ，PC 5）经穴

【定位】在前臂掌侧，腕横纹上 3 寸，掌长肌腱与桡侧腕屈肌腱之间（图 3-60）。

【取穴】伸臂仰掌，先在腕横纹中点处取大陵穴，在曲泽与大陵的连线的下 1/4 与上 3/4 的交点处，掌长肌腱与桡侧腕屈肌腱之间取穴。

【解剖】在桡侧腕屈肌腱与掌长肌腱之间，有指浅屈肌，深部为指深屈肌；有前臂正中动、静脉，深层为前臂掌侧骨间动、静脉；布有前臂内侧皮神经，前臂外侧皮神经，其下为正中神经掌皮支，最深层为前臂掌侧骨间神经。

【主治】①心痛，心悸，癫狂，痫证；②胃痛，呕吐；③热病，烦躁；④腋肿，肘臂挛痛。

【操作】直刺 0.5～1 寸；可灸。

6. 内关*（Nèiguān，PC 6）络穴，八脉交会穴 通阴维脉

【定位】在前臂掌侧，腕横纹上 2 寸，掌长肌腱与桡侧腕屈肌腱之间（图 3-60）。

【取穴】伸臂仰掌，先在腕横纹中点处取大陵穴，在曲泽与大陵的连线的下 1/6 与上 5/6 的交点处，掌长肌腱与桡侧腕屈肌腱之间取穴。

【解剖】在桡侧腕屈肌腱与掌长肌腱之间，有指浅屈肌，深层为指深屈肌；有前臂正中动、静脉，深层为前臂掌侧骨间动、静脉；布有前臂内侧皮神经，下为正中神经掌皮支，最深层为前臂掌侧骨间神经。

【主治】①心痛，心悸，胸痛，胸闷；②胃痛，呕吐，呃逆；③失眠，癫狂，痫证，郁证，眩晕症，中风，偏瘫，偏头痛；④热病，疟疾；⑤肘臂挛痛。

【操作】直刺 0.5～1 寸；可灸。

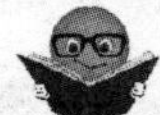

知识链接

心主神明，心为君主之官，心包为臣使之官，喜乐出焉，故治疗痫症、癫狂、心痛心悸等病症，常与心俞配伍治疗心悸；配后溪、合谷治疗癫狂。

手厥阴心包经的经脉络三焦，故常以本穴治疗胃痛、呕吐等脾胃病症，配内关、胃俞、中脘主治胃痛。

厥阴与少阳相表里，本穴由里达表，驱邪外出，故常与大椎、后溪配伍治疗疟疾、热病。

7. 大陵*（Dàlíng，PC 7）输穴、原穴

【定位】在腕掌横纹的中点处，当掌长肌腱与桡侧腕屈肌腱之间（图 3-60）。

【解剖】在掌长肌腱与桡侧腕屈肌腱之间，有拇长屈肌和指深屈肌腱；有腕掌侧动、静脉网；布有前臂内侧皮神经，正中神经掌皮支，深层为正中神经本干。

【主治】①心痛，心悸，癫狂，痫证；②胃痛，呕吐；③胸胁痛，腕关节疼痛。

【操作】直刺 0.3～0.5 寸；可灸。

8. 劳宫*（Láogōng，PC 8）荥穴

【定位】在手掌心，当第 2、3 掌骨之间偏于第三掌骨，握拳屈指时中指尖处（图 3-61）。

【解剖】在第二、三掌骨间，下为掌腱膜，第二蚓状肌及指浅、深屈肌腱，深层为拇指内收肌横头的起端，有骨间肌；有指掌侧总动脉；布有正中神经的第二指掌侧总神经。

【主治】①口疮，口臭，鼻衄；②中风昏迷，中暑，心痛，癫狂，痫证；③心痛，呕吐；④鹅掌风。

【操作】直刺 0.3～0.5 寸；可灸。

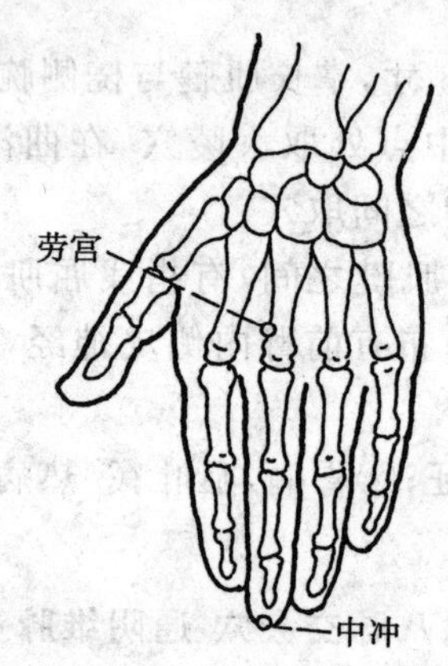

图 3-61　劳宫、中冲穴位

9. 中冲*（Zhōngchōng，PC 9）井穴

【定位】在手中指末节尖端中央（图 3-61）。

【取穴】仰掌，手中指尖的中点，距指甲游离缘约 0.1 寸处取穴。

【解剖】有指掌侧固有动、静脉所形成的动、静脉网；为正中神经之指掌侧固有神经分布处。

【主治】①中风昏迷，舌强不语，中暑，昏厥，小儿惊风，热病；②心烦，心痛；③舌下肿痛。

【操作】浅刺 0.1 寸；或用三棱针点刺出血。

十、手少阳三焦经（Shaoyang Sanjiao Meridian of Hand，SJ）

（一）经脉循行

手少阳三焦经起于无名指末端（关冲穴），上行于第 4、5 掌骨间，沿腕背，出于前臂外侧尺骨与桡骨之间，通过肘尖，沿上臂外侧到达肩部，交大椎，再向前入缺盆部，分布于膻中，散络心包，通过膈肌，从胸至腹，属于上、中、下三焦。

胸中支脉：从膻中上行，出于缺盆部，上走项部，沿耳后直上至额角，再下行经面颊部，至目眶下。

耳部支脉：从耳后进入耳中，出走耳前，与前脉交叉于面颊部，行至外眼角，与足少阳胆经相接（图 3-62）。

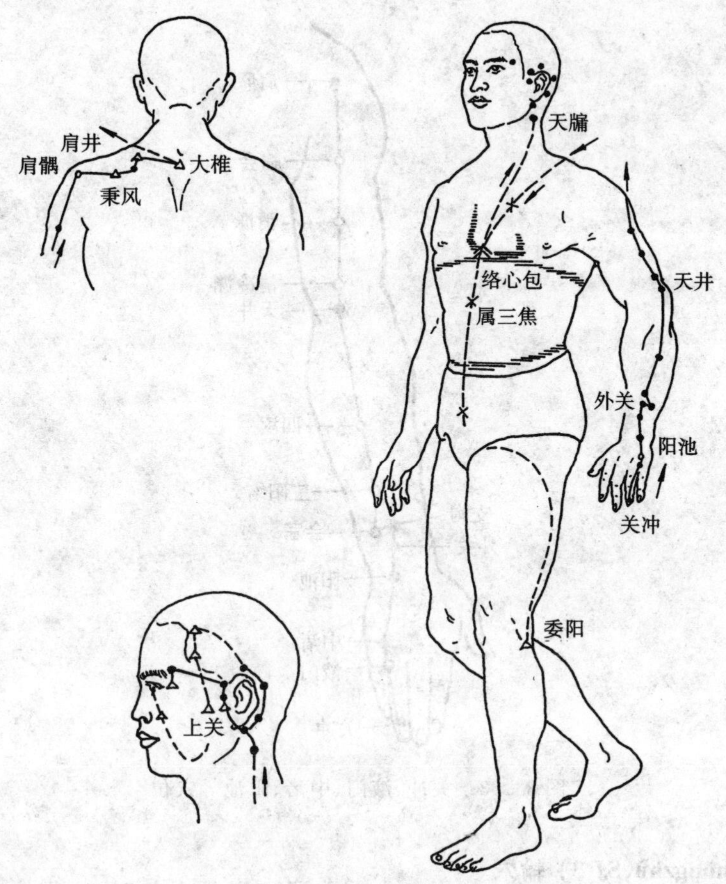

图 3-62 手少阳三焦经循行图

(二)主治概要

本经腧穴主治侧头、耳、目、面颊、咽喉、胸胁病、热病及经脉循行部位的其他病症。

(三)本经腧穴(23 穴)

1. 关冲*(Guānchōng,SJ 1) 井穴

【定位】在无名指末节尺侧,指甲根角旁约 0.1 寸(指寸)(图 3-63)。

【解剖】有指掌固有动、静脉形成的动、静脉网;布有来自尺神经的指掌侧固有神经。

【主治】①热病,昏厥,中暑;②头痛,目赤,耳聋,耳鸣,咽喉肿痛。

【操作】浅刺 0.1 寸,或有三棱针点刺出血;可灸。

2. 液门(Yèmén,SJ 2) 荥穴

【定位】在手背部,当第 4、5 掌指关节之间的前缘赤白肉际处(图 3-63)。

【解剖】有来自尺动脉的指背动脉;布有来自尺神经的手背支。

【主治】①头痛,目赤,耳痛,耳鸣,耳聋,咽喉肿痛;②疟疾,热病;③手指不能屈伸。

【操作】直刺 0.3～0.5 寸;可灸。

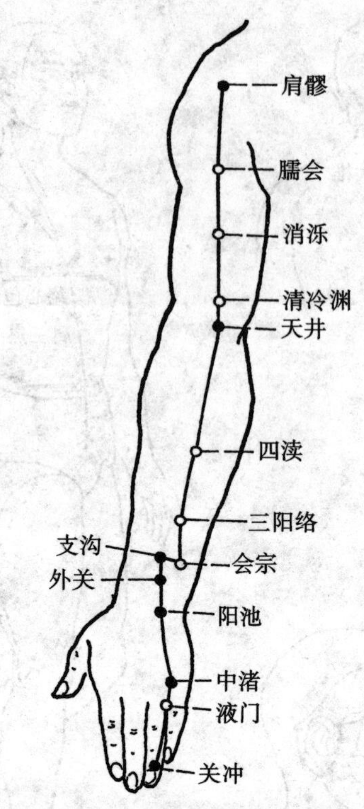

图 3-63 关冲、液门、中渚、阳池等穴位

3. 中渚*（Zhōngzhǔ，SJ 3）输穴

【定位】在手背部，第 4、5 掌骨小头后方凹陷处（图 3-63）。

【取穴】俯掌握拳，在手背部，第四、五掌指关节后缘之间的凹陷中取穴。

【解剖】有第四骨间肌；皮下有手背静脉网及第四掌背动脉；布有来自尺神经的手背支。

【主治】①头痛，耳聋，耳鸣，目赤，目痛，咽喉肿痛；②热病，消渴，疟疾；③肩背肘臂疼痛，手指不能屈伸。

【操作】直刺 0.3～0.5 寸；可灸。

4. 阳池*（Yángchí，SJ 4）原穴

【定位】在腕背横纹中，当指总伸肌腱的尺侧缘凹陷处（图 3-63）。

【解剖】皮下有手背静脉网，第四掌背动脉；布有尺神经手背支及前臂背侧皮神经末支。

【主治】①耳聋，目赤肿痛，咽喉肿痛；②疟疾，消渴；③手腕痛，肩臂痛。

【操作】直刺 0.3～0.5 寸；可灸。

5. 外关*（Wàiguān，SJ 5）络穴 八脉交会穴 通阳维脉

【定位】腕背横纹上 2 寸，尺骨与桡骨正中间（图 3-64）。

【取穴】伸前臂俯掌，在前臂背侧，当阳池与肘尖的连线的下 1/6 与上 5/6 之交点处取穴。

【解剖】在桡骨与尺骨之间，指总伸肌与拇长伸肌之间，屈肘俯掌时则在指总伸肌的桡侧；深层有前臂骨间背侧动脉和掌侧动、静脉；布有前臂背侧皮神经，深层有前臂骨间背侧及掌侧神经。

【主治】①热病，头痛，耳聋，耳鸣，目赤肿痛；②胁痛，肩背痛；③上肢痿痹。

【操作】直刺 0.5～1 寸；可灸。

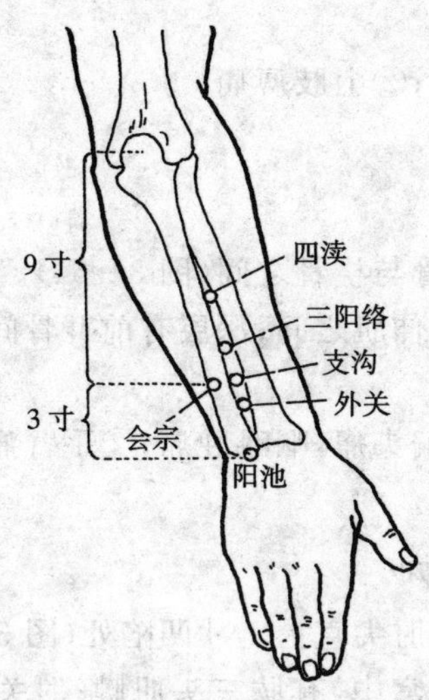

图 3-64　阳池、外关、支沟、会宗、三阳络、四渎穴位

6. 支沟*（Zhīgōu，SJ 6）经穴**

【定位】在前臂背侧，当阳池与肘尖的连线上，腕背横纹上 3 寸，尺骨与桡骨正中间（图 3-64）。

【解剖】在桡骨与尺骨之间，指总伸肌与拇长伸肌之间，屈肘俯掌时则在指总伸肌的桡侧；深层有前臂骨间背侧和掌侧动、静脉；布有前臂背侧皮神经，深层有前臂骨间背侧及掌侧神经。

【主治】①便秘，热病；②耳聋，耳鸣，暴喑；③胁肋痛，肩背痛，落枕。

【操作】直刺 0.5～1 寸；可灸。

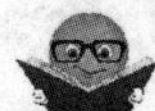

知识链接

外关通阳维脉，在八脉交会穴中与足临泣为一组。单用本穴即可治疗侧头、耳、目的疾病，与足临泣相配疗效更佳。阳维脉主表，故本穴治疗表证、热证、疟疾的常用穴，配合谷、曲池、风池、大椎等穴，效果较好；配阳陵泉主治胁肋疼痛。

支沟穴现代常用于治疗习惯性便秘、肋间神经痛、肩背痛、胸膜炎、急性胆囊炎等病症。与丘墟配伍，治疗各种原因引起的胁肋疼痛；与丰隆配伍，治疗便秘。

7. 会宗（Huìzōng，SJ 7）郄穴

【定位】当腕背横纹上 3 寸，支沟穴尺侧，尺骨的桡侧缘（图 3-64）。

【解剖】尺骨桡侧缘，在小指固有伸肌和尺侧腕伸肌之间；有前臂骨间背侧动、静脉；布有前臂背侧皮神经，深层有前臂骨间背侧神经和骨间掌侧神经。

【主治】①耳聋，耳鸣；②痫证；③上肢痹痛。

【操作】直刺 0.5～1 寸；可灸。

8. 三阳络（Sānyángluò，SJ 8）

【定位】在腕背横纹上 4 寸，尺骨与桡骨之间（图 3-64）。

【取穴】伸前臂俯掌，在前臂背侧，当阳池与肘尖的连线的下 1/3 与上 2/3 之交点处取穴。

【解剖】在指总伸肌与拇长展肌起端之间；有前臂骨间背侧动、静脉；布有前臂背侧皮神经，深层为前臂骨间背侧神经。

【主治】①暴喑，耳聋，龋齿痛；②上肢痹痛。

【操作】直刺 0.5～1 寸；可灸。

9. 四渎(Sìdú,SJ 9)

【定位】尺骨鹰嘴下 5 寸，尺骨与桡骨之间(图 3-64)。

【解剖】在指总伸肌和尺侧腕伸肌之间；深层有前臂骨间背侧动、静脉；布有前臂背侧皮神经，深层有前臂骨间背侧神经。

【主治】①暴喑，暴聋，齿痛，偏头痛，咽喉肿痛；②手臂痛。

【操作】直刺 0.5～1 寸；可灸。

10. 天井(Tiānjǐng,SJ 10) 合穴

【定位】在臂外侧，屈肘时，当肘尖直上 1 寸凹陷处(图 3-65)。

【解剖】在肱骨下端后面鹰嘴窝中，有肱三头肌腱；肘关节动、静脉网；布有臂背侧皮神经和桡神经肌支。

【主治】①偏头痛，胁肋痛，颈项肩臂痛；②耳聋；③瘰疬，瘰疬，瘿气。

【操作】直刺 0.5～1 寸；可灸。

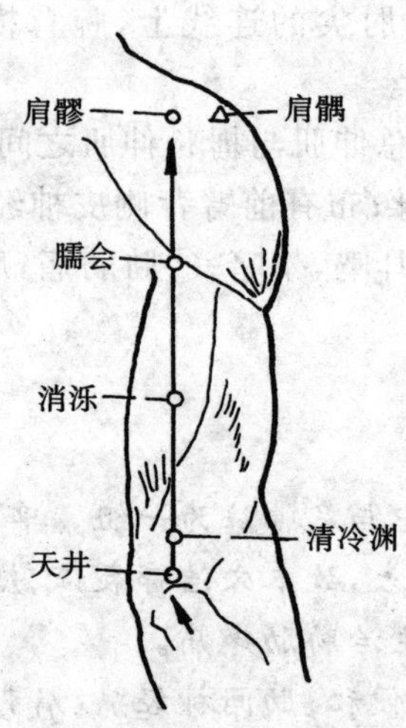

图 3-65　天井、清冷渊、消泺、臑会、肩髎等穴位

11. 清冷渊(Qīnglěngyuān,SJ 11)

【定位】在臂外侧，屈肘时，当肘尖直上 2 寸，即天井穴上 1 寸(图 3-65)。

【解剖】在肱三头肌下部；有中侧副动、静脉末支；布有臂背侧皮神经及桡神经肌支。

【主治】①头痛，目痛，胁痛；②肩臂痛不能举。

【操作】直刺 0.5～1 寸；可灸。

12. 消泺(Xiāoluò,SJ 12)

【定位】在臂外侧，肩髎穴与天井穴连线上，当清冷渊穴上 3 寸(图 3-65)。

【解剖】在肱三头肌肌腹的中间；有中侧副动、静脉；布有臂背侧皮神经及桡神经。

【主治】①头痛，颈项强痛，齿痛；②肩臂痛。

【操作】直刺0.8～1.2寸；可灸。

13. 臑会(Nàohuì,SJ 13)

【定位】在臂外侧，当肘尖与肩髎的连线上，肩髎穴下3寸，三角肌的后下缘(图3－65)。

【解剖】在肱三头肌长头与外侧头之间；有中侧副动、静脉；布有臂背侧皮神经，桡神经肌支，深层为桡神经。

【主治】①瘿气，瘰疬；②肩臂痛。

【操作】直刺0.8～1.2寸；可灸。

14. 肩髎*(Jiānliáo,SJ 14)

【定位】在肩部，肩峰后下方，上臂外展时，当肩髃穴后寸许凹陷中(图3－65)。

【解剖】在三角肌中；有旋肱后动脉；布有腋神经的肌支。

【主治】臂痛，肩重不能举。

【操作】向肩关节直刺0.8～1.2寸；可灸。

15. 天髎(Tiānliáo,SJ 15)

【定位】在肩胛部，肩井穴与曲垣穴的中间，当肩胛骨上角凹陷处(图3－66)。

【取穴】正坐或俯卧位，在肩胛部，于肩胛骨上角处取穴。

【解剖】有斜方肌、冈上肌；有颈横动脉降支，深层为肩胛上动脉肌支；布有第一胸神经后支外侧皮支，副神经，深层为肩胛上神经肌支。

【主治】肩臂痛，颈项强痛。

【操作】直刺0.5～0.8寸；可灸。

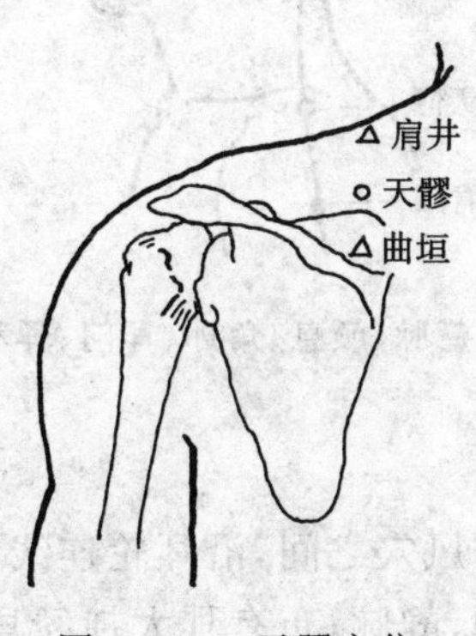

图3－66　天髎穴位

16. 天牖(Tiānyǒu,SJ 16)

【定位】在颈侧部，当乳突的后下方，平下颌角，胸锁乳突肌的后缘(图3－67)。

【取穴】正坐，在颈侧部，于胸锁乳突肌的后缘，在乳突后方的垂线与下颌角的水平线相交处取穴。

【解剖】在胸锁乳突肌后缘；有枕动脉的肌支，耳后动、静脉及颈后浅静脉；布有枕小神经本干，深层为副神经，颈神经。

【主治】①头晕，头痛，项强，肩背痛；②面肿，目痛，耳聋，鼻衄，喉痹；③瘰疬。

【操作】直刺 0.5～1 寸；可灸。

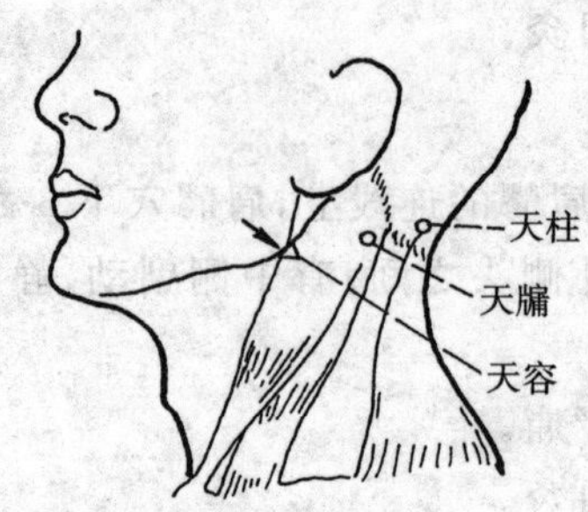

图 3－67 天牖等穴位

17. 翳风*（Yìfēng，SJ 17）

【定位】在耳垂后方，当乳突与下颌角之间的凹陷处（图 3－68）。

【取穴】正坐，于耳垂后方约 5 分，当乳突与下颌角之间的凹陷处取穴。

【解剖】有耳后动、静脉，颈外浅静脉；布有耳大神经，深部为面神经干从颅骨穿出处。

【主治】①耳鸣，耳聋，聤耳；②口眼歪斜，牙关紧闭，颊肿，瘰疬，齿痛。

【操作】直刺 0.5～1 寸；可灸。

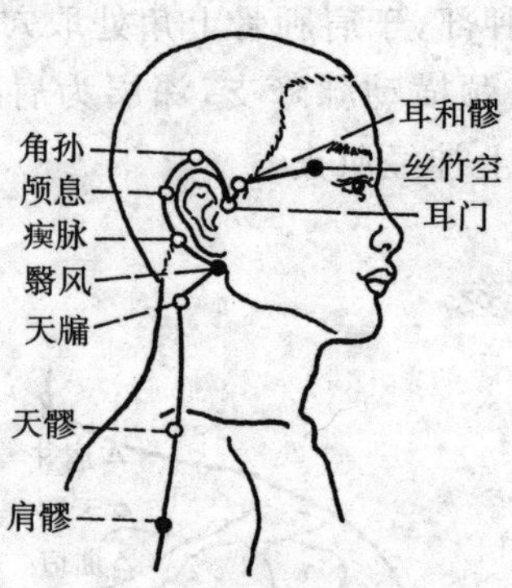

图 3－68 翳风、瘛脉、颅息、角孙、耳门、耳和髎、丝竹空等穴位

18. 瘛脉（Chìmài，SJ 18）

【定位】在耳后，当角孙穴与翳风穴之间，沿耳轮连线的中、下 1/3 交点处（图 3－68）。

【解剖】在耳后肌上；有耳后动、静脉；布有耳大神经耳后支。

【主治】①耳聋，耳鸣；②小儿惊风，头痛。

【操作】平刺 0.3～0.5 寸，或点刺出血；可灸。

19. 颅息（Lúxī，SJ 19）

【定位】在耳后，当角孙穴与翳风穴之间，沿耳轮连线的上、中 1/3 交点处（图 3－68）。

【解剖】有耳后动、静脉；布有耳大神经和枕大神经的吻合支。

【主治】①耳鸣，耳聋；②小儿惊风，头痛。

【操作】平刺 0.3～0.5 寸；可灸。

20. 角孙(Jiǎosūn,SJ 20)

【定位】折耳廓向前,当耳尖直上入发际处(图 3－68)。

【解剖】有耳上肌;颞浅动、静脉耳前支;布有耳颞神经分支。

【主治】①痄腮,目赤肿痛,目翳,齿痛;②项强,偏头痛。

【操作】平刺 0.3～0.5 寸;小儿腮腺炎宜用灯火灸。

21. 耳门(ěrmén,SJ 21)

【定位】当耳屏上切迹的前方,下颌骨髁状突后缘,张口有凹陷处(图 3－68)。

【取穴】正坐或侧伏位,微张口,当听宫穴直上 0.5 寸处凹陷中取穴。

【解剖】有颞浅动、静脉耳前支;布有耳颞神经,面神经分支。

【主治】①耳聋,耳鸣,聤耳;②齿痛。

【操作】微张口,直刺 0.5～1 寸;可灸。

22. 耳和髎(ěrhéliáo,SJ 22)

【定位】鬓发后缘,平耳廓根前,当颞浅动脉的后缘(图 3－68)。

【解剖】有颞肌和颞浅动、静脉;布有耳颞神经分支,面神经颞支。

【主治】①头重痛,耳鸣;②牙关紧闭,口㖞。

【操作】避开动脉,斜刺或平刺 0.3～0.5 寸;可灸。

23. 丝竹空*(Sīzhúkōng,SJ 23)

【定位】当眉梢凹陷处(图 3－68)。

【解剖】有眼轮匝肌;颞浅动、静脉额支;布有面神经颧眶支及耳颞神经分支。

【主治】①目眩,目赤痛,眼睑瞤动;②头痛,癫狂痫症。

【操作】平刺 0.5～1 寸;禁灸。

十一、足少阳胆经(Shaoyang Gallbladder Meridian of Foot,GB)

(一)经脉循行

足少阳胆经起于目外眦(瞳子髎穴),向上到额角返回下行至耳后,再折向上行,经额部至眉上,又向后折至枕部,沿颈部向后交会大椎穴,前行入缺盆。

耳部支脉:从耳后入耳中,出走耳前,到外眼角后向下经颊部会合前脉于缺盆部。

目部支脉:从外眼角分出,下行至大迎穴,行至目眶下,向下经过下颌角部(颊车穴)下行至颈部,入缺盆后,深入体腔,穿过膈肌,联络肝,属于胆,经胁肋内,下达腹股沟动脉部,再经过外阴毛际,横行入髋关节部(环跳穴)。

躯干部主干,从缺盆下行腋部,沿侧胸,过季肋,下行至环跳穴处与前脉会合,再向下沿大腿外侧、膝关节外缘,下行腓骨小头前,直下至腓骨下端,浅出外踝之前,沿足背出于足第四趾外侧端。

足背部支脉:从足背(足临泣穴)分出,沿第一、二跖骨之间,出大趾端,回转过来通过爪甲,出于趾背汗毛部,与足厥阴肝经相接(图 3－69)。

(二)主治概要

本经腧穴主治侧头、目、耳、咽喉、胸胁病,神志病,热病及经脉循行部位的其他病症。

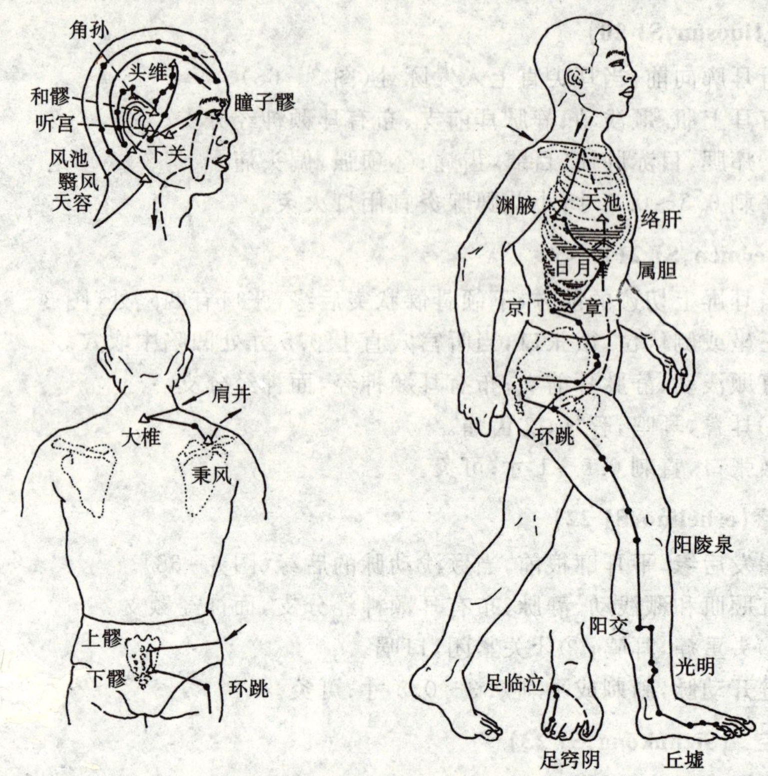

图 3-69 足少阳胆经循行图

(三)本经腧穴(44 穴)

1. 瞳子髎*(Tóngzǐliáo,GB 1)

【定位】在面部,目外眦外侧约 0.5 寸,当眶骨外缘凹陷中(图 3-70)。

【解剖】有眼轮匝肌,深层为颞肌;当颧眶动、静脉分布处;布有颧面神经和颧颞神经,面神经的额颞支。

【主治】①目赤,目痛,怕光羞明,迎风流泪,远视不明,内障,目翳;②头痛。

【操作】斜刺 0.3~0.5 寸,或用三棱针点刺出血;可灸。

2. 听会*(Tīnghuì,GB 2)

【定位】在面部,当耳屏间切迹前,下颌骨髁状突后缘,张口有凹陷处(图 3-70)。

【解剖】有颞浅动脉耳前支,深部为颈外动脉及面后静脉;布有耳大神经,皮下为面神经。

【主治】①耳鸣,耳聋,聤耳;②齿痛,下颌脱臼,口禁,口眼㖞斜,面痛,头痛。

【操作】微张口,直刺 0.5~0.8 寸;可灸。

3. 上关(Shàngguān, GB 3)

【定位】在耳前,下关穴直上,当颧弓上缘凹陷处(图 3-70)。

【解剖】在颞肌中;有颧眶动、静脉;布有面神经的颧眶支及三叉神经小分支。

【主治】①耳鸣,耳聋,聤耳;②头痛,口眼㖞斜,口噤,面痛。

【操作】直刺 0.3~0.5 寸;可灸。

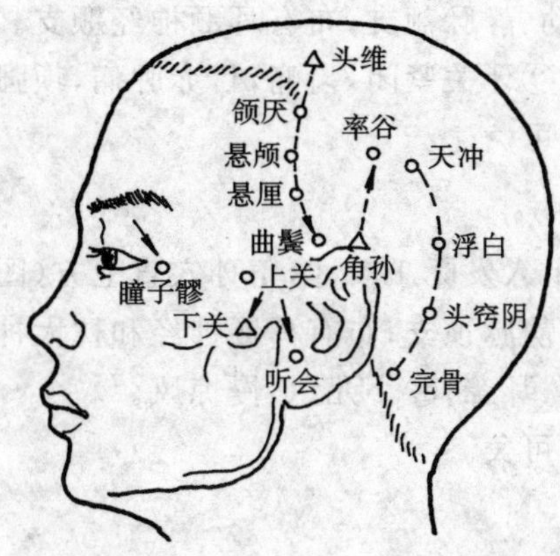

图 3－70　瞳子髎、听会、上关等穴位

知识链接

瞳子髎通过穴位的局部治疗作用，治疗偏头痛和目疾。配睛明、丝竹空、攒竹主治目痛、目赤、目翳；配头维、印堂、太阳主治头痛；配合谷、太阳、颧髎主治三叉神经痛。

听会为治疗耳鸣、耳聋的常用穴。配听宫、翳风主治耳鸣、耳聋；配颊车、地仓、阳白主治面神经麻痹；配太阳、头维、率谷主治偏头痛。

4. 颔厌（Hànyàn，GB 4）

【定位】在头部鬓发上，当头维与曲鬓弧形连线的上 1/4 与下 3/4 交点处（图 3－70）。

【取穴】正坐仰靠或侧伏位，先定头维穴和曲鬓穴，从头维穴向曲鬓穴凸向前作一弧线，于弧线之中点定悬颅，再在头维与悬颅弧形连线的中点处取穴。

【解剖】在颞肌中；有颞浅动、静脉额支；布有耳颞神经颞支。

【主治】①偏头痛，眩晕，目外眦痛；②齿痛，耳鸣，口㖞；③惊痫。

【操作】平刺 0.5～0.8 寸；可灸。

5. 悬颅（Xuánlú，GB 5）

【定位】在头部鬓发上，当头维穴与曲鬓穴弧形连线的中点处（图 3－70）。

【解剖】在颞肌中；有颞浅动、静脉额支；布有耳颞神经颞支。

【主治】①偏头痛；②面肿，目赤肿痛，齿痛。

【操作】平刺 0.5～0.8 寸；可灸。

6. 悬厘（Xuánlí，GB 6）

【定位】在头部鬓发上，当头维穴与曲鬓穴弧形连线的上 3/4 与下 1/4 交点处（图 3－70）。

【取穴】正坐仰靠或侧伏位，在鬓角之上际，当悬颅穴与曲鬓穴弧形连线之中点处取穴。

【解剖】在颞肌中；有颞浅动、静脉额支；布有耳颞神经颞支。

【主治】①偏头痛；②面肿，目赤肿痛，耳鸣，上齿痛。

【操作】平刺 0.5～0.8 寸；可灸。

7. 曲鬓*（Qūbìn，GB 7）

【定位】在头部，当耳前鬓角发际后缘的垂线与耳尖水平线交点处（图 3－70）。

【解剖】在颞肌中；有颞浅动、静脉额支；布有耳颞神经颞支。

【主治】①偏头痛，颔颊肿；②牙关紧闭，齿痛，目赤肿痛，项强痛。

【操作】平刺 0.5～0.8 寸；可灸。

8. 率谷* (Shuàigǔ, GB 8)

【定位】在头部，当耳尖直上入发际 1.5 寸，角孙穴直上方(图 3－70)。

【解剖】在颞肌中；有颞动、静脉顶支；布有耳颞神经和枕大神经会合支。

【主治】①头痛，眩晕，耳鸣，耳聋；②小儿急、慢惊风。

【操作】平刺 0.5～0.8 寸；可灸。

9. 天冲 (Tiānchōng, GB 9)

【定位】在头部，当耳根后缘直上入发际 2 寸，率谷穴后 0.5 寸(图 3－70)。

【解剖】有耳后动、静脉；布有耳大神经支。

【主治】①头痛，耳鸣，耳聋，齿龈肿痛。②癫痫。

【操作】平刺 0.5～0.8 寸；可灸。

10. 浮白 (Fúbái, GB 10)

【定位】在头部，当耳后乳突的后上方，天冲与完骨的弧形连线的中 1/3 与上 1/3 交点处(图 3－70)。

【解剖】有耳后动、静脉分支；布有耳大神经之分支。

【主治】①头痛，颈项强痛，耳鸣，耳聋，齿痛；②瘰疬，瘿气。

【操作】平刺 0.5～0.8 寸；可灸。

11. 头窍阴 (Tóuqiàoyīn, GB 11)

【定位】在头部，当耳后乳突的后上方，天冲与完骨的弧形连线的中 1/3 与下 1/3 交点处(图 3－70)。

【解剖】有耳后动、静脉之支；布有枕大神经和枕小神经会合支。

【主治】①耳鸣，耳聋，耳痛；②头痛，眩晕，颈项强痛。

【操作】平刺 0.5～0.8 寸；可灸。

12. 完骨* (Wángǔ, GB 12)

【定位】在头部，当耳后乳突后下方的凹陷处(图 3－70)。

【解剖】在胸锁乳突肌附着部上方，有耳后动、静脉之支；布有枕小神经本干。

【主治】①头痛，颈项强痛，失眠；②颊肿，龋齿，口眼歪斜；③癫痫，疟疾。

【操作】直刺 0.5～0.8 寸；可灸。

13. 本神* (Běnshén, GB 13)

【定位】在头部，当前发际上 0.5 寸，神庭穴旁开 3 寸，神庭与头维连线的内 2/3 与外 1/3 交点处(图 3－71)。

【解剖】在额肌中；有颞浅动、静脉额支和额动、静脉外侧支；布有额神经外侧支。

【主治】①头痛，眩晕，目赤肿痛；②癫痫，小儿惊风，中风昏迷。

【操作】平刺 0.3～0.5 寸；可灸。

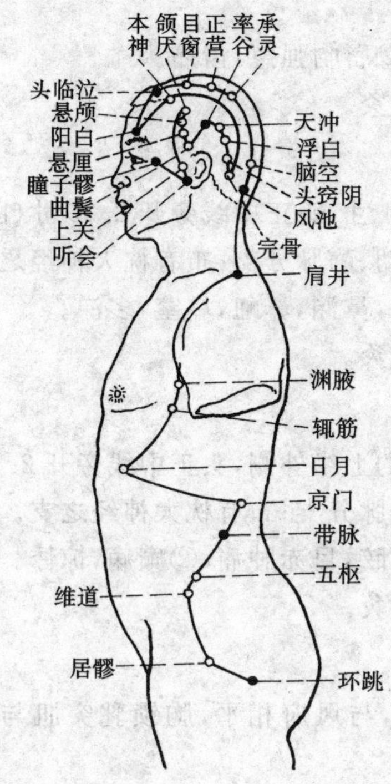

图 3-71 本神、阳白、头临泣、目窗等穴位

14. 阳白* (Yángbái,GB 14)

【定位】在前额部,目正视,当瞳孔直上,眉上 1 寸(图 3-71)。

【解剖】在额肌中;有额动、静脉外侧支;布有额神经外侧支。

【主治】①头痛,眩晕;②目痛,眼睑下垂,面瘫,雀目,视物模糊。

【操作】平刺 0.3~0.5 寸;可灸。

15. 头临泣* (Tóulínqì,GB 15)

【定位】在头部,目正视,当瞳孔直上入前发际 0.5 寸,神庭穴与头维穴连线的中点处(图 3-71)。

【解剖】在额肌中;有额动、静脉;布有额神经内、外支会合支。

【主治】①头痛,目眩,目赤痛,流泪,目翳,鼻塞,鼻渊;②小儿惊痫,癫痫。

【操作】平刺 0.3~0.5 寸;可灸。

16. 目窗(Mùchuāng,GB 16)

【定位】在头部,当前发际上 1.5 寸,头正中线旁开 2.25 寸(图 3-71)。

【解剖】在帽状腱膜中;有颞浅动、静脉额支;布有额神经内、外侧支会合支。

【主治】①鼻塞,目眩,目赤肿痛,远视,近视;②头痛;③小儿惊痫。

【操作】平刺 0.3~0.5 寸;可灸。

17. 正营(Zhèngyíng,GB 17)

【定位】在头部,当前发际上 2.5 寸,头正中线旁开 2.25 寸(图 3-71)。

【解剖】在帽状腱膜中;有颞浅动、静脉顶支和枕动、静脉吻合网;布有额神经和枕大神经的会合支。

【主治】①头痛，头晕，项强；②唇吻强急，齿痛。

【操作】平刺 0.3～0.5 寸；可灸。

18. 承灵(Chénglíng,GB 18)

【定位】在头部，当前发际上 4 寸，头正中线旁开 2.25 寸(图 3-71)。

【解剖】在帽状腱膜中；有枕动、静脉分支；布有枕大神经之支。

【主治】①头晕，眩晕；②目痛，鼻渊，鼻衄，鼻窒，多涕。

【操作】平刺 0.3～0.5 寸；可灸。

19. 脑空(Nǎokōng,GB 19)

【定位】在头部，当枕外隆凸的上缘外侧，头正中线旁开 2.25 寸，平脑户(图 3-71)。

【解剖】在枕肌中；有枕动、静脉分支；布有枕大神经之支。

【主治】①头痛，颈项强痛，目眩，目赤肿痛；②癫痫，惊悸。

【操作】平刺 0.3～0.5 寸；可灸。

20. 风池*(Fēngchí,GB 20)

【定位】在项部，当枕骨之下，与风府相平，胸锁乳突肌与斜方肌上端之间的凹陷处(图 3-71)。

【解剖】在胸锁乳突肌与斜方肌上端附着部之间的凹陷中，深层为头夹肌；有枕动、静脉分支；布有枕小神经之支。

【主治】①头痛，眩晕，失眠，中风，癫痫；②咽喉肿痛，目赤肿痛，视物不清，鼻渊，鼻衄，耳聋，口眼歪斜；③颈项强痛，热病，感冒。

【操作】针尖微下，向鼻尖方向斜刺 0.8～1.2 寸，或平刺透风府穴，因深部中间为延髓，必须严格掌握针刺的角度与深度；可灸。

21. 肩井*(Jiānjǐng,GB 21)

【定位】在肩上，当大椎穴与肩峰端连线的中点处(图 3-72)。

【解剖】有斜方肌，深层为肩胛提肌与冈上肌；有颈横动、静脉分支；布有腋神经分支，深层上方为桡神经。

【主治】①颈项强痛，肩背痹痛，手臂不举，上肢不遂；②乳痈，乳汁少，难产，胞衣不下；③瘰疬。

【操作】直刺 0.3～0.5 寸，深部正当肺尖，切忌深刺，捣刺；孕妇禁用；可灸。

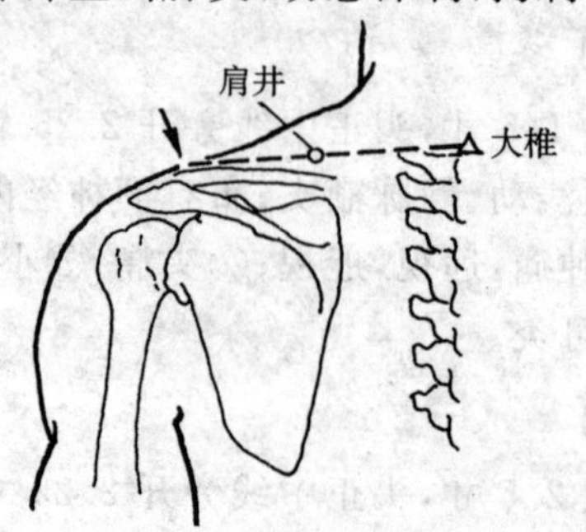

图 3-72 肩井穴位

22. 渊腋(Yuānyè,GB 22)

【定位】在侧胸部,举臂,当腋中线上,第 4 肋间隙中(图 3-73)。

【取穴】正坐或侧卧位,当腋中线与第四肋间隙之交点处,举臂取穴。

【解剖】有前锯肌和肋间内、外肌;有胸腹壁静脉,胸外侧动、静脉及第四肋间动、静脉;布有第四肋间神经外侧皮支,胸长神经之支。

【主治】①胸满,肋痛,腋下肿;②臂痛不举。

【操作】平刺 0.5～0.8 寸;可灸。

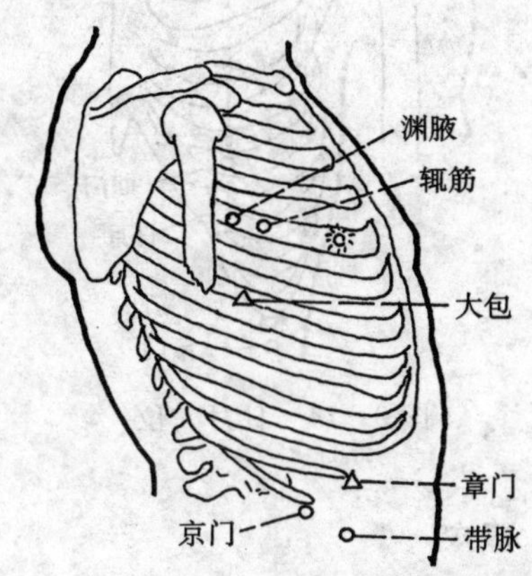

图 3-73　渊腋、辄筋、京门、带脉等穴位

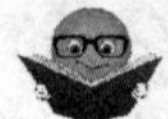

知识链接

风池穴为胆经与阳维脉的交会穴。阳维脉主阳主表,故本穴有疏风解表的作用,即治内风又治外风。风为百病之长,风寒、风热引起的头痛、鼻塞、恶寒、发热等,皆可使用本穴,可配大椎、外关、风府、曲池等穴。由风引起的头痛、眩晕、中风舌强不语,亦常以本穴为主穴之一,可配太冲、水沟等穴。足少阳经别系目系,本穴又为治疗目疾的主穴之一。

肩井的位置在躯干部的最高点,据今临床经验,有"降"的作用,有降逆化痰,催产通乳的作用。治疗上肢不遂针尖宜向后,治疗肩背疼痛针尖宜向外,治疗乳少、乳痈,针尖宜向前,这种操作既安全又有效。用右指在左侧肩井按揉,左掌在胃脘部轻柔,对胃脘痛有及时镇痛的效果。

23. 辄筋(Zhéjīn,GB 23)

【定位】在侧胸部,渊腋穴前 1 寸,第 4 肋间隙中(图 3-73)。

【解剖】在胸大肌外缘,有前锯肌,肋间内、外肌;有胸外侧动、静脉;布有第四肋间神经外侧皮支。

【主治】①肋痛,腋肿,肩背痛;②呕吐,吞酸;③气喘,胸满。

【操作】平刺 0.5～0.8 寸;可灸。

24. 日月*(Rìyuè,GB 24) 胆募穴

【定位】在上腹部,当乳头直下,第 7 肋间隙,前正中线旁开 4 寸(图 3-74)。

【取穴】正坐或侧卧位,于锁骨中线与第七肋间隙相交处取穴。

【解剖】有肋间内、外肌，肋下缘有腹外斜肌腱膜，腹内斜肌，腹横肌；有肋间动、静脉；布有第七或第八肋间神经。

【主治】①呕吐，吞酸，呃逆，黄疸，胃脘痛；②胁肋疼痛，胀满。

【操作】斜刺或平刺 0.5～0.8 寸；可灸。

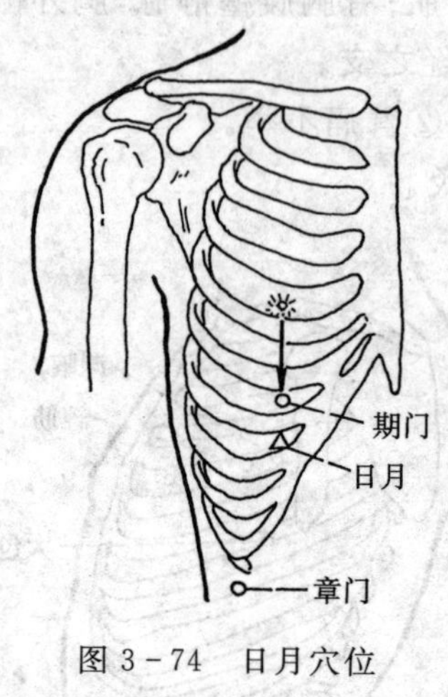

图 3-74 日月穴位

25. 京门*（Jīngmén，GB 25）募穴

【定位】在侧腰部，当第 12 肋游离端的下方(图 3-73)。

【解剖】有腹内、外斜肌及腹横肌；有第 11 肋间动、静脉；布有第 11 肋间神经。

【主治】①小便不利，水肿；②肠鸣，泄泻，腹胀，呕吐；③腰胁痛。

【操作】直刺 0.5～1 寸；可灸。

26. 带脉*（Dàimài，GB 26）

【定位】在侧腹部，当第 11 肋骨游离端下方垂线与脐水平线的交点上(图 3-73)。

【取穴】侧卧位，在第 11 肋骨游离端直下与脐相平处取穴。带脉、京门与章门，呈等边三角形。

【解剖】有腹内、外斜肌及腹横肌；有第 12 肋间动、静脉；布有第 12 肋间神经。

【主治】①月经不调，经闭，赤白带下，阴挺，疝气，小腹痛；②腰胁痛。

【操作】直刺 0.8～1.2 寸；可灸。

27. 五枢（Wǔshū，GB 27）

【定位】在侧腹部，当髂前上棘前 0.5 寸，横平脐下 3 寸处(图 3-75)。

【取穴】侧卧位，于髂前上棘内测凹陷处，约在与脐下 3 寸关元穴相平处取穴。

【解剖】有腹内、外斜肌及腹横肌；有旋髂浅、深动、静脉；布有髂腹下神经。

【主治】①少腹痛，腰胯痛，便秘；②阴挺，赤白带下，月经不调，疝气。

【操作】直刺 1～1.5 寸；可灸。

28. 维道（Wéidào，GB 28）

【定位】在侧腹部，当髂前上棘的前下方，五枢穴前下 0.5 寸(图 3-75)。

【解剖】在髂前上棘前内方，有腹内、外斜肌及腹横肌；有旋髂浅、深动、静脉；布有髂腹股

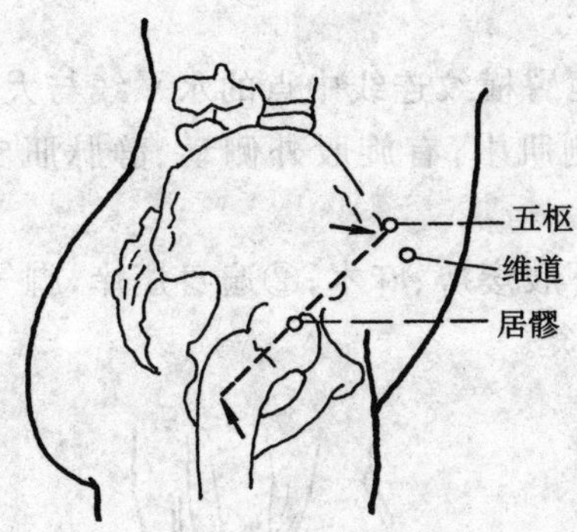

图 3－75　五枢、维道、居髎穴位

沟神经。

【主治】①少腹痛，腰胯痛，便秘，肠痈；②阴挺，疝气，带下，月经不调。

【操作】直刺 1～1.5 寸；可灸。

29. 居髎（Jūliáo，GB 29）

【定位】在髋部，当髂前上棘与股骨大转子最高点连线的中点处（图 3－75）。

【解剖】有臀中肌，臀小肌；有臀上动、静脉下支；布有臀上皮神经及臀上神经。

【主治】①腰腿痛，下肢痿痹；②疝气，少腹痛。

【操作】直刺 1～1.5 寸或斜刺 1.5～2 寸；可灸。

30. 环跳*（Huántiào，GB 30）

【定位】在股外侧部，侧卧屈股，当股骨大转子最高点与骶管裂孔连线的外 1/3 与中 1/3 交点处（图 3－76）。

【取穴】侧卧位，伸小腿，屈大腿（成 90 度），以拇指关节横纹按在大转子上，拇指指向脊柱，当拇指尖处是穴。

【解剖】在臀大肌、梨状肌下缘；内侧为臀下动、静脉；布有臀下皮神经，臀下神经，深部正当坐骨神经。

【主治】①腰胯疼痛，半身不遂，下肢痿痹；②遍身风疹；③闪挫腰疼。

【操作】直刺 2～3 寸；可灸。

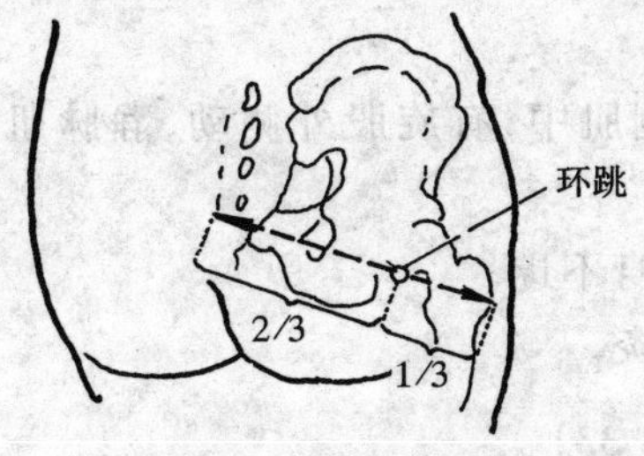

图 3－76　环跳穴位

31. 风市*（Fēngshì，GB 31）

【定位】在大腿外侧部的中线上，当腘横纹上 7 寸。或直立垂手时，中指尖处是穴（图

3－77）。

【取穴】侧卧位，当腘横纹至臀横纹连线中点的水平线与大腿外侧中线交点处取穴。

【解剖】在阔筋膜下，股外侧肌中；有旋股外侧动、静脉肌支；布有股外侧皮神经，股神经肌支。

【主治】①中风半身不遂，下肢痿痹、麻木；②遍身瘙痒，脚气。

【操作】直刺 1～1.5 寸；可灸。

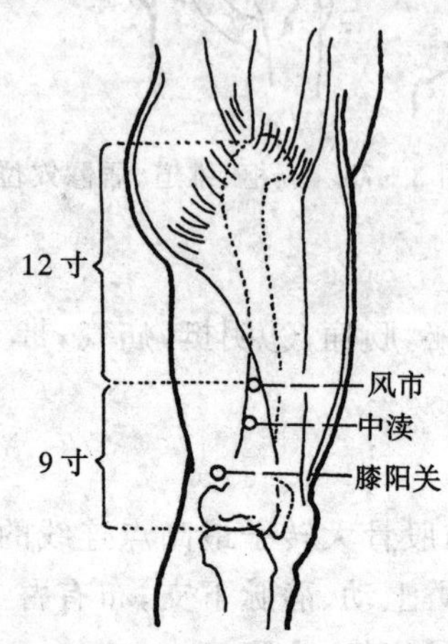

图 3－77　风市、中渎、膝阳关穴位

知识链接

风市为治疗风证的常用穴。大凡中风偏瘫、风寒、风热、风湿引起的下肢痹痛，风邪遏于肌表引起的风疹，皆可以本穴施治。配阳陵泉、悬钟主治下肢痿痹；配风池、曲池、血海主治风疹。

阳陵泉穴为足少阳胆经的下合穴，胆经布胁肋，与肝相表里。凡肝胆气郁或肝胆湿所致的胁肋疼痛、黄疸、胆绞痛等，皆以本穴为主穴之一，常配伍太冲、外关、期门、日月、肝俞、胆俞等。本穴又为筋会，故下肢诸疾亦常以本穴为主穴之一。配环跳、委中、悬钟等主治下肢痿痹。

32. 中渎（Zhōngdú，GB 32）

【定位】在大腿外侧，当风市穴下 2 寸，或腘横纹上 5 寸，股外侧肌与股二头肌之间（图 3－77）。

【解剖】在阔筋膜下，股外侧肌中；有旋股外侧动、静脉肌支；布有股外侧皮神经，股神经肌支。

【主治】下肢痿痹、麻木，半身不遂。

【操作】直刺 1～1.5 寸；可灸。

33. 膝阳关（Xīyángguān，GB 33）

【定位】在膝外侧，当阳陵泉穴上 3 寸，股骨外上髁外上方凹陷中（图 3－77）。

【解剖】在髂胫束后方，股二头肌腱前方；有膝上外侧动、静脉；布有股外侧皮神经末支。

【主治】半身不遂，膝膑肿痛挛急，小腿麻木。

【操作】直刺 1～1.5 寸；可灸。

34. 阳陵泉*（Yánglíngquán，GB 34）合穴　胆下合穴　筋会

【定位】在小腿外侧，当腓骨小头前下方凹陷处（图 3－78）。

【解剖】在腓骨长、短肌中；有膝下外侧动、静脉；当腓总神经分为腓浅神经及腓深神经处。

【主治】①胁肋痛，口苦，呕吐，黄疸；②半身不遂，下肢痿痹、麻木，膝肿痛，脚气；③小儿惊风。

【操作】直刺或向下斜刺 1～1.5 寸；可灸。

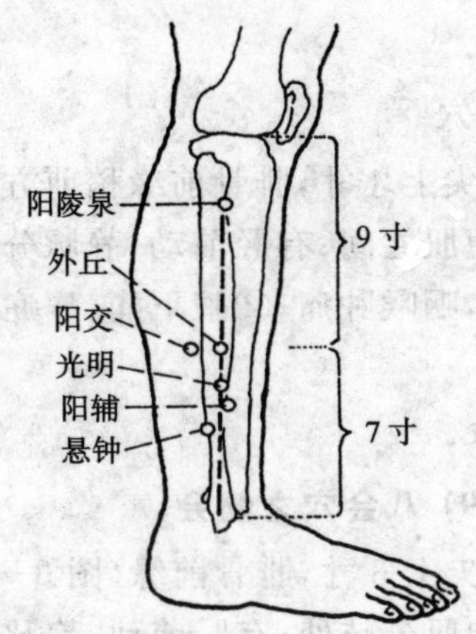

图 3－78　阳陵泉、阳交、外丘、光明、阳辅、悬钟穴位

35. 阳交（Yángjiāo，GB 35）阳维脉郄穴

【定位】在小腿外侧，当外踝尖上 7 寸，腓骨后缘（图 3－78）。

【取穴】正坐或侧卧位，当腘横纹至外踝尖连线中点下 1 寸的水平线，与腓骨后缘垂线交点处取穴。

【解剖】在腓骨长肌附着部；布有腓肠外侧皮神经。

【主治】①胸胁胀满疼痛；②膝股痛，下肢痿痹；③癫痫、惊狂。

【操作】直刺 0.5～1 寸；可灸。

36. 外丘（Wàiqiū，GB 36）郄穴

【定位】在小腿外侧，当外踝尖上 7 寸，腓骨前缘，平阳交穴（图 3－78）。

【取穴】正坐或侧卧位，当腘横纹至外踝尖连线中点下 1 寸的水平线，与腓骨前缘垂线交点处取穴。以下腓骨前缘腧穴取穴方法同此。

【解剖】在腓骨长肌和趾总伸肌之间，深层为腓骨短肌；有胫前动、静脉肌支；布有腓浅神经。

【主治】①胸胁痛；②颈项强痛，下肢痿痹；③疯犬伤毒不出，癫疾。

【操作】直刺 0.5～1 寸；可灸。

37. 光明*（Guāngmíng，GB 37）络穴

【定位】在小腿外侧，当外踝尖上 5 寸，腓骨前缘（图 3－78）。

【解剖】在趾长伸肌和腓骨短肌之间；有胫前动、静脉分支；布有腓浅神经。

【主治】①目痛，夜盲，近视，目视不明；②乳胀痛，乳汁少；③膝痛，下肢痿痹。

【操作】直刺 0.5～1 寸；可灸。

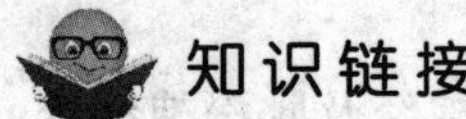

光明穴为足少阳胆经的络穴，通肝胆二经，胆经经别系目系，肝经连目系，故本穴是治疗各种目疾的常用穴。配睛明、承泣、瞳子髎主治目痛；配太冲对青少年近视有效。

悬钟主要用于落枕、颈项强痛等症。落枕者，边做捻转手法，边另患者活动颈项，常获良效。

38. 阳辅（Yángfǔ，GB 38）经穴

【定位】在小腿外侧，当外踝尖上 4 寸，腓骨前缘稍前方（图 3－78）。

【解剖】在趾长伸肌和腓骨短肌之间；有胫前动、静脉分支；布有腓浅神经。

【主治】①偏头痛，目外眦痛，咽喉肿痛；②腋下痛，瘰疬，胸、胁、下肢外侧痛；③下肢痿痹，恶寒发热，脚气。

【操作】直刺 0.5～1 寸；可灸。

39. 悬钟*（Xuánzhōng，GB 39）八会穴之髓会

【定位】在小腿外侧，当外踝尖上 3 寸，腓骨前缘（图 3－78）。

【解剖】在腓骨短肌与趾长伸肌分歧处；有胫前动、静脉分支；布有腓浅神经。

【主治】①偏头痛，咽喉肿痛，颈项强痛；②胸腹胀满，胁肋疼痛；③膝腿痛，脚气，下肢痿痹；④痔疾，便秘。

【操作】直刺 0.5～0.8 寸；可灸。

40. 丘墟*（Qiūxū，GB 40）原穴

【定位】在足外踝的前下方，当趾长伸肌腱的外侧凹陷处（图 3－79）。

【解剖】在趾短伸肌起点；有外踝前动、静脉分支；布有足背中间皮神经分支及腓浅神经分支。

【主治】①偏头痛，颈项痛，胸胁痛，下肢痿痹，外踝肿痛，脚气；②足内翻，足下垂；③疟疾。

【操作】直刺 0.5～0.8 寸；可灸。

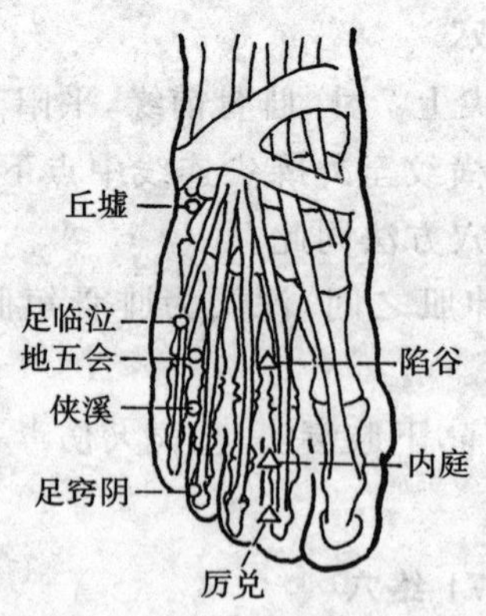

图 3－79　丘墟、足临泣、地五会、侠溪、足窍阴等穴位

41. 足临泣*（Zúlínqì，GB 41）输穴，八脉交会穴 通带脉

【定位】在足背外侧，当第4、5跖骨底结合部的前方，第5趾长伸肌腱外侧凹陷处（图3－79）。

【解剖】有足背静脉网，第四趾背侧动、静脉；布有足背中间皮神经。

【主治】①偏头痛，目外眦痛，目眩，目涩；②乳痈，乳胀，月经不调；③胁肋痛，足跗肿痛；④瘰疬，疟疾。

【操作】直刺0.5～0.8寸；可灸。

42. 地五会（Dìwǔhuì，GB 42）

【定位】在足背外侧，当第4、5跖骨间，第4、5跖趾关节近端凹陷中（图3－79）。

【解剖】有足背静脉网，第四跖背侧动、静脉；布有足背中间皮神经。

【主治】①头痛，目赤痛，耳鸣，耳聋。②乳痈，乳胀。③胸满，胁痛，足跗肿痛。

【操作】直刺或斜刺0.5～0.8寸；可灸。

43. 侠溪（Xiáxī，GB 43）荥穴

【定位】在足背外侧，当第4、5趾间，趾蹼缘后方赤白肉际处（图3－79）。

【取穴】正坐垂足着地，于足背第四、五趾趾缝端取穴。

【解剖】有趾背侧动、静脉；布有足背中间皮神经之趾背侧神经。

【主治】①头痛，眩晕，耳鸣，耳聋，目赤痛；②乳痈，胸胁痛；③热病。

【操作】直刺或斜刺0.3～0.5寸；可灸。

44. 足窍阴*（Zúqiàoyīn，GB 44）井穴

【定位】在第4趾末节外侧，趾甲根角旁约0.1寸（图3－79）。

【取穴】正坐垂足或仰卧位，于第四趾爪甲外侧缘与基底部各作一线，两线交点处取穴。

【解剖】有趾背侧动、静脉和趾跖动脉形成的动脉网；布有趾背侧神经。

【主治】①目眩，目赤肿痛，耳聋，耳鸣，咽喉肿痛；②偏头痛，失眠多梦；③胸胁痛，足跗肿痛；④热病。

【操作】浅刺0.1～0.2寸，或点刺出血；可灸。

十二、足厥阴肝经（Jueyin Liver Meridian of Foot，LR）

（一）经脉循行

足厥阴肝经起于足大趾上毫毛部（大敦穴），向上沿足背至内踝前1寸处，向上沿胫骨内缘，在内踝上8寸处交出足太阴脾经之后，上行过膝内侧，沿大腿内侧中线进入阴毛中，环绕阴部，至小腹，挟胃两旁，属肝，络胆，向上穿过膈肌，分布于胁肋部。沿喉咙的后边，向上进入鼻咽部，上行连接于“目系”（眼球连系于脑的部位），上出于前额，与督脉会合于巅顶。

“目系”支脉：从“目系”下行颊里，环绕唇内。

肝部支脉：从肝分出，穿过膈肌，向上流注于肺，与手太阴肺经相接（图3－80）。

（二）主治概要

本经腧穴主治肝胆病、脾胃病、妇科、前阴病及经脉循行部位的其他病症。

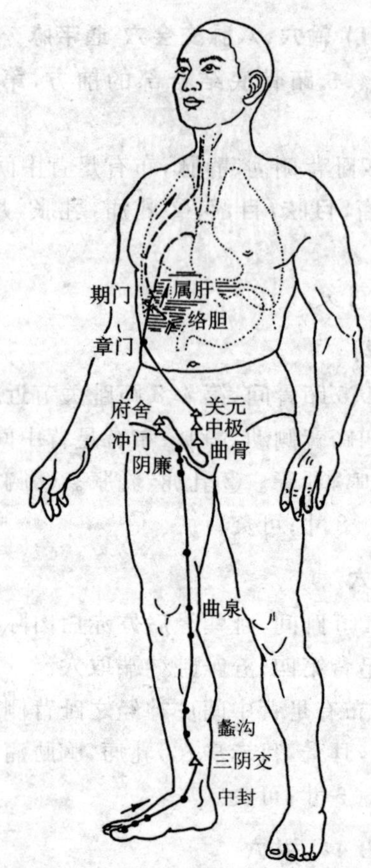

图 3-80　足厥阴肝经循行图

(三)本经腧穴(14 穴)

1. 大敦*(Dàdūn,LR 1) 井穴

【定位】在足大指末节外侧,趾甲根角旁约 0.1 寸(图 3-81)。

【取穴】正坐伸足或仰卧位,从足大趾爪甲外侧缘与基底部各作一线,于交点处取穴。

【解剖】有足趾背动、静脉;布有腓神经的趾背神经。

【主治】①疝气少腹痛;②癃闭,遗尿;③崩漏,阴挺,月经不调,经闭;④癫痫。

【操作】浅刺 0.1～0.2 寸,或点刺出血;可灸。

2. 行间*(Xíngjiān,LR 2) 荥穴

【定位】在足背侧,当第 1、2 趾间,趾蹼缘后方赤白肉际处(图 3-81)。

【解剖】有足背静脉网;第一趾背侧动、静脉;腓神经的跖背侧神经分为趾背神经的分歧处。

【主治】①头痛,目眩,目赤肿痛,青盲,口㖞;②失眠,中风,癫痫;③月经不调,痛经,崩漏,带下,小便不利,尿痛;④胁肋疼痛,黄疸。

【操作】直刺 0.3～0.5 寸;可灸。

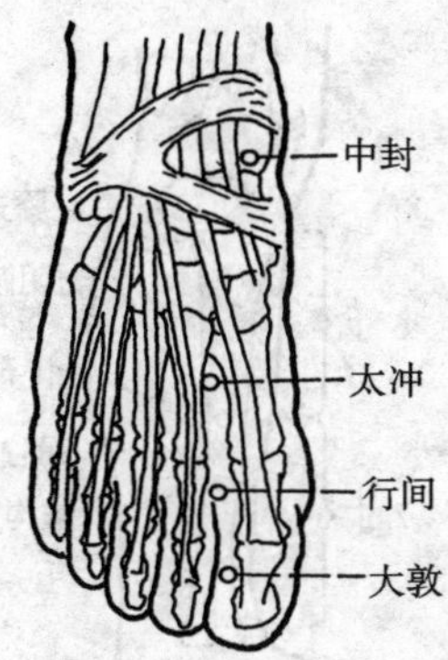

图 3-81　大敦、行间、太冲、中封等穴位

知识链接

行间为肝经的荥穴，"荥主身热"。故临床常以本穴治疗肝阳上亢的头痛、眩晕，肝火所致的目赤肿痛，及月经过多等妇科病证。有疏肝泻火的作用，可与太冲互参。

肝主藏血，主疏泄。太冲穴为肝经的原穴。其脉过阴器，布胁肋，环唇内，系目系，上达巅顶，故男女生育，泌尿疾病，胸胁胀满，脾胃诸疾，口眼㖞斜，头痛，目眩，目疾，诸情志病中，凡因肝经失调所致者，皆以本穴为主穴之一。它有疏肝理气、行气活血、清利湿热的作用，与合谷相配名曰"四关"，治疗以上病症，疗效更著。

3. 太冲*（Tàichōng，LR 3）输穴　原穴

【定位】在足背侧，当第 1、2 跖骨结合部前方凹陷中，足背动脉搏动处（图 3-81）。

【解剖】在拇长伸肌腱外缘；有足背静脉网，第一跖背侧动脉；布有腓深神经的跖背侧神经，深层为胫神经足底内侧神经。

【主治】①头痛，眩晕，目赤肿痛，耳鸣，耳聋，口眼歪斜；②郁证，胁痛，腹胀；③下肢痿痹，行路困难；④月经不调，痛经，闭经，崩漏，带下，疝气，遗尿，癃闭；⑤中风，癫痫，小儿惊风。

【操作】直刺 0.5～1 寸；可灸。

4. 中封*（Zhōngfēng，LR 4）经穴

【定位】在足背侧，当内踝前，胫骨前肌腱的内侧缘凹陷中（图 3-81）。

【解剖】在胫骨前肌腱的内侧；有足背静脉网；布有足背侧皮神经的分支及隐神经。

【主治】①疝气，遗精，小便不利，腹痛；②下肢痿痹，足踝肿痛。

【操作】直刺 0.5～0.8 寸；可灸。

5. 蠡沟*（Lígōu，LR 5）络穴

【定位】在小腿内侧，当内踝尖上 5 寸，胫骨内侧面的中央（图 3-82）。

【取穴】正坐或仰卧位，先在内踝尖上 5 寸的胫骨内侧面上做一水平线，在该线与胫骨内侧面中央的交点处取穴。

【解剖】在胫骨内侧面下三分之一处；其内后侧有大隐静脉；布有隐神经的前支。

【主治】①外阴瘙痒，阳强不倒，睾丸肿痛；②月经不调，小便不利，赤白带下；③足胫疼痛。

【操作】平刺 0.5～0.8 寸；可灸。

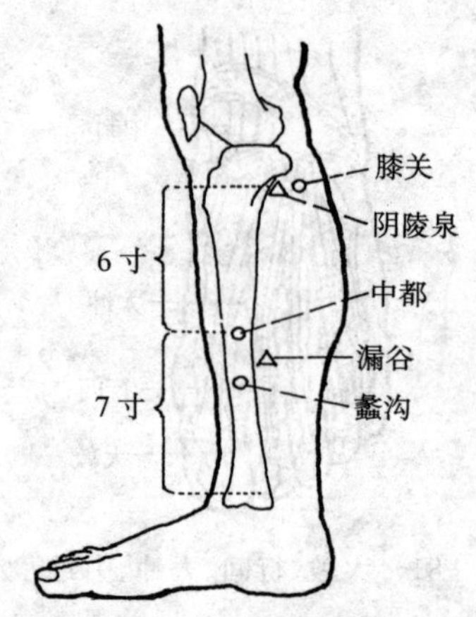

图 3－82　蠡沟、中都、膝关等穴位

6. 中都(Zhōngdū,LR 6) 郄穴

【定位】在小腿内侧,当内踝尖上 7 寸,胫骨内侧面的中央(图 3－82)。

【取穴】正坐或仰卧位,先在内踝尖上 7 寸的胫骨内侧面上做一水平线,在该线与胫骨内侧面中央的交点处取穴。

【解剖】在胫骨内侧面中央;其内后侧有大隐静脉;布有隐神经的中支。

【主治】①两胁痛,腹胀,腹痛,泄泻;②疝气,崩漏;③下肢痿痹。

【操作】平刺 0.5～0.8 寸;可灸。

7. 膝关(Xīguān,LR 7)

【定位】在小腿内侧,当胫骨内上髁的后下方,阴陵泉穴后 1 寸,腓肠肌内侧头的上部(图 3－82、图3－83)。

【解剖】在胫骨内侧后下方,腓肠肌内侧头的上部;深部有胫后动脉;布有腓肠内侧皮神经,深层为胫神经。

【主治】膝部肿痛,下肢痿痹。

【操作】直刺 1～1.5 寸;可灸。

8. 曲泉*(Qūquán,LR 8) 合穴

【定位】屈膝,当膝内侧,腘横纹内侧端,半腱肌和半膜肌肌腱内缘凹陷中(图 3－83)。

【取穴】屈膝,于膝内侧横纹端凹陷处取穴。

【解剖】在胫骨内髁后缘,半膜肌、半腱肌止点前上方;有大隐静脉,膝最上动脉;布有隐神经、闭孔神经,深向腘窝可及胫神经。

【主治】①小腹痛,小便不利,疝气;②月经不调,赤白带下,痛经,阴挺,阴痒,外阴疼痛,遗精;③膝股内侧痛。

【操作】直刺 0.8～1.2 寸;可灸。

9. 阴包(Yīnbāo,LR 9)

【定位】在大腿内侧,当股骨内上髁上 4 寸,缝匠肌后缘(图 3－83)。

【解剖】在股内肌与缝匠肌之间,内收长肌中点,深层为内收短肌;有股动、静脉,旋股内侧

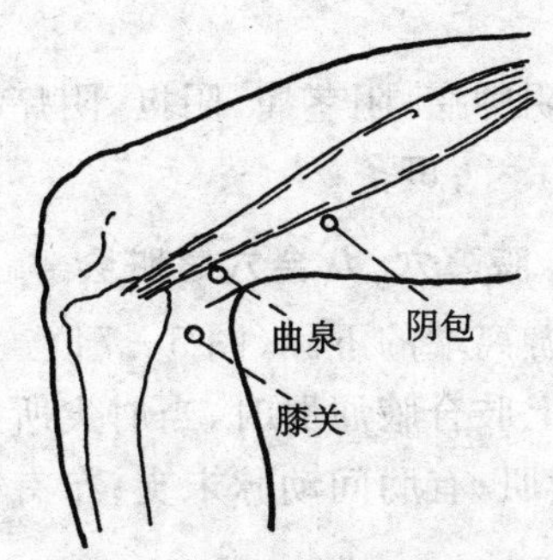

图 3-83 膝关、曲泉、阴包等穴位

动脉浅支;布有股前皮神经,闭孔神经浅、深支。

【主治】①腰骶引小腹痛,膝股疼痛。②月经不调,小便不利,遗尿。

【操作】直刺 1～1.5 寸;可灸。

10. 足五里(Zúwǔli,LR 10)

【定位】在大腿内侧,当气冲穴直下 3 寸,大腿根部,耻骨结节下方,长收肌的外缘(图 3-84)。

【解剖】有内收长肌,内收短肌;有股内侧动脉浅支;布有闭孔神经浅支和深支。

【主治】①小腹胀痛,小便不利;②阴挺,睾丸肿痛;③瘰疬。

【操作】直刺 1～1.5 寸;可灸。

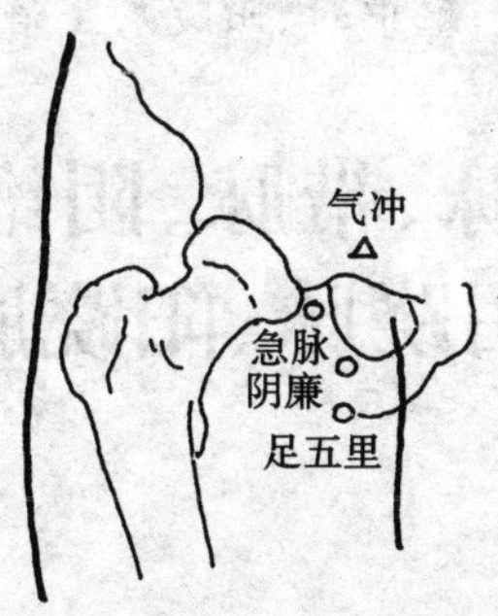

图 3-84 足五里、阴廉、急脉等穴位

11. 阴廉(Yīnlián,LR 11)

【定位】在大腿内侧,当气冲穴直下 2 寸,大腿根部,耻骨结节下方,长收肌的外缘(图 3-84)。

【解剖】有内收长肌和内收短肌;有旋股内侧动、静脉的分支;布有股神经的内侧皮支,深层为闭孔神经的浅支和深支。

【主治】①月经不调,带下,小腹胀痛,外阴瘙痒;②下肢内侧痛,下肢痿痹。

【操作】直刺 1～1.5 寸;可灸。

12. 急脉(Jímài,LR 12)

【定位】在腹股沟,横平耻骨联合上缘,前正中线旁开 2.5 寸(图 3-84)。

【解剖】有阴部外动、静脉分支及腹壁下动、静脉的耻骨支,外方有股静脉;布有髂腹股沟神经，深层为闭孔神经的分支。

【主治】①疝气，少腹痛；②外阴肿痛，阴茎痛，阴挺，阴痒；③股内侧痛。

【操作】避开动脉，直刺 0.5～1 寸；可灸。

13. 章门*（Zhāngmén，LR 13）脾募穴，八会穴之脏会

【定位】在侧腹部，当第 11 肋游离端的下际（图 3－74）。

【取法】侧卧位，在腋中线上，上肢合腋屈肘时，当肘尖所止处是穴。

【解剖】有腹内、外斜肌及腹横肌；有肋间动脉末支；布有第十、十一肋间神经；右侧当肝脏下缘，左侧当脾脏下缘。

【主治】①腹痛，腹胀，肠鸣，泄泻；②胁痛，痞块，黄疸。

【操作】斜刺 0.5～0.8 寸；可灸。

14. 期门*（Qīmén，LR 14）肝募穴

【定位】在胸部，当乳头直下，第 6 肋间隙，前正中线旁开 4 寸（图 3－74）。

【解剖】有腹直肌，肋间肌；有肋间动、静脉；布有第六、七肋间神经。

【主治】①郁证；②胸胁胀痛，乳痈；③腹胀，呃逆，吞酸。

【操作】斜刺或平刺 0.5～0.8 寸；可灸。

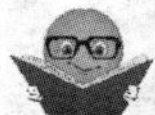 **知识链接**

期门穴当胁肋部，为肝胆之分野。既可疏通局部气血，又可理肝胆之气，故为上述诸证的常用穴。配日月、阳陵泉主治胆结石；配中封、阳陵泉主治黄疸；配足三里、内关主治呃逆。

第三节　冲脉、带脉、阴维脉、阳维脉、阴跷脉、阳跷脉及腧穴

一、冲脉

（一）经脉循行

冲脉起于小腹内，下出于会阴部，向上行于脊柱之内，其外行者经气冲与足少阴经交会，沿着腹部两侧，上行至胸中而散，并上达咽喉，环绕口唇（图 3－85）。

（二）主要病候

月经不调，不孕不育，遗尿，腹部气逆而拘急。

（三）交会腧穴

会阴、阴交（任脉）、气冲（足阳明胃经）、横骨、大赫、气穴、四满、中注，肓俞、商曲、石关、阴都、通谷、幽门（足少阴肾经）。

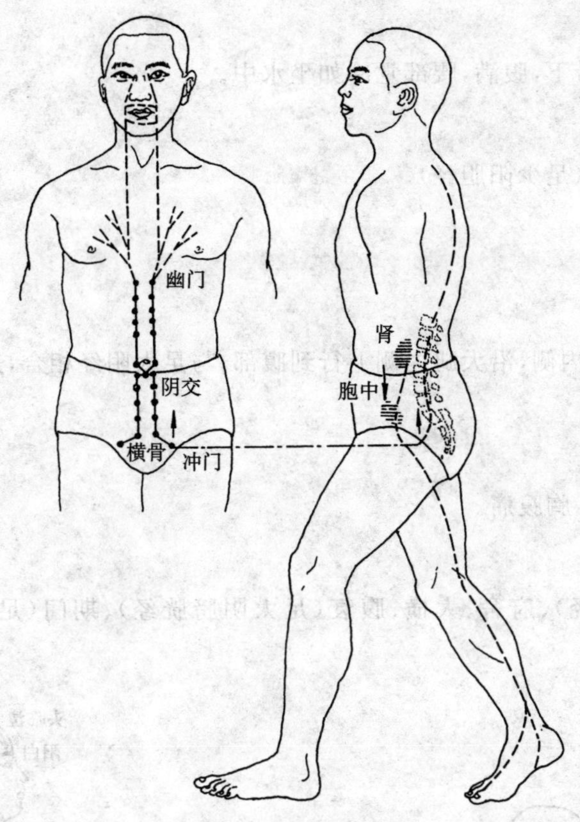

图 3-85　冲脉循行图

二、带脉

(一)经脉循行

带脉起于季肋部的下面，斜向下行到带脉，五枢、维道穴、横行绕身一周(图 3-86)。

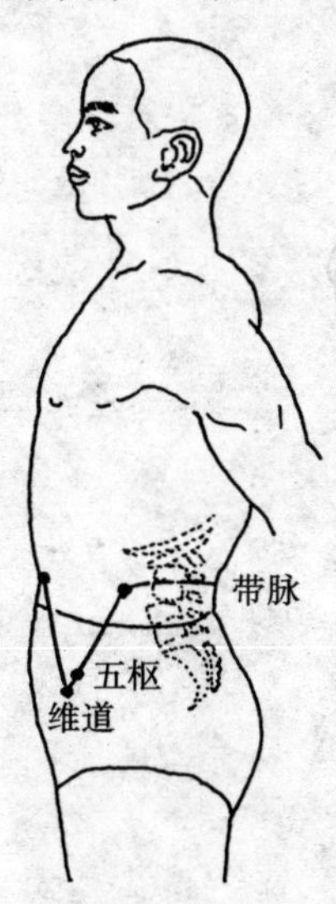

图 3-86　带脉循行图

(二)主要病候

月经不调,赤白带下,腹满,腰部觉冷如坐水中。

(三)交会腧穴

带脉、五枢、维道(足少阳胆经)。

三、阴维脉

(一)经脉循行

阴维脉起于小腿内侧,沿大腿内侧上行到腹部,与足太阴经相合,过胸部,与任脉会合于颈部(图 3-87)。

(二)主要病候

心痛,忧郁,胃痛,胸腹痛。

(三)交会腧穴

筑宾(足少阴肾经)、府舍、大横、腹衰(足太阴膀胱经)、期门(足厥阴肝经)、天突、廉泉(任脉)。

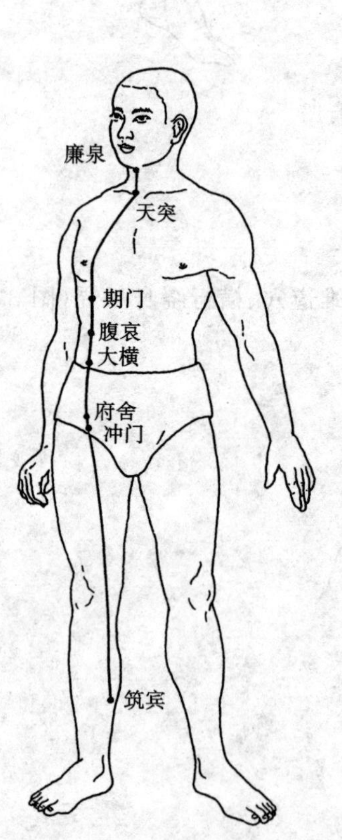

图 3-87 阴维脉循行图

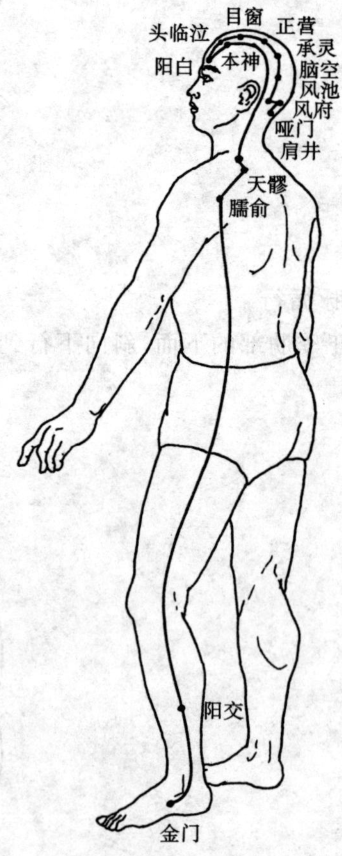

图 3-88 阳维脉循行图

四、阳维脉

(一)经脉循行

阳维脉起于足跟外侧，向上经过外踝，沿足少阳经上行髋关节部，经胁肋后侧，从腋后上肩，至前额. 再到项后，合于督脉(图 3－88)。

(二)主要病候

恶寒发热，腰痛。

(三)交会腧穴

金门(足太阳膀胱经)、阳交(足少阳胆经)、俞臑(手太阳小肠经)、天髎(手少阳三焦经)，肩井(足少阳胆经)、头维(足阳明胃经)、本神、阳白、头临泣、目窗、正营、承灵、脑空、风池(足少阳胆经)、风府、哑门(督脉)。

五、阴跷脉

(一)经脉循行

阴跷脉起于足舟骨后方，上行内踝的上面，直上沿小腿、大腿内侧，经阴部，上行沿胸部内侧，进入锁骨上窝，上经人迎的上面，过颧部到目内眦，与足太阳经和阳跷脉相会合(图3－89)。

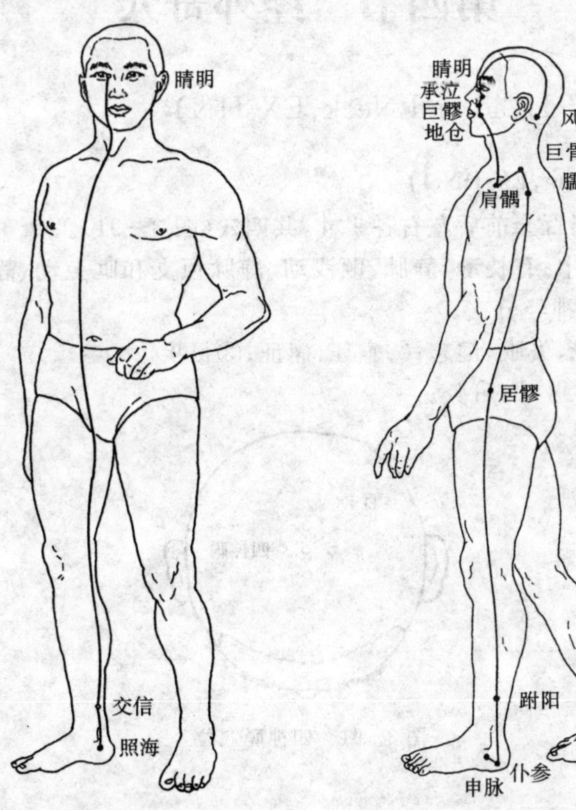

图 3－89　阴跷脉循行图　　图 3－90　阳跷脉循行图

(二)主要病候

多眠,癃闭,肢体筋脉出现的阳缓阴急。

(三)交会腧穴

照海、交信(足少阴肾经)、晴明(足太阳膀胱经)。

六、阳跷脉

(一)经脉循行

阳跷脉起于足跟外侧,经外踝上行腓骨后缘,沿股部外侧和胁后上肩,过颈部上挟口角,进入目内眦,与阴跷脉相合,再沿足太阳经上额,与足少阳经合于风池(图 3-90)。

(二)主要病候

目痛从内眦始,不眠。

(三)交会腧穴

申脉、仆参、跗阳(足太阳经)、居髎(足少阳经)、臑俞(手太阳经)、肩髃、巨骨(手阳明经)、天髎(手少阳经)、地仓、巨髎、承泣(足阳明经)、晴明(足太阳经)。

第四节　经外奇穴

一、头颈部(Points of Head and Neck, EX-HN)

1. 四神聪*(Sìshéncōng, EX-HN 1)

【定位】在头顶部,当百会前后左右各 1 寸,共四穴(图 3-91)。

【解剖】在帽状腱膜中;有枕动、静脉、颞浅动、静脉顶支和眶上动、静脉的吻合网;布有枕大神经、耳颞神经及眶上神经分支。

【主治】①头痛,眩晕,失眠,健忘;②癫狂,痫证;③目疾。

【操作】平刺 0.5～0.8 寸;可灸。

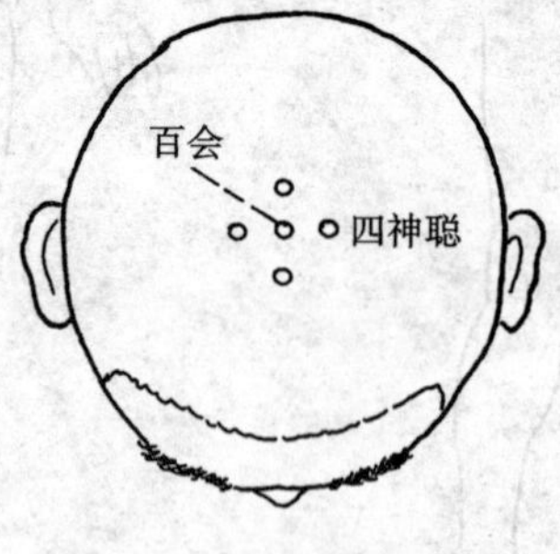

图 3-91　四神聪穴位

2. 鱼腰*(Yúyāo, EX-HN 2)

【定位】在额部,瞳孔直上,眉毛正中(图 3-92)。

【解剖】在眼轮匝肌中；有额动、静脉外侧支；布有眶上神经、面神经的分支。

【主治】①目赤肿痛，目翳，眼睑动，眼睑下垂；②眉棱骨痛。

【操作】平刺0.3～0.5寸；禁灸。

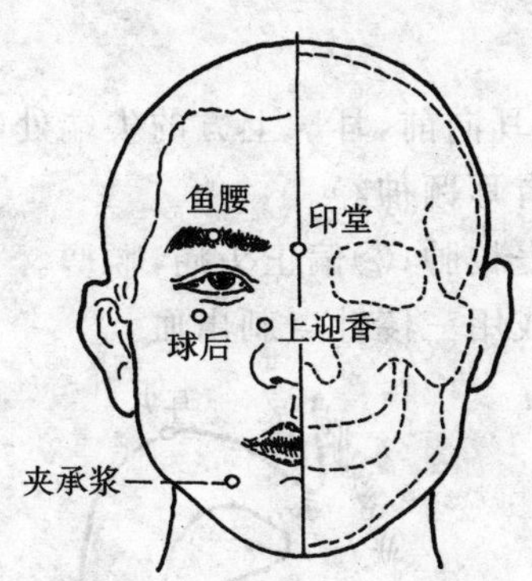

图3-92　印堂、鱼腰、球后、上迎香、夹承浆穴位

3. 球后*(Qiúhòu, EX-HN 3)

【定位】在面部，当眶下缘外1/4与内3/4交界处(图3-92)。

【解剖】在眼轮匝肌中，深部为眼肌；浅层有面动、静脉；布有面神经颧支和眶下神经、结状神经结和视神经，深层有眼神经。

【主治】目疾，如视神经炎，视神经萎缩，视网膜色素变性，青光眼，早期白内障，近视。

【操作】沿眶下缘从外下向内上，向视神经孔方向刺0.5～1寸。

4. 上迎香(Shàngyíngxiāng, EX-HN 4)

【定位】在面部，当鼻翼软骨与鼻甲的交界处，近鼻唇沟上端处(图3-92)。

【解剖】在上唇方肌中；有面动、静脉之支；布有筛前神经、眶下神经分支及滑车下神经。

【主治】鼻塞，鼻中瘜肉，鼻部疮疖。

【操作】向内上方斜刺0.3～0.5寸；可灸。

5. 太阳*(Tàiyáng, EX-HN 5)

【定位】在颞部，当眉梢与目外眦之间，向后约一横指的凹陷处(图3-93)。

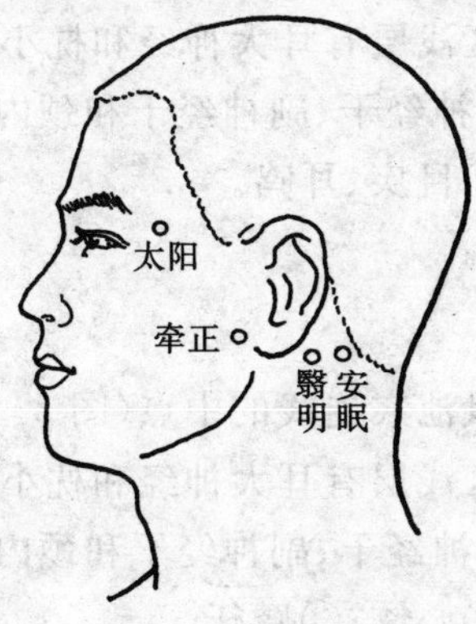

图3-93　太阳、牵正、翳明、安眠穴位

【解剖】在颞筋膜及颞肌中；有颞浅动、静脉；布有三叉神经第二、三支分支，面神经颞支。

【主治】①偏正头痛，牙痛，三叉神经痛；②目赤肿痛，目眩，目涩；③面瘫。

【操作】直刺或斜刺 0.3～0.5 寸；或用三棱针点刺出血。

6. 耳尖(Erjiān,EX-HN 6)

【定位】在耳廓的上方，当折耳向前，耳廓上方的尖端处(图 3-94)。

【解剖】有耳后动、静脉；布有耳颞神经。

【主治】①目赤肿痛，目翳，麦粒肿；②偏正头痛，喉痹。

【操作】直刺 0.1～0.2 寸；或用三棱针点刺出血。

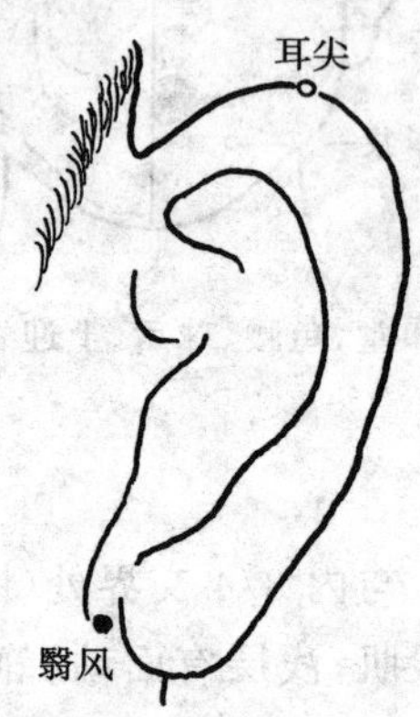

图 3-94 耳尖穴位

7. 牵正(Qiānzhèng,EX-HN 7)

【定位】在面颊部，耳垂前 0.5～1 寸处(图 3-93)。

【解剖】在咬肌中，浅层有耳大神经分布；深层有面神经颊支、下颌神经咬肌支和咬肌动脉分布。

【主治】口㖞、口疮。

【操作】向前斜刺 0.5～0.8 寸；可灸。

8. 翳明*(Yìmíng,EX-HN 8)

【定位】在项部，当翳风后 1 寸(图 3-93)。

【解剖】在胸锁乳突肌上，穴区浅层有耳大神经和枕小神经分布；深层有副神经、颈神经后支和耳后动脉分布；再深层有迷走神经干、副神经干和颈内动、静脉经过。

【主治】①头痛、眩晕、失眠；②目疾、耳鸣。

【操作】直刺 0.5～1 寸；可灸。

9. 安眠*(Ānmián,EX-HN 9)

【定位】在项部，当翳风穴与风池穴连线的中点(图 3-93)。

【解剖】在胸锁乳突肌上，穴区浅层有耳大神经和枕小神经分布；深层有副神经、颈神经后支和耳后动脉分布；再深层有迷走神经干、副神经干和颈内动、静脉经过。

【主治】①失眠、头痛、眩晕；②心悸；③癫狂。

【操作】直刺 0.8～1.2 寸；可灸。

10. 金津、玉液*（Jīnjīn、Yùyè，EX-HN 10）

【定位】在口腔内，当舌系带两侧静脉上，左为金津，右为玉液（图 3－95）。

【解剖】穴区浅层有舌神经（发自下颌神经）和舌深静脉干经过；深层有舌神经、舌下神经和舌动脉分布。

【主治】①口疮、舌强、舌肿；②呕吐、消渴。

【操作】点刺出血。

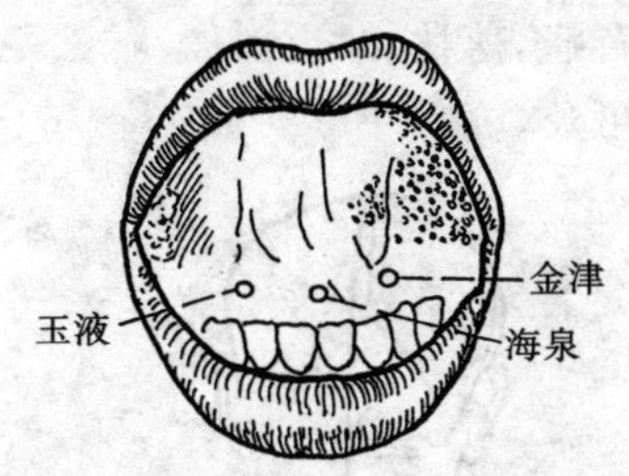

图 3－95　海泉、金津、玉液等穴位

二、胸腹部（Points of chest and abdomen，EX-CA）

1. 子宫*（Zǐgōng，EX-CA 1）

【定位】在下腹部，当脐中下 4 寸，中极旁开 3 寸（图 3－96）。

【解剖】在腹内、外斜肌中，穴区浅层有髂腹下神经和腹壁浅动脉分布；深层有髂腹股沟神经的肌支和腹壁下动脉分布；再深层可进入腹腔刺及小肠。

【主治】阴挺，月经不调，痛经，崩漏，不孕。

【操作】直刺 0.8～1.2 寸；可灸。

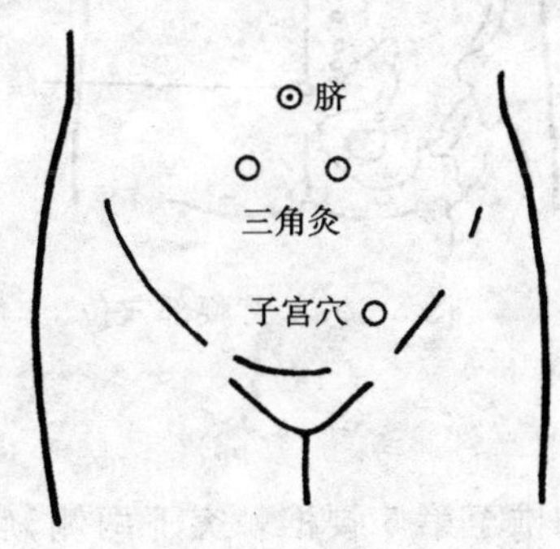

图 3－96　子宫穴位

2. 三角灸*（Sānjiǎojiǔ，EX-CA 2）

【定位】以患者两口角之间的长度为一边，作等边三角形，将顶角置于患者脐心，底边呈水平线，两底角处是该穴（图 3－97）。

【解剖】在腹直肌中，穴区有腹壁下动、静脉和第 10 肋间神经分布。

【主治】疝气，腹痛。

【操作】艾炷灸 5～7 壮。

三、背腰部(Points of Back,EX-B)

1. 定喘*(Dìngchuǎn,EX-B 1)

【定位】在背部,当第 7 颈椎棘突下,旁开 0.5 寸(图 3-97)。

【解剖】在斜方肌、菱形肌、上后锯肌、头夹肌、头半棘肌中,穴区浅层有颈神经后支的皮支分布;深层有颈神经后支的肌支、副神经和颈横动脉、颈深动脉分布。

【主治】①哮喘,咳嗽;②肩背痛,落枕。

【操作】直刺 0.5~0.8 寸;可灸。

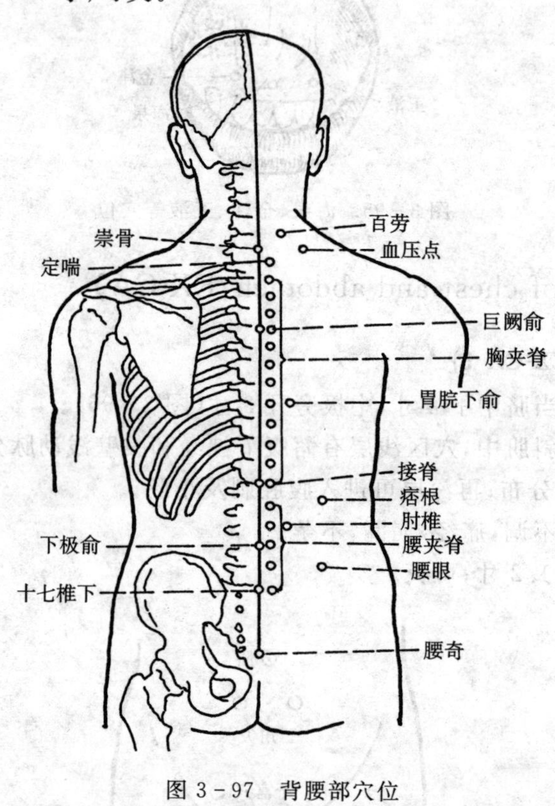

图 3-97 背腰部穴位

2. 夹脊*(Jiájǐ,EX-B 2)

【定位】在背腰部,当第 1 胸椎至第 5 腰椎棘突下两侧,后正中线旁开 0.5 寸,一侧 17 穴,左右共 34 穴(图 3-97)。

【解剖】在背肌浅层(斜方肌、菱形肌、胸腰筋膜、后锯肌)及背肌深层(竖脊肌)中。穴区浅层有胸或腰神经后支的皮支分布;深层有胸或腰神经后支和肋间后动脉、腰动脉分布。

【主治】适应范围较广,其中上胸部的穴位治疗心肺、上肢疾病;下胸部的穴位治疗胃肠疾病;腰部的穴位治疗腰腹及下肢疾病。

【操作】直刺 0.3~0.5 寸,或用梅花针叩刺;可灸。

3. 胃脘下俞(Wèiwǎnxiàshū,EX-B 3)

【定位】在背部,当第 8 胸椎棘突下,旁开 1.5 寸(图 3-97)。

【解剖】在斜方肌、背阔肌中，穴区浅层有第8胸神经后支的皮支分布；深层有第8胸神经后支的肌支和肋间后动脉分布。

【主治】①胃痛，腹痛，胸胁痛；②消渴。

【操作】斜刺0.3～0.5寸；可灸。

4. 腰眼*（Yāoyǎn，EX-B 4）

【定位】在腰部，当第4腰椎棘突下，旁开约3.5寸凹陷中（图3－97）。

【解剖】在背阔肌、腰方肌中，穴区浅层有第3腰神经后支的皮支分布；深层有第4腰神经后支的肌支和腰动脉分布。

【主治】①腰痛；②月经不调，带下；③虚劳。

【操作】直刺1～1.5寸；可灸。

5. 十七椎（Shíqīzhuī，EX-B 5）

【定位】在腰部，当后正中线上，第5腰椎棘突下（图3－97）。

【解剖】在棘上韧带、棘间韧带中，穴区浅层有第5腰神经后支的皮支分布；深层有第5腰神经后支的肌支和腰动脉分布。

【主治】①腰腿痛，下肢瘫痪；②崩漏，月经不调；③小便不利。

【操作】直刺0.5～1寸；可灸。

6. 腰奇（Yāoqí，EX-B 6）

【定位】在骶部，当尾骨端直上2寸，骶角之间凹陷中（图3－97）。

【解剖】在棘上韧带，穴区浅层有臀中皮神经分布；深层有骶神经后支和骶中动脉分布；再深可进入骶管裂孔。

【主治】①癫痫，头痛，失眠；②便秘。

【操作】向上平刺1～1.5寸；可灸。

四、上肢部（Points of Upper Extremities，EX-UE）

1. 肩前（Jiānqián，EX-UE 1）

【定位】在肩部，正坐垂臂，当腋前皱襞顶端与肩髃穴连线的中点（图3－98）。

【解剖】在三角肌中，穴区浅层有锁骨上神经外侧支分布；深层有腋神经、肌皮神经和胸肩峰动脉分布。

【主治】肩臂痛，臂不能举。

【操作】直刺1～1.5寸。

2. 肘尖（Zhóujiān，EX-UE 2）

【定位】在肘后部，屈肘当尺骨鹰嘴的尖端（图3－99）。

【解剖】穴区有前臂背侧皮神经和肘关节动脉网分布。

【主治】①瘰疬；②痈疽；③肠痈。

【操作】艾炷灸7～15壮。

3. 二白（Erbái，EX-UE 3）

【定位】在前臂掌侧，腕横纹上4寸，桡侧腕屈肌腱的两侧，一侧各1穴，一臂2穴，左右两臂共 4 穴(图 3－98)。

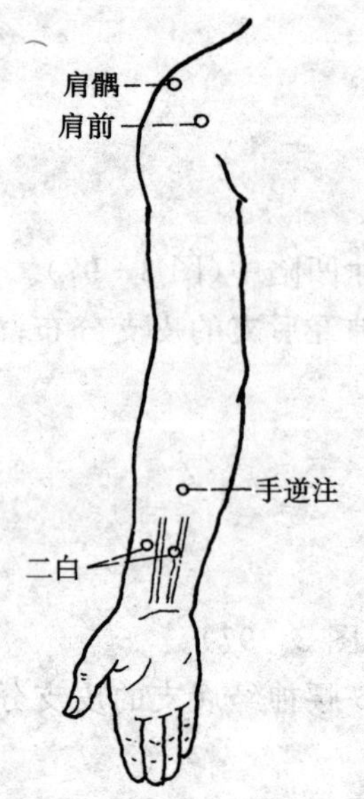

图 3－98　肩前、二白等穴位

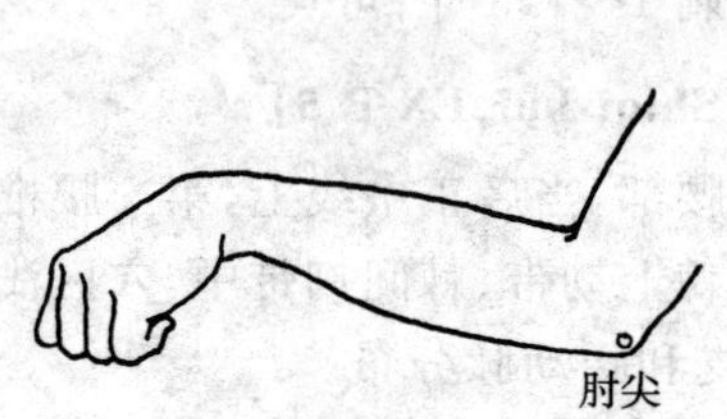

图 3－99　肘尖穴位

【解剖】在指浅屈肌、拇长屈肌(桡侧穴)和指深屈肌(尺侧肌)中,穴区浅层有前臂内、外侧皮神经分布;深层有桡动脉干、桡神经浅支(桡侧穴)和正中神经(尺侧穴)经过,并有正中神经肌支和骨间前动脉分布。

【主治】①痔疾,脱肛;②前臂痛,胸胁痛。

【操作】直刺 0.5～0.8 寸;可灸。

4. 中魁(Zhōngkuí,EX-UE 4)

【定位】在中指背侧近侧侧指间关节的中点处。握拳取穴(图 3－100)。

【解剖】有桡、尺神经的指背神经和指背动脉分布。

【主治】噎膈,呕吐,食欲不振,呃逆。

【操作】艾炷灸 5～7 壮。

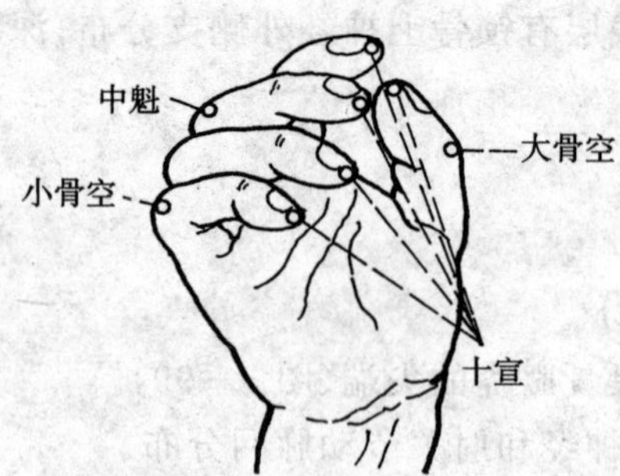

图 3－100　中魁、十宣等穴位

5. 腰痛点*(Yāotòngdiǎn,EX-UE 5)

【定位】在手背侧,当第 2、第 3 掌骨及第 4、第 5 掌骨之间,当腕横纹与掌指关节中点处,一侧2穴，左右共4穴(图3-101)。

【解剖】在桡侧腕短伸肌腱(桡侧腱)和小指伸肌腱(尺侧穴)中，穴区浅层有桡神经浅支的手背支(桡侧穴)和尺神经手背支(尺侧穴)分布；深层有桡神经肌支和掌背动脉分布。

【主治】急性腰扭伤。

【操作】由两侧向掌中斜刺0.5～0.8寸；可灸。

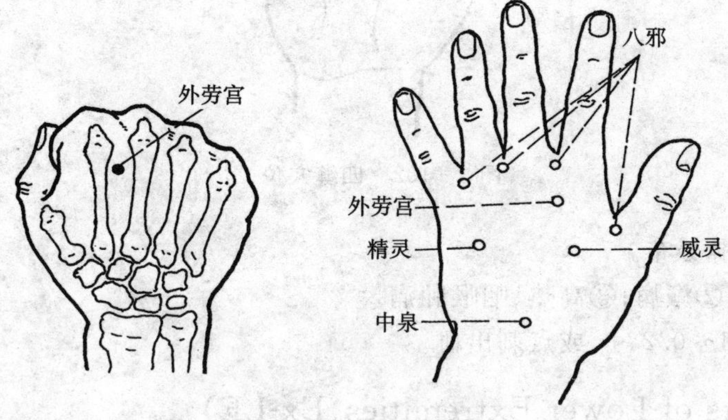

图3-101　外劳宫、八邪等穴位

6. 外劳宫(Wàiláogōng, EX-UE 6)

【定位】手背侧，当第2、3掌骨间，指掌关节后约0.5寸处(指寸)(图3-101)。

【解剖】在第2骨间背侧肌中，穴区有桡神经浅支的指背神经、手背静脉网和掌背动脉。

【主治】①落枕，手臂肿痛；②脐风。

【操作】直刺0.5～0.8寸；可灸。

7. 八邪* (Bāxié, EX-UE 7)

【定位】在手背侧，微握拳，第1至第5指间，指蹼缘后方赤白肉际处，左右共8穴(图3-101)。

【解剖】在拇收肌(八邪1)和骨间肌(八邪2、3、4)中，穴区浅层有桡神经浅支的手背支、尺神经手背支和手背静脉网分布；深层有尺神经肌支和掌背动脉分布。

【主治】①手背肿痛、手指麻木；②烦热，目痛；③毒蛇咬伤。

【操作】斜刺0.5～0.8寸，或点刺出血。

8. 四缝* (Sìfèng, EX-UE 10)

【定位】在第2至第5指掌侧，近端指关节的中央，一手4穴，左右共8穴(图3-102)。

【解剖】在指深屈肌腱中，穴区浅层有掌侧固有神经和指掌侧固有动脉分布；深层有正中神经肌支(桡侧两个半手指)和尺神经肌支(尺侧一个半手指)分布。

【主治】①小儿疳积；②百日咳。

【操作】点刺出血或挤出少许黄色透明黏液。

9. 十宣* (Shíxuān, EX-UE 11)

【定位】在手十指尖端，距指甲游离缘0.1寸(指寸)，左右共10穴(图3-100)。

【解剖】有指掌侧固有神经(桡侧三个半手指由正中神经发出，尺侧一个半手指有尺神经

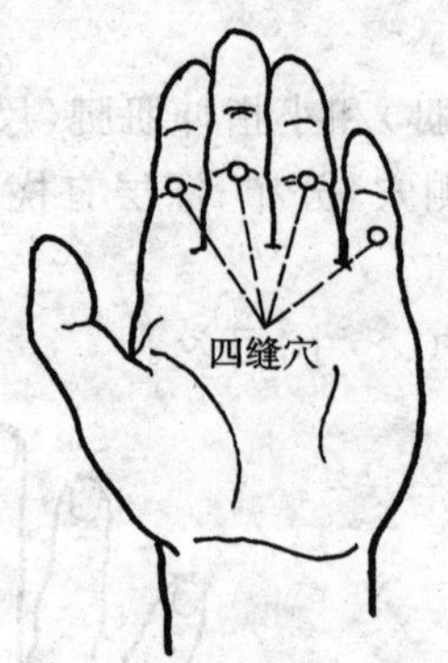

图 3-102　四缝穴位

发出)和掌侧固有动脉分布。

【主治】①昏迷;②癫痫;③高热、咽喉肿痛。

【操作】浅刺 0.1～0.2 寸,或点刺出血。

五、下肢部(Points of Lower Extremities,Ex-LE)

1. 百虫窝*(Bǎichóngwō,Ex-LE 1)

【定位】屈膝,在大腿内侧,髌底内侧端上 3 寸,即血海上 1 寸(图 3-103)。

【解剖】在股内侧肌中,穴区浅层有股神经前皮支分布;深层有股神经肌支和股动脉分布。

【主治】①虫积;②风湿痒疹,下部生疮。

【操作】直刺 1.5～2 寸;可灸。

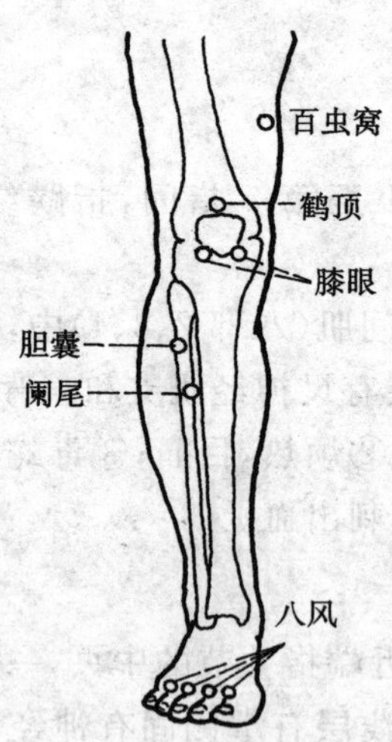

图 3-103　百虫窝、鹤顶、膝眼、胆囊、阑尾、八风等穴位

2. 鹤顶*(Hèdǐng,Ex-LE 2)

【定位】在膝上部,髌底的中点上方凹陷处(图 3-103)。

【解剖】在股四头肌腱中,穴区浅层有股神经前皮支分布;深层有股神经肌支和膝关节动脉网分布。

【主治】膝痛，足胫无力，瘫痪。

【操作】直刺 0.8～1 寸；可灸。

3. 膝眼* (Xīyǎn, Ex-LE 3)

【定位】屈膝，在髌韧带两侧凹陷处。在内侧的称内膝眼，在外侧的称外膝眼(图 3－103)。

【解剖】浅层有隐神经分支和股神经前皮支分布；深层有股神经关节支和膝关节动脉网分布。

【主治】①膝痛，腿痛；②脚气。

【操作】向膝中斜刺 0.5～1 寸，或透刺对侧膝眼；可灸。

4. 胆囊* (Dǎnnáng, Ex-LE 4)

【定位】在小腿外侧上部，当腓骨小头前下方凹陷处(阳陵泉)直下 2 寸(图 3－103)。

【解剖】在腓骨长肌中，穴区浅层有腓肠外侧皮神经分布；深层有腓深神经干和胫前动、静脉经过，并有腓浅神经肌支和胫前动脉分布。

【主治】①急慢性胆囊炎、胆石症、胆道蛔虫症；②下肢痿痹。

【操作】直刺 1～2 寸；可灸。

5. 阑尾* (Lánwěi, Ex-LE 5)

【定位】在小腿前侧上部，当犊鼻下 5 寸，胫骨前缘旁开一横指(图 3－104)。

【解剖】在胫骨前肌、小腿骨间膜、胫骨后肌中，穴区浅层有腓肠外侧皮神经分布；深层有腓深神经干和胫前动、静脉经过，并有腓深神经肌支、胫神经肌支和胫前动脉分布。

【主治】①急慢性阑尾炎；②消化不良；③下肢痿痹。

【操作】直刺 1.5～2 寸；可灸。

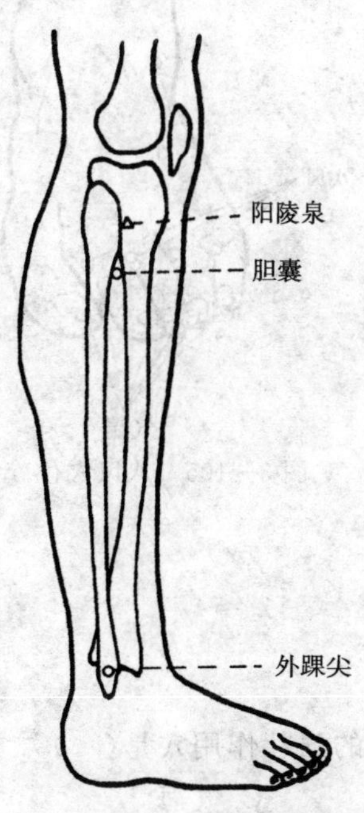

图 3－104 外踝尖等穴位

6. 内踝尖(Nèihuáijiān,Ex-LE 6)

【定位】在足内侧面,内踝凸起处。

【解剖】有隐神经的小腿内侧皮支的分支、胫前动脉的内踝网、内踝前动脉的分支和胫后动脉的内踝支。

【主治】①牙痛,乳蛾;②小儿不语;③霍乱;④转筋。

【操作】常用灸法。

7. 外踝尖(Wàihuáijiān,Ex-LE 7)

【定位】在足外侧面,外踝凸起处(图 3-104)。

【解剖】有胫前动脉的外踝网,腓动脉的外踝支和腓肠神经及腓浅神经的分支。

【主治】①脚趾拘急、踝关节肿痛;②脚气;③牙痛。

【操作】常用灸法。

8. 八风*(Bāfēng,Ex-LE 8)

【定位】在足背侧,第 1 至第 5 趾间,趾蹼缘后方赤白肉际处,一足 4 穴,左右共 8 穴(图 3-105)。

【解剖】有趾背神经(八风 1 为腓深神经终末支,八风 2、3、4 为腓浅神经终末支)和趾背动脉分布。

【主治】①足跗肿痛,趾痛;②毒蛇咬伤;③脚气。

【操作】斜刺 0.5～0.8 寸,或点刺出血。

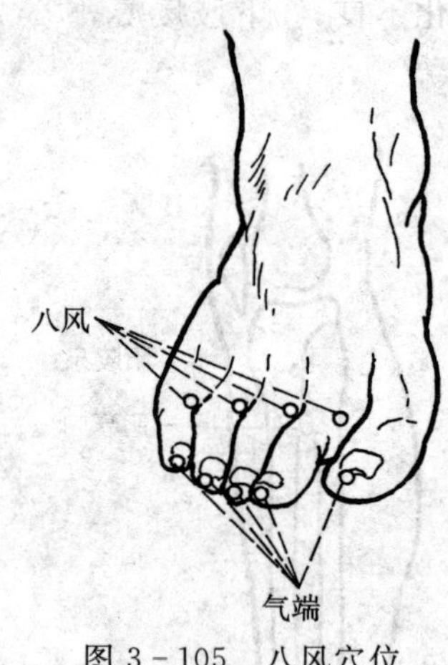

图 3-105　八风穴位

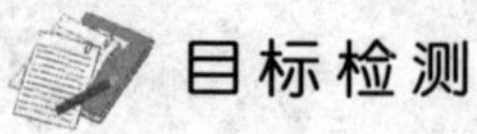

目标检测

A1 型题

1. 下列穴位中,具有强身健体的强壮作用穴是(　)

A. 关元　　B. 中极　　C. 气海　　D. 中脘　　E. 膻中

2. 两髂嵴的连线与脊正中线相交点定(　)

A. 腰俞　　B. 肾俞　　C. 命门　　D. 腰阳关　　E. 腰眼

3. 下列穴位中，常用于急救的是(　)

A. 人中、素髎　B. 命门、阳关　C. 至阳、大椎　D. 风府、哑门　E. 上星、神庭

4. 穴位的特定穴属性是输穴，又是原穴，还是八会之脉会穴是(　)

A. 中府　B. 尺泽　C. 孔最　D. 列缺　E. 太渊

5. 当大椎与肩峰连线的中点处是(　)

A. 肩外俞　B. 肩中俞　C. 秉风　D. 肩井　E. 曲垣

B1 型题

A. 44 个　B. 27 个　C. 45 个　D. 19 个　E. 67 个

6. 手太阳小肠经的腧穴的个数是(　)

7. 足阳明胃经的腧穴的个数是(　)

8. 足少阳胆经的腧穴的个数是(　)

9. 足少阴肾经的腧穴的个数是(　)

A. 关冲　B. 极泉　C. 少冲　D. 瞳子髎　E. 丝竹空

10. 手少阳三焦经的终末穴是(　)

11. 手少阴心经的终末穴是(　)

针灸技术篇

第四章　毫针技术

学习目标

【知识要求】掌握常用进针、行针的方法及单式补泻手法的操作。熟悉针刺角度与方向及深度、针刺注意事项及异常情况的处理与预防。了解针前准备、复式补泻手法。

【能力要求】能熟练进行各种进针方法、行针方法及常用补泻手法的操作，具有对异常情况预防和处理的能力。

第一节　毫针常识

一、毫针的构造

毫针是临床应用最广泛的一种针具，制针材料以不锈钢丝为主，具有较高的强度、韧性，针体滑利挺直，耐高热、防锈蚀，不易被化学物质腐蚀，故被临床广泛采用。至于金、银、铜、铁等金属针日前则较少采用。毫针的结构共分五个部分；以铜丝或铝丝将针的一端紧密缠绕呈螺旋形便于手持着力处称为针柄；针柄的末端多缠绕成圆筒状，称为针尾；针的尖端锋锐部分称为针尖，又称针芒；针尖与针柄之间的主体部分称为针身，又称针体；针身与针柄连接的部分称为针根（图 4－1）。

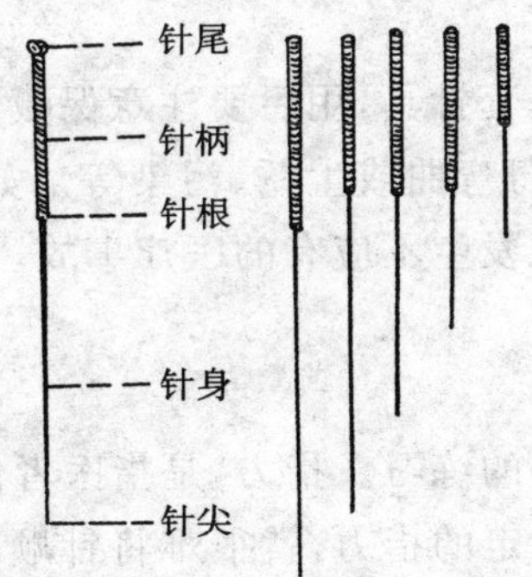

图 4－1　现代常用毫针及结构

二、毫针的规格

毫针的规格主要以针身的长短和粗细来区分，计量单位为毫米“mm”，毫针长短、粗细规格见表 4－1、表 4－2。

表 4-1 毫针的长度规格

规格(寸)	0.5	1	1.5	2	2.5	3	3.5	4	4.5	5
针身长度(mm)	15	25	40	50	65	75	90	100	115	125

表 4-2 毫针的粗细规格

号数	26	27	28	29	30	31	32	33	34	35
直径(mm)	0.45	0.42	0.38	0.34	0.32	0.30	0.28	0.26	0.24	0.22

以上两表所列毫针的不同规格,在临床以 28～31 号,1.5～3.5 寸长的毫针较为常用。

三、毫针的检查和保藏

毫针的检查和保藏,过去它是针灸临床中的一项重要工作。随着时代的发展,科学技术的进步,现在已广泛使用一次性毫针,保藏工作已逐渐被取代,但从针刺安全的角度出发,在施术前认真检查毫针仍然十分必要。

(一)毫针的检查

在使用一次性毫针前,首先必须检查其包装是否完整,消毒是否超期,不符合要求者严禁使用。其次再对针具的外观进行检查,尤其是第一次使用某种新产品时,更应仔细。检查针具时应注意以下几点:

(1)针尖端正不偏,尖中带圆,圆而不钝,形如松针,不宜过锐,无钩曲或卷毛。

(2)针身宜光滑挺直,圆正匀称,坚韧而富有弹性。针身不宜有斑剥、锈痕及弯曲现象。

(3)针柄以金属丝缠绕紧密牢固均匀为佳,针柄的长短、粗细要适中,便于持针、运针。

(4)针根要牢固,不能有剥蚀或松动现象。

(二)毫针的保藏

除一次性毫针外,有时每人一套针具,用后要注意保藏,藏针的器具有针盒、针管和藏针夹等,目的是为了防止针尖受损,针身弯曲或生锈、污染等。如保藏不善,不仅容易造成损坏,而且使用时会给患者增加痛苦,甚至发生不应有的医疗事故。

四、毫针刺法的练习

毫针练习,主要是指力和手法的练习。指力,是指医者使持针之手的力达到针尖的技巧和力度。由于毫针针体细软,若无一定的指力,就很难将针顺利刺入患者体内,强行刺入会引起患者疼痛,并影响治疗效果;手法是针刺治病的基本条件,因此,指力和手法的熟练掌握,是从事针刺工作者的基本功。对于初学者来说,必须努力练习才能掌握。

(一)指力练习

主要是在纸垫上练习。用松软的纸做成长约 8cm、宽约 5cm、厚约 2～3cm 纸垫,用线如“井”字形扎紧,软硬适度,最初可稍软,随着指力的增长,可逐渐增加纸垫的硬度。练习时,左手平持纸垫或将纸垫平放于桌面上,右手拇、食、中三指如持笔状挟持 1.0～1.5 寸毫针的针柄,先使针尖垂直抵于纸垫上,然后持针之手指渐加压力,待针刺透纸垫后另换一处,如此反复练习。纸垫练习主要是锻炼指力和捻转的基本手法(图 4-2)。

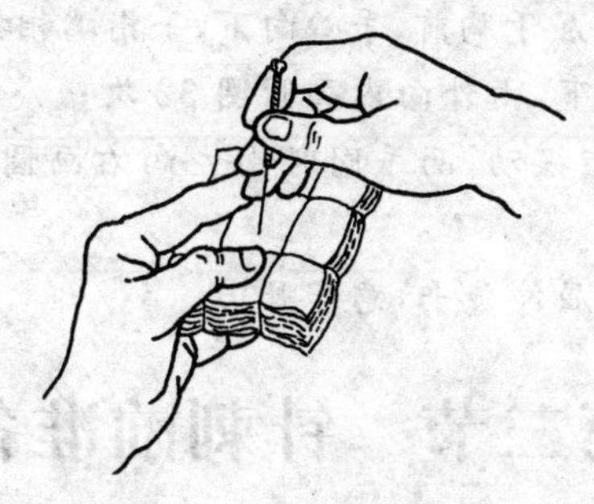

图 4-2　针刺的练习

(二)手法练习

主要是在棉团上练习。用棉布包裹棉花做成棉团,再用线绳扎紧口,做成外紧内松,直径约 6～7cm 的圆球,棉团松软可以做上下提插、左右捻转、进针、出针等各种毫针操作手法的练习。主要有以下几种:

1. 速刺练针法

以一手拇食指爪切在纸垫或棉团上,持针之手执针,使针尖迅速刺入 2～3mm,反复练习,以掌握进针速度,减少疼痛的一种方法。

2. 捻转练针法

以右手拇、食、中指持针柄,刺入纸垫或棉团一定深度后,拇指与食、中指交替向前、向后在原处来回地捻转,要求捻转的角度、快慢均匀一致,一般每分钟捻转 120 次左右,才能达到运用灵活自如的程度。

3. 提插练针法

以右手拇、食、中指持针柄,刺入纸垫或棉团一定深度后,在原处作上提下插的动作。要求提插的深浅幅度适宜且一致,并保持针体与进针平面垂直且无偏斜。

以上 3 种方法经过一段时间的练习,达到一定程度后,可将它们综合起来练习,使之浑为一体,运用自如。

(三)自身试针练习

在纸垫和棉团练针的基础上,掌握了一定的指力和针刺手法后,应在自己身体上选择一些穴位进行试针练习。自身试针练习,目的是为了能更好地掌握针刺的方法,并体验针刺后的各种针刺感觉。要求能逐渐做到进针顺利无痛感或微痛,针身不弯,提插捻转自如,指力均匀,手法熟练。在学员之间也可以相互试针,待针刺技术达到一定的熟练水平之后,才能在患者身上进行实习操作。

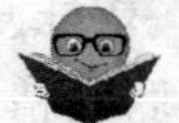

知识链接

练臂运掌

练习针刺,首先要锻炼身体,只有自身强壮,才有饱满的精神,精神充足,气血畅通才能练好针刺。

练功方法:身体直立,两脚分开,与肩同宽,两腿用力,稳如柱石,不使身体动摇,共分三个动作：

1.臂与肩平，向前平举，两手屈于胸前，手心向下，手指端相接，然后由内向外画圆圈32次；

2.两臂向两侧平举，手心向下，由外向内画圆圈32次；

3.两臂伸直，手心向下，手指摆动，两手同时由左向右画圆圈16次，目视手稍，目随手转；由右向左，动作相同16次。

口诀：身如石柱，足与肩宽，屈伸旋平，意守丹田。 （彭静山）

第二节 针刺前准备

一、医患思想准备

在进行针刺治疗前，医、患双方都应做好充分的思想准备，然后才可以进行针刺。《针灸大成》上说："凡下针要患者神气定，气息匀，医者亦如此，切不可太忙。"医者要聚精会神，意守神气；患者也应神情安定，意守感传。正如《标幽赋》所载"凡刺者，使本神朝而后入；既刺也，使本神定而气随；神不朝而勿刺，神已定而可施。"

这就要求医者必须把针刺疗法的有关事宜告诉患者，使其对针刺治病能有一个全面的认识和了解，以便镇定情绪，消除不必要的心理紧张，这对于初诊者和精神紧张者尤为重要；对个别精神高度紧张、情绪波动不定、大惊、大恐、大悲之人，应当暂时避免针刺，以防神气散亡，造成不良后果；对身患疑难病症、慢性痼疾或以情志、精神因素致病的患者，在针刺治疗期间，还应多做思想工作，鼓励患者树立并坚定战胜疾病的信心，积极配合治疗，加强各方面的功能锻炼，使患者充分认识机体的机能状态及精神因素对疾病的影响和作用，以促使疾病的好转和身体的早日康复。

二、毫针的选择

现在临床多选用不锈钢针具，在应用前，应按有关要求仔细检查针具的质量和规格，这是提高疗效和防止意外事故的一个重要因素。除了注意选择针具的质量好坏外，还应根据患者的性别、年龄、体质强弱、体形胖瘦、针刺部位和病情虚实等因素，选择适宜的针具。一般而言，男性、体壮、形胖、病变部位较深的患者，可选用稍粗、略长的毫针；女性、体弱、形瘦、病变部位较浅者，则应选较短、较细的毫针。另外，皮薄肉少之处和针刺较浅的腧穴，选针则宜短而细的毫针；皮厚肉丰之处和针刺宜深的腧穴，宜选长而稍粗的毫针。临床上一般选择毫针应长于腧穴应刺的深度，进针后针身应有0.5～1寸露在皮肤外。

三、选择的体位

患者的体位是否适当，对于正确取穴、针刺操作、手法实施、持久留针以及防止晕针、弯针、滞针、断针等都有很大影响，且还关系到治疗效果的好坏。尤其对于一些重症、体质虚弱和精神紧张的患者，体位的选择显得更为重要。如体位选择不当，可使医者取穴困难，不利于针刺操作；患者不能保持原有体位，不利于留针，或可引起弯针、滞针甚至于断针，给患者带来痛苦或发生意外事故。选择体位，应既便于医者正确取穴、针刺施术，又使患者感到舒适自然，并能较持久保持为原则。在针刺和留针过程中应嘱患者切不可移动体位。

临床常用的基本体位有两种，即卧位和坐位。

(一)卧位

1. 仰卧位

适用于取头面、胸腹部和部分四肢的腧穴，如印堂、廉泉、膻中、中脘、天枢、足三里等穴(图4-3)。

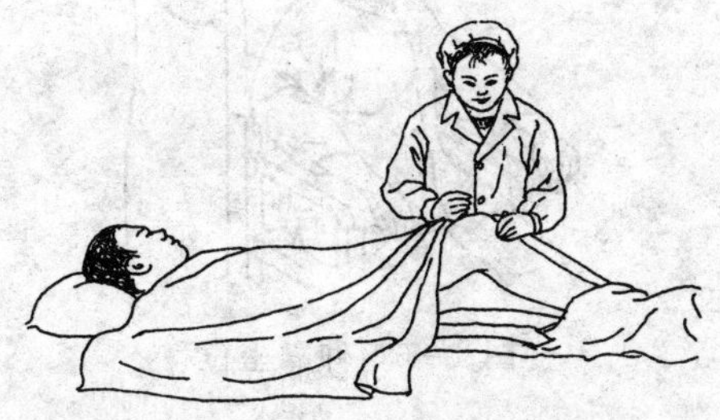

图4-3　仰卧位

2. 侧卧位

适用于取身体侧面的腧穴，如侧头、侧胸、侧腹、上下肢部分等部位的腧穴，如头维、太阳、下关、秩边、风市、阳陵泉等穴(图4-4)。

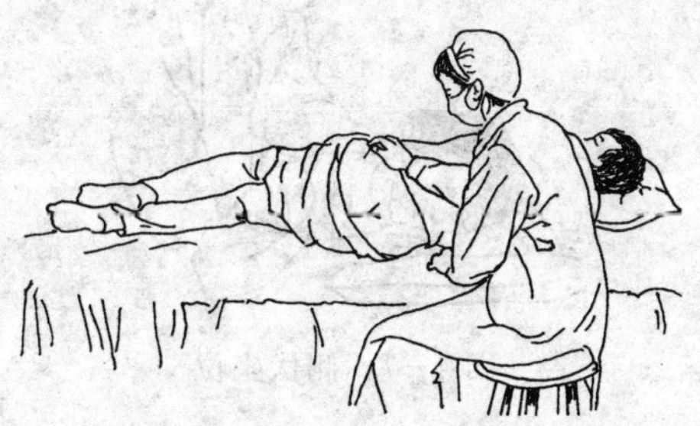

图4-4　侧卧位

3. 俯卧位

适用于头项、肩背、腰骶、下肢后面及上肢部分等部位的腧穴。如百会、风池、大椎、夹脊穴、承扶、委中、承山等穴(图4-5)。

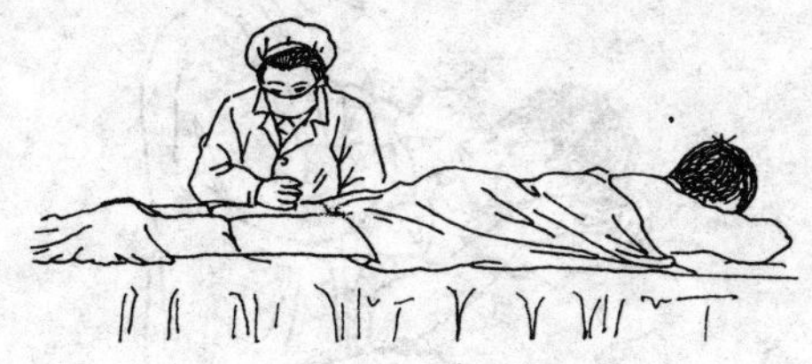

图4-5　俯卧位

(二)坐位

1. 仰靠坐位

适用于前头、面、颈、胸上部和上肢的部分腧穴，如上星、印堂、廉泉(图4-6)。

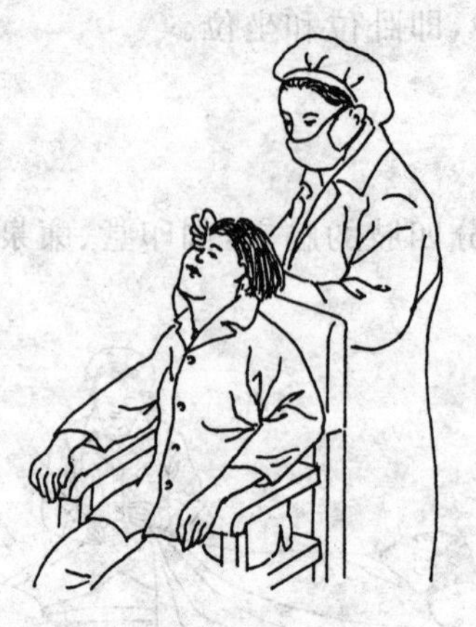

图 4－6　仰靠坐位

2. 侧伏坐位

适用于侧头、侧颈部的腧穴，如角孙、太阳、翳风、颊车、听会等穴（图 4－7）。

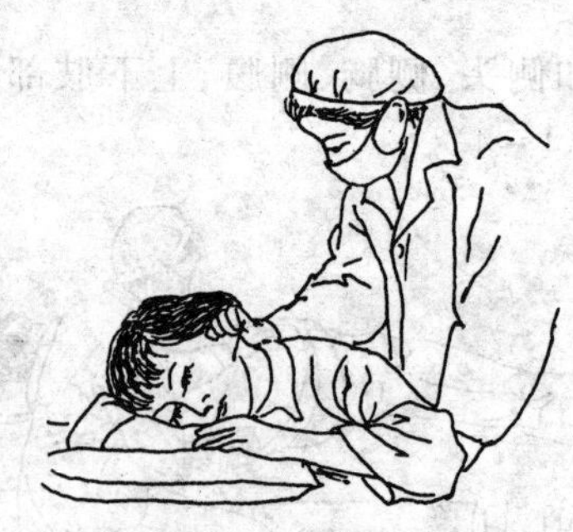

图 4－7　侧伏坐位

3. 俯伏坐位

适用于头顶、后头、项、肩、背部的腧穴，如百会、后顶、风府、大椎、天宗、背俞穴等穴（图 4－8）。

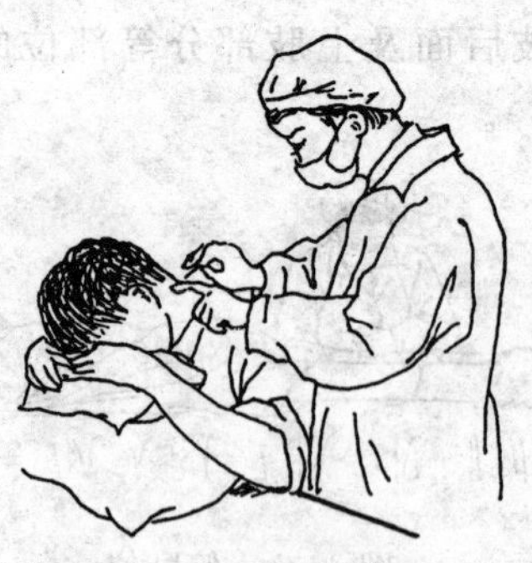

图 4－8　俯伏坐位

在临床上除上述常用体位外，对某些腧穴则应根据腧穴的不同要求采取不同的体位选穴。同时也应注意根据处方所取腧穴的位置，尽可能用一种体位而能对针刺处方所列的所有腧穴进行针刺。若必须采用两种不同体位时，应根据患者体质、病情等具体情况灵活掌握。对初诊、精神紧张或年老、体弱、病重的患者，有条件时，应尽可能采取卧位进行针刺，以防患者感到疲劳或发生晕针等情况。

四、消毒

在进行针刺治疗前，必须进行严格消毒，消毒范围包括针具及器械、医者手指、施术部位及治疗室内等。

(一)针具及器械的消毒

如使用非一次性针具，在使用“84 消毒液”浸泡、清水清洗的基础上，可根据具体情况选择下列 1 种方法对其进行消毒，其中高压蒸汽消毒法最好。

1. 高压蒸汽消毒

将浸泡好的毫针等器具用纱布包裹，或装在针管、针盒里，放在密闭的高压消毒锅内，一般在 1.2kg/cm^2 的压力、120℃高温下保持 15 分钟以上，即可达到消毒的目的。

2. 煮沸消毒

将毫针、应用器械等针刺用具用纱布包扎后，放置于清水锅中，进行加热煮沸，待水沸后再煮 15～20 分钟，也可达到消毒目的，但易使锋利的金属器械之锋刃变钝。若在水中加入重碳酸钠使之成为 2%的溶液，可提高沸点至 120℃高温，即能减低沸水对器械的腐蚀作用。

3. 药物消毒

将针具放在 75%的酒精内浸泡 30～60 分钟，取出用消毒干棉球擦干后使用。直接与毫针接触的针盘、镊子、针管、针盒等，用戊二醛溶液浸泡 10～20 分钟，可到达消毒的目的。对已消毒的毫针则必须放在消毒的针盘内，并加盖消毒巾。

对某些传染病的患者用过的针具，必须另行处理，严格消毒后再用或弃之不用。对于所有患者，必须做到一穴一针，以防交叉感染。针具的重复使用，虽然可以节约部分费用，但却存在交叉感染的可能性，因此目前临床多选用一次性针具取代重复消毒使用的针具。

(二)术者手指的消毒

在针刺前，术者的手必须先用肥皂水洗刷干净，待干后再用 75%酒精棉球或 0.5%的碘伏棉球擦拭，然后方可持针施术。施术时医者应尽量避免手指直接接触针体，如必须接触针体时，可用消毒干棉球作间隔物，以保持针身无菌。

(三)施术部位腧穴的消毒

在需要针刺的腧穴皮肤上用 75%酒精棉球或 0.5%的碘伏棉球拭擦即可。拭擦时应由腧穴部位的中心点向外绕圈擦拭。也可先用 2.5%的碘酒棉球拭擦，然后再用 75%酒精棉球涂擦消毒，当腧穴部位消毒后，切忌接触污染物，以防再度污染。

(四)治疗室内的消毒

针灸治疗室也应定期消毒净化，保持空气流通，环境卫生洁净，对治疗床上的物品(床垫、床单、枕巾、毛毯等)要按时换洗晾晒，若采用一人一用的垫布、枕巾更好。

第三节　毫针刺法

毫针操作方法包括进针法、针刺角度与方向及深度、得气与行针、毫针补泻等内容。

一、进针法

进针法是指将针刺入皮肤的操作方法。在进行针刺操作时，一般都以双手协同操作，紧密配合，《标幽赋》载“左手重而多按，欲令气散；右手轻而徐人，不痛之因”。临床一般用右手持针操作，即用拇、食、中三指挟持针柄（拇指指腹与食、中指之指腹相对），其状如同持毛笔，故称右手为“刺手”；左手指爪切按压在所选刺腧穴的皮肤上或夹持针身，以辅助进针，故称左手为“押手”。

刺手的作用是掌握针具及施行手法操作。进针时运指力于针尖，使针能够迅速、顺利地刺入皮肤，行针时便于左右捻转、上下提插和弹刮搓震以及出针时的手法操作等。

押手的作用主要是固定腧穴所在的位置，夹持针身协助刺手进针，使针身有所依附并保持针身垂直，力达针尖，利于进针，减少刺痛、协助调节和控制针感。

具体的进针方法，临床上常用的有以下几种：

（一）单手进针法

用一只手将针刺入穴位的方法叫单手进针法，术者用右手拇、食指挟持针柄，中指指端靠近穴位，指腹抵住针尖及针身下端，当拇、食指向下用力时，中指随之屈曲，将针迅速刺入皮肤，直到所需深度（图 4-9）。此法多用于短针，尤适宜于双手同时进针。还可与双手进针法中的指切进针法、提捏进针法、舒张进针法配合使用。此外，临床还有两种单手进针法。

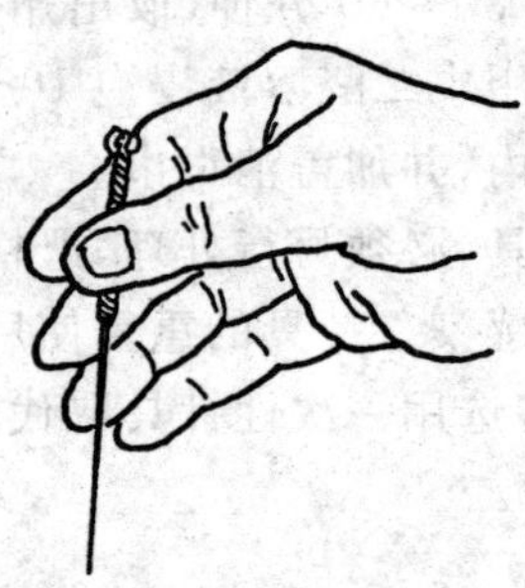

图 4-9 单手进针法

1. 夹持针柄进针法

即以右手拇、食、中三指的指腹夹持住针柄的下段，依靠腕关节的屈曲运动将针刺入穴位的方法。此法常用于 0.5～1 寸较短毫针的进针，可避免手指接触针身。

2. 夹持针身进针法

即以右手拇、食二指的指腹夹持针身下端，露出少许针尖，进针时将针尖对准穴位后快速刺入，其后拇、食指沿针身上移夹持针身上段或针柄，将针徐徐刺向深层的方法。

（二）双手进针法

双手进针法是指左、右两手互相配合将针刺入穴位的方法，临床常用的有以下 4 种方法（图 4-10）：

1. 指切进针法

即以左手拇指、或食指、或中指的爪甲切按在腧穴旁，以右手持针，紧靠指甲边缘将针刺入腧穴（图 4-10），此法适用于短针的进针。

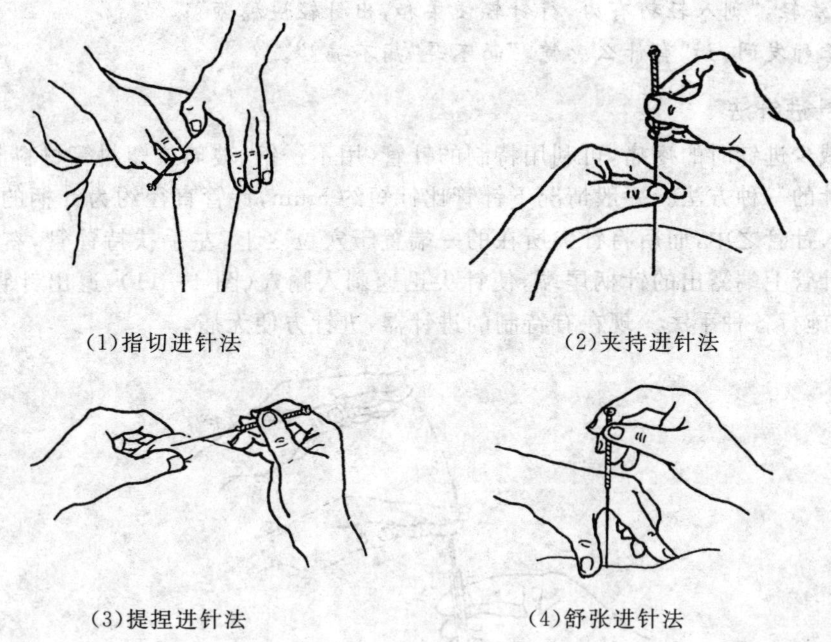

(1)指切进针法　　(2)夹持进针法

(3)提捏进针法　　(4)舒张进针法

图 4-11　双手进针法

2. 夹持进针法

即以左手拇、食二指持消毒干棉球将针身下端夹住，露出针尖，并将针尖固定于针刺穴位的皮肤表面并使针身垂直，以右手持针柄，在右手指力下压的同时，左手拇、食两指也同时用力，这样两手协同将针刺入腧穴(图 4-10)，此法适用于长针的进针。

3. 提捏进针法

即先以左手拇指和食指将针刺部位的皮肤捏起，以右手持针从左手捏起部位的上端刺入(图 4-10)，此法适用于皮肉浅薄部位的腧穴进针。

4. 舒张进针法

即以左手拇、食二指或食、中二指将所选刺腧穴部位的皮肤向两侧撑开绷紧，右手持针，使针从左手拇、食二指或食、中二指的中间刺入(图 4-10)，此法适用于皮肤松弛部位的腧穴进针。

知识链接

针刺"无痛"十要诀

1. 消：打消患者怕痛的心理顾虑；
2. 选：选好针具和体位；
3. 准：准确取穴
4. 干：下针前必待消毒酒精挥发干，夹持进针或出针时必须用干棉球；
5. 散：利用一定的方式分散患者的注意力；
6. 避：进针时避开血管、肌腱、韧带、瘢痕和毛孔；
7. 押：押手巧妙配合；
8. 浅：进针浅，初次接受针刺治疗者或对针刺较敏感的人，尽量浅刺；

9. 轻：手法轻，"刺入轻巧有力，行针轻便柔和，出针轻快稳顺"；

10. 问：正确发问，如"有什么感觉?"而不是"痛不痛?"。 （王启才）

(三)管针进针法

即为了减少进针时的疼痛，可利用特制的针管（用不锈钢、玻璃或塑料等材料制成的针管）代替押手进针的一种方法。一般情况下针管比针短约 5mm，针管直径约为针柄的 2～3 倍，选平柄毫针装入针管之中，而后将针尖所在的一端置于穴位之上，左手扶持针管，右手食指或中指快速叩击针管上端露出的针柄尾端，使针尖迅速刺入腧穴（图 4-11），退出针管，再将针刺入穴位，其后施行各种手法。现在有特制的进针器，进针方便无痛。

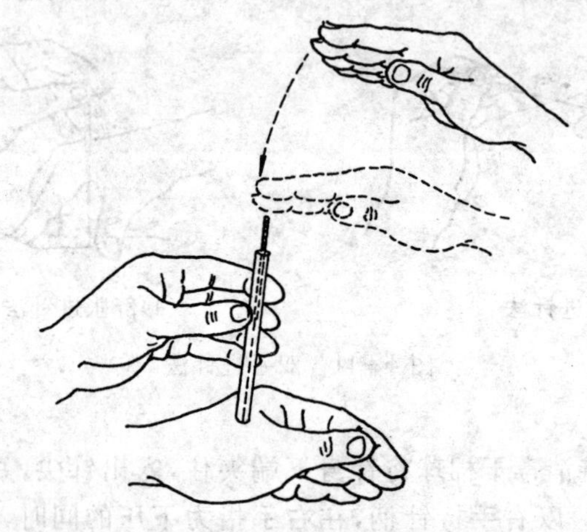

图 4-11 管针进针法

二、针刺角度与方向及深度

在针刺操作过程中，掌握正确的针刺角度、方向、深度，是增强针感、提高疗效、防止意外事故发生的重要环节。在针刺同一腧穴时，如果方向、角度和深浅度不同，则针刺到达的组织部位也会不同，产生针感的强弱、感传方向及治疗效果就会有明显差异。临床上针刺的角度、方向、深度，主要根据施术部位、形体胖瘦、体质强弱及病情需要等具体情况灵活掌握。

(一)针刺的角度

是指进针时针身与所刺部位皮肤表面形成的夹角（图 4-12），其角度大小，主要根据腧穴所在的部位和治疗要达到的目的而决定的。一般分为直刺、斜刺和平刺 3 种。

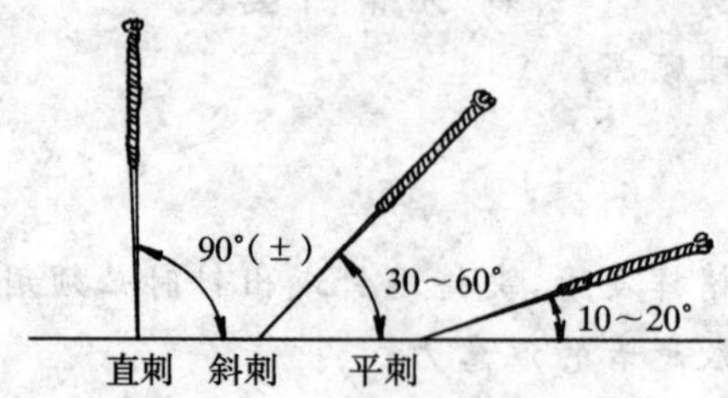

图 4-12 针刺的角度示意图

1. 直刺

即针身与皮肤表面呈 90°角垂直刺入。适用于全身大多数的腧穴，尤其是肌肉较丰厚部位的腧穴，如四肢、腹部、腰部的穴位多采用直刺。

2. 斜刺

即针身与皮肤表面呈45°角左右倾斜刺入。主要适用于皮肉较浅薄或内有重要脏器而不宜深刺的部位，或为避开血管及瘢痕部位而采用的一种针刺方法，如胸、背部的穴位多用斜刺。

3. 平刺

又称横刺，或称沿皮刺，即针身与皮肤表面呈15°角左右横向刺入，主要适用于皮肤浅薄处的腧穴，如头部的穴位多用平刺。

(二)针刺的方向

是指进针时针尖要朝向某一方向或部位进行针刺。针刺的方向往往依经脉循行的方向、腧穴所在的部位特点和治疗所要求达到的组织及治疗效果而定。此外，为了使进针后的针感达到病变所在的部位，正确掌握针刺方向具有重要意义。临床常见的针刺方向如下所述：

1. 经脉循行

即根据经脉循行方向，针刺时结合针刺补泻的需要，或顺经而刺，或逆经而刺，以达到"迎随补泻"的目的。

2. 腧穴部位

即根据针刺腧穴所在部位的特点，针刺时为保证针刺的安全，某些穴位必须朝向某一特定的方向或部位。如针刺廉泉穴时，针尖应朝向舌根方向徐徐刺入；针刺哑门穴时，针尖应朝向下颌方向徐徐刺入；针刺背部某些腧穴，针尖却要朝向脊柱方向刺入等。

3. 病变部位

即根据病情治疗的需要，为使针刺感应达到病变所在的部位，针刺时针尖应朝向病变所在部位，也就是说要达到"气至病所"的目的，同时采用行针手法时还须依病情决定针刺的方向。

(三)针刺的深度

针刺的深度是指针身刺入腧穴部位皮肉的深浅度。每个腧穴针刺的深度标准，在腧穴各论中已有详述，但其并不是固定不变的，在运用时还须根据患者的年龄、体质、病情、部位以及经脉循行的深浅、不同时令的变化等等灵活掌握。

1. 年龄

对年老体弱和小儿娇嫩之体，则宜浅刺；中青年身强体壮者，则宜深刺。

2. 体质

一般体弱形瘦者宜浅刺，体强形胖者宜深刺。

3. 病情

一般来说，凡表证、阳证、虚证、新病者，宜浅刺；而里证、阴证、实证、久病者，宜深刺。

4. 腧穴部位

头面、胸背等皮薄肉少部位的腧穴宜浅刺；四肢、臀、腹等肌肉丰满处的腧穴则宜深刺。

5. 时令季节

由于人体与四时时令季节息息相关，因而针刺必须因时而异；一般春夏宜浅刺，秋冬宜深刺。

针刺的角度、方向和深度之间，有着相辅相成的关系。一般来说，深刺多用直刺，浅刺多用斜刺或平刺。对颈项部(延髓部)、眼区、胸背部腧穴，因穴位所在部位内有重要脏器，故尤其要注意掌握好一定的针刺的角度、方向与深度，以防发生医疗事故。

三、行针与得气

（一）行针

行针，是指将针刺入腧穴后，为了促使患者产生针刺感应或调整针感的强弱及传导方向而采取的操作手法，又名“运针”。行针手法可分为基本手法和辅助手法两种。

1. 基本手法

（1）提插法：先将针刺入腧穴一定深度后，做下插上提的行针手法。将针从浅层刺向深层谓之插，由深层引退到浅层谓之提，如此反复地下插上提就构成了提插法（图 4－13）。提插时指力要均匀一致，幅度不宜过大，频率不宜过快，一般每分钟 60 次左右，应保持针身垂直，不改变针刺的角度和方向。提插幅度大、频率快的，刺激量就大；提插幅度小、频率慢的，刺激量就小。提插幅度的大小、层次的有无、频率的快慢和操作时间的长短，应根据患者的体质、病情和腧穴的部位以及医者所要达到的目的而灵活运用。

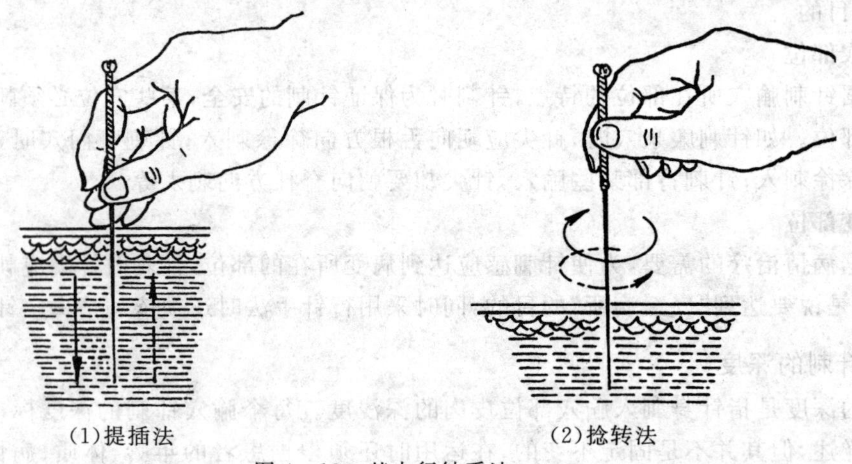

（1）提插法　　（2）捻转法

图 4－13　基本行针手法

（2）捻转法：将针刺入腧穴一定深度后，将针向前向后交替旋转捻动的行针手法（图 4－14）。捻转时指力要均匀，角度要适当，一般应在 180°左右，不能朝一个方向捻针，以免肌纤维缠绕针身引起滞针。一般认为捻转角度大、频率快、时间长的刺激量就大；捻转角度小、频率慢、时间短的刺激量就小。捻转角度的大小、频率的快慢和时间的长短，应根据患者的体质、病情、腧穴的部位、针刺的目的灵活掌握。

以上两种基本行针手法，既可单独应用，也可相互配合运用，在临床上应视患者的具体情况灵活运用，以便发挥其应有的作用。

2. 辅助手法（图 4－14）

（1）循法：是医者用手指沿着针刺穴位所属经脉循行径路的上下左右轻轻地叩打或轻柔循按的方法。若针刺不得气或得气不显著时，可用循法催气。此法可激发经气，宣通气血，促使针感传导或缓解滞针等。

（2）弹法：是指将针刺入腧穴的一定深度后，用手指轻弹针柄或针尾，使针体微微振动的方法。操作时注意用力不可过猛，弹的频率也不可过快，避免引起弯针。此法有激发经气，催气速行的作用。

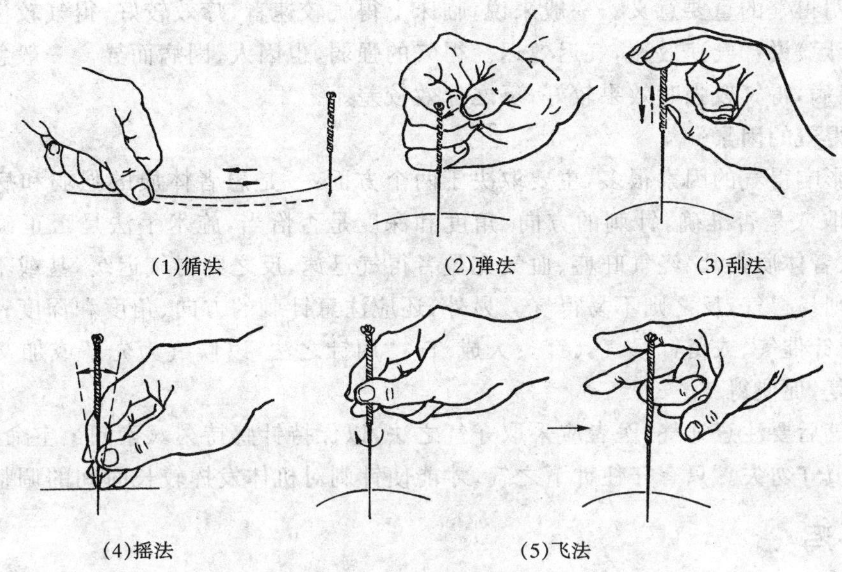

图 4-14　辅助行针方法

(3)刮法：是指针刺入一定深度后，经气未至，用指甲刮动针柄的方法。以拇指或食指抵住针尾，用食指、中指或拇指指甲由下而上刮动针柄，以增强针感。不得气时此法可激发经气，已得气者可增强针感，是一种行气、催气之法。

(4)摇法：是将针刺入腧穴一定深度后，手持针柄将针轻轻摇动的方法。如直立针身而摇可使得气感应加强；如卧倒针身而摇，可使针感向一定方向传导。

(5)飞法：用右手拇、食两指执持针柄，细细捻搓数次，然后张开两指，一搓一放，反复数次，状如飞鸟展翅的催气方法。此法用于行气、催气，可增强针感。

(6)震颤法：是将针刺入腧穴一定深度后，以右手持针柄，作小幅度、快频率的提插捻转动作，使针身产生轻微震颤的方法。使用此法时一般针刺深度不变。若是较大幅度的连续提插，则称为"捣"。捣时针尖方向、深浅要相同。此法主要用以增强针感。

刮法、弹法可用于不宜施行大角度捻转的腧穴；飞法可用于肌肉丰厚处的腧穴；摇法、震颤法可用于较为浅表部位的腧穴。

(二)得气

1. 得气

得气是指将针刺入腧穴一定深度后，施以提插或捻转等行针手法，使针刺部位产生的经气感应，又称"针感"。当经气感应产生时，患者的针刺部位会出现酸痛、憋胀、重麻等自觉反应，有时还出现凉、热、蚁行、抽搐、流水等感觉，而且这种感觉或向着一定的方向和部位扩散及传导；医者手下会有沉紧、滞涩或针体颤动等感觉。若无经气感应即不得气时，患者在针刺部位无特殊感觉和反应，医者则感手下空虚无物。正如《标幽赋》中所言："轻滑慢而未来，沉涩紧而已至……气之至也，如鱼吞钩饵之浮沉；气未至也，如闲处幽堂之深邃。"

2. 得气的意义

得气与否及气至的快慢，直接关系到针刺的疗效，并可借此判断疾病的预后。正如《灵枢·九针十二原》曰："为刺之要，气至而有效，效之信，若风之吹云，明乎若见苍天，刺之道毕矣。"充分说明得气的重要意义。一般来说，临床上得气较速者，疗效较好；得气较慢时，疗效则较差。《金针赋》说："气速效速，气迟效迟。"得气的强弱，也因人、因病而异。一般急性疼痛、痹证、偏瘫等疾病，得气较强时效果较好；反之疗效较差。

3. 影响得气的因素

临床上影响得气的因素很多，主要取决于两个方面：一是患者体质的强弱和病情的轻重，二是与医者取穴是否准确，针刺的方向、角度和深度是否恰当，施术手法是否正确密切相关。一般而言，患者体质强壮、经气旺盛、血气充盈者得气迅速，反之则得气迟缓，甚或不得气；医者取穴准确时则易得气，反之则不易得气。另外，还应注意针刺的方向、角度和深度；若仍不能得气，可采用行针催气、或留针候气，《针灸大成》曰："用针之法，以候气为先。"或加艾灸等方法，以助经气来复，促使得气。

针刺得气后要注意守气，医者应采取守气之法，以保持针感持久，《素问·宝命全形论》曰："经气已至，慎守勿失。"只有守住针下之气，才能使针刺对机体发挥较长时间的调整作用。

四、毫针补泻

针刺补泻是根据《内经》："实则泻之，虚则补之"的理论而确立的两种不同的治疗原则和方法。《千金方》指出"凡用针之法，以补泻为先。"凡是能鼓舞人体正气，使低下的功能恢复旺盛的方法称之为补法；凡是能疏泄病邪，使亢进的功能恢复正常的方法称之为泻法。针刺补泻是指通过针刺腧穴，并采用恰当的手法来激发经气，以达补益正气、疏泄病邪，从而调节人体脏腑经络功能，促使阴阳平衡而使机体恢复健康的方法。古代医家在长期的医疗实践中，创造和总结出了许多的针刺补泻手法，有单式补泻手法和复式补泻手法。

(一)单式补泻手法

1. 提插补泻

针下得气后，以先浅后深，重插轻提，提插幅度小，频率慢，操作时间短者为补法；以先深后浅，轻插重提，提插幅度大，频率快，操作时间长者为泻法。

2. 捻转补泻

针下得气后，以捻转角度小，用力轻，频率慢，操作时间短并结合拇指向前、食指向后(左转用力)者为补法；捻转角度大，用力重，频率快，操作时间长并结合拇指向后、食指向前(右转用力)者为泻法。

3. 迎随补泻

进针时针尖顺着经脉循行的方向刺入为补法；进针时针尖逆着经脉循行的方向刺入为泻法。即"随而济之"为补法，"迎而夺之"为泻法。

4. 呼吸补泻

患者呼气时进针，吸气时出针为补法；吸气时进针，呼气时出针为泻法。

5. 开阖补泻

出针后迅速按压针孔者为补法；出针时摇大针孔而不立即按压者为泻法。

6. 徐疾补泻

又称疾徐补泻。进针时徐徐刺入到一定深度，少捻转，疾速出针者为补法；进针时疾速刺入到应刺深度，多捻转，徐徐出针者为泻法。

7. 平补平泻

针刺得气后施以均匀地提插捻转即为平补平泻。

以上针刺补泻手法，临床上既可单独使用，也可结合使用。其中以平补平泻法最为常用。

（二）复式补泻手法

复式补泻手法，是由单式补泻手法进一步发展组合而成的手法。即将操作形式完全不同，而其基本作用相同的手法结合在一起，以达到补泻作用的操作方法。临床常用的有烧山火、透天凉两种方法。

1. 烧山火

视穴位的可刺深度，分作浅、中、深三层（天、人、地），先浅后深，每层（部）依次各作紧按慢提（或用捻转补法）九数，然后退针至浅层，称为一度。如此反复施术数度，以针下有热感为度，将针紧按至地部留针。在此操作过程中，也可配合呼吸补泻法中的补法。烧山火多用于治疗冷痹顽麻、虚寒性疾病等。

2. 透天凉

针刺入后直插深层，按深、中、浅的顺序，依次在每一层中各紧提慢按（或捻转）六数，称为一度。如此反复施术数度，以针下有凉感为度，将针紧提至天部留针。在此操作过程中，也可配合呼吸补泻法中的泻法。透天凉多用于治疗热痹、急性痈肿等实热性疾病。

（三）影响针刺补泻效果的因素

影响针刺补泻效果的因素主要有以下三方面。

1. 机体状态

人体在不同的病理状态下，针刺可以产生不同的调节作用，其治疗效果也不同。当机体处于虚弱状态而呈虚证时，针刺可以起到扶正补虚的作用；若机体处于邪盛状态而呈实热、邪闭的实证时，针刺又可以起到清热启闭的泻实作用。如胃肠功能亢进而出现痉挛疼痛时，针刺可解痉而使疼痛缓解；胃肠功能抑制而呈蠕动缓慢腹胀纳呆时，针刺又可以增强胃肠蠕动而使其功能恢复正常，消除胀满，增进食欲，故针刺具有双向的良性调整作用。大量的临床实践和实验研究表明，针刺时机体的功能状态，是产生补泻效果的主要因素。

2. 腧穴特性

腧穴的主治功用既有它的普遍性，有些腧穴又具有相对的特异性。如有些腧穴偏于补虚，而有些腧穴偏于泻实。例如气海、关元、足三里、命门、肾俞、膏肓等穴都能鼓舞人体正气，促使人体功能旺盛，具有强壮作用，多用于补虚；而水沟、曲池、丰隆、委中、十宣、十二井等都能疏泄病邪，抑制人体功能亢进，具有祛邪作用，多用于泻实。在针刺补泻时应结合腧穴的相对特异性，以取得较好的补泻效果。

3. 针具与针刺手法

针刺补泻的效果与针具及行针手法等因素有着直接的关系。一般来说，粗针用力要重，刺激量大，细针用力轻，刺激量就小；直刺、深刺的刺激量要大，斜刺、平刺的刺激量则要小些；提插捻转的频率快、幅度大的刺激量大，反之刺激量就小。将这些因素恰当运用于临床，就能取得满意的补泻效果。

五、留针与出针

(一)留针

留针是将针刺入腧穴施术后,使针留置于穴内不动。留针的目的是为了加强针刺的作用和便于继续行针施术。一般病证只要针下得气并施以适当的补泻手法后,即可出针或留针10～20分钟,如感冒、发热等。小儿一般不留针,点刺放血亦无须留针。但对一些慢性、顽固性、疼痛性、痉挛性的特殊病证,可适当增加留针时间,有时甚至可达数小时,其间可作间歇性行针,以增强疗效,待病情改善后才出针,对针感较差的患者,留针还能起到候气的作用。在临床上是否留针与留针时间的长短,应根据患者的具体病情而定。

(二)出针

出针是指行针施术完毕后或留针达到预定针刺目的和针刺效果后,将针起出的操作方法,又称起针、退针。即先以左手拇、食指持消毒干棉球按压在针刺腧穴周围皮肤,右手持针小频率和小幅度的捻转,再将针顺势缓慢提至皮下,静待片刻后迅速将针起出。起针时其动作应轻揉,顺势提出,不能妄用蛮力,以防意外发生;出针时根据补泻手法的需要,分别采用"疾出"或"徐出""疾按针孔"或"摇大针孔"的方法出针。出针后,除特殊需要外,一般都要用消毒干棉球在针孔处轻轻按压片刻,以防出血或针孔疼痛。若出针后,针孔有出血,这是由于刺破血管所致,可适当延长按压时间即可。

出针后,要检查核对针数,防止遗漏,还应询问患者针刺部位有无不适感,并注意有无晕针延迟反应现象。

第四节　异常情况的处理与预防

针刺治病,虽然比较安全,但如针刺手法操作不当,或犯禁忌,或疏忽大意,或对人体解剖部位缺乏全面的认识了解等,都有可能出现一些不应有的异常情况,一旦发生,就应立即妥善处理,否则会给患者带来不必要的痛苦,甚至危及患者生命。因此,应随时严密观察患者的变化,加以预防。现将几种常见的针刺异常情况简述如下:

一、晕针

患者在针刺过程中发生的晕厥现象,称为"晕针"。这是在针刺过程中极为常见的一种意外情况。

1. 原因

患者精神紧张、体质虚弱、过度劳累、饥饿,或大汗、大泻、大失血之后,或体位不适,或医者手法过重、选穴过多等,均可导致针刺时或在留针过程中发生晕针现象。

2. 表现

患者突然出现精神疲倦、头晕目眩、心慌气短、冷汗出、面色苍白、血压下降、脉象沉细;甚或出现神志昏迷、扑倒在地、四肢厥冷、唇甲青紫、二便失禁、脉微细欲绝。

3. 处理

立即停止针刺,将所刺之针全部迅速起出。使患者平卧,松开衣带,注意保暖。轻者安静仰卧片刻，给予热糖水或温开水，即可逐渐恢复。重者在上述处理的基础上，可选刺水沟、素髎、内关、合谷、足三里、涌泉等穴，或灸百会、气海、关元等穴，即可恢复。若仍人事不省、呼吸微弱、脉细弱者，可考虑配合其他治疗或采用急救措施。

4. 预防

做好预防，可避免晕针的发生。对初次接受针灸治疗和精神紧张的患者，应先做好解释工作，消除顾虑；尽量采取卧位，并选择患者感觉舒适自然且能持久的体位进行针刺；对于饥饿、过度疲劳者，应待其进食、体力恢复后再行针刺；同时取穴不宜过多，手法不宜过重；医者在治疗施术过程中，应全神贯注，集中思想，密切观察患者的神态变化，随时询问其感觉。一旦发现晕针，要立即处理。

二、滞针

滞针是指在行针时或留针后医者感觉针下涩滞，捻转、提插、出针均感困难，而患者则感觉剧痛的现象。

1. 原因

患者精神过于紧张，当针刺入腧穴后，患者局部肌肉强烈收缩，或因病痛而改变体位；医者行针手法不当，或单一方向捻针，以致肌纤维缠绕针身而成滞针。若留针时间过长，有时也可出现滞针现象。

2. 表现

针在体内，捻转不动，提插、出针均感困难，若勉强捻转、提插时，则患者痛不可忍。

3. 处理

若因患者精神紧张，局部肌肉痉挛而引起的滞针，可嘱其精神放松，医者可在滞针附近部位进行循按，或弹动针柄，或在附近再刺一针，以宣散气血而缓解肌肉痉挛。若因单向捻转而致者，须向相反方向将针捻回，亦可作刮、弹针柄法，是缠绕的肌纤维回释。

4. 预防

对精神紧张者，要做好解释工作，消除患者顾虑；行针时手法宜轻巧，捻转角度不宜过大，切不可单方向捻针；若用搓法时，应注意与提插法配合，则可避免肌纤维缠绕针身，从而防止滞针的发生。

三、弯针

弯针是指进针时或将针刺入腧穴后，针身在体内形成弯曲的现象。

1. 原因

医者进针时的手法不熟练，用力过猛过速，针下碰到较坚硬组织；针柄受到外力压迫碰击；患者在留针时改变了体位；滞针处理不当等均造成弯针。

2. 表现

针柄改变了进针或刺入留针时的方向和角度，提插、捻转和出针均感困难，而患者同时感到疼痛。

3. 处理

一但出现弯针后，就不能再行提插、捻转等针刺手法。如轻度弯曲，可顺势将针慢慢地退出。若针身弯曲较大，顺着弯曲方向徐徐将针退出。如弯曲不止一处、须视针柄扭转倾斜的方向，逐渐分段分次将针退出，切勿急拔猛抽，以防断针，造成伤害。如因体位改变，则应嘱患者恢复原来体位，使局部肌肉放松，再行将退针。

4. 预防

要求医者施术手法熟练，指力轻巧，进针应避免用力过猛、过速。患者体位要舒适，留针期间嘱患者不得随意变动体位。针刺部位和针柄不得受外物碰压。

四、断针

断针是指针体折断在人体内，又称折针。只要在施术前做好针具的检修和施术时加以应有的注意，一般是可以避免的。

1. 原因

针具质量欠佳及针身或针根有剥蚀损伤，术前失于检查；针刺时将针身全部刺入，行针时强力捻转提插，以致肌肉猛烈收缩；留针时患者随意变换体位；遇弯针、滞针情况未及时正确地处理，均可出现断针。

2. 表现

行针时或出针后发现针身折断，或部分针体浮露于皮肤之外，或全部没于皮肤之下。

3. 处理

出现断针现象，医者必须镇静，切不可慌乱，嘱患者不要惊慌，保持原有体位，以防断针进一步向深层陷入。若折断处针身尚有部分露于皮肤之外，可用镊子或手指将针起出。若折断针身的残端与皮肤相平或稍低，而尚可见到残端时，医者可用左手拇、食两指在针旁按压局部皮肤，使残端露出皮肤之外，随即用右手持镊子等器械将针取出。若折断部分全部陷入皮下，则须在X线下定位，外科手术取出。

4. 预防

针刺前必须认真、仔细检查针具，对不符合要求的针具一定要剔除禁用；选针时长度必须比应刺入的深度长一些，应留部分针身在体外，同时避免过强、过猛的行针。在进针、行针过程中，如发现弯针时，应立即出针，不可强行将针刺入。对滞针和弯针应及时处理，不可强行硬拔，以免造成断针。

五、出血与血肿

针刺部位出现皮下出血而引起肿痛的现象，称为血肿；若血液流出于体外，则称为出血。

1. 原因

针尖弯曲带钩，使皮内受损，或刺伤血管，或出针时未按压针孔所致。

2. 表现

出针后，针刺部位有血液流出，或局部出现肿胀疼痛，继则皮肤呈现青紫色。

3. 处理

若出针后针刺部位有出血，可用消毒干棉球压迫止血；若微量的皮下出血而出现局部小块青紫，一般不必处理，可自行消退。若局部肿胀疼痛较剧，青紫面积大而且影响到活动功能时，可先行冷敷止血，24小时后再行热敷以促使局部瘀血消散吸收。

4. 预防

认真检查针具，熟悉并掌握人体解剖部位，应避开血管针刺。针刺时手法不宜过重，切忌强力捣针。出针时立即用消毒干棉球按压针孔即可避免。

六、重要脏器损伤

针刺过程中，由于对解剖部位不熟悉、针刺手法使用不当，有时会损伤重要脏器，严重者甚至造成死亡。

1. 原因

解剖部位不熟悉，针刺手法使用不当，如针刺胸部、背部时，进针过深、反复大幅度行针致针尖划破肺脏，使空气进入胸膜腔内，从而造成气胸；对病情缺乏了解，如肝脾肿大的患者，针刺相应脏器部位的腧穴时，针刺角度、深度不当，即可造成内脏出血。

2. 表现

损伤脏器不同，会出现不同的表现。损伤肺脏出现气胸，表现为针刺后出现胸痛、胸闷、心慌、呼吸不畅，严重者呼吸困难、紫绀、出汗、虚脱、血压下降、休克，甚至很快造成死亡。若刺伤肝、脾造成出血，可见肝、脾区疼痛，有时向背部放射；刺伤肾脏造成出血，可见腰痛、肾区压痛及叩击痛、并可见血尿；各内脏器官的出血，严重时均可导致血压下降，至致休克的发生，如抢救不及时则可能造成死亡。

3. 处理

气胸症状较轻，且创口已闭合者，一般可待其自行吸收，同时患者即取半卧位休息，并给予对症处理；如进入胸膜腔的气体较多，症状严重时，则需做胸腔穿刺抽气减压等抢救治疗。内脏出血，症状较轻、出血量少者，一般经卧床休息，均可自愈；若有明显出血征象，应密切观察病情及血压的变化，同时使用止血药或局部冷敷压迫止血；若病情严重且有明显腹膜刺激征，血压下降，甚至休克时，应立即采取急救措施，包括外科手术等。

4. 预防

针刺时医者首先应精神专一，熟悉穴位的解剖，掌握各个穴位深层有何重要脏器，针刺的深度、角度、方向与脏器、组织之间的关系；其次是针刺前应详细检查患者有无内脏器官肿大、尿潴留等病理改变，以便能更好地掌握针刺的角度、方向、深度；另外，在针刺背部、胁肋部、胸腹部穴位时，严格按应刺深度、角度操作，并根据患者体形的胖瘦、年龄的大小及脏器的病理改变等情况而灵活掌握。对那些进食过饱、有肠胀气、尿潴留的患者，其相应部位也不宜深刺。

第五节　针刺注意事项

由于人体生理功能状态、病理变化和生活环境条件等因素各不相同，在针刺治疗时，还应注意以下几个方面的情况。

（1）患者处在过于饥饿、疲劳、精神过度紧张、情绪不稳定时，不宜立即进行针刺。对于气虚血亏、体质瘦弱的患者，针刺时手法不宜过强，尽量选用卧位进行治疗。

（2）妇女怀孕 3 个月以内者，切不可针刺小腹部的腧穴，以免造成流产。若怀孕 3 个月以上者，其腹部、腰骶部腧穴也不宜针刺。对于合谷、昆仑、三阴交、至阴等一些具有通经活血的腧穴，因其可引起子宫收缩，在怀孕期也应予禁刺。另外，妇女行经期，若非为了调经，亦不宜进行针刺。

（3）小儿囟门未闭合时，头顶部的腧穴不宜针刺。

（4）对常有自发性出血、或损伤后出血不止者，不宜针刺。

(5)对皮肤有感染、溃疡、瘢痕或肿瘤的部位，不宜针刺。

(6)对一些特殊部位的腧穴，如胸、胁、腰、背等脏腑所居之处和颅底部(如延髓所在部)的腧穴，不宜直刺、深刺；对肝脾肿大、心脏扩大、肺气肿等患者更应特别注意，一定要掌握好进针的角度、方向和深度，以防刺伤重要脏器。

(7)针刺眼区的腧穴，要掌握一定的角度、深度，而且不宜大幅度提插捻转和长时间留针，以防刺伤眼球和出血。

(8)对患有胃溃疡、肠粘连、肠梗阻患者的腹部和尿潴留患者的耻骨联合区，在针刺这些部位的腧穴时，也应掌握适当的针刺方向、角度、深度等，以免出现意外，引起不良后果。

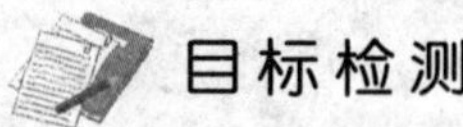

目标检测

A1 型题

1. 捻转补泻法的补法操作的是(　)

A. 捻转角度大，频率慢，用力轻　　B. 捻转角度小，频率慢，用力轻

C. 捻转角度大，频率快，用力轻　　D. 捻转角度小，频率慢，用力重

E. 捻转角度小，频率快，用力重

2. 提插补泻法的泻法操作是(　)

A. 先深后浅，轻插重提，提插幅度大，频率快

B. 先浅后深，重插轻提，提插幅度大，频率快

C. 先浅后深，轻插重提，提插幅度小，频率快

D. 先深后浅，重插轻提，提插幅度小，频率快

E. 先深后浅，重插轻提，提插幅度大，频率快

B1 型题

A. 短针　B. 长针　C. 皮肉浅薄部位　D. 皮肤松弛部位　E. 肌肉丰厚部位

3. 提捏进针法适宜于(　)

4. 指切进针法适宜于(　)

第五章　灸疗技术

学习目标

【知识要求】掌握各类灸法的操作方法和适应证。熟悉灸法的作用。了解灸法的注意事项。

【能力要求】能进行各类灸法操作，对操作中可能出现的异常情况能预防及处理。

灸法，古称“灸焫”，又称艾灸，是以艾为主要施灸材料，点燃后在体表穴位或病变部位烧灼、温熨，借其温热刺激及药物作用，通过经络腧穴，起到温经散寒、扶阳固脱等作用，以达到防治疾病目的的一种外治方法。《医学入门》说：“凡病药之不及，针之不到，必须灸之”。施灸材料主要是艾叶制成的艾绒。关于艾叶的性能，《本草从新》说：“艾叶苦辛，生温，熟热，纯阳之性，能回垂绝之元阳，通十二经，走三阴，理气血，逐寒湿，暖子宫……以之灸火，能透诸经而除百病”，说明用艾叶作施灸材料，有通经活络、祛除阴寒、回阳救逆等作用。艾叶经过加工，制成细软的艾绒，具有便于搓捏成大小不同的艾炷，易于燃烧，气味芳香，燃烧时热力温和，能窜透皮肤，直达深部的优点，同时由于艾产于各地，价格低廉，所以艾叶一直是针灸临床最常用的灸法材料。临床上，除用艾叶外，还选用灯心草、桑枝、斑蝥、甘遂和白芥子等作为施灸材料。

第一节　灸法的作用

一、温经散寒

《素问·异法方宜论》曰：“藏寒生满病，其治宜灸焫。”灸法具有温经散寒的作用，临床上常用于治疗寒凝血滞、经络痹阻所引起的寒湿痹痛、胃脘痛、寒疝腹痛、泄泻、痢疾、痛经、经闭等。

二、扶阳固脱

《伤寒论》曰：“下利，手足逆冷，无脉者，灸之。”灸法具有扶阳固脱的作用，临床上多用于治疗中气不足、阳气下陷而引起的遗尿、脱肛、阴挺、崩漏、带下、久泻、痰饮以及阳气欲脱之危证等。

三、消瘀散结

《灵枢·刺节真邪》曰：“脉中之血，凝而留止。弗之火调，弗能取之。”灸能使气机通畅，营卫调和，故瘀结自散，具有消瘀散结作用。临床常用于治疗气血凝滞的疾病，如瘀血、乳痈初起、瘰疬、瘿瘤、肿未化脓者等。

四、行气活血

古人云："血见热则行，见寒则凝。"气为血帅，血随气行，气得温则行，气行则血亦行。灸法具有行气活血的作用，临床上常用于气滞血瘀的各种疼痛疾病，如胁痛、腹痛、痛经等。

五、防病保健

《扁鹊心书·须识扶阳》说："人于无病时，常灸关元、气海、命门、中脘，虽未得长生，亦可保百年寿也。"《医说·针灸》说："若要安，三里莫要干。"《千金方》说："凡人入吴蜀地游宦，体上常须两三处灸之，勿令疮暂瘥，则瘴疠、温疟毒气不能著人也。"艾灸有防病保健作用，无病施灸，可以激发人体的正气，增强抗病的能力，使人精力充沛，长寿不衰。

第二节　灸法的种类

一、艾灸

（一）艾炷灸

将纯净的艾绒，用手搓捏成大小不等的圆锥形艾团，称为艾炷（图 5-1）。将艾炷放在施灸部位点燃而治病的一种方法，称为艾炷灸。每燃尽一个艾炷，称为一壮。

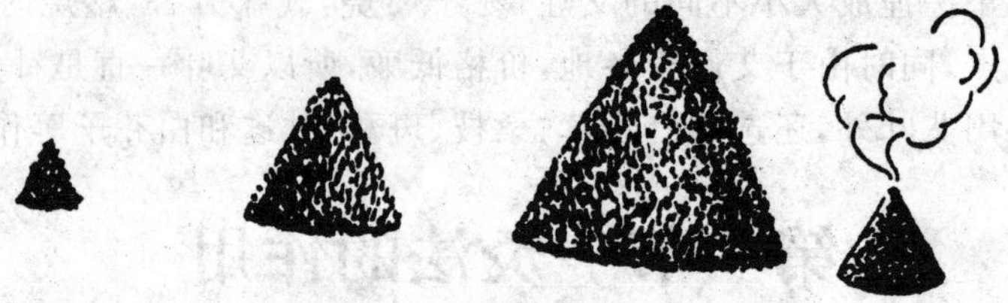

图 5-1　艾炷

1. 直接灸

又称明灸、着肤灸，是将大小适宜的艾炷，直接放在皮肤上点燃施灸的一种方法（图5-2）。根据灸后对皮肤的烧灼、刺激程度不同，是否形成瘢痕分为瘢痕灸和无瘢痕灸。

（1）瘢痕灸　又名化脓灸，施灸时先将所灸腧穴部位，涂以少量的大蒜汁或者凡士林，以增加黏附和刺激作用，然后将艾炷放置于穴位上，用火点燃艾炷进行施灸。每壮艾炷必须燃尽，除去灰烬后，方可继续易炷再灸，待规定壮数灸完为止。施灸时由于灸火烧灼皮肤产生剧痛，此时可用手在施灸腧穴周围轻轻拍打以缓解疼痛。在正常情况下，灸后 1 周左右，施灸部位即化脓形成灸疮，5～6 周左右，灸疮自行痊愈，结痂脱落后而留下瘢痕。能否形成灸疮是本法取得疗效的关键。《针灸资生经》曰："凡着艾得灸疱，所患即瘥，若不发，其病不愈"。由于施灸后会形成瘢痕，所以在操作前必须得到患者的同意，否则不可操作。临床上常用于哮喘、慢性胃肠炎、肺结核、瘰疬等慢性疾病和体质虚弱者的施治。

（2）无瘢痕灸　又称非化脓灸，施灸时先将大小适宜的艾炷，置于腧穴上点燃施灸，当艾炷燃烧至患者感到微有灼痛时，即可易炷再灸，按规定壮数灸完为止。一般应灸至局部皮肤红晕而不起泡为度。因其皮肤无灼伤，故灸后不化脓，不留瘢痕。此法在临床中适用于慢性虚寒性

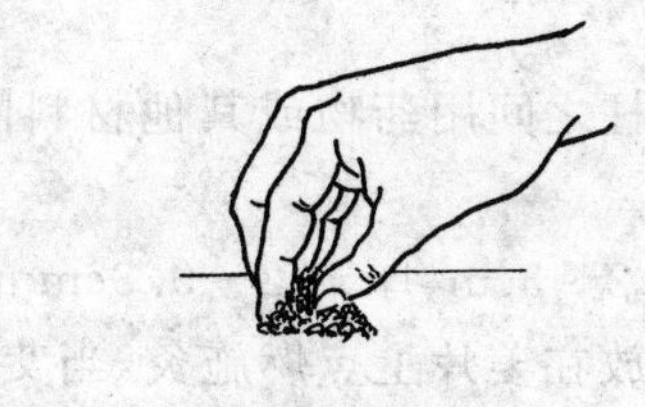

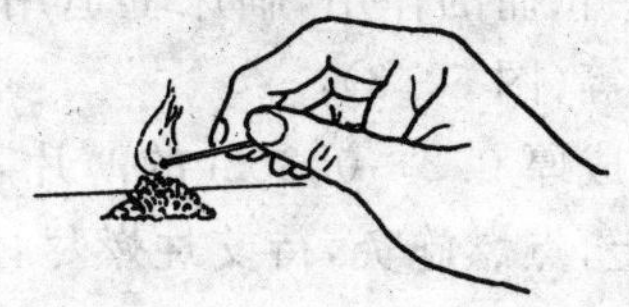

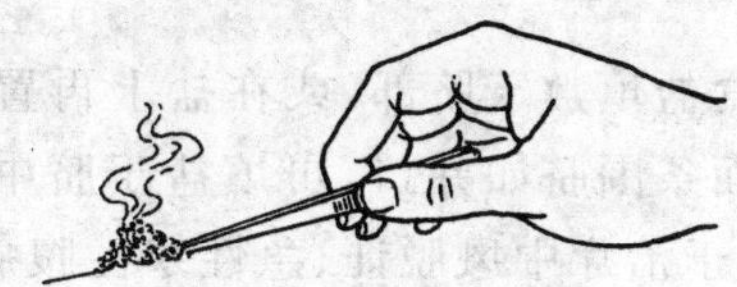

图 5-2　直接灸

表 5-1　灸法的种类

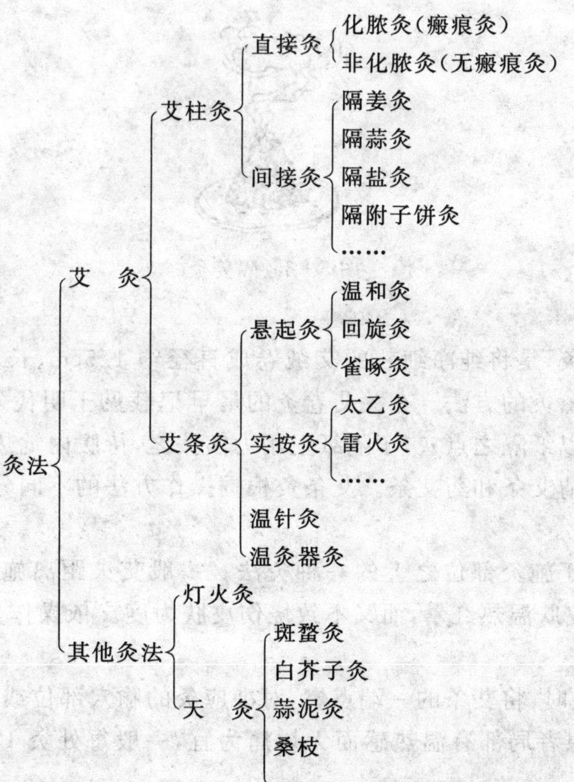

- 灸法
  - 艾　灸
    - 艾柱灸
      - 直接灸
        - 化脓灸(瘢痕灸)
        - 非化脓灸(无瘢痕灸)
      - 间接灸
        - 隔姜灸
        - 隔蒜灸
        - 隔盐灸
        - 隔附子饼灸
        - ……
    - 艾条灸
      - 悬起灸
        - 温和灸
        - 回旋灸
        - 雀啄灸
      - 实按灸
        - 太乙灸
        - 雷火灸
        - ……
      - 温针灸
      - 温灸器灸
  - 其他灸法
    - 灯火灸
    - 天　灸
      - 斑蝥灸
      - 白芥子灸
      - 蒜泥灸
      - 桑枝
      - ……

疾病，如慢性腹泻、风寒湿痹等。

2. 间接灸

又称隔物灸，是指将皮肤与艾柱之间用药物或其他材料隔开进行施灸的方法。常用的隔物灸有以下几种。

(1)隔姜灸　用鲜姜切成直径 2～3cm、厚 0.2～0.3cm 的薄片，中间以针刺数孔，将姜片放于应灸的腧穴或患处，再将艾炷放在姜片上点燃施灸，当艾炷燃尽，再易炷施灸，灸完所规定的壮数。隔姜灸具有温胃止呕、散寒止痛的作用，临床上适用于外感表证和虚寒病证，如因寒而致的呕吐、腹痛、腹泻及风寒痹痛等(图 5-3)。

(2)隔蒜灸　用鲜大独头蒜，切成厚 0.2～0.3cm 的薄片，中间以针刺数孔，然后置于应灸的腧穴或患处，再将艾炷放在蒜片上，点燃施灸，待艾炷燃尽，易炷再灸，直至灸完规定的壮数。隔蒜灸具有清热解毒、杀虫等作用，多用于治疗瘰疬，肺痨、疮疡未溃之时、腹中积块及虫蛇咬伤等。

(3)隔盐灸　用纯净干燥的食盐填敷于脐部，或在盐上再置一薄姜片，上面再置艾炷进行施灸。如患者脐部凸出，可用湿面条围脐如井口，再填盐于脐中，如上法施灸。隔盐灸具有回阳、固脱、散寒、救逆的作用，多用于治疗中风脱证、急性寒性腹痛、腹泻、四肢厥冷等。

(4)隔附子饼灸　将附子研成粉末，用温开水或黄酒调和做成直径 2～3cm、厚 0.5～0.8cm的附子饼，中间以针刺数孔，放在应灸腧穴或患处，上面再放艾炷施灸，直到灸完所规定壮数为止。隔附子饼灸具有温补肾阳等作用，多用治疗各种阳虚、命门火衰而致的阳痿、早泄或疮疡久溃不敛等。

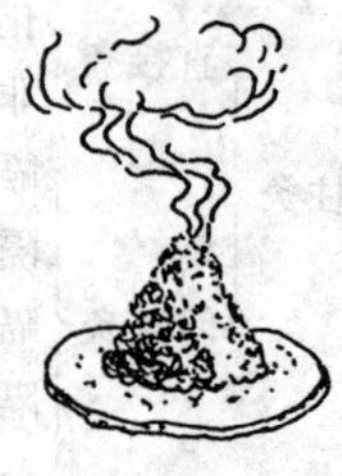

图 5-3　隔姜灸

(二)艾条灸

艾条灸又称艾卷灸，是将纯净细软的艾绒卷成直径约 1.5cm、长 26cm 的圆柱形艾卷，在腧穴或病变部位进行薰灸的方法。有关艾卷灸的最早记载见于明代朱权的《寿域神方》一书，其中有"用纸实卷艾，以纸隔之点穴，于隔纸上用力实按之，待腹内觉热，汗出即瘥"。艾条根据其所含成分不同分为清艾条和药艾条。艾条灸根据操作方法的不同分为悬起灸和实按灸。

1. 悬起灸

将点燃的艾条悬于施灸部位之上的一种灸法。一般艾火距离施术部位皮肤 2～3cm，灸 10～20 分钟，以灸至皮肤温热红晕，而又不致烧伤皮肤为度。依操作方法不同分为温和灸、雀啄灸和回旋灸三种。

(1)温和灸　施灸时，将艾条的一端点燃，对准应灸的腧穴部位或患处，距皮肤 2～3cm 进行施灸(图 5-4)，使患者局部有温热感而无灼痛为宜，一般每处灸 10～15 分钟，以皮肤红晕为度。

(2)雀啄灸　施灸时，将艾条点燃的一端与施灸部位的皮肤并不固定在一定距离，而是像鸟雀啄食一样,一上一下移动地施灸(图 5-5)。

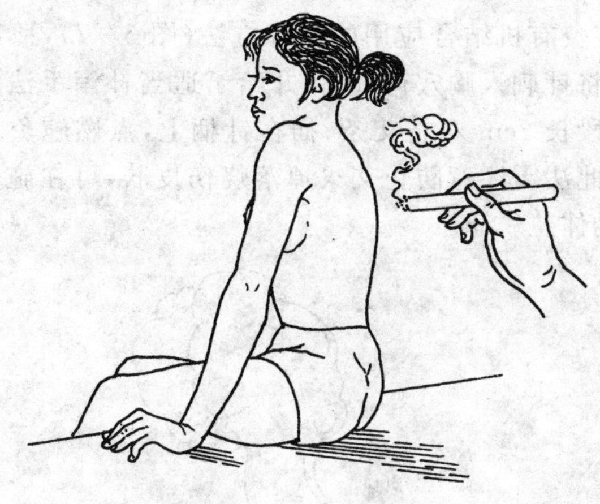

图 5-4 温和灸

(3)回旋灸 施灸时,将点燃的艾条与皮肤保持一定距离并做均匀地向左右方向移动或反复旋转地施灸的方法(图 5-6)。

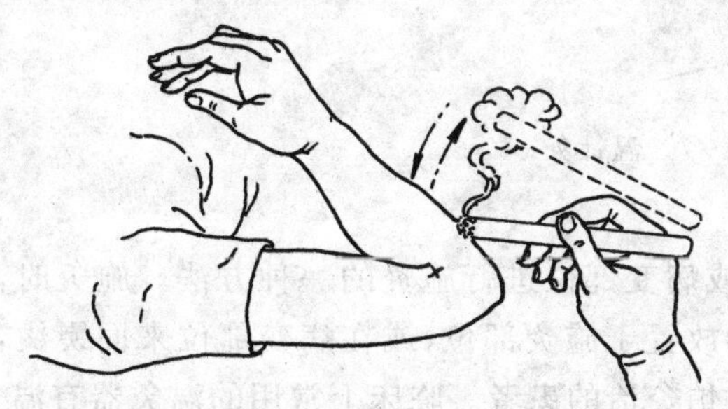

图 5-5 雀啄灸

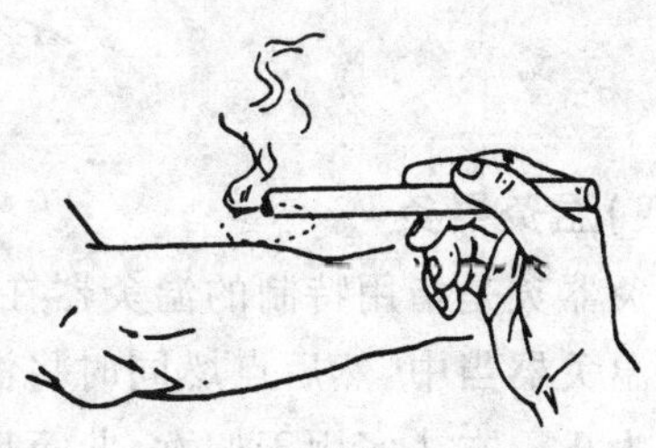

图 5-6 回旋灸

2. 实按灸

先在施术部位垫隔布或纸数层,再将艾条(通常用药艾条)一端点燃,紧按在穴位上施灸,使热气透入皮肉深部,待火灭热减后,再重新点火按灸,每穴可按灸几次至数十次,或以布数层包裹艾条燃着端熨于施术部位。常用的实按灸有太乙针灸和雷火针灸。

(1)太乙针灸 又称太乙神针,用纯净细软的艾绒 150g 平铺在 40cm 见方的桑皮纸上。将人参 125g、穿山甲 250g、山羊血 90g、千年健 500g、钻地风 300g、肉桂 500g、小茴香 500g、苍术 500g、甘草 1000g、防风 2000g、麝香少许,共为细末,取药末 24g 掺入艾绒内,紧卷成爆竹状,外用鸡蛋清封固,阴干后备用。

施灸时,将太乙针的一端烧着,用布数层包裹其烧着的一端,立即紧按于应灸的腧穴或患处,进行灸熨,针冷则再燃再熨。如此反复灸熨 7～10 次为度。此法治疗风寒湿痹、肢体顽麻、痿弱无力、半身不遂等均有效。

(2)雷火针灸 其制作方法与“太乙针灸”相同,惟药物处方有异,方用纯净细软的艾绒 125g,沉香、乳香、羌活、干姜、穿山甲各 9g,麝香少许,共为细末。

施灸方法与“太乙针灸”相同,其适应证《针灸大成・雷火针法》载:“治闪挫诸骨间痛,及寒湿气痛而畏刺者。”临床上除治上症外,大体与“太乙针灸”主治相同。

(三)温针灸

温针灸是将针刺与艾灸有机结合应用的一种方法(图 5-7),适用于既需要针刺留针,又需艾灸的疾病。操作时,将针刺入腧穴得气后,并给予适当补泻手法而留针,继将纯净细软的艾绒捏在针尾上,或用一段长 2cm 左右艾条,插在针柄上,点燃施灸。待艾绒或艾条烧完后,除去灰烬,再起针。应用此法需注意防止艾火掉落烧伤皮肤,可在施灸的下方垫一硬纸片,施灸时还应嘱患者不要移动体位。

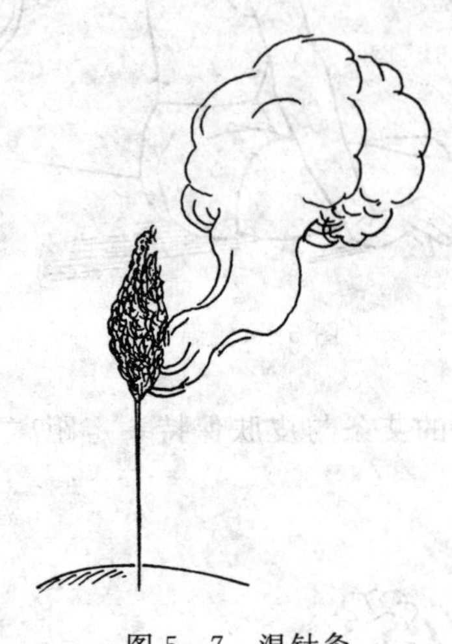

图 5-7 温针灸

(四)温灸器灸

温灸器灸是指用特制的温灸器在腧穴或病变部位进行施灸的一种方法。施灸时,先将艾绒放入温灸器当中,然后点燃同时将温灸器放置于施灸部位,或在病变部位来回熨烫,直到局部发红为止。本法多用于妇女、儿童以及惧怕灸治的患者。临床上常用的温灸器有温灸盒、温灸筒等(图 5-8、图 5-9)。

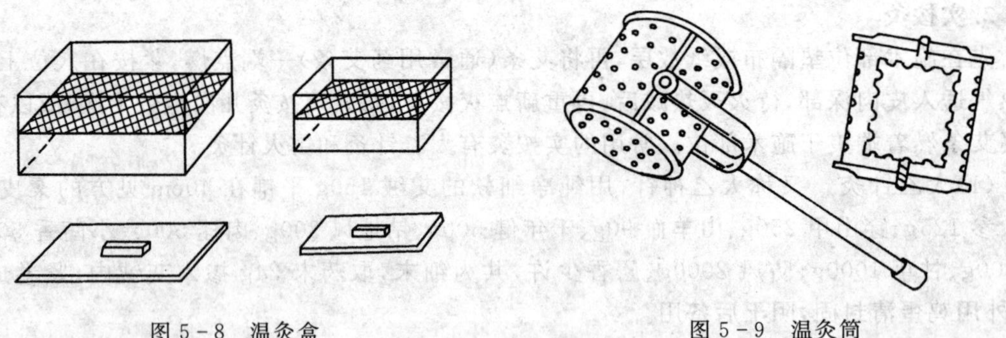

图 5-8 温灸盒　　图 5-9 温灸筒

二、其他灸法

(一)灯火灸

又称"爆灯火""打灯火""灯草灸""油捻灸""十三元宵火"等,是用灯心草一根,以麻油浸之,燃着后,迅速对准穴位猛一接触可听"叭"响的一种简捷疗法,操作中如无爆焠之声可重复1次。具有疏风解表、行气化痰、清神止搐等作用,多用于治疗小儿脐风、胃痛、腹痛、痄腮、痧胀等。《幼幼集成》认为其是"幼科第一捷法"。

(二)天灸

又称自灸、发泡疗法、药物灸，是用对皮肤有刺激性的药物，涂敷于穴位或患处，使局部充血、起泡，犹如灸疮而得名。常用斑蝥、蒜泥、白芥子等药物，现将常用的几种介绍如下：

1. 斑蝥灸

将斑蝥浸于醋中数日，灸治时取醋汁擦抹患部，或先取胶皮一块，中间剪一小孔，如黄豆大，贴在施灸穴位上，以暴露穴位并保护周围皮肤，将斑蝥粉少许置于孔中，上面再贴一胶布固定即可，以局部起泡为度。可用于治疗癣痒等。

2. 蒜泥灸

将大蒜捣烂如泥，取 3～5g 贴敷于穴位处，敷灸 1～3 小时，以局部皮肤发痒发红起泡为度。如敷涌泉穴治疗咯血、衄血，敷合谷治疗扁桃腺炎，敷鱼际穴治疗喉痹等。

3. 白芥子灸

将白芥子研末用水或食醋调和，敷于腧穴或患处，外覆以油纸，胶布固定，使局部充血，发泡，可用于治疗关节痹痛、口眼歪斜、哮喘、痰核等病证。

第三节　灸法的适应证与注意事项

一、适应证

灸法适应证广泛，临床上以阴证、虚证、寒证为宜，尤其对慢性虚弱性疾病及风寒湿邪为患的病症更为适宜。如寒湿痹痛、胃脘痛、寒疝腹痛、泄泻、痢疾、脱肛、阴挺、痛经、经闭、崩漏、带下、乳痈初起、瘰疬、瘿瘤等皆可以用灸法治疗。其他如中风、昏厥、大汗亡阳、气虚暴脱等危急重症，亦用灸法急救。此外，要防病保健宜长期施灸。

二、注意事项

(一)施灸的先后顺序

古人对于施灸的先后顺序有明确的论述。如《千金要方》说："凡灸当先阳后阴……先上后下。"《明堂灸经》指出："先灸上，后灸下；先灸少，后灸多。"临床上一般是应先灸阳经(阳部)，后灸阴经(阴部)；先灸上部，后灸下部；就壮数而言，先少而后多；就大小而言，先小而后大。但上述施灸的顺序是指一般的规律，临床上需结合病情灵活应用，不能拘泥不变。如脱肛的灸治，应先灸长强以收肛，后灸百会以举陷，便是先灸下而后灸上。此外，施灸应注意在通风环境中进行，以利于空气流通。

(二)施灸的补泻方法

艾灸的补泻，始载于《灵枢·背腧》，其曰："气盛则泻之，虚则补之。以火补者，毋吹其火，须自灭也。以火泻者，疾吹其火，传其艾，须其火灭也。"《针灸大成》也记载说："以火补者，毋吹其火，须待自灭，即按其穴。以火泻者，速吹其火，开其穴也。"临床上应根据患者病情辨证施治，虚证用补法，实证用泻法，同时结合腧穴性能，酌情运用。

(三)施灸的禁忌

(1)凡属实热证、阴虚发热、邪热内炽等证，一般不宜使用艾灸疗法。

(2)颜面部、颈部及大血管走行的体表区域、黏膜附近、关节活动部位，均不得施化脓灸。

(3)孕妇的腹部、腰骶部，均不宜施灸，以免造成流产等不良后果。

(4)一般空腹、过饱、极度疲劳和对灸法恐惧者，应慎施灸。对于体弱患者，灸治时艾炷不宜过大，刺激量不可过强，以防“晕灸”。一旦发生晕灸，应及时处理。

(四)施灸后的处理

施灸后，局部皮肤出现微红、灼热属正常现象，无需处理，短时间内可自行消退。如局部起泡时，小水泡只要不擦破皮肤，任其自行吸收，大水泡可在消毒后，用毫针将水泡刺破放出水液，或用注射器将水液抽出后，涂上龙胆紫，再用消毒纱布敷盖，胶布固定即可。如行化脓灸者，灸疱化脓期间，要注意适当休息，保持局部清洁，防止污染，可用敷料保护灸疮，待其自然愈合。如因护理不当并发感染，灸疮脓液呈黄绿色或有渗血现象者，可用消炎药膏或玉红膏涂敷。

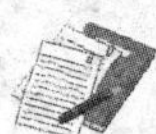

目标检测

A1 型题

1. 隔姜灸可用于治疗( )

A. 寒性呕吐腹痛　B. 哮喘　C. 瘰疬　D. 疮疡　E. 小儿脐风

2. 下列各项，哪项应慎用灸法( )

A. 寒邪束表　B. 阳虚暴脱　C. 淤血阻络　D. 阴虚发热　E. 风寒湿痹

B1 型题

A. 灯草灸　B. 隔姜灸　C. 隔蒜灸　D. 隔盐灸　E. 隔附子饼灸

3. 治疗疮疡久溃不敛，应首选( )

4. 治疗风寒痹痛，应首选( )

A. 清热、杀虫、解毒　B. 回阳、救逆、固脱

C. 解表、散寒、温中　D. 防病、保健、益寿

E. 温肾、壮阳、通脉

5. 隔盐灸的作用是( )

6. 隔附子饼灸的作用是( )

第六章　拔罐技术

学习目标

【知识要求】掌握罐的各种吸附方法、拔罐方法以及拔罐的作用与适应证。熟悉留罐、起罐的操作及拔罐技术的注意事项。了解罐的种类及材料。

【能力要求】能熟练运用拔罐疗法治疗常见病证，对各种拔罐异常情况能进行处理。

拔罐法，又名"火罐气""吸筒疗法"，古称"角法"，是指以罐为工具，借燃烧或其他方法排除罐内空气，产生负压，使之吸附于施术部位，造成皮肤充血瘀血现象，以达到防治疾病的一种外治方法。

第一节　罐的种类及材料

一、罐的种类

罐的种类很多，目前常用的罐有以下四种：

（一）陶罐

用陶土烧制而成，有大有小，罐口光滑平整，肚大而圆，口、底较小，其状如腰鼓（图 6－1）。优点是吸附力大，缺点是质地较重，易于摔碎损坏。现在临床已较少运用。

（二）竹罐

用直径 3～5cm 坚固无损成熟的老竹子，制成 6～8cm 或 8～10cm 长的竹管，一端留节作底，另一端作罐口，用刀刮去青皮及内膜，制成形如腰鼓的圆筒。用砂纸磨光，使罐口光滑平整（图 6－1）。竹罐的优点是经济易制，取材容易，轻巧价廉，不易摔碎，适于水吸法。缺点是容易燥裂、漏气，吸附力不大，不易观察皮肤的变化。

（三）玻璃罐

玻璃罐是在陶罐的基础上，改用玻璃加工而成，一般分大、中、小三种型号（图 6－1），其形如球状，下端开口，口小肚大，罐口平滑，最适宜走罐。其优点是质地透明，使用时可以观察所拔部位皮肤充血、瘀血程度，便于随时掌握时间和刺激量等情况。缺点是易摔碎损坏。

（四）抽气罐

抽气罐由有机玻璃或透明工程塑料制成，上面加置活塞，便于抽气。也有用特制的橡皮囊排气罐。其优点是不用点火、不会烫伤、使用安全、方法简单，可控制抽气量和吸拔力度，便于观察，不易摔碎等，但没有火罐的温热刺激。起罐时采取轻拉罐顶活塞，自动放气的方法，此法

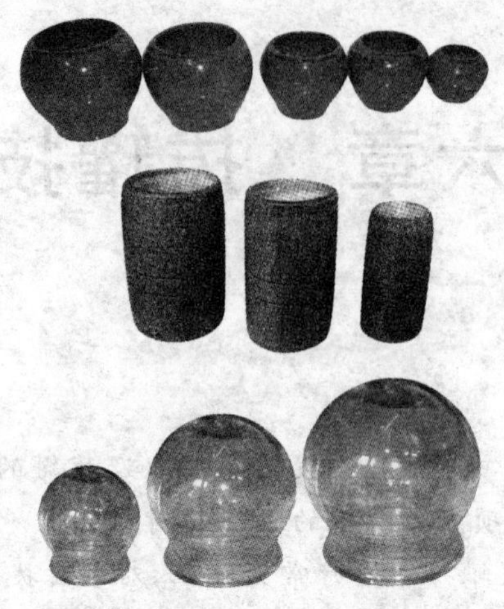

图 6-1 罐具

无疼痛，是现代应用较多的拔罐工具。

二、拔罐辅助材料

主要有治疗盘、镊子、95％酒精、火柴或打火机、润滑剂如按摩乳、甘油、松节油、凡士林、植物油等。根据拔罐方法及局部情况备纸片、止血钳、棉签、干棉球、碘伏、三棱针、梅花针、纱布、胶布等。

第二节 罐的吸附方法

一、火吸法

利用燃烧时消耗罐中部分氧气，并利用火焰的热力使罐内的气体膨胀，排出部分空气，使罐内形成负压，将罐吸附在皮肤上。常用的火吸法有下列几种方法：

(一)闪火法

将蘸有95％酒精的酒精棒或镊子等挟住的酒精棉球点燃后，在罐内绕1～2圈或在罐内稍作停留，迅速退出，并快速将罐扣在应拔的部位皮肤上，此时罐内已成负压即可吸住(图6-2)。此法比较安全，是最常用的拔罐方法。但需注意切勿将罐口烧热，以免烫伤皮肤。

(二)投火法

将易燃纸片或酒精棉球，点燃后投入罐里，将火罐迅速扣在选定的部位上(图6-2)。此法吸附力强，适用于侧面拔罐，以避免罐内燃烧物落下烫伤皮肤。

(三)贴棉法

取2cm见方的棉花一小块，厚薄适中，适当浸95％酒精，紧贴在罐壁中段，用火柴点燃后，迅速将罐子扣在选定部位皮肤上。此法需防酒精过多，滴下烫伤皮肤。

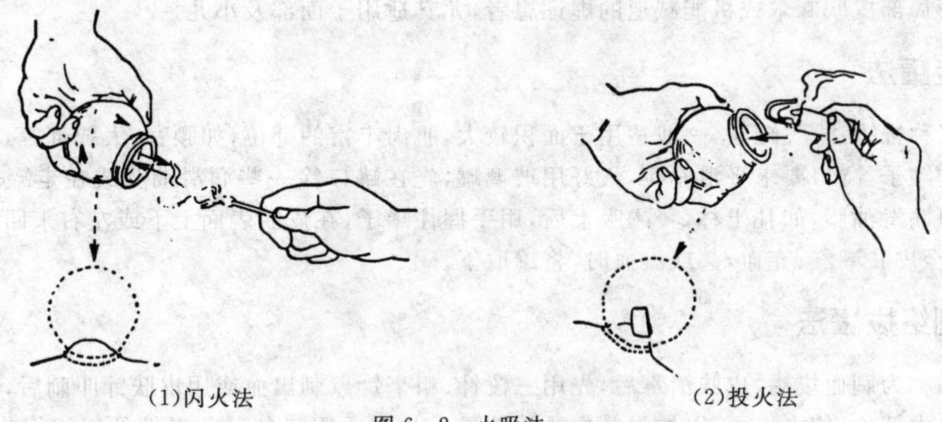

(1)闪火法　　(2)投火法

图 6-2　火吸法

(四)架火法

用不易燃烧、传热的物体，如瓶盖、小酒盅等(其直径要小于罐口)，置于应拔部位，然后将 95% 酒精数滴或酒精棉球置于瓶盖或酒盅内，用火将酒精点燃后，将罐迅速扣下。此法吸拔力较大。

二、水吸法

一般应用竹罐。先将罐子放在锅内加水煮沸，使用卵圆钳夹竹罐的底部，甩去水液，或用折叠的毛巾紧扪罐口，乘热扣在皮肤上，即能吸住。此法吸拔力较小，操作须快捷。可根据病情在锅中加入适量的祛风活血药物，如当归、红花、艾叶、木瓜、羌活、独活、伸筋草、麻黄、川乌、草乌等，即称为药罐法。

三、抽气吸法

先将备好的抽气罐紧扣在需要拔罐的部位上，再用抽气筒将罐内空气抽出，使产生适当负压，即能吸住。此法用于任何部位。

第三节　拔罐方法

一、单罐法

单罐法是指在病变部位拔一个罐的方法。此法用于病变范围较小或压痛点。操作时可按病变或压痛的范围大小，选用适当口径的火罐。如胃病在中脘穴、冈上肌肌腱炎在肩髃穴拔罐等。

二、多罐法

多罐法是指在病变部位拔两个或两个以上罐的方法。此法用于病变范围比较广泛的疾病。操作时可根据病变部位的解剖形态等情况，酌量吸拔数个乃至数十个。如某一肌束劳损时可按肌束的位置成行排列吸拔多个火罐，称为“排罐法”。

三、闪罐法

闪罐法是将罐拔上后，立即取下，然后又拔上取下，如此反复吸拔多次，至皮肤潮红为度。

多用于局部皮肤麻木或机能减退的虚证患者，尤其适用于面部及小儿。

四、走罐法

又称推罐法、飞罐法，一般适用于面积较大，肌肉丰富的部位，如腰背、大腿部等，须选口径较大的罐子，罐口要求平滑厚实，最好用玻璃罐，先在罐口涂一些润滑油脂或在走罐所经皮肤上涂以润滑油脂，如凡士林，将罐吸上后，用手握住罐子，在皮肤表面上下或左右来回推拉移动数次，至皮肤潮红、充血，甚或瘀血时，将罐取下。

五、刺络拔罐法

又称为刺血拔罐，皮肤消毒后，先用三棱针、粗毫针点刺出血或用皮肤针叩刺后，再将罐吸拔于施术部位，使之出血，以加强刺血法的效果。此法适用于各种急慢性软组织损伤、神经性皮炎、皮肤瘙痒、丹毒、神经衰弱等。

六、留针拔罐法

先在一定的部位施行针刺，待达到一定的刺激量后，将针留在原处，再以针刺处为中心，拔上火罐。此法是将针刺和拔罐二者相结合应用的一种方法，起到针罐配合的作用。

第四节　留罐与起罐

一、留罐

拔罐后，留置一定的时间，一般留置5～15分钟。罐大吸拔力强的应适当减少留罐时间，夏季及肌肤薄处，留罐时间也不宜过长，以免损伤皮肤。

二、起罐

一手握住火罐，另一手拇指或食指将火罐口边缘的皮肤轻轻下按，使气体进入罐内，即可将罐取下（图6-3）。操作中以轻缓为宜，切记蛮力上提或旋转提拔紧吸的罐子，以免损伤皮肤。

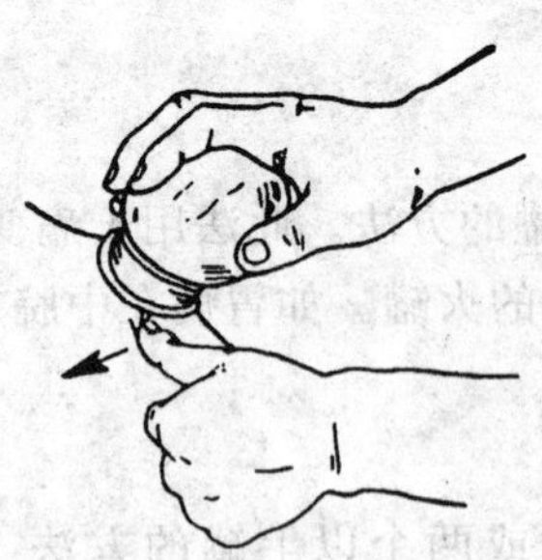

图6-3　起罐

第五节　拔罐的适应证与注意事项

一、适应证

拔罐法具有通经活络、行气活血、消肿止疼、祛风散寒等作用，适应范围较广泛，一般多用于瘀血痹阻、风寒湿痹、腰背肩臂腿痛、关节痛、急性腰扭伤、胃脘痛、呕吐、腹痛、腹泻、咳嗽、哮喘、痤疮、神经性皮炎、痛经、中风偏枯等。

二、注意事项

拔罐时要选择适当体位和肌肉丰满的部位。若骨骼凸凹不平，毛发较多的部位均不宜拔罐。操作时嘱患者不要移动体位，避免罐具掉落。拔罐数目多时，罐具之间的距离不宜太近，以免罐具牵拉皮肤产生疼痛，或因罐具间互相挤压而掉落。

拔罐时要根据所拔部位的面积大小而选择大小适宜的罐。

用火罐时应注意勿灼伤或烫伤皮肤。若因烫伤或留罐时间太长而皮肤起水泡时，小水泡无须处理，防止擦破任其自行吸收即可。水泡较大时，用消毒针将水放出或用注射器将水液抽出，涂以龙胆紫药水，或用消毒纱布包敷，以防感染。

皮肤有过敏、溃疡、水肿、心脏及大血管处，不宜拔罐；孕妇的腹部、腰骶部位，亦不宜拔罐。

有出血倾向的疾病，如血友病、血小板减少性紫癜和白血病患者不宜拔罐。高热抽搐者，亦不宜拔罐。

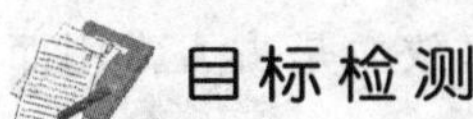

目标检测

A1 型题

1. 若肩背疼痛且范围较大应选下列哪种方法为好(　)

A. 闪罐　　B. 针罐　　C. 走罐　　D. 药罐　　E. 刺血拔罐

2. 下列哪项不是拔罐法的治疗作用(　)

A. 温经通络　　B. 散寒除湿　　C. 行气活血　　D. 补益气血　　E. 消肿止痛

B1 型题

A. 竹罐　　B. 玻璃罐　　C. 陶罐　　D. 抽气罐　　E. 金属罐

3. 水罐法应该用何种罐子(　)

4. 走罐法应用该何种罐子(　)

A. 单罐　　B. 多罐　　C. 针罐　　D. 闪罐　　E. 刺血拔罐

5. 适用于病变范围较小或压痛点的是(　)

6. 罐子吸拔后立即取下，反复多次的是(　)

第七章　其他刺法技术

学习目标

【知识要求】掌握三棱针法、皮肤针法、皮内针法、穴位注射法和电针法的操作方法。熟悉三棱针法、皮肤针法、皮内针法、穴位注射法和电针法的作用与适应证。了解三棱针法、皮肤针法、皮内针法、穴位注射法和电针法的注意事项。

【能力要求】熟练运用三棱针法、皮肤针法、皮内针法、穴位注射法和电针法治疗常见适应病证及处理各种异常情况的能力。

第一节　三棱针刺法

三棱针法是指使用三棱针刺破人体上的一定部位，放出少量血液，达到防治疾病目的的一种方法。亦称“刺络法”“刺血络”和“放血疗法”。

三棱针，是点刺放血的工具，取法于古代九针中的“锋针”，早在《内经》中就有记载。如《灵枢·九针十二原》中说：“锋针者，刃三隅，以发痼疾”，又说：“宛陈则除之，去血脉也。”《灵枢·官针》中也有“络刺”“赞刺”“豹纹刺”等具体方法的论述，表明用三棱针刺络放血是古人常用而又十分重要的针法。

一、针具及持针式

目前三棱针多用不锈钢制成，针长约 6cm，针柄稍粗呈圆柱形，针身呈三棱状，尖端三面有刃，针尖锋利（图 7-1）。使用前须经高压消毒或用 75%酒精浸泡 20～30 分钟。

图 7-1　三棱针

一般以右手持针，用右手拇指、食指持住针柄，中指抵住针尖部，露出针尖 3～5mm，以控制针刺深浅度。

二、三棱针操作方法

（一）点刺法

先在被刺部位上下推按，使血聚集针刺部位，用 2%碘酒棉球消毒，再用 75%酒精棉球脱碘，针刺时左手拇、食、中三指夹紧施术部位，右手持针对准穴位迅速刺入 3～5mm 深，立即出针，轻轻按压针孔周围，使出血少许，然后用消毒干棉球按压针孔（图 7-2）。此法多用于四肢末端或头面部放血，如十宣、十二井穴、耳尖、耳垂、太阳、印堂等。

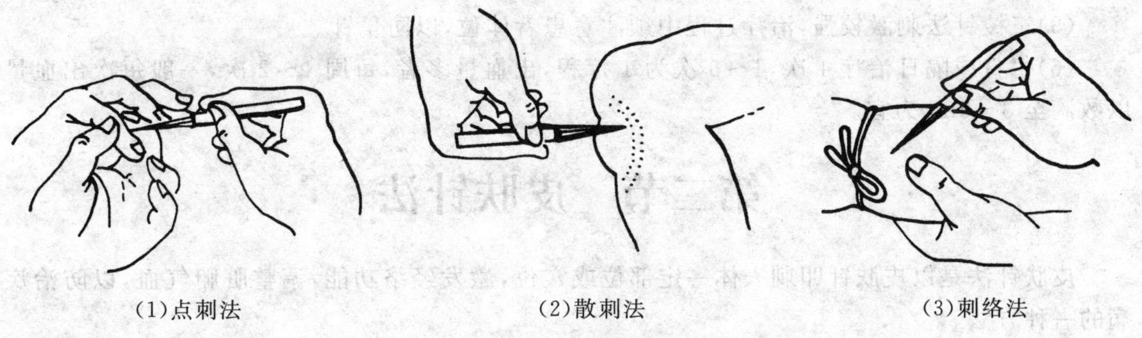

(1)点刺法　　(2)散刺法　　(3)刺络法

图 7－2　三棱针操作方法

(二)散刺法

亦称豹纹刺，是对病变局部周围进行点刺的一种方法。根据病变部位大小的不同，可刺10～20针以上，由病变外缘环形向中心点刺以促使淤滞的瘀血或水肿得以排除，达到祛瘀生新、通经活络的目的(图 7－2)。此法多用于局部瘀血、血肿、水肿、顽癣等。

(三)刺络法

先用带子或橡胶皮管结扎在针刺部位上端(近心端)，然后迅速消毒，针刺时，左手拇指按压在被针刺部位下端，右手持三棱针对准针刺部位的静脉，刺入脉中立即将针退出，使其流出少量血液，出血停止后，再用消毒棉球按压针孔(图 7－2)。在其出血时，也可轻轻按静脉上端，以助瘀血外出，毒邪得泻。此法多用于曲泽、委中穴等处的浅表静脉，治疗急性吐泻、中暑、发热等。

(四)挑刺法

用左手按压施术部位两侧，或捏起皮肤，使皮肤固定，迅速消毒后，右手持针迅速刺入皮肤1～2mm，随即将针身倾斜挑破皮肤，使之出少量血液或黏液；也可将针刺入3～5mm左右深，将针身倾斜并使针尖轻轻提起，挑破皮下部分纤维组织，然后出针，覆盖敷料。此法常用于血管神经性头痛、肩周炎、失眠、胃脘痛、颈椎病、支气管哮喘等。

三、三棱针的作用与适应证

三棱针刺法具有通经活络、开窍泻热、调和气血、消肿止痛等作用，其适应范围较为广泛，各种实证、热证、瘀血、疼痛等均可应用。常用于某些急症和慢性病，如昏厥、高热、中暑、咽喉肿痛、目赤肿痛、痱疾、痔疮、久痹、头痛、顽癣、丹毒、指(趾)麻木等。

四、三棱针法的注意事项

(1)对患者需做必要的解释工作，以消除其思想上的顾虑。

(2)操作时手法宜轻、宜稳、宜准、宜快，不可用力过猛，防止刺入过深，创伤过大，损伤其他组织，更不可伤及动脉。

(3)注意严格消毒，防止感染。

(4)对体弱、贫血、低血压者、怀孕和产后妇女等，均要慎重使用。凡是凝血机制不好有出血倾向的患者，不宜使用本法。

(5)三棱针法刺激较强，治疗过程中须注意患者体位，以防晕针。

(6)每日或隔日治疗 1 次，1～3 次为 1 疗程，出血量多者，每周 1～2 次，一般每次出血量以数滴至 3～5ml 为宜。

第二节　皮肤针法

皮肤针法是以皮肤针叩刺人体一定部位或穴位，激发经络功能，调整脏腑气血，以防治疾病的一种方法。

皮肤针，又称“梅花针”“七星针”，是以多支短针组成，用来叩刺人体一定部位或穴位的一种针具。皮肤针法是由古代的“半刺”“毛刺”“扬刺”等刺法发展而来，《灵枢·官针》记载：“半刺者，浅内而疾发针，无针伤内，如拔毛状，以取皮气。”“扬刺者，正内一，傍内四而浮之，以治寒气之博大者也。”“毛刺者，刺浮痹皮肤也。”上述均为浅刺皮肤的针刺方法。《素问·皮部论》中说：“凡十二经脉者，皮之部也。是故百病之始生也，必先于皮毛。”说明十二皮部与脏腑、经络联系密切，运用皮肤针叩刺皮部可激发、调节脏腑经络功能，达到防治疾病的目的。

一、针具及持针式

皮肤针的针头呈小锤形，针柄一般长 15～19cm，要坚固且具有弹性，一端附有莲蓬状的针盘，针盘下面散嵌着不锈钢短针，针尖呈松针形，不宜太锐，全束针平齐，应无偏斜、钩曲、锈蚀、缺损。根据所嵌不锈钢短针的数目不同，可分别称为梅花针(五支针)、七星针(七支针)、罗汉针(十八支针)等。现代又创用了滚刺筒，即用金属制成的筒状皮肤针，具有刺激面积广、刺激量均匀、使用方便等优点。

临床上，硬柄和软柄两种皮肤针持针方式略有不同。硬柄皮肤针的持针式是用右手握住针柄，以拇指、中指挟持针柄，食指置于针柄中段上面，无名指和小指将针柄固定在小鱼际处；软柄皮肤针的持针式是将针柄末端固定在掌心，拇指在上，食指在下，其余手指呈握拳状握住针柄。

二、皮肤针操作方法

(一)叩刺法

将针具及皮肤消毒后，针尖对准叩刺部位，使用手腕之力，将针尖垂直叩打在皮肤上，并立即弹起，反复进行操作，操作时针尖与皮肤必须垂直，叩刺要准确，叩刺速度、密度要均匀，上下幅度要一致(图 7-3)。

如使用滚刺，先进行消毒，再手持筒柄，将针筒在皮肤上来回滚动即可。

(二)叩刺的部位

皮肤针叩刺的部位，一般分为循经、穴位、局部叩刺 3 种。

1. 循经叩刺

指循着经脉进行叩刺的一种方法，常用于项背腰骶部的督脉和足太阳膀胱经。因督脉为

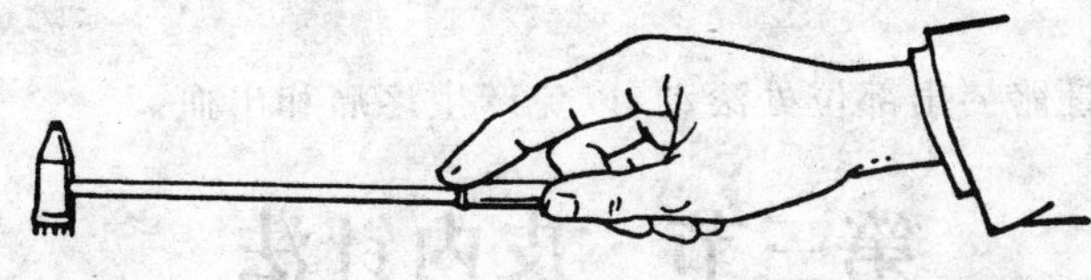

图 7－3　叩刺

阳脉之海，能调节一身阳气；背俞穴又分布于膀胱经，其治疗范围广泛。其次是四肢肘膝以下部位，因其分布着各经的原穴、络穴、郄穴等，可治疗各相应脏腑经络的疾病。

2. 穴位叩刺

指在穴位上进行叩刺的一种方法。主要是根据病情和穴位的主治作用，选择适当的穴位予以叩刺治疗。临床上常用特定穴、华佗夹脊穴和阿是穴等进行叩刺。

3. 局部叩刺

指在患部进行叩刺的一种方法。如关节疾病、局部的瘀肿疼痛及顽癣等，可在局部进行叩刺。

（三）叩刺的强度

叩刺强度是根据刺激的部位、患者的体质和病情的不同而决定的，一般分轻、中、重 3 种。

1. 轻刺激

用较轻腕力进行叩刺，局部皮肤仅现潮红、充血，患者无疼痛感。适用于老弱妇儿、虚证患者和头面、五官及肌肉浅薄处。

2. 中刺激

介于轻重刺激之间，局部皮肤潮红，但无渗血，患者稍觉疼痛。适用于一般疾病和多数患者，除头面等肌肉浅薄处外，大部分部位都可用。

3. 重刺激

用较重腕力进行叩刺，局部皮肤可见隐隐出血，患者有疼痛感觉。适用于年轻体壮、病属新病实证患者和肩、背、腰、骶部等肌肉丰厚处。

（四）治疗疗程

每日或隔日 1 次，10 次为 1 个疗程，疗程间可间隔 3～5 日。

三、皮肤针的作用与适应证

皮肤针具有行气活血、消肿止痛、祛风止痒等作用，其适用范围很广，临床各种病证均可应用，如急性扁桃腺炎、感冒、咳嗽、近视、视神经萎缩、慢性胃肠疾病、便秘、头痛、失眠、腰背痛、斑秃、皮神经炎、顽癣、月经不调、痛经、带下等。

四、皮肤针法的注意事项

（1）针具要经常检查，注意针尖有无钩曲，针尖是否平齐，滚刺筒是否转动灵活。

（2）叩刺时动作要轻捷，针尖须垂直上下，用力均匀，避免斜刺或钩刺，以免造成患者疼痛。

（3）叩刺后皮肤如有出血，须用消毒干棉球擦拭干净，保持清洁，防止感染。

（4）局部如有溃疡、创伤、瘢痕形成者不宜使用本法，急性传染性疾病和急腹症也不宜使用本法。

(5)滚刺筒不宜在骨骼突出部位处滚动,以免产生疼痛和出血。

第三节　皮内针法

皮内针法是将特制的小型针具固定于腧穴或患病局部的皮内或皮下进行较长时间留针的一种方法,又称"埋针法",其作用是给皮肤以弱而较长时间的刺激,可调整脏腑经络的功能,达到防治疾病的目的。它是古代针刺留针方法的发展,与《素问·离合真邪论》的"静以久留"的刺法意义相似。

一、针具

皮内针是以不锈钢丝制成的小针,分为颗粒型和揿钉型两种(图7-4)。

1. 颗粒型皮内针

亦称"麦粒型皮内针"。针身长约1cm,针柄形似麦粒或针柄呈环状,针身与针柄成一直线。

2. 揿钉型皮内针

亦称"图钉型皮内针"。针身长0.2～0.3cm,针柄呈环形,针身与针柄垂直。

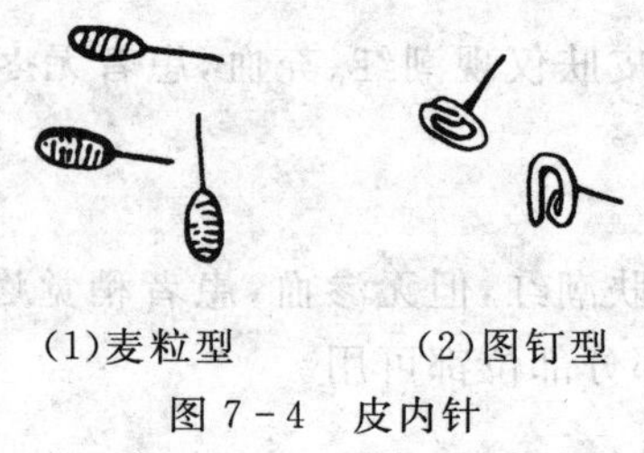

(1)麦粒型　(2)图钉型

图7-4　皮内针

二、皮内针操作方法

针刺部位多以不妨碍正常活动处的腧穴为主,一般多采用背俞穴、四肢部位腧穴和耳穴为主。皮内针、镊子和施术部位皮肤严格消毒后,就可进行针刺。

1. 颗粒型皮内针

用镊子夹住针柄,对准腧穴,沿皮下横向刺入,针身可刺入0.5～0.8cm,针柄留于体外,然后用胶布顺着针身进入的方向粘贴固定。

2. 揿钉型皮内针

用镊子夹住环状针柄,对准腧穴,直刺嵌入,然后用胶布固定。也可将针柄贴在小块胶布上,手执胶布直压揿针所刺部位。

皮内针可根据病情决定留针时间的长短,一般为3～5日,最长可达1周。若天气炎热,留针时间不宜过长,不超过2日,注意检查,以防感染。在留针期间,可每隔4小时用手按压埋针处1～2分钟,以加强刺激,提高疗效。

三、皮内针的作用与适应证

皮内针与毫针的作用相似，其临床多用于某些需要久留针的疼痛性疾病和久治不愈的慢性病证，如神经衰弱、高血压、神经性头痛、三叉神经痛、偏头痛、面神经麻痹、胃脘痛、胆绞痛、腰痛、痹证、哮喘、月经不调、痛经、产后宫缩疼痛、小儿遗尿等。

四、皮内针法的注意事项

(1)埋针前须检查针具，避免发生折针，对患者造成伤害。

(2)埋针要选择较好固定和不妨碍肢体活动的腧穴。埋针后，如患者感觉疼痛或妨碍肢体运动，应将针取出，改选穴位重埋。

(3)关节附近不可埋针，因活动时会疼痛。胸腹部因呼吸时会活动，亦不宜埋针。

(4)埋针期间，针处不可着水，以避免感染。热天出汗较多，埋针时间不宜过长，避免感染。

第四节　穴位注射法

穴位注射法是用注射器的针头代为针具刺入穴位，在得气后注入药液来防治疾病的一种方法，又称“水针法”。它是在针刺腧穴防治疾病的基础上，把针刺与药物对穴位的渗透刺激作用结合在一起发挥综合效能，提高疗效。

一、针具及药物

(一)用具

使用消毒的注射器和针头(现多用一次性的注射器)。根据药物的剂量大小和针刺的深度选用不同的注射器和针头。常用的注射器规格为 1ml、2ml、5ml、10ml、20ml；常用的针头为 5～7号普通注射针头，牙科用 5 号长针头，以及封闭用的长针头。

(二)常用药物

凡是可供肌肉注射用的药物，都可供穴位注射用。常用的药物有以下 3 类：

(1)中草药制剂　复方当归注射液、川芎嗪注射液、生脉注射液、人参注射液、鱼腥草注射液、银黄注射液、柴胡注射液、板蓝根注射液等。

(2)维生素类制剂　维生素 B_1 注射液、维生素 B_6 注射液、维生素 B_{12} 注射液、维生素 C 注射液等。

(3)其他常用药　5%～10%葡萄糖注射液、生理盐水、注射用水、三磷酸腺苷、辅酶 A、神经生长因子、硫酸阿托品、山莨菪碱、加兰他敏、强的松龙、盐酸普鲁卡因、利多卡因等。

二、穴位注射操作方法

(一)穴位的选择

一般可根据针灸治疗时的处方原则辨证取穴；也可结合经络、经穴的触诊法选取阳性反应点进行治疗；软组织损伤者可选取最明显的压痛点。选穴宜精练，不宜过多，以 2～4 个穴位为妥。

(二)注射剂量

穴位注射的用药剂量决定于注射部位及药物的性质和浓度。作小剂量注射时,可用原药物常规剂量的 1/5～1/2。一般以穴位部位来分,耳穴可注射 0.1ml,头面部可注射 0.3～0.5ml,胸背部可注射 0.5～1ml,四肢部可注射 0.5～2ml,腰臀部可注射 2～5ml 或 5%～10%葡萄糖注射液 10～20ml。

(三)操作程序

根据所选穴位处方选取舒适的体位,按注射药量的不同选用注射器和针头。局部皮肤常规消毒后,用快速进针法将针刺入皮下组织,然后慢慢推进或上下提插,探得酸胀等"得气"感应后,回抽一下,如无回血,即可将药物注入,推注完药液后快速出针,用消毒干棉球按压针孔。

一般疾病用中等速度推入药液;慢性病或体弱者用轻刺激,将药液缓慢推入;急性病或体强者,可用强刺激,快速推入药液。如需注入药液较多时,可由深至浅,边推药液边退针,或将注射针头向几个方向刺入注射药液。

(四)疗程

急症每日 1～2 次,慢性病一般每日或隔日 1 次,6～10 次为 1 疗程。反应强烈者,可隔 2～3日 1 次,穴位可左右交替使用。疗程间可间隔 3～5 日。

三、穴位注射的作用与适应证

穴位注射的药物不同其作用也不同。其适用范围非常广泛,凡是针灸的适应证大部分都可用本法治疗,如痹证、中风、痿证、扭挫伤、面瘫、三叉神经痛、坐骨神经痛、头痛、失眠、心悸、心痛、高血压、眩晕、感冒、咳嗽、哮喘、胃痛、腹痛、泄泻、痢疾、乳痈、肠痈、淋病、风疹、痤疮、银屑病、目赤肿痛、咽喉肿痛、中耳炎、鼻炎、痛经、不孕症、月经不调、崩漏、带下、小儿麻痹后遗症等。

四、穴位注射法的注意事项

(1)治疗时应对患者说明治疗的特点和注射后的正常反应,如注射后局部可能有酸胀感,有时持续时间较长,但一般不超过 1 日。

(2)严格遵守无菌操作,防止感染。如因消毒不严而引起局部红肿、发热等,应及时处理。

(3)注意药物的性能、药理作用、剂量、配伍禁忌、不良反应、过敏反应、药物的有效期、药物有无沉淀变质等情况。凡能引起过敏反应的药物,如青霉素、链霉素、普鲁卡因等,必须做皮试,阳性反应者不可应用此药。不良反应较强的药物,使用亦当谨慎。

(4)一般药液不宜注入关节腔、脊髓腔和血管内,否则会导致不良后果。此外,应注意避开神经干,以免损伤神经。

(5)孕妇的下腹部、腰骶部和三阴交、合谷等穴不宜用穴位注射,以免引起流产。

(6)年老体弱及初次接受治疗者,最好取卧位,选穴宜少,药液剂量应酌减。注射部位不宜过多,以免晕针。

第五节 电针法

电针法是在针刺腧穴"得气"后,在针上通以接近人体生物电的微量电流,将针和电两种刺激相结合,以防治疾病的一种方法。其优点是能代替人工做较长时间的持续运针,节省人力,且能准确地掌握刺激参数,控制刺激量。

一、电针器材

电针法使用的仪器称电针仪或电针治疗仪。早期用的是蜂鸣式电针仪,自 20 世纪 60 年代后期为晶体管电针仪所代替。电针仪的种类很多,而且不断更新,已从单一的治疗作用发展到诊断等多种功用。临床常用的为调制脉冲式电针仪,如 G6805 电针仪等。

二、电针操作方法

(一)电针的选穴

电针的选穴与毫针刺法的选穴方法相同,如辨证选穴、循经选穴、局部选穴、经验选穴等。一般选用其中的主穴,配用相应的辅助穴位,以取用同侧肢体 1～3 对穴位为宜,不宜过多,过多则会刺激太强,患者不易接受。

(二)操作方法

先将毫针刺入腧穴有"得气"感应后,将输出电位器旋钮调到"0"位,电针器上每对输出的两个电极分别接在两根毫针上,负极接主穴,正极接配穴;也可不分正负极,将两根导线任意接在两根针上,然后打开电源开关,选择适当的频率和波型,逐步调高输出电流至所需强度。一般通电时间为 5～20 分钟,有些患者可延长至几小时不等。结束时将输出电位器旋钮调到"0"位,然后关闭电源,取下导线,最后按照一般起针方法将毫针取出。

(三)电流的刺激强度

当电流调到一定强度时,患者会有麻刺感,这时的电流强度称为"感觉阈"。如电流强度再稍增加,患者则会产生刺痛感,能引起疼痛感觉的电流强度称为电流的"痛阈"。感觉阈和痛阈因人而异,在各种病态情况下差异也较大。

一般情况下,感觉阈和痛阈之间的电流强度,是治疗最适宜的强度。但这个范围较小,须耐心仔细调节,原则上应以患者能耐受的强度为宜。达到或超过"痛阈"的电流强度,患者不易接受。

(四)波型的选择

常用的电针输出波型有以下几种:

1. 连续波

亦叫可调波,是单个脉冲采用不同方式组合而形成。依频率不同可分为密波和疏波。

(1)密波　频率快,一般在 50～100 次/秒。能降低神经的应激功能,先对感觉神经起抑制作用,接着对运动神经也产生抑制作用。常用于止痛、镇静、缓解肌肉和血管痉挛、针刺麻醉等。

(2)疏波　频率慢,一般在2~5次/秒。其刺激作用较强,能引起肌肉收缩,提高肌肉的张力,对感觉和运动神经的抑制发生较迟。常用于治疗痿证及各种肌肉、关节、韧带、肌腱的损伤等。

2. 疏密波

是疏波和密波自动交替出现的一种波形。疏、密交替持续的时间约各1.5秒,能克服单一波形易产生适应的缺点。疏密波动力作用较大,治疗时兴奋效应占优势,能促进代谢,促进气血循环,改善组织营养,消除炎性水肿等。常用于治疗疼痛、扭挫伤、关节周围炎、坐骨神经痛、面瘫、肌无力、局部冻伤等。

3. 断续波

是指有节律地时断时续自动出现的一种波形。断时,在1.5秒时间内无脉冲电流输出;续时,是脉冲电连续工作1.5秒。对于断续波机体不易产生适应,其动力作用颇强,能提高肌肉组织的兴奋性,对横纹肌有良好的刺激收缩作用。常用于治疗痿证、瘫痪等。

4. 锯齿波

是脉冲波幅按锯齿形自动改变的起伏波,每分钟16~25次不等,其频率接近人体的呼吸节律,故可用于刺激膈神经(相当于天鼎穴)做人工呼吸,抢救呼吸衰竭。锯齿波有提高神经肌肉兴奋性、调整经络功能、改善气血循环等作用。

三、电针的作用与适应证

电针具有止痛、镇静、促进气血循环、调整肌张力等作用,其适用范围和毫针刺法基本相同,治疗病证较广泛。临床常用于治疗各种痛症、痹证、痿证、骨关节病变、脏腑器官的功能失调、五官疾病、肌肉、韧带、关节的损伤性疾病等,也可用于针刺麻醉。

四、电针法的注意事项

(1)电针刺激量较大,做好患者的解释工作,防止晕针,体质虚弱、精神过敏者,尤应注意电流不宜过大。

(2)电针器在使用前须检查性能是否良好,输出是否正常。干电池在使用一段时间后,出现输出电流微弱,须更换新电池。治疗后须将输出调节旋钮全部退至零位,随后关闭电源,撤去导线。

(3)一般应将同一对输出电极连接在身体的同侧,尤其注意在胸、背部的穴位使用电针时不可将两个电极跨接在身体两侧。

(4)调节输出电流量时,应逐渐由小到大,切勿突然增强,以防引起肌肉强烈收缩,致患者不能忍受,或造成弯针、断针、晕针等意外。

(5)电针器最大输出血压在40伏以上者,最大输出电流应限制在1毫安以内,防止触电。

(6)心脏病患者,应避免电流回路通过心脏,尤其是安装心脏起搏器者,应禁止使用电针。在接近延髓、脊髓部位使用电针时,电流输出量宜小,切勿通电太强,以免发生意外。孕妇亦当慎用电针。

(7)温针灸用的毫针,针柄因氧化而不导电;有的毫针针柄是用铝丝绕制而成,并经氧化处理镀成金黄色,氧化铝绝缘不导电。以上两种毫针应将电针器输出导线夹在针体上。

(8)应用电针须注意"针刺耐受"现象的发生,所谓"针刺耐受"就是长期多次反复应用电针，使机体对电针刺激产生耐受，而使其疗效降低的现象。

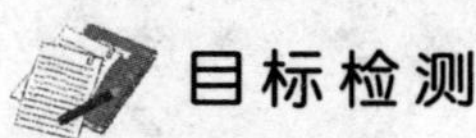

目标检测

A1 型题

1. 下列病症，不宜用三棱针治疗的是（　）

A. 高热惊厥　B. 急性腰扭伤　C. 中暑昏迷　D. 中风脱证　E. 喉蛾

2. 电针仪最大输出电压在 40 伏以上者，最大输出电流不应超过（　）

A. 1 毫安　B. 2 毫安　C. 3 毫安　D. 4 毫安　E. 5 毫安

3. 皮肤针的操作其着力部位主要是（　）

A. 手指　B. 手掌　C. 手腕　D. 前臂　E. 肘关节

B1 型题

A. 皮肤无潮红，无痛　B. 皮肤略有潮红，稍痛

C. 皮肤隐隐出血，疼痛　D. 皮肤大滴出血，疼痛

E. 皮肤略有潮红，无痛

4. 皮肤针弱刺激强度一般应掌握至（　）

5. 皮肤针强刺激强度一般应掌握至（　）

A. 密波　B. 疏波　C. 疏密波　D. 断续波　E. 锯齿波

6. 止痛、镇静宜选用（　）

7. 痿证、瘫痪宜选用（　）

A. 先快后慢地推入药液　B. 快速推入药液

C. 缓慢推入药液　D. 先慢后快地推入药液

E. 中等速度推入药液

8. 应用水针时，慢性病体弱者一般应（　）

9. 应用水针时，急性病体强者一般应（　）

第八章　头针技术

学习目标

【知识要求】掌握头穴线的定位、主治及头针法的操作要点。熟悉头针的适应证。了解头针的注意事项。

【能力要求】具备熟练运用头针疗法治疗常见适应病证及处理各种头针异常情况的能力。

头针，又称头皮针，是用针刺激头皮上的特定穴线以防治疾病的一种方法。

头针疗法的理论依据是中医的脏腑经络理论与西医的大脑皮层功能定位在头皮投影的结合。经过多年的临床实践，对头针刺激部位的定位、适应范围和刺激方法等，都积累了很多临床经验，丰富了传统的针灸疗法，目前头针已被广泛应用于临床。为了适应头针疗法在国际上的交流与推广，促进头针的进一步发展，中国针灸学会组织有关专家多次开会研究讨论，按分区定经，经上选穴，并结合古代透刺穴位法，拟定了《头皮针穴名标准化国际方案》，并于 1984 年 5 月世界卫生组织在西太区针灸穴名标准化会议上通过。本章中对头针标准头穴线的名称及定位，依据《方案》有关内容编写。

第一节　标准头穴线的定位和主治

头针施术部位均位于头皮，分 4 个区，14 条标准线（左侧、右侧、中央共 25 条）。现将其定位及主治分述如下。

一、额区

（一）额中线

定位：在额部，从督脉神庭穴向前引一条长 1 寸的线（图 8－1），即前发际正中上下各 0.5 寸。

主治：神志病、鼻病等。

（二）额旁 1 线

定位：在额部，从膀胱经眉冲穴向前引一条长 1 寸的线（图 8－1）。即额中线外侧直对目内眦角，发际上下各 0.5 寸。

主治：胸部疾病、鼻病等。

（三）额旁 2 线

定位：在额部，从胆经头临泣穴向前引一条长 1 寸的线（图 8－1）。即额旁 1 线的外侧直对瞳孔，发际上下各 0.5 寸。

主治：腹部疾病、眼病等。

（四）额旁 3 线

定位：在额部从胃经头维穴内侧 0.75 寸处起向下引一条长 1 寸的线（图 8－1）。即额旁 2 线的外侧自头维穴内侧 0.75 寸处，发际上下各 0.5 寸。

主治：生殖系统疾病、眼病等。

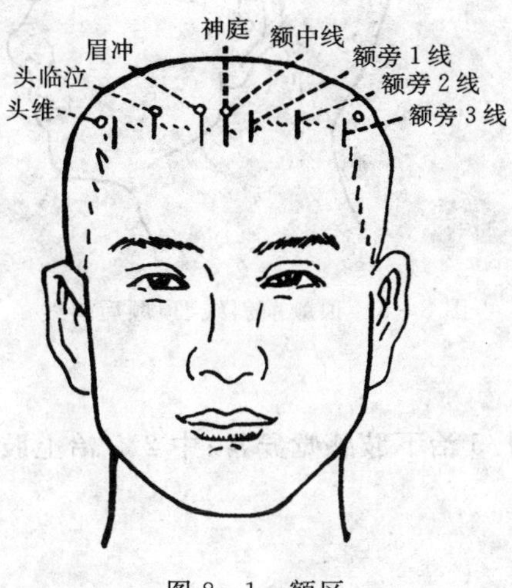

图 8－1　额区

二、顶区

（一）顶中线

定位：在头顶部，正中线上，督脉前顶穴至百会穴之间的连线（图 8－2）。

主治：腰、腿、足的瘫痪、麻木和疼痛，以及皮层性多尿、脱肛、小儿夜尿、高血压、头顶痛等。

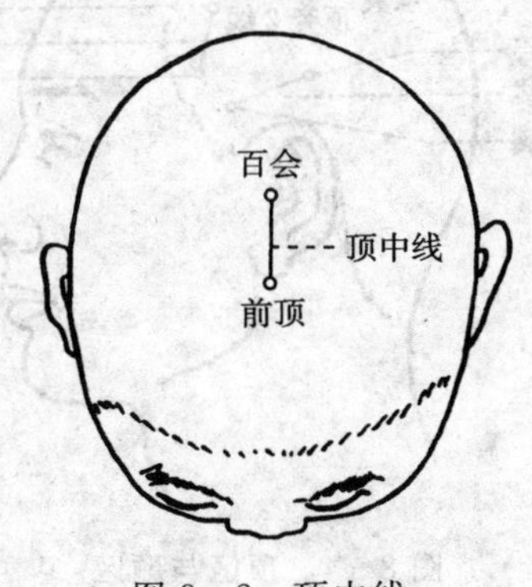

图 8－2　顶中线

（二）顶颞前斜线

定位：在头顶部、头侧部，从头部经外奇穴前神聪至胆经悬厘穴之间的连线（图 8－3）。

主治：全线分 5 等份，上 1/5 治下肢瘫痪；中 2/5 治上肢瘫痪；下 2/5 治中枢性面瘫、运动性失语、流涎、脑动脉硬化等。

（三）顶颞后斜线

定位：在头顶部、头侧部，顶颞前斜线向后平移 1 寸的线（图 8－3）。即从督脉百会穴至胆

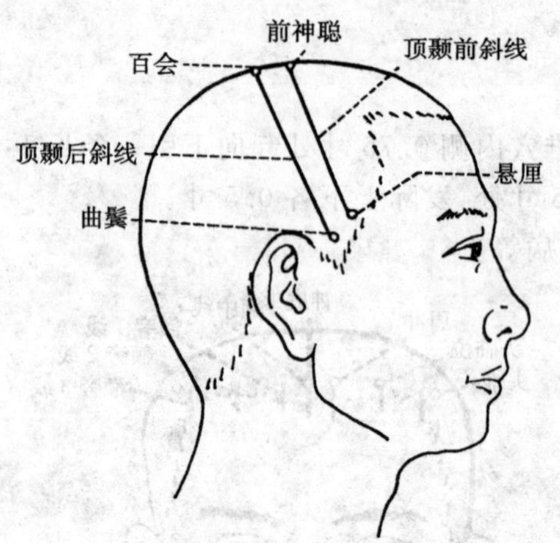

图 8-3 顶颞前斜线、顶颞后斜线

经曲鬓穴之间的连线。

主治：全线分 5 等份，上 1/5 治下肢感觉异常；中 2/5 治上肢感觉异常；下 2/5 治头面部感觉异常。

(四)顶旁 1 线

定位：在头顶部，顶中线外侧，督脉旁开 1.5 寸，从膀胱经通天穴向后引一条长 1.5 寸的线(图 8-4)。

主治：腰腿的瘫痪、麻木和疼痛等症。

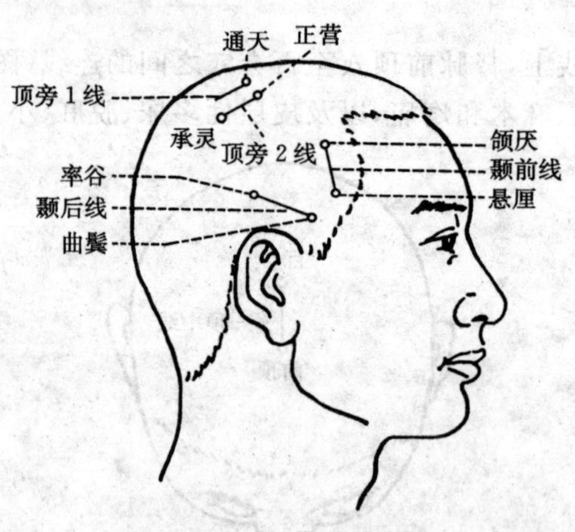

图 8-4 顶区与颞区

(五)顶旁 2 线

定位：在头顶部，顶旁 1 线的外侧，督脉旁开 2.25 寸，从胆经正营穴向后引一条长 1.5 寸的线(图 8-4)。

主治：肩、臂、手的瘫痪、麻木和疼痛等症。

三、颞区

(一)颞前线

定位:在头颞部,胆经颔厌穴至悬厘穴之间的连线(图 8-4)。

主治:偏头痛、运动性失语、周围性面神经麻痹和口腔疾病等。

(二)颞后线

定位:在头颞部,从胆经率谷穴至曲鬓穴之间的连线(图 8-4)。

主治:偏头痛、耳病和眩晕等。

四、枕区

(一)枕上正中线

定位:在枕部,督脉强间穴至脑户穴之间的长 1.5 寸的线(图 8-5)。

主治:眼病等。

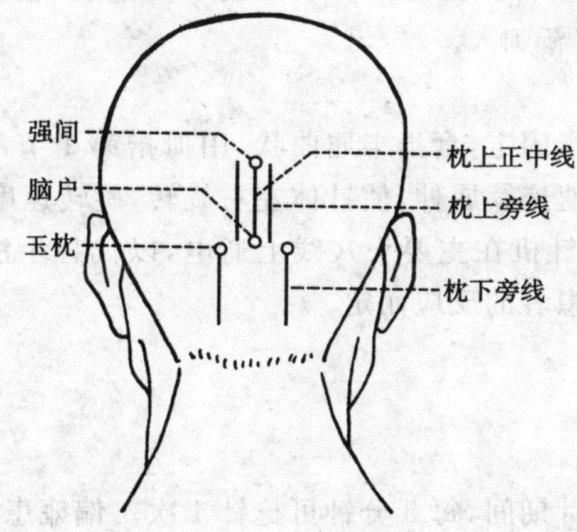

图 8-5　枕区

(二)枕上旁线

定位:在枕部,枕上正中线向外平移 0.5 寸,从督脉脑户穴旁开 0.5 寸处起,向上引一条长 1.5 寸长的线(图 8-5)。

主治:皮层性视力障碍、白内障和近视等。

(三)枕下旁线

定位:在枕部,从膀胱经玉枕穴向下引一条长 2 寸的线(图 8-5)。

主治:小脑疾病引起的平衡障碍、后头痛等。

第二节　头针的操作方法

一、体位与针具

1. 体位

依据患者病情需要、治疗要求不同可取坐位和卧位。

2. 针具

一般选用 28～30 号、长 1.5～2.5 寸的毫针。

二、进针与行针

1. 进针

根据辨证，选定标准线，局部常规消毒，针尖与头皮呈 15°～30°夹角，快速将针刺入头皮下，当针尖达帽状腱膜下层时，指下感到阻力减小，此时应将针与头皮平行，沿标准线刺入适当的深度。若进针角度不当，使针尖抵达颅骨或仅刺于皮下层，患者有痛感且医者手下有抵抗感，此时应改变进针角度，重新刺入。

2. 行针

医者肩、肘、腕关节、拇指固定，食指半屈曲状，用拇指第 1 节的掌侧面与食指桡侧面夹持针柄，以食指的掌指关节快速连续屈伸，使针体左右旋转，旋转速度可达 200 次/分。捻转持续 2～3 分钟。另外，还可用电针机在主要头穴线上通电，以代替手法捻针。一般可选用疏密波和断续波，刺激强度应根据患者的反应而定。

三、留针与出针

1. 留针

留针 20～30 分钟。留针期间，每 5 分钟可捻针 1 次。偏瘫患者留针或捻针时嘱其主动或被动活动患肢，加强患肢功能锻炼，有助于提高疗效。某些疼痛性疾病，可适当延长留针时间。

2. 出针

刺手夹持针柄轻轻捻转松动针身，押手固定穴线周围皮肤，如针下无紧涩感，可快速拔出毫针；也可缓慢出针。出针后用消毒干棉球按压针孔片刻，以防出血。

四、疗程

一般每日针刺 1 次或隔日 1 次，10 次为 1 疗程，休息 3 天后，再进行下一疗程。

第三节　头针的适应证和注意事项

一、适应证

头针主要治疗脑源性疾患，如中风偏瘫、皮层性视力障碍、小脑性平衡障碍、皮层性多尿、遗尿、帕金森病、舞蹈病、小儿弱智、脑瘫、癫痫等。也可治疗和缓解某些非脑源性疾患，如腰腿痛、神经痛、眼病、鼻病、肩周炎、哮喘、呃逆、胃脘痛、子宫脱垂等。另外，头针还可用于外科手术的针刺麻醉。

二、注意事项

(1)严格消毒，以防感染。

(2)头皮血管丰富，容易出血。出针后应认真检查每一个针孔，观察有无出血和血肿。如出血较多者，应适当延长按压针孔时间。

(3)由于头针的刺激较强，刺激时间较长，治疗时应掌握适当的刺激强度。治疗过程中，还应随时观察患者的面色及表情变化，及时询问患者的感觉，以防晕针。

(4)高热、心力衰竭、病情危重、血压过高及婴幼儿囟门未闭者，不宜使用头针。

(5)出针后应清点针数，以防遗漏。

(6)在标准头穴线上除用毫针刺激外，尚可使用皮肤针叩刺、艾灸、按压等进行施治。

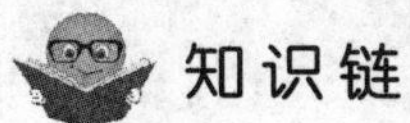

知识链接

“靳三针”头部常用穴组

1. 四神针：百会穴前、后、左、右旁开1.5寸各1针。主治智力低下、神志障碍、头痛、头晕、中风偏瘫、五官疾病等；

2. 智三针：神庭穴为第1针，左右两本神穴为第2、3针。主治智力低下、神志障碍、前头痛等；

3. 颞三针：耳尖直上，发际上2寸为第1针，在第1针水平向前后各旁开1寸为第2、3针。主治脑血管意外后遗症、面瘫后遗症、耳鸣耳聋、偏头痛、肢体感觉异常等；

4. 脑三针：脑户、左右脑空。主治平稳功能失调、眼底病；

5. 晕痛针：四神针、印堂、太阳。主治头晕、头痛、神经衰弱；

6. 定神针：定神Ⅰ针(印堂上5分)、定神Ⅱ、Ⅲ针(阳白上5分)。主治多动症、眩晕、眼球震颤、斜视、视力低下、前额痛等。

(靳瑞)

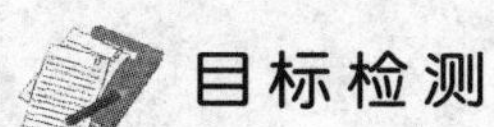

目标检测

A1型题

1. 从头部前神聪穴至颞部胆经悬厘穴引一斜线，这条线称为(　)

A. 顶中线　B. 颞前线　C. 顶颞前斜线　D. 顶颞后斜线　E. 颞后线

2. 头针进针时，以下哪项描述是错误的(　)

A. 针尖与头皮呈30度左右夹角刺入　B. 针与头皮平行推进

C. 针尖抵达帽状腱膜下层时阻力减少　D. 可刺入0.5～1.5寸

E. 针尖抵达颅骨

3. 治疗小脑疾病引起的平衡障碍，应选择的标准头穴线是(　)

A. 颞前线　B. 颞后线　C. 枕上正中线　D. 枕上旁线　E. 枕下旁线

B1 型题

A. 枕上正中线　B. 枕上旁线　C. 枕下旁线　D. 颞前线　E. 颞后线

4. 胆经颔厌穴至悬厘穴之间的连线是(　)

5. 督脉强间穴至脑户穴之间的长 1.5 寸的线是(　)

第九章　耳针技术

学习目标

【知识要求】掌握耳穴的定位与主治、耳穴的操作及耳穴的临床应用。熟悉耳穴的选穴原则及注意事项。了解耳与脏腑、经络的关系。

【能力要求】具备熟练运用耳针疗法治疗常见适应病证及处理各种耳针异常情况的能力。

耳针是在耳廓穴位上用针刺或其他方法刺激以防治疾病的一种方法。其治病范围较广、操作方便、副作用少，并可用于外科手术麻醉。观察耳穴的变化，对疾病的诊断也具有一定的参考意义。

我国利用耳廓诊治疾病的历史相当悠久。早在《内经》中就有关于耳与脏腑经络联系，及在耳廓针刺放血治疗疾病的记载。历代医学文献也有介绍用针、灸、热熨、按摩、耳道塞药、耳道吹药等方法刺激耳廓以防治疾病，以及用望、触耳廓以诊断疾病的记载。近年来，我国医疗及科研人员在继承前人经验的基础上，又进行了大量的临床实践和实验研究，国际上许多国家的针灸工作者，也对耳针进行了大量的应用和研究工作，从而使耳针疗法有了较大的发展。

第一节　耳针基础知识

一、耳廓的表面解剖

耳廓是外耳的组成部分。由弹性软骨、软骨膜、韧带、退化了的耳肌及覆盖在最外层的皮下组织和皮肤所构成。耳廓的皮下有极为丰富的神经、血管及淋巴分布。

耳廓分前面和背面，凹面为前面，凸面为背面。其体表解剖(图 9－1)及名称如下：

耳轮：耳廓卷曲的游离部分。

耳轮结节：耳轮后上部的膨大部分。

耳轮尾：耳轮向下移行于耳垂的部分。

耳轮脚：耳轮深入耳甲的部分。

对耳轮：与耳轮相对呈“Y”字型的隆起部，由对耳轮体、对耳轮上脚和对耳轮下脚三部分组成。

对耳轮体：对耳轮下部呈上下走向的主体部分。

对耳轮上脚：对耳轮向上分支的部分。

对耳轮下脚：对耳轮下向前分支的部分。

三角窝：对耳轮上、下脚与相应耳轮之间的三角形凹窝。

耳舟：耳轮与对耳轮之间的凹沟。

耳屏：耳廓前方呈瓣状的隆起。

屏上切迹：耳屏与耳轮之间的凹陷处。

对耳屏：耳垂上方、与耳屏相对的瓣状隆起。

屏间切迹：耳屏和对耳屏之间的凹陷处。

轮屏切迹：对耳轮与对耳屏之间的凹陷处。

耳垂：耳廓下部无软骨的部分。

耳甲：部分耳轮和对耳轮、对耳屏、耳屏及外耳门之间的凹窝。由耳甲艇、耳甲腔两部分组成。

耳甲腔：耳轮脚以下的耳甲部。

耳甲艇：耳轮脚以上的耳甲部。

外耳门：耳甲腔前方的孔窍。

耳背：即耳廓的凸面。

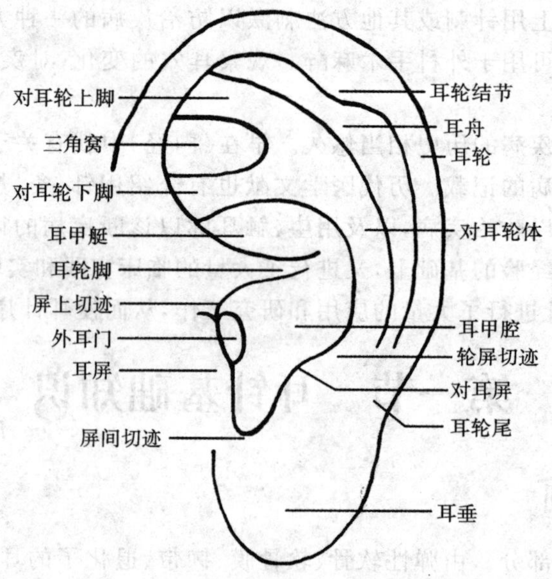

图 9-1 耳廓表面解剖

二、耳与经络脏腑的关系

据《内经》、《难经》等书记载，人体手、足六条阳经的经脉，或其支脉、别络等都联系耳部，手、足六条阴经则通过经别合于相应的阳经而与耳相通，阴阳蹻脉、阳维脉及手太阳经筋等，也与耳有联系。故《灵枢·口问》篇说"耳为宗脉之所聚。"

由于经脉内联脏腑，外络肢节，故耳与五脏、六腑及人体各部之间，在生理、病理方面也是息息相关的。《灵枢·脉度》说"肾气通于耳，肾和则耳能闻五音矣。"《素问·脏气法时论篇》说："肝病者……虚则耳无所闻，……气逆则头痛，耳聋不聪。"《证治准绳》说："肾为耳窍之主，心为耳窍之客。"《厘正按摩要述》曰："耳珠属肾，耳轮属脾，耳上轮属心，耳皮肉属肺，耳背玉楼属肝。"

由此看出，耳不单纯是一个孤立的听觉器官，它与人体经络、脏腑有着密切的联系。分布在耳廓上的耳穴，出现阳性反应点，可以作为诊断上的参考，也可作为针灸的刺激点治疗多种内脏和全身病症。

第二节 耳穴的分布与主治

耳穴是指分布在耳廓上的腧穴，是耳廓上一些特定区域。

一、耳穴的分布规律

耳穴在耳廓上的分布，一般来说好像一个在子宫内倒置的胎儿(图 9－2)，头部朝下，臀部朝上，胸腹躯干部在中间。大体上，与头面部相应的穴位分布在耳垂或耳垂邻近；上肢相应的穴位分布在耳舟；与躯干和下肢相应的穴位分布在对耳轮体部和对耳轮上、下脚；与腹腔相应的穴位多集中在耳甲艇；与胸腔相应的穴位多集中在耳甲腔；与消化道相应的穴位多在耳轮脚周围呈环形排列。

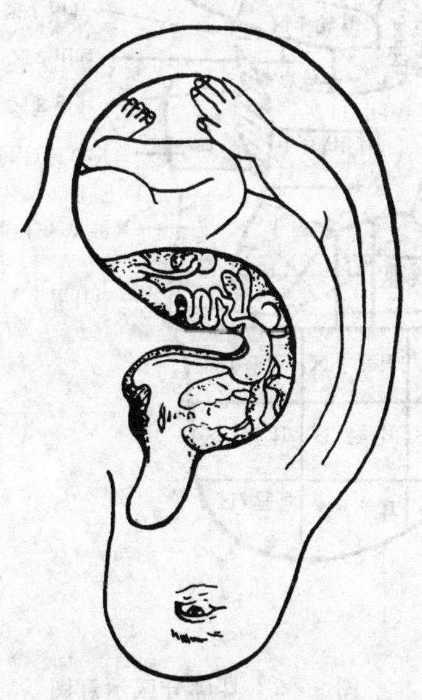

图 9－2 耳穴分布规律

二、耳穴的定位与主治

当人体发生疾病时，常会在耳廓的相应部位出现“阳性反应”点，如压痛、变形、变色、结节、丘疹、脱屑、电阻降低等，这些反应点就是耳针防治疾病的刺激点，亦即耳穴。耳穴是在医疗实践中逐渐发展起来的。现仅就临床常用耳穴的定位和主治介绍如下，括号内的为曾用名称、合并穴名。

为了标准定位耳穴，《耳穴名称与部位的国家标准方案》按耳廓的解剖部位，将每个部位划分成若干个区(图 9－3、图 9－4)，分述如下。

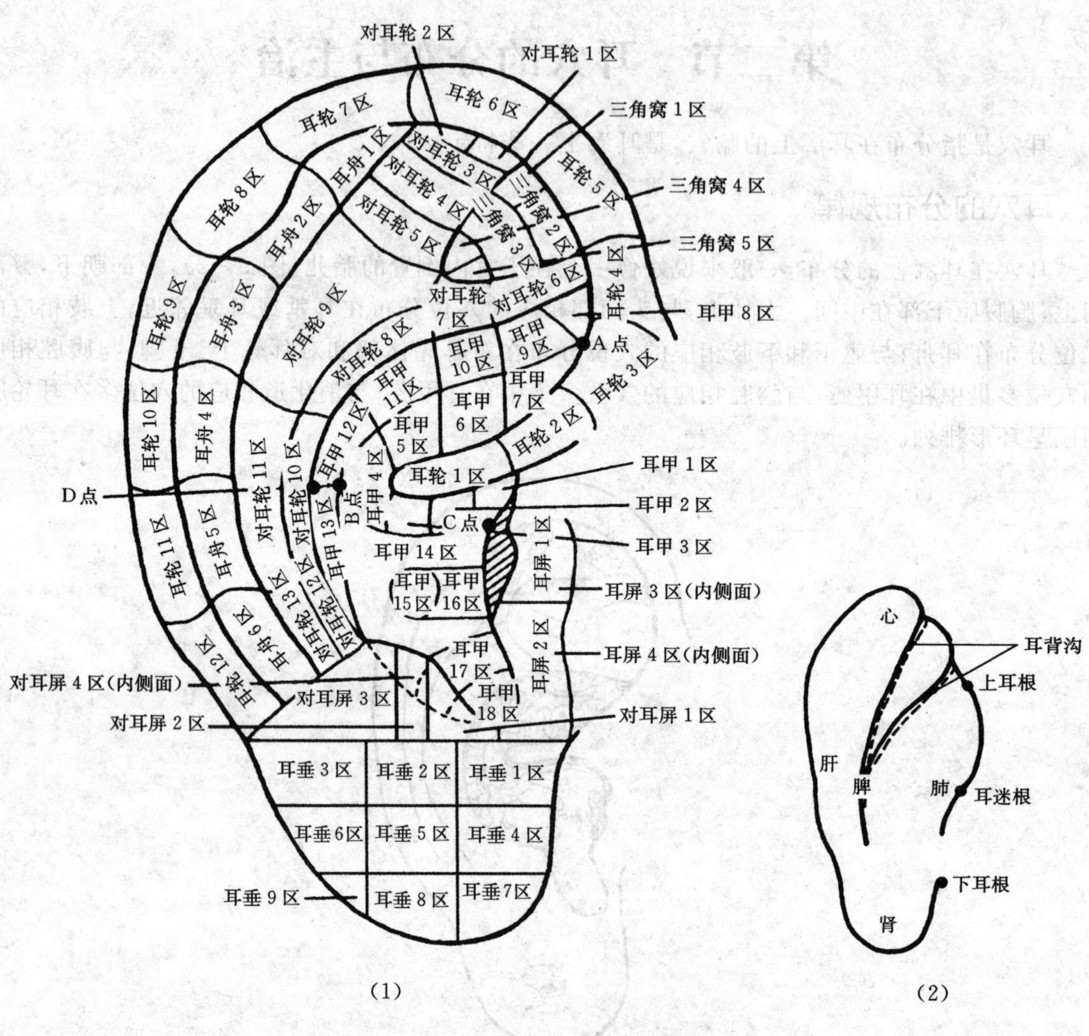

对耳轮2区
对耳轮1区
耳轮6区
耳轮7区
三角窝1区
耳轮8区
耳舟1区
对耳轮3区
耳轮5区
对耳轮4区
三角窝2区
三角窝4区
耳舟2区
对耳轮5区
三角窝3区
三角窝5区
耳轮9区
耳舟3区
对耳轮9区
对耳轮6区
耳轮4区
对耳轮7区
耳甲8区
对耳轮8区
耳甲9区
A点
耳甲10区
耳轮3区
耳轮10区
耳舟4区
耳甲11区
耳甲7区
耳甲6区
对耳轮10区
耳甲12区
耳甲5区
耳轮2区
对耳轮11区
耳甲4区
耳轮1区
耳甲1区
D点
B点
耳甲2区
C点
耳轮11区
耳舟5区
对耳轮12区
对耳轮13区
耳甲13区
耳甲14区
耳屏1区
耳甲3区
耳甲15区
耳甲16区
耳屏3区(内侧面)
耳舟6区
耳轮12区
耳甲17区
耳屏2区
耳屏4区(内侧面)
对耳屏4区(内侧面)
对耳屏3区
耳甲18区
对耳屏1区
对耳屏2区
耳垂3区
耳垂2区
耳垂1区
耳垂6区
耳垂5区
耳垂4区
耳垂9区
耳垂8区
耳垂7区
(1)
心
耳背沟
上耳根
肝
脾
肺
耳迷根
下耳根
肾
(2)

图9-3 耳廓分区示意图

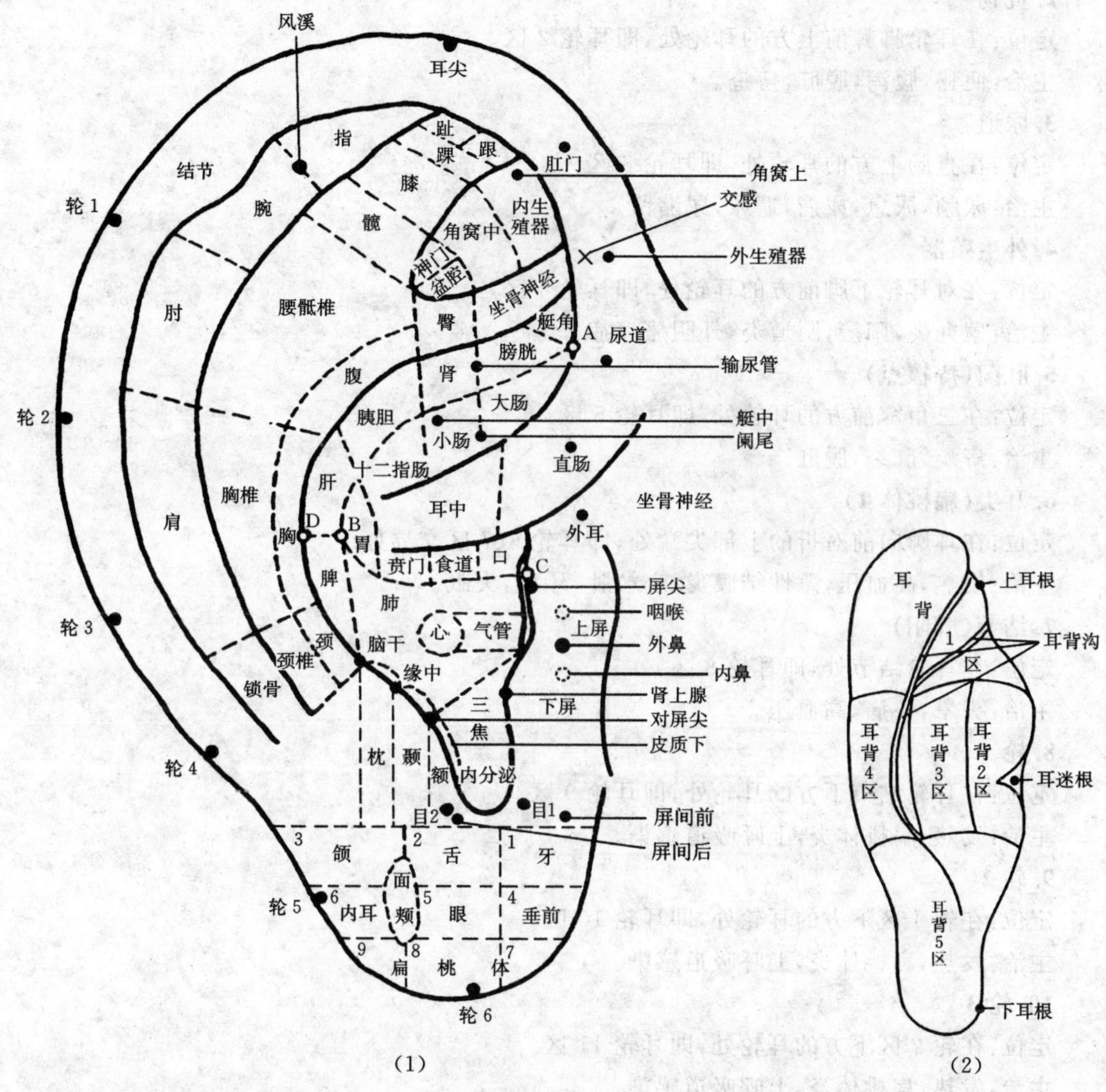

图 9-4 耳穴定位示意图

(一)耳轮部

耳轮部共 12 个区。耳轮脚为耳轮 1 区。耳轮脚切迹到对耳轮下脚上缘之间的耳轮分为 3 等份,自下而上依次为耳轮 2 区、3 区、4 区;对耳轮下脚上缘到对耳轮上脚前缘之间的耳轮为耳轮 5 区;对耳轮上脚前缘到耳尖之间的耳轮为耳轮 6 区;耳尖到耳轮结节上缘为耳轮 7 区;耳轮结节上缘到耳轮结节下缘为耳轮 8 区;耳轮结节下缘到轮垂切迹之间的耳轮分为 4 等份,自上而下依次为耳轮 9 区、10 区、11 区、12 区。

1. 耳中(膈)

定位:在耳轮脚处,即耳轮 1 区。

主治:呃逆,黄疸,消化不良,咯血,荨麻疹,皮肤瘙痒症,小儿遗尿。

2. 直肠

定位：在耳轮脚棘前上方的耳轮处，即耳轮 2 区。

主治：便秘，腹泻，脱肛，痔疮。

3. 尿道

定位：在直肠上方的耳轮处，即耳轮 3 区。

主治：尿频，尿急，尿痛，遗尿，尿潴留。

4. 外生殖器

定位：在对耳轮下脚前方的耳轮处，即耳轮 4 区。

主治：睾丸炎，阳痿，阴道炎，外阴瘙痒症。

5. 肛门(痔核点)

定位：在三角窝前方的耳轮处，即耳轮 5 区。

主治：痔疾，肛裂，脱肛。

6. 耳尖(扁桃体 1)

定位：在耳廓向前对折的上部尖端处，即耳轮 6、7 区交界处。

主治：发热，高血压，急性结膜炎，麦粒肿，牙痛，失眠。

7. 结节(肝阳)

定位：在耳轮结节处，即耳轮 8 区。

主治：头晕，头痛，高血压。

8. 轮 1

定位：在耳轮结节下方的耳轮处，即耳轮 9 区。

主治：发热，扁桃体炎，上呼吸道感染。

9. 轮 2

定位：在轮 1 区下方的耳轮处，即耳轮 10 区。

主治：发热，扁桃体炎，上呼吸道感染。

10. 轮 3

定位：在轮 2 区下方的耳轮处，即耳轮 11 区。

主治：发热，扁桃体炎，上呼吸道感染。

11. 轮 4

定位：在轮 3 区下方的耳轮处，即耳轮 12 区。

主治：发热，扁桃体炎，上呼吸道感染。

(二)耳舟部

耳舟共有 6 个区。将耳舟分为 6 等份，自上而下依次为耳舟 1 区、2 区、3 区、4 区、5 区、6 区。

1. 指(阑尾 1)

定位：在耳舟上方处，即耳舟 1 区。

主治：手指麻木和疼痛，甲沟炎。

2. 腕

定位：在指区的下方处，即耳舟 2 区。

主治:腕部麻木和疼痛。

3. 风溪(过敏区、荨麻疹点)

定位:在耳轮结节前方,指区与腕区之间,即耳舟1、2区交界处。

主治:荨麻疹,皮肤瘙痒症,过敏性鼻炎。

4. 肘(睡眠诱导点)

定位:在腕区的下方处,即耳舟3区。

主治:肘部麻木和疼痛,肱骨外上髁炎。

5. 肩(阑尾2)

定位:在肘区的下方处,即耳舟4、5区。

主治:肩部麻木和疼痛,肩关节周围炎。

6. 锁骨(肾炎点、阑尾3)

定位:在肩区的下方处,即耳舟6区。

主治:肩关节周围炎。

(三)对耳轮部

对耳轮共有13个区。对耳轮上脚分为上、中、下3等份,下1/3为对耳轮5区,中1/3为对耳轮4区;再将上1/3分为上、下2等份,下1/2为对耳轮3区,再将上1/2分为前后2等份,后1/2为对耳轮2区,前1/2为对耳轮1区。对耳轮下脚分为前、中、后3等份,中、前2/3为对耳轮6区,后1/3为对耳轮7区。将对耳轮体从对耳轮上、下脚分叉处至轮屏切迹分为5等份,再沿对耳轮耳甲缘将对耳轮体分为前1/4和后3/4两部分,前上2/5为对耳轮8区,后上2/5为对耳轮9区,前中2/5为对耳轮10区,后中2/5为对耳轮11区,前下1/5为对耳轮12区,后下1/5为对耳轮13区。

1. 跟

定位:在对耳轮上脚前上部,即对耳轮1区。

主治:足跟疼痛。

2. 趾

定位:在耳尖下方的对耳轮上脚后上部,即对耳轮2区。

主治:足趾麻木和疼痛,甲沟炎。

3. 踝(踝关节)

定位:在趾、跟区下方处,即对耳轮3区。

主治:踝关节扭伤,踝关节炎。

4. 膝(膝关节)

定位:在对耳轮上脚中1/3处,即对耳轮4区。

主治:膝关节炎,坐骨神经痛。

5. 髋(髋关节)

定位:在对耳轮上脚的下1/3处,即对耳轮5区。

主治:髋关节疼痛,腰骶部疼痛,坐骨神经痛。

6. 坐骨神经(坐骨)

定位:在对耳轮下脚的前2/3处,即对耳轮6区。

主治:坐骨神经痛,下肢瘫痪。

7. 交感

定位:在对耳轮下脚前端与耳轮内缘交界处,即对耳轮 6 区前端。

主治:胃肠痉挛,心绞痛,胆绞痛,输尿管结石,自主神经功能紊乱。

8. 臀

定位:在对耳轮下脚的后 1/3 处,即对耳轮 7 区。

主治:坐骨神经痛,臀筋膜炎。

9. 腹

定位:在对耳轮体前部上 2/5 处,即对耳轮 8 区。

主治:腹痛,腹胀,腹泻,急性腰扭伤,痛经,产后宫缩痛。

10. 腰骶椎

定位:在腹区后方,即对耳轮 9 区。

主治:腰骶部疼痛。

11. 胸

定位:在对耳轮体前部中 2/5 处,即对耳轮 10 区。

主治:胸胁疼痛,胸闷,乳腺炎,肋间神经痛。

12. 胸椎(乳腺)

定位:在胸区后方,即对耳轮 11 区。

主治:胸胁疼痛,经前乳房胀痛,乳腺炎,产后泌乳不足。

13. 颈(甲状腺)

定位:在对耳轮体前部下 1/5 处,即对耳轮 12 区。

主治:落枕,颈部扭伤,单纯性甲状腺肿。

14. 颈椎

定位:在颈区后方,即对耳轮 13 区。

主治:落枕,颈椎综合征。

(四)三角窝部

三角窝部共有 5 个区。将三角窝由耳轮内缘至对耳轮上、下脚分叉处分为前、中、后 3 等份,将前 1/3 分为上、中、下 3 等份,上 1/3 为三角窝 1 区,中、下 2/3 为三角窝 2 区;中 1/3 为三角窝 3 区;将后 1/3 分为上、下 2 等份,上 1/2 为三角窝 4 区,下 1/2 为三角窝 5 区。

1. 角窝上(降压点)

定位:在三角窝前 1/3 的上部,即三角窝 1 区。

主治:高血压。

2. 内生殖器(子宫、精宫、天癸)

定位:在三角窝前 1/3 的下部,即三角窝 2 区。

主治:月经不调,痛经,白带过多,盆腔炎,功能性子宫出血,遗精,阳痿,早泄。

3. 角窝中

定位:在三角窝中 1/3 处,即三角窝 3 区。

主治:哮喘。

4. 神门

定位:在三角窝后 1/3 的上部,即三角窝 4 区。

主治:失眠,多梦,烦躁,咳嗽,眩晕,痛证,戒断综合征等。

5. 盆腔(腰痛点)

定位:在三角窝后 1/3 的下部,即三角窝 5 区。

主治:盆腔炎,附件炎。

(五)耳屏部

耳屏共有 4 个区。将耳屏外侧面分为上、下 2 等份,上部为耳屏 1 区,下部为耳屏 2 区。将耳屏内侧面分为上、下 2 等份,上部为耳屏 3 区,下部为耳屏 4 区。

1. 上屏

定位:在耳屏外侧面上 1/2 处,即耳屏 1 区。

主治:咽炎、鼻炎。

2. 下屏

定位:在耳屏外侧面下 1/2 处,即耳屏 2 区。

主治:鼻塞、鼻炎。

3. 外耳(耳)

定位:在屏上切迹前方近耳轮部,即耳屏 1 区上缘处。

主治:耳鸣,耳聋,眩晕,外耳道炎,中耳炎。

4. 屏尖(珠顶、渴点)

定位:在耳屏游离缘上部尖端,即耳屏 1 区后缘处。

主治:炎症,发热,牙痛。

5. 外鼻(鼻眼净、饥点)

定位:在耳屏外侧面中部,即耳屏 1、2 区之间。

主治:鼻炎,鼻前庭炎。

6. 肾上腺(下屏尖)

定位:在耳屏游离缘下部尖端,即耳屏 2 区后缘处。

主治:低血压,风湿性关节炎,腮腺炎,间日疟,哮喘,休克。

7. 咽喉

定位:在耳屏内侧面上 1/2 处,即耳屏 3 区。

主治:咽喉肿痛,声音嘶哑,咽喉炎,扁桃体炎,失语,哮喘。

8. 内鼻

定位:在耳屏内侧面下 1/2 处,即耳屏 4 区。

主治:鼻炎,鼻衄,副鼻窦炎。

9. 屏间前

定位:在屏间切迹前方耳屏最下部,即耳屏 2 区下缘处。

主治:咽炎、口腔炎。

(六)对耳屏部

对耳屏共有 4 个区。由对屏尖及对屏尖至轮屏切迹连线之中点,分别向耳垂上线做两条垂线，将对耳屏外侧面及其后部分为前、中、后三区，前为对耳屏 1 区，中为对耳屏 2 区，后为对耳屏 3 区。对耳屏内侧面为对耳屏 4 区。

1. 额

定位：在对耳屏外侧面的前部，即对耳屏 1 区。

主治：头痛，头晕，失眠，多梦。

2. 屏间后

定位：在屏间切迹后方对耳屏前下部，即对耳屏 1 区下缘处。

主治：额窦炎。

3. 颞(太阳)

定位：在对耳屏外侧面的中部，即对耳屏 2 区。

主治：偏头痛，头晕。

4. 枕(晕点)

定位：在对耳屏外侧面的后部，即对耳屏 3 区。

主治：头痛，头晕，哮喘，癫痫，失眠，神经衰弱。

5. 皮质下(脑、睾丸、卵巢)

定位：在对耳屏内侧面，即对耳屏 4 区。

主治：失眠，多梦，神经衰弱，痛证，间日疟，假性近视。

6. 对屏尖(平喘、腮腺)

定位：在对耳屏游离缘的尖端，即对耳屏 1、2、4 区交点处。

主治：哮喘，咳嗽，腮腺炎，遗尿，皮肤瘙痒症，睾丸炎，附睾炎，神经性皮炎。

7. 缘中(脑点、遗尿点)

定位：在对耳屏游离缘上，对屏尖与轮屏切迹之中点处，即对耳屏 2、3、4 区交点处。

主治：失眠，遗尿，内耳眩晕症，功能性子宫出血。

8. 脑干

定位：在轮屏切迹处，即对耳屏 3、4 区之间。

主治：眩晕，后头痛，假性近视。

(七)耳甲部

耳甲部用标志点、线分为 18 个区。在耳轮的内缘上，设耳轮脚切迹到对耳轮下脚间中、上 1/3 交界处为 A 点；在耳甲内，由耳轮脚消失处向后做一水平线与对耳轮耳甲缘相交，设交点为 D 点；设耳轮脚消失处到 D 点连线的中、后 1/3 交界处为 B 点；设外耳道口后缘上 1/4 与下 3/4 交界处为 C 点。从 A 点向 B 点做一条与对耳轮耳甲艇缘弧度大体相仿的曲线；从 B 点向 C 点做一条与耳轮脚下缘弧度大体相仿的曲线。

将 BC 线前段与耳轮脚下缘间分成 3 等份，前 1/3 为耳甲 1 区，中 1/3 为耳甲 2 区，后 1/3 为耳甲 3 区。ABC 线前方，耳轮脚消失处为耳甲 4 区。将 AB 线前段与耳轮脚上缘及部分耳轮内缘间分成 3 等份，后 1/3 为 5 区，中 1/3 为 6 区，前 1/3 为 7 区。将对耳轮下脚下缘前、中 1/3 交界处与 A 点连线，该线前方的耳甲艇部为耳甲 8 区。将 AB 线前段与对耳轮下脚下缘间耳甲 8 区以后的部分，分为前、后 2 等份，前 1/2 为耳甲 9 区，后 1/2 为耳甲 10 区。在 AB 线后段上方的耳甲艇部，将耳甲 10 区后缘与 BD 线之间分成上、下 2 等份，上 1/2 为耳甲 11 区，下 1/2 为耳甲 12 区。由轮屏切迹至 B 点做连线，该线后方、BD 线下方的耳甲腔部为耳甲 13 区。以耳甲腔中央为圆心，圆心与 BC 线间距离的 1/2 为半径做圆，该圆形区域为耳甲 15 区。过 15 区的最高点及最低点分别向外耳门后壁做两条切线，切线间为耳甲 16 区。15、16 区周围为耳甲 14 区。将外耳门的最低点与对耳屏耳甲缘中点相连，再将该线以下的耳甲腔部分为上、下 2 等份，上 1/2 为耳甲 17 区，下 1/2 为耳甲 18 区。

1. 口

定位：在耳轮脚下方前 1/3 处，即耳甲 1 区。

主治：面瘫，口腔炎，舌炎，牙周炎，胆囊炎，胆石症，戒断综合征。

2. 食道

定位：在耳轮脚下方中 1/3 处，即耳甲 2 区。

主治：食道炎，食道痉挛。

3. 贲门

定位：在耳轮脚下方后 1/3 处，即耳甲 3 区。

主治：恶心，呕吐，贲门痉挛。

4. 胃

定位：在耳轮脚消失处，即耳甲 4 区。

主治：胃痉挛，胃炎，胃溃疡，呃逆，恶心，呕吐，消化不良，失眠，牙痛，前额痛。

5. 十二指肠

定位：在耳轮脚及部分耳轮与 AB 线之间的后 1/3 处，即耳甲 5 区。

主治：十二指肠溃疡，胆囊炎，胆石症，幽门痉挛，腹痛，腹胀，腹泻。

6. 小肠

定位：在耳轮脚及部分耳轮与 AB 线之间的中 1/3 处，即耳甲 6 区。

主治：消化不良，腹痛，心悸，心律不齐，心动过速。

7. 大肠

定位：在耳轮脚及部分耳轮与 AB 线之间的前 1/3 处，即耳甲 7 区。

主治：腹泻，便秘，痢疾，咳嗽，痤疮。

8. 阑尾

定位：在小肠区与大肠区之间，即耳甲 6、7 区交界处。

主治：单纯性阑尾炎，腹泻。

9. 艇角

定位：在对耳轮下脚下方前部，即耳甲 8 区。

主治：前列腺炎，尿道炎。

10. 膀胱

定位：在对耳轮下脚下方中部，即耳甲 9 区。

主治：膀胱炎，遗尿，尿潴留，腰痛，坐骨神经痛，后头痛。

11. 肾

定位：在对耳轮下脚下方后部，即耳甲 10 区。

主治：腰痛，耳鸣，神经衰弱，肾盂肾炎，遗尿，遗精，阳痿，早泄，哮喘，月经不调。

12. 输尿管

定位:在肾区与膀胱区之间,即耳甲 9、10 区交界处。

主治:输尿管结石绞痛。

13. 胰胆

定位:在耳甲艇的后上部,即耳甲 11 区。

主治:急性胰腺炎,胆囊炎,胆石症,消化不良,偏头痛,疟疾,带状疱疹,中耳炎,耳鸣,听力减退。

14. 肝

定位:在耳甲艇的后下部,即耳甲 12 区。

主治:胁痛,眩晕,经前期紧张症,月经不调,高血压,更年期综合征,近视,单纯性青光眼。

15. 艇中

定位:在小肠区与肾区之间,即耳甲 6、10 区交界处。

主治:腹痛,腹胀,胆道蛔虫症。

16. 脾

定位:在 BD 线下方,耳甲腔的后上部,即耳甲 13 区。

主治:腹胀,腹泻,便秘,消化不良,胃痛,食欲不振,口腔炎,功能性子宫出血,白带过多,内耳眩晕症。

17. 心

定位:在耳甲腔正中凹陷处,即耳甲 15 区。

主治:心动过速,心律不齐,心绞痛,无脉症,神经衰弱,癔病,癫狂,口舌生疮,咽炎,多汗,盗汗。

18. 气管

定位:在心区与外耳门之间,即耳甲 16 区。

主治:咳嗽,哮喘,支气管炎。

19. 肺(肺点、结核点、肺气肿点)

定位:在心、气管区周围处,即耳甲 14 区。

主治:咳嗽,胸闷,声音嘶哑,皮肤瘙痒症,荨麻疹,便秘,戒断综合征。

20. 三焦

定位:在外耳门后下方,肺与内分泌区之间,即耳甲 17 区。

主治:浮肿,便秘,腹胀,上肢外侧疼痛。

21. 内分泌(屏间)

定位:在屏间切迹内,耳甲腔的底部,即耳甲 18 区。

主治:月经不调,痛经,更年期综合征,痤疮,间日疟,甲状腺功能亢进或减退症。

(八)耳垂部

耳垂共有 9 个区。在耳垂上线至耳垂下缘最低点之间划两条等距离平行线,于上平行线上引两条垂直等分线,将耳垂分为 9 个区,上部由前到后依次为耳垂 1 区、2 区、3 区;中部由前到后依次为耳垂 4 区、5 区、6 区;下部由前到后依次为耳垂 7 区、8 区、9 区。

1. 牙(拔牙麻醉点、牙痛点、升压点)

定位:在耳垂正面前上部,即耳垂 1 区。

主治:牙痛,牙周炎,低血压。

2. 舌(上颚、下颚)

定位:在耳垂正面中上部,即耳垂 2 区。

主治:舌炎,口腔炎。

3. 颌(上颌、下颌)

定位:在耳垂正面后上部,即耳垂 3 区。

主治:牙痛,颞颌关节功能紊乱。

4. 垂前(拔牙麻醉点、神经衰弱点)

定位:在耳垂正面前中部,即耳垂 4 区。

主治:牙痛,牙周炎,神经衰弱。

5. 眼

定位:在耳垂正面中央部,即耳垂 5 区。

主治:急性结膜炎,麦粒肿,电光性眼炎,假性近视。

6. 内耳

定位:在耳垂正面后中部,即耳垂 6 区。

主治:耳鸣,听力减退,内耳眩晕症,中耳炎。

7. 面颊(颊)

定位:在耳垂正面眼区与内耳区之间,即耳垂 5、6 区交界处。

主治:面瘫,面肌痉挛,腮腺炎,三叉神经痛,痤疮,扁平疣。

8. 扁桃体

定位:在耳垂正面下部,即耳垂 7、8、9 区。

主治:扁桃体炎,咽炎。

(九)耳背部

耳背共有 5 个区。分别过对耳轮上、下脚分叉处耳背对应点和轮屏切迹耳背对应点做两条水平线,将耳背分为上、中、下 3 部,上部为耳背 1 区,下部为耳背 5 区;再将中部分为内、中、外 3 等份,内 1/3 为耳背 2 区,中 1/3 为耳背 3 区,外 1/3 为耳背 4 区。

1. 耳背心

定位:在耳背上部,即耳背 1 区。

主治:心悸,失眠,多梦。

2. 耳背肺

定位:在耳背中内部,即耳背 2 区。

主治:哮喘,皮肤瘙痒症。

3. 耳背脾

定位:在耳背中央部,即耳背 3 区。

主治:胃痛,消化不良,食欲不振。

4. 耳背肝

定位:在耳背中外部,即耳背 4 区。

主治:胆囊炎,胆石症,胁痛。

5. 耳背肾

定位：在耳背下部，即耳背 5 区。

主治：头晕，头痛，神经衰弱。

6. 耳背沟(降压沟)

定位：在对耳轮沟和对耳轮上、下脚沟处。

主治：高血压，皮肤瘙痒症。

(十)耳根部

1. 上耳根(郁中、脊髓 1)

定位：在耳廓与头部相连的最上处。

主治：鼻衄。

2. 耳迷根

定位：在耳轮脚沟的耳根处。

主治：腹痛，腹泻，胆囊炎，胆石症，胆道蛔虫症，鼻塞，心动过速。

3. 下耳根(郁中、脊髓 2)

定位：在耳廓与头部相连的最下处。

主治：头痛，牙痛，低血压，下肢瘫痪，小儿麻痹后遗症。

第三节　耳穴的操作方法

一、毫针法

1. 消毒

用 2%碘酊消毒，再用 75%酒精消毒并脱碘。要求自上而下，由内向外，从前到后全面消毒。

2. 针刺

进针时，医者押手拇食两指固定耳廓，中指托住针刺部位的耳背，刺手持针，在选定的反应点或耳穴处进针。进针时可用捻转刺入或直刺刺入，要求准确、迅速，深度应视耳廓的厚薄、穴位的位置而定，一般刺入 2～3 分深即可达软骨，针刺深度以毫针能稳定站立而不摇摆为宜，但不能刺透耳廓对侧皮肤。刺激强度应根据患者的具体情况而灵活掌握。行针手法以小幅度捻转为主，若患者感觉刺激过强，可不行针。

3. 留针

一般为 20～30 分钟，慢性病、疼痛性疾病可适当延长，小儿、老年人留针时间不宜过长。留针期间可间歇捻针，治疗扭挫伤、关节疾患或肢体活动障碍等疾患时，捻针同时嘱患者适当活动患部，以增强疗效。

4. 出针

出针时，医者押手托住耳背，刺手拇食指持针柄轻轻捻动，边捻边退，将针取出，严防猛拔。出针后用消毒干棉球按压针孔片刻，以防出血。

5. 疗程

急性病每天针刺 1～2 次，两侧耳穴同用。慢性病每天 1 次或隔天 1 次，每次用一侧耳穴，两耳交替针刺。7～10 次为 1 疗程，疗程间歇 2～3 天。

二、电针法

电针法是将传统的毫针法与脉冲电流刺激相结合的一种方法。凡适合耳针治疗的疾病均可采用电针法。利用不同波形的脉冲电刺激，强化针刺耳穴的刺激作用，达到增强疗效的目的。

具体操作方法参照电针法。每次通电时间以 10～20 分钟为宜，疗程与毫针法相同。

三、埋针法

埋针法是将皮内针埋于耳穴内，作为一种微弱而持久的刺激，以达到防治疾病的目的的一种方法。具有持续刺激、巩固疗效等作用，适用于一些疼痛性疾病、慢性病，或因特殊原因不能每天接受治疗的患者，也可用于巩固某些疾病治疗后的疗效。

操作方法是严格消毒后，医者押手固定耳廓，绷紧进针处皮肤，刺手用镊子夹住消毒的皮内针针柄，快速刺入所选耳穴，一般刺入针体的 2/3，然后用胶布固定针柄。若用环形揿针时，因针环不易拿取，可直接将针环贴在小块胶布上，再将揿针钉压入耳穴内。一般仅埋患侧耳廓，每次埋针 3～5 穴，春、夏天留针 2～3 天，秋、冬天可留针 5～7 天。必要时双耳均可埋针。埋针期间患者每天用手指按压 3～5 次，每次 1～3 分钟，以加强刺激，增强疗效。若埋针处痛甚时，可适当调整针尖方向和深浅度。埋针处不要淋湿浸泡，以防感染；埋针后耳廓局部跳痛不适，需及时检查埋针处有无感染；若有感染现象，出针后针眼处红肿或有脓点，应立即采取相应措施。

四、压丸法

压丸法是指选用质硬而光滑的小粒药物种子或药丸等贴压耳穴以防治疾病的方法，又称压籽法。这是在耳毫针、埋针治疗的基础上产生的一种简单易行的方法，不仅能收到与毫针、埋针相同的疗效，而且安全、无创、无痛，并能起到持续刺激的作用，易被患者所接受。此法适用于耳针治疗的各种病症，特别适宜于老人、儿童、妇女、惧痛的患者和需长期进行耳穴刺激的患者。

压丸所选材料可选用植物种子、药丸等，凡是表面光滑、质硬、无副作用、适合贴压穴位面积大小的物质均可选用，如王不留行籽、油菜籽、莱菔籽、六神丸、绿豆、小米等。操作方法是先在耳廓局部消毒，待酒精干后，将材料粘贴在 0.5cm×0.5cm 大小的医用胶布中央，然后贴敷于耳穴上，并给予适当按压，使耳廓有发热、胀痛感即可。一般每次贴压一侧耳穴，两耳交替，3 天换一次，必要时也可两耳同时贴压。在耳穴贴压期间，患者每日可自行按压数次，每次每穴 1～3 分钟。

五、穴位注射法

穴位注射法是用微量药物注入耳穴，通过注射针对耳穴的刺激及药物的药理作用达到治疗疾病目的的方法。操作前根据病情选用相应的注射药液，所用针具为 1ml 注射器和 26 号注射针头。操作时左手固定耳廓，右手持注射器将抽取的药液缓慢地注入皮肤与软骨之间，使皮肤形成小皮丘，完毕后用消毒干棉球轻轻压迫针孔。每次 1～3 穴，每穴注入 0.1～0.3ml，隔日 1 次,7～10 次为一疗程。

使用本法时应注意严格消毒,做到无菌操作;凡能导致过敏反应的药物,如青霉素、普鲁卡因等,须先做皮试,阴性者方可使用;了解所选药物的药理作用、禁忌证、有效期等,对有较大副作用和刺激性的及超过有效期的药物均不能使用。

第四节　耳穴的临床应用

一、耳穴检查法

当机体患病时,往往在相应的耳穴区域内会出现较为明显的各种阳性反应点。实践证明,探查或刺激这些反应点,对临床辅助诊断和提高疗效,具有重要意义。常用探查法有观察法、按压法、电测法等。

1. 观察法

用拇、食二指牵拉耳轮后上方,用肉眼或借助于放大镜在自然光线下,对耳廓由上而下,从内至外,分区观察有无变形、变色、隆起、凹陷、丘疹、水泡、脱屑、疣赘、充血、色素沉着等阳性反应,即作为耳针的治疗点。

2. 按压法

选用探棒、火柴头或毫针尾等较圆钝物品,用轻、慢、均匀的压力,在与疾病相应的耳穴区域内从周围逐渐向中心探压,也可自上而下,自内而外地对整个耳廓进行普查。按压时仔细探查压痛点。当压到敏感点时,患者会出现皱眉、眨眼、呼痛、躲闪等反应。探查时让患者仔细体会各点压痛程度,相互比较,找出压痛最明显的反应点,压痛最为明显的点可作为耳针的治疗点。

3. 电测法

当机体患病时,多数患者相应耳穴的电阻下降,皮肤导电量增高,称“良导点”,这种良导点,可作为耳针治疗的刺激点。测定时患者一手握住探测仪的一极,医者手执探测头,在患者耳廓上进行探查,当探头触及敏感点(良导点)时,通过指示信号、音响或仪表等即可反映出来。

临床应用时,应将各种方法有机结合,才能全面了解阳性反应点的位置与变化,排除假阳性,为耳针法诊治提供依据。

二、耳穴的适应证

耳针治疗的疾病很广,不仅可以治疗许多功能性疾病,而且对某些器质性疾病也有一定疗效。

1. 各种疼痛性疾病

如头痛、偏头痛、三叉神经痛、肋间神经痛、坐骨神经痛、带状疱疹等神经性疼痛,扭伤、挫伤、落枕等外伤性疼痛,各种外科手术后的伤口痛,麻醉后的头痛、腰痛等手术后遗痛,耳针均有较好的止痛作用。

2. 各种炎症性疾病

如急性结膜炎、麦粒肿、中耳炎、牙周炎、咽喉炎、扁桃体炎、腮腺炎、气管炎、肠炎、膀胱炎、盆腔炎、风湿性关节炎、末梢神经炎、面神经炎等,耳针具有一定的消炎止痛作用。

3. 部分功能紊乱性疾病

如眩晕症、心律不齐、高血压、多汗症、肠功能紊乱、月经不调、遗尿、神经衰弱、自主神经功能紊乱、癔病等，耳针具有良性调整作用，可促进病症的缓解和痊愈。

4. 过敏与变态反应性疾病

如过敏性鼻炎、哮喘、过敏性结肠炎、风湿热、荨麻疹、过敏性紫癜等，耳针能消炎、脱敏和改善免疫功能。

5. 内分泌代谢性疾病

如单纯性甲状腺肿、甲状腺功能亢进或低下、糖尿病、肥胖症、绝经期综合征等，耳针具有改善症状、减少药量等辅助治疗作用。

6. 部分传染性疾病

如流感、菌痢、百日咳、疟疾、青年扁平疣等，耳针能恢复和提高机体的免疫防御功能，以加速疾病的痊愈。

7. 各种慢性疾病

如腰腿痛、肩周炎、消化不良、肢体麻木等，耳针可以改善症状，减轻痛苦。

8. 其他疾病

如预防感冒、晕车、晕船，预防和处理输血、输液反应，催产、催乳，戒烟、戒毒，延缓衰老、防病保健，耳针麻醉等。

三、耳穴的选穴原则

临床选用耳针治疗时，有以下几方面选穴原则：

1. 按疾病的相应部位选穴

如肺病选肺穴，胃病选胃穴，眼病选眼穴，肩病选肩穴，扁桃体炎选扁桃体等。

2. 根据中医学理论辨证选穴

如眼病选肝穴（肝开窍于目），失眠选心穴（心主神明），皮肤病选肺穴（肺主皮毛）等，偏头痛选胆穴（胆经循行于头侧面），牙痛选胃穴、大肠穴（胃经、大肠经循行于上牙、下牙）等。

3. 根据现代医学理论选穴

如高血压选耳背沟（降压沟），神经衰弱选皮质下，功能性子宫出血选内生殖器，输液反应选肾上腺等。

4. 根据临床经验选穴

根据临床实践经验，选用有效耳穴。如痛证选神门可止痛，头痛、头晕选枕可止晕，耳尖放血可用于退热、降压、镇静、抗过敏，呃逆选耳中穴可止呃等。

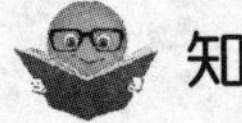

知识链接

耳针治疗常用病症选穴举例

1. 神经衰弱：皮质下、神门、心、肾、枕、垂前；
2. 急慢性胃炎：胃、脾、交感、大小肠、皮质下、神门；
3. 急性扭挫伤：相应部位、神门、皮质下、缘中；
4. 高血压：角窝上、耳背沟、肝、肾、耳尖、枕、额、心、皮质下、交感；
5. 遗尿：肾、膀胱、皮质下、神门、耳中、脾、三焦、脑干；

6. 痛经：子宫、交感、内分泌、皮质下、肝、脾、肾、神门、肾上腺；

7. 近视：眼、目 1、目 2、肝、肾、皮质下、神门；

8. 输液反应：对屏尖、肾上腺；

9. 哮喘：对屏尖、肺、肾上腺、交感；

10. 单纯性肥胖：口、食道、脾、胃、耳中、外鼻、脑干。

第五节　耳针的注意事项

严格消毒，防止感染。有伤口和炎症部位禁针。针刺后如针孔发红、肿胀，应及时涂擦2％碘酒或用消炎药治疗，防止化脓性软骨膜炎的发生。

耳廓上有湿疹、溃疡、冻疮破溃等，不宜用耳针治疗。

对扭伤和运动障碍的患者，进针后应嘱其适当活动患部，有助于提高疗效。

有习惯性流产的孕妇应禁针。妇女怀孕期间也应慎用，尤其不宜用子宫、内分泌、肾等耳穴。

年老体弱者，患有严重器质性病变和伴有高度贫血者不宜针刺，对严重心脏病、高血压者不宜行强刺激法。

耳针治疗时亦应注意防止发生晕针，一旦发生应及时处理。

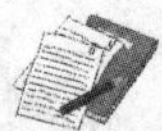

目标检测

A1 型题

1. 耳穴在耳廓的分布有一定的规律，其中与内脏相应的穴位在(　)

A. 耳垂　　B. 耳轮　　C. 对耳轮体　　D. 三角窝　　E. 耳甲

2. 皮质下穴位于(　)

A. 耳屏内侧面　　B. 对耳屏内侧面

C. 对耳屏外侧面前下方　　D. 对耳屏外侧面后上方

E. 对屏尖与轮屏切迹之间

3. 下列耳针选穴法中，哪项不属于根据现代医学知识选穴法(　)

A. 痛经取交感　　B. 月经不调取内分泌

C. 神经衰弱取皮质下　　D. 失眠取神门

E. 胃溃疡取交感

4. 耳针埋针法中下列哪项描述是错误的(　)

A. 强烈疼痛时可调整针尖方向和深度

B. 埋针处不要淋湿

C. 埋针后跳痛者应检查有无感染

D. 埋针处不应按压触碰

E. 埋针处有脓点或红肿应采取抗感染措施

B1 型题

A. 耳垂　　B. 耳舟　　C. 耳甲　　D. 耳轮脚

E. 对耳轮体部和对耳轮上、下脚

5. 与头面相应的耳穴分布在（　）

6. 与躯干和下肢相应的耳穴分布在（　）

A. 交感　　B. 眼　　C. 内分泌　　D. 肾上腺　　E. 皮质下

7. 在耳屏下部隆起的尖端是（　）

8. 在耳垂 5 区的耳穴是（　）

第十章 刮痧疗法

学习目标

【知识要求】掌握刮痧的作用、刮痧操作技术和刮痧的适应证。熟悉刮痧的作用原理、刮痧板结构和形状的选择、刮痧介质的选择。了解刮痧器具的材质及制作、刮痧异常情况的处理和注意事项。

【能力要求】具备熟练运用刮痧疗法治疗常见适应病证的能力。

第一节 刮痧用具

一、刮痧器具

(一)刮痧刮具

刮痧疗法的刮具制作简单,多经济实用,取材方便。历代使用的刮具很多,比如苎麻、长发、麻线、棉麻线团、铜器、银器、瓷碗、木梳背、贝壳、陶瓷调羹、檀香木、沉香木等。随着时代的发展,原来使用的有些刮具已经淘汰。目前常用的刮具有以下几种。

1. 刮痧板

为牛角、砭石、陶瓷、玉石等质地坚硬的材质制成的板状器具,是刮痧的主要工具。

2. 线团

可用苎麻丝或棉线等绕成一团,使用时在冷水中蘸湿,在身体一定部位刮拭。一边蘸水,一边刮拭,直到皮肤出现大片的紫黑色或紫红色斑点。这是刮痧最初形式,古时即称刮痧为"刮纱"。

3. 植物团

常用丝瓜络、八棱麻等植物,取其茎叶粗糙纤维,去除果肉壳,捏成一团制作而成。使用时,用手握住植物团蘸少量的清水、香油或其他润滑剂于刮痧部位刮拭。

4. 铜钱

民间使用铜钱作为刮具较多见,使用时,拇、食指捏住铜钱的中间,将其边缘蘸少量的清水、香油或其他润滑剂于刮痧部位刮拭。

5. 瓷勺

瓷勺取材方便。使用时,单手握住勺柄,用瓷勺边缘蘸少量清水、香油、菜油等在刮痧部位刮拭。使用时需注意其边缘是否毛糙,以免刮伤皮肤。

6. 木梳背

木梳背光滑呈弧形,蘸少量清水、润滑油等即可刮痧。适合于旅途等应急之用。

7. 贝壳

蚌其外壳可制成刮痧工具。使用时，术者手持贝壳上端，在刮痧部位，一边蘸水一边刮拭，至皮肤出现痧痕为度。一般沿海或湖泊地区渔民使用较多。

8. 火罐

火罐罐口边缘平整、光滑而厚，用罐口边缘涂少量按摩膏、红花油等作润滑剂，则可作刮痧之用。若用较小负压吸拔后在人体一定部位来回刮动，使身体局部出现红紫色的片状充血，即为走罐，其实也是刮痧的一种特殊形式。

(二)刮痧板的选择

1. 水牛角刮痧板

水牛角质地坚韧，光滑耐用，加工简便，本身是一味中药。水牛角味辛、咸、寒。辛味具有发散行气，活血和润养作用；咸味能软坚泻下；寒味能清热解毒。所以水牛角具有发散行气，清热解毒，活血化瘀的作用，且对人体肌肤没有毒性刺激和化学不良反应。

2. 玉质刮痧板

玉石制成的刮痧板，又称刮痧宝玉。玉性味甘平，入肺经，润心肺，清肺热。古人常将玉质品佩戴在手腕、颈部及膻中部位，若将玉质刮痧板佩戴在膻中部位，不仅方便使用，通过其对局部的按摩和某些成分的慢性吸收，还可养神宁志，健身祛病。玉质刮痧板手感和疗效俱佳，但其价格昂贵，且容易摔碎。

(三)刮痧板结构和形状的选择

1. 椭圆形刮痧板

呈椭圆形或月圆形，边缘光滑，宜用于人体脊柱双侧、腹部和四肢肌肉较丰满部位刮痧。

2. 方形刮痧板

一侧薄而外凸为弧形，对侧厚而内凹为直线形，呈方形，宜用于人体躯干、四肢部位刮痧。

3. 缺口形刮痧板

边缘设置有缺口，以扩大特殊部位的接触面积，减轻疼痛，宜用于手指、足趾、脊柱部位刮痧。

4. 三角形刮痧板

呈三角形，棱角处便于点穴，宜用于胸背部肋间隙、四肢末端部位刮痧。

5. 梳形刮痧板

呈梳子状，便于接触头皮，保护头发，宜用于头部刮痧。

刮痧板包括厚面(弧形)、薄面(直形)和棱角。治疗疾病多用薄面刮拭皮肤，保健和按摩多用厚面，关节附近穴位和需要点按穴位时多用棱角刮拭。

二、刮痧介质

为了减少刮痧时的阻力，避免皮肤擦伤和增强疗效，在施用刮痧时常使用某些介质作为刮痧工具与人体表面之间的润滑剂。常用的介质有以下几种。

1. 刮痧油

是在进行刮痧时涂抹在人体体表的润滑保护介质之一。它是中草药油精炼而成的油剂，具有清热解毒、活血化瘀、解肌发表、缓解疼痛、帮助透痧以及润滑护肤增效等作用。宜用于成人刮痧，或刮痧面积大者，或皮肤干燥者。

另外，一些用于治疗跌打损伤的外用药物，因其含有收敛、挥发、麻醉止痛的成分，不利刮痧出痧，不宜充当刮痧油。

2. 刮痧乳

是天然植物合成的乳剂，具有改善血液循环、促进新陈代谢、润滑护肤增效的作用。宜用于儿童刮痧，或面部刮痧，或拔罐进行走罐时。

3. 白酒

用浓度较高的粮食白酒或药酒。适用于损伤疼痛日久或麻木不仁、手足拘挛、腰膝酸软、无力及癌肿等病症，对发热的患者尚有降温作用。

4. 葱姜汁

取葱白、鲜生姜等量切碎、捣烂，按 1∶3 的比例浸入 95％乙醇中，停放 3～5 日后，取汁液应用。适用于风寒引起的感冒、头痛等症，以及因寒凝气滞而致的脘腹疼痛等。小儿刮痧时多用生姜汁。因为小儿皮肤柔嫩，姜汁十分润滑，刮拭时应用不易擦破皮肤。

5. 鸡蛋清

将生鸡蛋的一端磕一个小孔后，悬置于容器上，取渗出的蛋清用。适用于热病、久病后期、手足心热、烦躁失眠、嗳气吐酸等病症。

6. 薄荷水

取新鲜薄荷叶，浸泡于适量的开水中，容器加盖放 1 天后，去渣取汁液应用。适用于一切热病（如发热或局部红肿热痛诸症），以及夏季刮痧时应用。

第二节　刮痧的作用

一、刮痧的原理

痧是许多疾病的共同证候，统称之为“痧证”，故有“百病皆可发痧”之说。古人认为，痧证主要是由风、湿、火之气相搏而为病。

刮痧，是中国传统的自然疗法之一，它是以中医皮部理论为基础，利用刮痧器具在皮肤相关的经络腧穴部位进行刮拭，通过良性刺激，充分发挥营卫之气的作用，使经络穴位处充血，从而改善局部微循环，调整脏腑功能，恢复脏腑阴阳平衡，起到祛除邪气，疏通经络，舒筋理气，驱风散寒，清热除湿，活血化瘀，消肿止痛，以增强机体自身潜在的抗病能力和免疫机能，达到扶正祛邪、防病治病的作用。

二、刮痧的作用

（一）治疗疾病的作用

1. 调整阴阳

刮痧作用于经络，对人体脏腑功能有明显的双向调节、平衡阴阳的作用。如肠蠕动亢进者，在其腹部和背部或足三里穴等处使用刮痧手法可使亢进的功能受到抑制从而恢复正常。反之，肠蠕动功能减弱者，则可促进其蠕动功能以达到正常。

2. 活血祛瘀

刮痧可调节肌肉的收缩和舒张，恢复肌肉组织的弹性，从而调节肌肉组织间的压力，改善机体周围组织的血液循环。血液循环良好，气血畅通，从而起到“活血化瘀”“祛瘀生新”的作用。

3. 舒筋通络

根据中医理论“通则不痛，痛则不通”。意思是说人体经脉通则身体正常，不会感觉疼痛或不舒服，而经脉不通就会引起疼痛或疾病。刮痧，通过对经络穴位的良性刺激，充分调动、发挥营卫之气的作用。从而达到扶正祛邪，防病治病的作用。

4. 行气活血

气血通过经络系统的传输对人体起着濡养、温煦等作用。刮痧作用于肌表，使经络通畅，气血通达。从而能使瘀血得化，凝滞固塞得以崩解消除，全身气血通达无碍，则疾病无处衍生。刮痧作用于机体，可加强局部循环，使局部组织温度升高，血液运行顺畅，化解凝滞，行气活血。

5. 信息调整

刮痧疗法以刮拭皮肤表面特定部位达到治病防病效果。根据中医经络理论，皮肤和脏腑、四肢、五官、九窍都有内在的联系，刺激特定的部位，可以通过经络系统来调节其对应的器官，从而达到调节机体内环境的目的。

6. 排除毒素

痧的本质就是渗出于血脉之外含有体内毒素的离经之瘀血。组织器官中氧气、营养物质和代谢产物的交换是通过微循环来实现的。用刮痧的方法，在出痧的过程中，可使局部组织形成高度充血，血管神经受到刺激使血管扩张，从而加快血流、淋巴液和组织间液的循环，加速体内废物、毒素的排除，从而使血液得到净化，激发和调节脏腑的功能活动，促进康复。

（二）养生保健作用

刮痧疗法的养生保健作用又包括未病保健预防与疾病防变两类。刮痧疗法作用部位是体表皮肤，皮肤是机体暴露于外的最表浅部分，直接接触外界，且对外界气候等变化起适应与防卫作用。如及时刮痧（如取肺俞、中府等）可将表邪及时祛除，以免体虚外邪入里，衍生大病；刮拭背部经络穴位疏通督脉，督脉是阳脉之海，疏通督脉可促进血液循环，增强五脏六腑的供血量，促进脏腑机能，从而达到养生保健的功效。

刮拭经络穴位，通过良性刺激，充分发挥营卫之气的作用，刺激皮部，从而达到扶正祛邪，防病治病的作用。

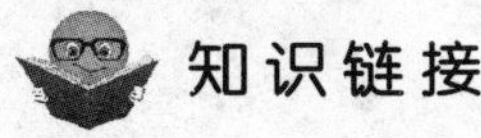

知识链接

刮痧的现代作用机理

出痧的作用：刮拭出含有毒素的血液于血管壁外，刺激血液循环，使新鲜的血液含有氧气，恢复血管的正常通透性，促进细胞活化。局部组织温度升高产生热效反应，从而舒缓紧张痉挛的肌肉，降低疼痛感，同时调节组织间的压力。

退痧的功能：自身溶血过程是对机体新一轮的刺激过程，不仅可以刺激免疫机能，使其得到调整，还可以通过向心性神经作用于大脑皮质，继续起到调节大脑的兴奋与抑制过程和调整内分泌失调的作用。退痧的过程不是原有的毒素再次吸收，而是被人体具有免疫功能的细胞吞噬、消灭的过程。

刮痧皮肤就能治病，为什么？皮肤是人体的重要器官，是人体与外界环境的界限，皮肤具有呼吸功能，防御功能，分泌功能，排泄废物功能。皮肤被刮拭刺激后，汗孔开泻，毛细血管扩张，加强血液循环，可以活化细胞，改善微循环，加快废物排泄，排毒解毒。

第三节 刮痧操作技术

一、刮痧方法

（一）持板方法

握板方法一般为单手握板法，指将刮痧板放置掌心，由拇指固定一侧，另一侧由食指和中指固定，或由拇指以外的其余四指固定。

（二）刮拭角度

刮痧疗法对刺激强度有一定的要求。刮拭角度小于45°时，刮力常呈拖状，只在表皮摩擦，对穴、区、带（经络）刺激强度不足，渗透不到肌肤深层；90°刮则所刮之处沿途受力不均，时有空板、跳板出现；刮拭角度大于90°时，刮力常呈削状，不利于刮拭面尽量拉长的要求。故刮痧板与皮肤之间夹角角度一般选取在45°至90°之间较为适宜。

（三）刮拭长度

根据穴位、经络、全息穴区作用的不同，刮痧时，有一定的刮拭长度，一般为10～15cm，如需要治疗的经络较长，可分段刮拭。除凹陷部位外，穴位的刮拭也有一定长度，一般以穴位为中心，上下总长度10～15cm，至穴位处时重点用力。一般先刮拭完一个部位后，再刮拭另一个部位。

（四）刮拭程度

刮痧时用力要均匀，由轻到重，一般以皮肤出现潮红、紫红色等变化为度，甚则可出现粟粒状、丘疹样斑点，或出现片状、条索状斑块等形态变化，常伴有局部热感或轻微疼痛感。对一些出痧较少或不易出痧患者，不必强求出痧。

（五）刮拭手法

不同的病证和刮痧部位，其刮拭的方向、速度快慢、力度、刮痧板边角接触的部位有所不同，因而产生的补泻作用也不同。刮痧手法分类如下。

1. 按刮拭方向分类

（1）直线刮法　即直板刮法。系用刮痧板在人体体表进行一定长度的直线刮拭。此法宜用于身体较平坦的部位，如背部脊柱两侧、四肢等部位。

（2）弧线刮法　刮痧方向循肌肉走行或根据骨骼结构特点而定，呈弧线形。此法宜用于面部、头部、关节周围等部位。

2. 按移动速度分类

（1）快刮法　刮拭频率为每分钟30次以上，适用于背部、四肢等肌肉丰厚、较平坦的部位。主要用于辨证属急性、外感病证的素来体质强壮的患者。

(2)慢刮法　刮拭频率为每分钟 30 次以内,适用于头面部、胸部等部位。主要用于辨证属于内科、体虚的慢性病患者。

3. 按力量大小分类

(1)轻刮法　刮拭力量小,被刮者无疼痛及其他不适感。轻刮后皮肤仅出现微红,但无瘀斑。此法适用于疼痛敏感部位,辨证属于虚证的患者及老年体弱者。

(2)重刮法　下压刮拭的力量较大,被刮者多有疼痛、辣等不适感,以患者能承受为度。此法适用于脊柱两侧、下肢等组织较丰富处,辨证属于实证、热证的患者及青壮年体质较强者。

4. 按刮痧板接触体表部位分类

常用方法有点按法、按揉法、角刮法、面刮法等。

(1)点按法　刮板角与穴位呈 90°垂直,由轻到重逐渐加力,稍停片刻后猛然抬起,使肌肉复原,多次重复,手法连贯。此法适用于肌肉较丰厚的软组织处及骨骼凹陷部位,如血海穴、合谷穴等。

(2)按揉法　刮板角与穴位呈 20°倾斜,刮板角吸紧皮肤作柔和缓慢的旋转运动,力度渗透至皮下组织。多用于有强身健体作用的穴位,如足三里、太冲穴以及阿是穴的治疗。

(3)角刮法　刮板角与皮肤呈 45°倾斜,在穴位上自上而下刮拭。此法多用于肩贞穴、中府穴等。

(4)面刮法　刮板的 1/3 边缘接触皮肤,倾斜 30°至 60°,以 45°最为常用,利用腕力向同一方向有一定长度的多次刮拭,动作连贯。此法适用于身体较平坦部位的经络和穴位,如背部膀胱经等。

5. 按补泻手法分类

同针刺疗法一样,刮痧疗法分为补法、泻法和平补平泻法。

(1)补法　选取具有补益功能的穴、区、带进行刮拭,以达到扶正祛邪的作用,补法的特点为力度小、速度慢,刺激时间较长。常用于年老、久病、体虚及对疼痛敏感的患者。

(2)泻法　刮痧时运板压力大、速度快,刺激时间短。泻法能舒筋活络,疏泄病邪,使机体趋于平衡状态。常用于年轻体壮及新病、实证、急病患者,如热证、头痛、抽搐等。

(3)平补平泻法　介于补法、泻法之间的一种通调经络气血的刮痧法,刮痧时手法柔和,速度不快不慢,轻重适中,是刮痧最常用的手法。

(六)刮痧异常情况

1. 疲劳

刮痧时间过长,或用力过重,或刮痧面积过大,患者有可能在 24 小时内出现疲劳反应。一般不需特别处理,只要充分休息后即可。操作者应熟练刮痧手法,正确操作。

2. 晕刮

被刮者精神紧张,刮拭部位过多,手法过重,空腹或疲劳过度时易出现晕刮现象。晕刮的症状为精神疲倦、头晕目眩、面色苍白、恶心欲吐、出冷汗、心慌、四肢发凉等。防治晕刮的方法有:让患者了解刮痧,解除顾虑和紧张心情;刮痧时要选择舒适的体位;避免在空腹、熬夜、过度疲劳时接受刮痧治疗;刮拭手法得当,部位宜少而精,时间不可过长;刮拭过程中,若发生晕刮先兆,应立即停止刮拭,并让患者平躺,保暖,喝杯温开水或糖水;经过上述处理仍未缓解者,立即用刮板角部点按人中穴,并泻刮百会穴和涌泉穴、补刮足三里穴等,或者结合针灸等其他措施。

二、刮治部位

刮痧部位可分为循经刮治、穴位刮治、局部刮治 3 种。

1. 循经刮治

指循着经脉进行刮治的一种方法，常用于脊柱两侧的膀胱经、背部督脉、头部等。太阳阳气旺盛，主一身之表，为诸经藩篱，有卫外功能，风寒袭表，太阳首当其冲，又五脏六腑之背俞穴，皆分布于膀胱经，督脉为阳脉之海，能调节一身之阳气，故其治疗范围广泛，如外感表证、脾虚湿盛等。头为诸阳之会，头部经络集中、腧穴密布，五脏精华之血，六腑清阳之气，皆上注于头部，循足少阳经等刮拭头部，能疏通气血，调整阴阳，对偏头痛等之疾，每凑良效。

2. 穴位刮治

指在穴位上进行刮治的一种方法，依据穴位的主治作用，选取适宜的穴位进行刮拭，临床常用特定穴，如经外奇穴、夹脊穴、阿是穴等。如头痛可选择太阳穴，腰痛可选择手背的腰痛点，胆石症可选择小腿上的胆囊穴进行刮拭。

3. 局部刮治

指在患部进行刮治的一种方法，如肩周不适，可在肩背部肌肉僵硬不适处及其周围进行刮拭，以通经活络，疏通局部气血。

知识链接

【古代文献】

- 《临证指南医案》：痧者，疹之通称，有头粒如。
- 《保赤推拿法》：刮者，医指挨皮肤，略加力而下也。
- 《痧胀玉衡》：背脊、颈骨上下及胸前胁肋、两背肩臂痧，用铜钱蘸香油刮之，或用刮舌子脚蘸香油刮之。头额、腿上痧，用绵纱线或麻线蘸香油刮之。大小腹软肉内痧，用食盐以手擦之。
- 《寿世保元》：小儿发痧，有阴有阳。阴痧则腹痛而手足冷，阳痧则腹痛而手足温。或其症似寒非寒，似热非热，四肢懈怠，饮食不思，容颜惨楚，为症不一，俗呼为痧病，非痧也。多由感冒风寒而耍水伤湿得之，其治之法，宜用热水蘸搭臂膊，将苎麻频频刮之，候红色出为度。

总之，刮痧作为一种建立在中医理论基础上的传统自然疗法，以人为本，根据疾病的性质、患者体质，辨证论治，进而选取适宜的刮拭部位，通过一定的技巧达到扶正祛邪的目的。临床实践证明，机体状态、刮痧部位、刮治时间长短和手法等均影响刮痧的补泻效果，进而影响疗效。手法太轻，渗透不到深层，瘴气很难刮出；手法太重、出痧过多，患者疼痛难忍，轻则表现为疲劳、乏力等不适，重则出现晕刮等不良反应。在自己身上操练运板、找板感，多实践才能更娴熟掌握运板技巧和手法，从而提高临床疗效。

第四节 刮痧的适应证和注意事项

一、适应证

(一)内科病症

感冒、发热等外感病症;哮喘、肺部感染、急慢性支气管炎等肺部病患;急慢性胃炎、呕吐、腹泻、便秘等胃肠病变;高血压、眩晕、糖尿病、甲状腺疾病等心脑血管及代谢性疾病;胆囊炎、肝炎等肝胆病变;诸如神经性头痛、血管性头痛、三叉神经痛、胆绞痛、胃肠痉挛等各种神经痛、脏腑痉挛性疼痛等。

(二)外科病症

感受风寒湿邪导致的各种软组织疼痛,如落枕等;以疼痛为主要症状的各种外科病症,如急性腰扭伤;各种骨关节疾病,如肩周炎,风湿性关节炎,类风湿性关节炎,慢性腰痛,颈椎、腰椎、膝关节骨质增生,坐骨神经痛,股骨头坏死等病症。

(三)妇科病症

月经不调、崩漏、痛经、经闭、带下病、产后病等病症。

(四)儿科病症

食欲不振、营养不良、疳积、五软、小儿外感、腹泻等病症。

(五)五官科病症

咽痛、牙痛、耳聋、耳鸣、鼻炎、鼻窦炎、急性结膜炎、视力减退、弱视、青少年假性近视等病症。

(六)其他各科病症

湿疹、荨麻疹、皮肤瘙痒症、痤疮、失眠、多梦、精神分裂症、癫痫、肢体震颤麻痹等病症。

(七)保健

预防、强身保健、美容、减肥等。

二、注意事项

(一)刮痧时及刮痧后应注意避风和保暖

刮痧时皮肤汗孔处于开放状态,若不注意避风寒,邪气将会直侵而入,不仅影响刮痧的疗效,甚至会引发新的疾病或加重旧疾。刮痧后应将被刮部位覆盖再走出室外,若是面部刮痧,半小时后方可到室外活动。

(二)刮痧部位、时间的掌控

连续大面积出痧,很有可能损伤正气。若病情复杂,需要刮拭多个经络、穴位时,可以交替选用。通常一个患者一次选 3～5 个部位,每个部位一般刮拭 20～30 次;每次刮拭时间不可过长,局部刮痧一般 10～20 分钟,全身刮痧宜 20～30 分钟。两次刮痧之间宜间隔 3～6 天,急性病2次治疗为一个疗程，慢性病4次治疗为一个疗程。若刮痧过于频繁，在祛邪的同时，正气势必有所损伤，反而不利于机体康复。

(三)不必片面追求出痧

室温低时不易出痧，肥胖之人、虚寒证及服激素类药物后亦不易出痧。对于不易出痧的病症和部位，过分刮拭，不仅易损耗正气，还有可能造成软组织损伤。只要刮拭方法和部位正确，就会有治疗效果，不必片面追求出痧。

(四)不同种类的皮肤病刮拭方法

对于皮肤病患者，皮肤及皮下无痛性的良性结节部位可直接刮拭。若皮损处干燥、无炎症、渗出、溃烂者(如白癜风、神经性皮炎、牛皮癣等病症)，可直接在皮损处刮拭。但皮损处若有渗液、溃烂，以及急性炎症、化脓性炎症(如湿疹、疱疹、疔、疖、痈、疮等病症)，不可在皮损处直接刮拭，可在皮损处周围刮拭。

(五)糖尿病及下肢静脉曲张者刮拭方法

糖尿病患者血管脆性增加，皮肤抵抗力减低，不宜用泻刮法。下肢浮肿及静脉曲张者，可用补刮法或平刮法，从肢体末端向近端刮拭，以促进气血循环，水液代谢。

(六)刮痧后宜喝1杯温开水

刮痧过程中出痧及汗孔开放，邪气外排，会消耗部分体内津液，刮痧后喝1杯温开水，可补充水分，同时促进新陈代谢，加速代谢产物的排出。

(七)刮痧后3小时方可洗浴

刮痧后要等皮肤毛孔闭合后，才可洗浴，以避免风寒之邪侵入人体。一般宜在刮痧后3小时再洗浴。

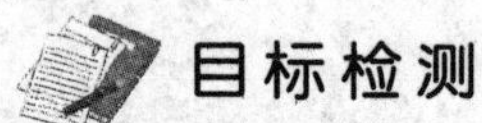

目标检测

A1型题

1. 以下除哪项外可做刮痧用具(　)

A. 水牛角　B. 线团　C. 贝壳　D. 玻璃　E. 瓷碗

2. 刮痧时，刮痧板与皮肤之间夹角有一定的角度，下列哪一项不适宜(　)

A. 75°　B. 45°　C. 60°　D. 120°　E. 90°

3. 刮痧适用于(　)

A. 腹泻　B. 弱视　C. 湿疹　D. 癫痫　E. 以上均正确

A2型题

4. 女，5岁。发热不恶寒，口渴汗出饮多，烦躁，大便硬，小便黄，舌质红苔黄腻。刮痧最适用的介质是(　)

A. 刮痧油　B. 薄荷水　C. 葱姜汁　D. 白酒　E. 刮痧乳

5. 男，57 岁。上腹时胀痛，饮食稍多及食用生冷食物即出现，大便偏稀，恶寒喜热饮。腰酸无力，舌质淡，苔白有齿痕，脉沉细。诊断应首选（　）

A. 脾胃气虚　B. 脾阳虚　C. 脾肾阳虚　D. 肾气亏虚　E. 肝脾不和

B1 型题

A. 薄荷水　B. 葱姜汁　C. 刮痧乳　D. 刮痧油　E. 白酒

6. 适用于一切热病（如发热或局部红肿热痛诸症），以及夏季刮痧时应用的是（　）

7. 宜用于儿童刮痧，或面部刮痧的是（　）

A. 糖尿病　B. 风湿性关节炎

C. 急性结膜炎　D. 严重 DIC 患者

E. 股骨头坏死

8. 可用刮痧治疗的内科病症是（　）

9. 以上哪一病症不适宜刮痧（　）

A. 神经性皮炎患者　B. 下肢静脉曲张者

C. 牛皮癣患者　D. 白癜风患者

E. 疱疹患者

10. 以上不适宜采用泻刮法的是（　）

11. 不可在皮损处直接刮拭的是（　）

治疗篇

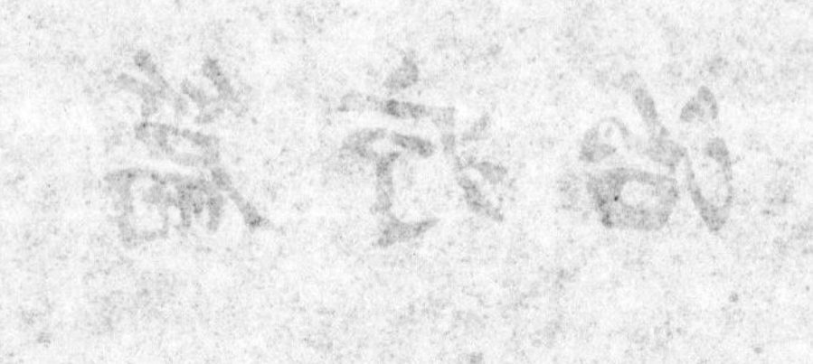

第十一章　治疗总论

学习目标

【知识要求】掌握针灸补虚泻实、清热温寒、治病求本和三因制宜的治疗原则；掌握针灸处方的配穴方法以及特定穴的临床应用。熟悉针灸的治疗作用；针灸处方的选穴原则。了解针灸疗法的选择；操作方法的选择；治疗时机的选择。

【能力要求】具备运用针灸选穴原则、配穴方法进行针灸处方的能力。

第一节　针灸治疗原则

针灸治疗原则就是运用针灸治疗疾病必须遵循的基本法则，是确立治疗方法的基础。根据中医治疗疾病的基本思想，针灸的治疗原则可概括为补虚泻实、清热温寒、治病求本和三因制宜。

一、补虚泻实

补虚泻实就是扶助正气，祛除邪气。“虚”指正气不足，“实”指邪气偏盛。正如《素问·通评虚实论》说：“邪气盛则实，精气夺则虚。”虚则补之，实则泻之，属于中医的正治法则。《灵枢·经脉》说：“盛则泻之，虚则补之，……陷下则灸之，不盛不虚以经取之。”阐明了补虚泻实是针灸施治的基本原则。

（一）虚则补之，陷下则灸之

“虚则补之”，就是虚证采用补法治疗。针刺补虚主要是通过针刺手法的补法和穴位的选择及配伍等而实现的。如在有关脏腑经脉的背俞穴、原穴施行补法，可以改善脏腑功能，补益阴阳、气血等的不足；另外，应用偏补性能的腧穴如关元、气海、命门、肾俞、膏肓等穴，亦可起到补益正气的作用。

“陷下则灸之”，属于虚则补之的范畴，指气虚下陷的治疗原则是以灸治为主。当气虚出现陷下证候时，应用温灸方法可较好地起到补中益气、升阳举陷的目的。如久泄、久痢、子宫脱垂等疾病，常取百会、气海、关元、足三里等穴。

（二）实则泻之，菀陈则除之

“实则泻之”，就是实证采用泻法治疗。针刺泻实主要是通过针刺手法的泻法和穴位的选择及配伍等而实现的，如在穴位上施行捻转、提插、开阖等泻法，可以起到祛邪的目的。另外，应用偏泻性能的腧穴如水沟、委中、十宣、十二井穴等，亦可起到祛除病邪的作用。

“菀陈则除之”，是实则泻之的一种。“菀”同“瘀”，有瘀结、瘀滞之意；“陈”即“陈旧”，引伸为时间长久。“菀陈”泛指络脉瘀阻之类的病证；“除”即“清除”，指清除瘀血的刺血疗法等。意指对络脉瘀阻不通引起的病证，应用刺血之法以达活血化瘀、疏通经络的目的，如闪挫扭伤、毒蛇咬伤、丹毒等引起的肌肤红肿热痛、青紫肿胀，可选用局部络脉或瘀血部位施行三棱针点刺出血，以活血化瘀、消肿止痛。如病情较重者，可在点刺出血后加拔火罐，可以排出更多的恶血，促进病愈。另外，如腱鞘囊肿、小儿疳积的点刺放液治疗也属此类。

(三)不盛不虚以经取之

“不盛不虚”，并非病证本身无虚实可言，而是脏腑、经络的虚实不甚明显。主要是由于病变脏腑、经脉本身病变，而不涉及其他脏腑、经脉，属本经自病。治疗应按本经循经取穴，常以原穴和五输穴为主。当针下得气后，多采用平补平泻的针刺手法。

二、清热温寒

清热与温寒是针对疾病寒热的性质提出的治疗原则。清热是指热性病用“清”法，即以寒治热；温寒是指寒性病用“温”法，即以热治寒，均属于正治法。《灵枢·经脉》说：“热则疾之，寒则留之。”这是针对热性病证和寒性病证制定的清热、温寒的治疗原则。

(一)热则疾之

即热性病证的治疗原则是浅刺疾出或点刺出血，手法宜轻宜快，少留针或不留针，针用泻法，以清泻热毒。例如，风热感冒者，取大椎、曲池、合谷、外关等穴，浅刺疾出，即可达到清热解表的目的。若伴有咽喉肿痛者，可用三棱针在少商穴点刺出血，以加强泻热、消肿、止痛的作用。

(二)寒则留之

即寒性病证的治疗原则是深刺而久留针，以激发经气，达到温经散寒的目的。因寒性凝滞而主收引，针刺时不易得气，故应留针候气；加艾灸更能助阳散寒。如寒邪在表，留于经络者，艾灸法较为适用；若寒邪在里，凝滞脏腑，则针刺应深而久留，或配合“烧山火”针刺手法，或加用艾灸，以温针灸最为适宜。

三、治病求本

治病求本就是针对疾病的本质进行治疗。疾病在发生发展的过程中，常常有许多临床表现，甚至出现某些假象，这就需要我们运用中医整体观念和辨证论治的理论，找出疾病发生的原因，认真地分析其发病的本质，最终达到治愈疾病的目的。

“标”与“本”是一个相对的概念，表示事物的现象与本质、原因与结果以及病变过程中各种矛盾的主次关系。如从正邪双方而言，正气为本，邪气为标；从病因与症状而论，病因为本，症状为标；从疾病的先后来看，旧病、原发病、缓症为本，新病、继发病、急症为标，等等。针灸治病要分清标本主次、轻重缓急，正确处理好治标与治本的关系。

(一)急则治标

急则治标就是在紧急情况下，当标病急于本病时，首先要治疗标病，目的在于抢救生命或缓解患者的急迫症状，为治疗本病创造有利的条件。例如，无论任何原因引起的高热抽搐，应当首先针刺大椎、水沟、合谷、太冲等穴，以泻热开窍、熄风止痉；任何原因引起的昏迷，都应首先针刺水沟，以醒脑开窍；当中风患者出现小便潴留时，应首先针刺中极、水道、秩边，通利小便，然后根据疾病的发生原因从本论治。

（二）缓则治本

在一般病势不急的情况下，病在内者治其内，病在外者治其外，正气虚者固其本，邪气盛者祛其邪。治其病因，症状可解；治其先病，后病可除。这就是“伏其所主，先其所因”之义，正如《素问·阴阳应象大论》所说：“治病必求于本。”如肾阳虚引起的五更泄，症状泄泻为标，肾阳不足为本，治疗宜灸气海、关元、命门、肾俞以温补阳气、固本止泻。

（三）标本同治

当标病与本病俱急或俱缓时，均可采用标本同治的方法。如气虚感冒，如果一味解表可使机体正气更虚，而单纯扶正则可能留邪。因此，应当益气解表，益气为治本，解表为治标，当取足三里、关元补之以治本，取合谷、风池、列缺泻之以治标。

四、三因制宜

“三因制宜”是指因时、因地、因人制宜，即根据患者所处的季节（包括时辰）、地理环境和个人的具体情况，而制定适宜的治疗方法。

（一）因时制宜

因时制宜就是根据不同的季节和时辰特点，制定适宜的治疗方法。四时气候的变化，对人体的生理功能、病理变化均可产生一定的影响。春夏之季，阳气升发，人体气血趋向体表，病邪伤人亦多在浅表；秋冬之季，阴气渐盛，人体气血潜藏于内，病邪伤人亦多在深部。治疗上，春夏宜浅刺，并少用灸法；秋冬宜深刺，并多用灸法。因此，历代医家根据人体气血流注盛衰与一日不同时辰的相应变化规律，创立了子午流注针法等。另外，因时制宜还包括针对某些疾病的发作或加重规律而选择有效的治疗时机，如精神疾病多在春季发作，故应在春季之前进行治疗；痛经一般在行经期间或在行经前发作，因而治疗宜在月经来潮前开始。

（二）因地制宜

因地制宜就是根据不同的地理环境特点，采用适宜的治疗方法。由于地理环境、气候条件的不同，人体的生理功能、病理特点也有所区别，故治疗亦有差异。如在寒冷的地区，治疗多用温灸；而在温热地区，治疗宜少灸多针。正如《素问·异法方宜论》指出：“北方者……其地高陵居，风寒冰冽，其民乐野处而乳食，藏寒生满病，其治宜灸焫。南方者……其地下，水土弱，雾露之所聚也，其民嗜酸而食胕，故其民皆致理而赤色，其病挛痹，其治宜微针。”

（三）因人制宜

因人制宜就是根据患者性别、年龄、体质、形体等不同的特点，制定适宜的治疗方法。由于男女在生理上有不同的特点，如妇人以血为用，故在治疗妇人病时应多考虑调理冲脉（血海）、任脉等。年龄不同，针刺方法也有差别。《灵枢·逆顺肥瘦》说：“年质壮大，血气充盈，肤革坚固，因加以邪，刺此者，深而留之。……婴儿者，其肉脆血少气弱，刺此者，以毫针，浅刺而疾发针，日再可也。”患者个体差异更是决定针灸治疗方法的重要因素，如形体肥胖者宜深刺，消瘦者宜浅刺；体质虚弱、皮肤薄嫩、对针刺较敏感者，针刺手法宜轻；体质强壮、皮肤粗厚、针感较迟钝者，针刺手法可稍重。

第二节　针灸治疗作用

一、疏通经络

经络"内属于腑脏，外络于肢节"，运行气血是其主要生理功能之一。经络功能正常时，气血运行通畅，脏腑器官、体表肌肤及四肢百骸得以濡养，均可发挥其正常的生理功能。若经络功能失常，气血运行受阻，则会影响人体正常的生理功能，出现病理变化而引起疾病的发生，临床上常常表现为疼痛、麻木、肿胀、瘀斑等症状。针灸疏通经络主要是根据经络的循行，选择相应的腧穴和针刺手法，如三棱针点刺出血、梅花针叩刺、拔罐等，使经络通畅，气血运行正常，达到治疗疾病的目的。

二、调和阴阳

阴阳学说是中医基础理论的重要内容，对认识疾病、辨证论治等均具有重要的指导意义。疾病的发生机理极其复杂，从根本上说是机体的阴阳相对平衡遭到了破坏，故阴阳失调是一切疾病发生的根本原因。若因六淫、七情等因素导致人体阴阳的偏盛偏衰，失去相对平衡，就会使脏腑经络功能活动失常，从而引起疾病的发生。"阴胜则阳病，阳胜则阴病。"针对人体疾病的这一主要病理变化，运用针灸方法调节阴阳的偏盛偏衰，可以使机体恢复"阴平阳秘"的状态。

针灸调和阴阳的作用，主要是通过经络阴阳属性、经穴配伍和针刺手法，使机体从阴阳失调向阴阳平衡转化，最终达到治愈疾病的目的，如肾阴不足、肝阳上亢引起的眩晕，治宜育阴潜阳，可取肾经之穴太溪、阴谷补之，以滋养肾阴；配肝经之穴太冲、行间泻之，以平肝潜阳。又如阳气盛导致的失眠，阴气盛导致的嗜睡，根据跷脉司目之开阖的作用，取与阴跷相通的照海和与阳跷相通的申脉进行治疗。失眠应补照海、泻申脉（补阴泻阳）；嗜睡宜补申脉、泻照海（补阳泻阴）。

三、扶正祛邪

扶正，就是扶助正气，提高机体抗病能力；祛邪，就是祛除病邪，消除致病因素的影响。疾病的发生、发展及其转归的过程，实质上是正邪相争的过程。正胜邪退则病情缓解，正不胜邪则病情加重。因此，扶正祛邪既是疾病向良性方向转归的基本保证，又是针灸治疗疾病的作用过程。《素问·刺法论》说："正气存内，邪不可干。"《素问·评热病论》说："邪之所凑，其气必虚。"说明疾病的发生，是由于正气相对不足，邪气相对强盛所致。因此，治疗上必须坚持扶正祛邪的原则。而在临床上，扶正祛邪就是通过补虚泻实来实现的。

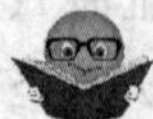

知识链接

调和阴阳：

- 阳证治阳：阳盛高热——大椎放血、针外关；
- 阴证治阴：肾阴虚之耳鸣——太溪、照海针补之；
- 阴中求阳：阳不足，补阳时兼以滋阴——阳脱者气海、足三里针加灸；

- 阳中求阴：阴不足，滋阴时兼以补阳——肾阴虚之腰痛太溪、命门双补之；
- 滋阴潜阳：阴虚阳亢之头目昏眩——补太溪，泻太冲；
- 补阳消阴：脾阳虚乏，湿浊困脾之嗜睡——补脾俞，泻阴陵泉；
- 阳病引阴：六腑病（腑为阳）取募穴（阴位）——胃病（阳病）呕吐取中脘（引阴）；
- 阴病引阳：五脏病（脏为阴）取背俞（阳位）——肺病（阴病）咳嗽取肺俞（引阳）；
- 补阴泻阳：阳盛阴虚之失眠、狂证——补照海，泻申脉；
- 补阳泻阴：阴盛阳虚之嗜睡、癫证——补申脉，泻照海。

第三节　针灸处方

针灸处方就是在中医理论指导下，以经络学说为核心，依据选穴原则和配穴方法，选取腧穴进行配伍，确立刺灸法而形成的治疗方案。

一、选穴原则

选穴原则是临证选取腧穴的基本法则。针灸选穴，是以脏腑经络学说为指导，根据不同证候选取不同腧穴，一般以循经取穴为主，主要包括近部选穴、远部选穴和辨证对症选穴。

（一）近部选穴

近部选穴是指选取病症局部或邻近部位的腧穴。这一取穴原则是根据腧穴的近治作用提出来的，体现了“腧穴所在，主治所在”的治疗规律，临床极为常用。如胃痛取中脘；面瘫选颊车、地仓；耳病取听宫、听会；鼻病取迎香。

（二）远部选穴

远部选穴就是在病变部位所属和相关的经络上，选取距离病变部位较远的腧穴。这一取穴原则是根据腧穴的远治作用提出来的，体现了“经脉所通，主治所及”的治疗规律，临床应用广泛。如巅顶部头痛取足厥阴肝经的太冲；面瘫取手阳明大肠经的合谷；胃痛取足阳明胃经的足三里；腰痛取足太阳膀胱经的委中穴等。

（三）辨证对症选穴

1. 辨证选穴

辨证选穴是根据疾病的证候特点，分析病因病机而辨证选取穴位的方法。临床上有许多疾病难以明确其病变部位，而呈现出全身症状，如发热、多汗、盗汗、虚脱、抽风、昏迷等，对于这一类病证，可以按照辨证取穴的原则选取适当的腧穴。如肾阴不足导致的虚热选肾俞、太溪；元阳暴脱引起的虚脱选神阙、关元等。另外，对有些病变部位明显的疾病，根据其病因病机而辨证选取穴位，可以达到治病求本的目的。如牙痛一病，根据病因病机的不同可分为风火牙痛、胃火牙痛和肾虚牙痛，在治疗中除局部取穴外，还应辨证选穴，风火加外关、风池，胃火加内庭，肾虚加太溪。

2. 对症选穴

对症选穴是根据疾病的特殊症状选取穴位的方法。有些腧穴对某一方面的病证有特殊的治疗作用，如腰痛选腰痛点，落枕选外劳宫，哮喘选定喘，乳痈选肩井穴等。

上述的选穴原则，在临床应用时要灵活掌握，除单独运用外，常需相互配合应用。如哮喘实证，可选中府、尺泽、列缺、膻中、定喘等穴治疗，取中府为近部选穴，取尺泽、列缺为远部选穴，取膻中为辨证选穴，取定喘为对症选穴。

二、配穴方法

配穴方法是在选穴原则的基础上，选取主治相同或相近，具有协同作用的腧穴加以配伍应用的方法。临床上配穴方法多种多样，但总体可分为两大类，即按经脉配穴法、按部位配穴法。

(一)按经脉配穴法

是以经脉或经脉之间相互联系为基础而进行穴位配伍的方法，主要包括本经配穴法、表里经配穴法和同名经配穴法。

1. 本经配穴法

当某一脏腑、经脉发生病变而未涉及其他脏腑、经脉时，即选该脏腑、经脉的腧穴配伍成方。如肺病咳嗽，取列缺、太渊、尺泽、中府等相配；太阳头痛，取天柱、申脉、昆仑等相配。

2. 表里经配穴法

是以脏腑、经脉的阴阳表里配合关系为依据的配穴方法。当某一脏腑经脉发生病变时，取该经和其相表里的经脉配方施治。如肝病取太冲配阳陵泉；《灵枢·五邪》记载："邪在肾，则病骨痛，阴痹……取之涌泉、昆仑。"这都是表里经穴的配合应用。特定穴中的原络配穴法，就属于典型的表里经配穴法。

3. 同名经配穴法

是基于同名经"同气相通"的理论，将手足同名经的腧穴相互配合的方法。如胃火牙痛、阳明头痛，取手阳明经的合谷配足阳明经的内庭；偏头痛、胁痛，取手少阳经的外关配足少阳经的阳陵泉等。

(二)按部位配穴法

是结合人体腧穴分布的部位进行穴位配伍的方法，主要包括上下配穴法、前后配穴法和左右配穴法。

1. 上下配穴法

是指将上肢或腰部以上腧穴和下肢或腰部以下腧穴配合应用的方法。如巅顶痛，上取百会，下取太冲；脱肛上取百会，下取长强；胃火牙痛上取合谷，下取内庭；胃脘痛上取内关，下取足三里等。特定穴中八脉交会穴的配对应用，也是本法在临床上的具体应用。

2. 前后配穴法

是指将人体前部和后部的腧穴配合应用的方法。前指胸腹，属阴；后指腰背，属阳，故又称"腹背阴阳配穴法"，在《内经》中称为"偶刺"。如胃脘痛者，前取中脘，后取胃俞；中风失语者，前取廉泉，后取哑门；心悸者，前取巨阙，后取心俞等。特定穴中的俞募配穴法，就属于前后配穴法的典型实例。

3. 左右配穴法

是指将人体左右两侧的腧穴配合应用的方法。本法是基于十二经脉左右对称和部分经脉左右交叉的特点而总结出来的。临床应用时，一般左右同名腧穴常同时选用，以加强腧穴的协同作用，如心病取双侧心俞、内关；胃痛、呕吐取双侧足三里等。另外，左右异名腧穴也可同时并用，如左侧面瘫，可取左侧太阳、颊车、地仓，配右侧合谷；右侧偏头痛，可取右侧太阳、头维，配左侧外关等。

三、刺灸法的选择

(一)疗法的选择

是根据患者的病情需要而确立的具体治疗手段,或用毫针刺法、或用灸法、或用拔罐法等,均应详细说明。如扁平疣可选用火针疗法;中风闭证只用毫针刺法不用灸法,中风脱证则重用艾灸疗法;寒湿腰痛既可用毫针刺法,又可用灸法,还可用拔罐法。

(二)操作方法的选择

当疗法选择后,要针对疗法的具体操作加以详细说明。如毫针刺法是用补法还是用泻法;艾炷灸是用直接灸还是间接灸;腧穴是直刺、斜刺,还是平刺等。尤其是对于处方中某些重要部位的腧穴,应重点强调针刺的角度、方向和深度。

(三)治疗时机的选择

针灸治疗疾病,一般没有特别严格的时间要求。但是,在临床上,治疗时机对提高某些疾病的针灸疗效却有着十分重要的意义。如痛经,在月经来潮前 3 天开始针灸,直到月经期末;女性不孕症,在排卵期前后几天连续针灸等,都能大大地提高治疗效果。

现将临床中常用的针灸处方符号列表如下。见表 11 - 1。

表 11 - 1　针灸处方常用符号

方法	符号	方法	符号
针刺平补平泻法	|	针刺补法	⊤
三棱针点刺出血	↓	针刺泻法	⊥
皮肤针	※	艾条灸	X
艾炷灸	△	温针灸	个
拔罐法	○	水针	IM
皮内针	○-	电针	IN

知识链接

针灸处方及注意事项:
补泻逆反,其病益笃;
刺有深浅,效果不同;
针灸施术,有先有后;
穴有加减,随症而移;
取穴少精,交替轮用;
把握时机,确定疗效。

第四节 特定穴的应用

一、五输穴的临床应用

五输穴是十二经腧穴中分布在肘膝关节以下的井、荥、输、经、合五个特殊穴位，共60个，临床应用非常广泛，是远部选穴的主要穴位。五输穴不仅有经脉归属，而且具有自身的五行属性，按照“阴井木”“阳井金”的规律进行归类。十二经脉五输穴穴名及其五行属性见表11-2、表11-3。

表11-2 阴经五输穴表

经脉名称	井(木)	荥(火)	输(土)	经(金)	合(水)
手太阴肺经	少商	鱼际	太渊	经渠	尺泽
手厥阴心包经	中冲	劳宫	大陵	间使	曲泽
手少阴心经	少冲	少府	神门	灵道	少海
足太阴脾经	隐白	大都	太白	商丘	阴陵泉
足厥阴肝经	大敦	行间	太冲	中封	曲泉
足少阴肾经	涌泉	然谷	太溪	复溜	阴谷

表11-3 阳经五输穴表

经脉名称	井(金)	荥(水)	输(木)	经(火)	合(土)
手阳明大肠经	商阳	二间	三间	阳溪	曲池
手少阳三焦经	关冲	液门	中渚	支沟	天井
手太阳小肠经	少泽	前谷	后溪	阳谷	小海
足阳明胃经	厉兑	内庭	陷谷	解溪	足三里
足少阳胆经	足窍阴	侠溪	足临泣	阳辅	阳陵泉
足太阳膀胱经	至阴	足通谷	束骨	昆仑	委中

(一)按五输穴主病特点选用

关于五输穴的主病，《灵枢·邪气脏腑病形》曰：“荥输治外经”，《黄帝内经》记载：“治脏者治其输，治腑者治其合”“病在阴之阴者，刺阴之荥输”，《灵枢·顺气一日分为四时》云：“病在脏者，取之井；病变于色者，取之荥；病时间时甚者，取之输；病变于音者，取之经；经满而血者，病在胃及以饮食不节得病者，取之合。”其总的思想是指井穴适用于与脏有关的病证，荥、输及经穴适用于与经脉有关的病证，合穴适用于与腑有关的病证。其后，《难经·六十八难》进一步总结出“井主心下满，荥主身热，输主体重节痛，经主喘咳寒热，合主逆气而泄”的主病范围。综合近代针灸临床的应用情况，井穴多用于急救；荥穴多用于治疗热证；输穴多用于治疗经脉病、各种疼痛症；经穴多用于治疗脏腑病、经脉病；合穴多用于治疗内脏病，主要是六腑病。

(二)按五行生克关系选用

五输穴的五行属性与脏腑的五行属性相合，五行之间存在“生我”“我生”的母子关系。《难经·六十九难》提出了“虚则补其母，实则泻其子”的选取适当的五输穴治疗疾病的方法。这一取穴方法亦称为子母补泻取穴法，包括本经子母补泻和他经(异经)子母补泻两种方法。例如，肺经的实证应“泻其子”，肺在五行中属“金”，“金”之子为“水”，故可选肺经五输穴中属“水”的合穴(尺泽)以泻之；肺经的虚证应“补其母”，肺属“金”，“金”之母为“土”，故可选肺经属“土”的输穴(太渊)以补之，这就是本经补母泻子法。除了本经子母补泻法外，还有他经子母补泻法。如肺经的子经为肾经，肺经的母经为脾经，如肺经实证，应选取子经(肾经)上属“水”的合穴(阴谷)以泻之；若肺经虚证，当选取母经(脾经)上属“土”的输穴(太白)以补之，这就是他经补母泻子法。各经五输穴子母补泻取穴详见表11-4。

表11-4 子母补泻取穴表

		本经子母穴			他经子母穴			
		经脉	母穴	子穴	母经	母穴	子经	子穴
脏	金	肺经	太渊	尺泽	脾经	太白	肾经	阴谷
	水	肾经	复溜	涌泉	肺经	经渠	肝经	大敦
	木	肝经	曲泉	行间	肾经	阴谷	心经	少府
	火	心静	少冲	神门	肝经	大敦	脾经	太白
	相火	心包经	中冲	大陵	肝经	大敦	脾经	太白
	土	脾经	大都	商丘	心经	少府	肺经	经渠
腑	金	大肠经	曲池	二间	胃经	足三里	膀胱经	足通谷
	水	膀胱经	至阴	束骨	大肠经	商阳	胆经	足临泣
	木	胆经	侠溪	阳辅	膀胱经	足通谷	小肠经	阳谷
	火	小肠经	后溪	小海	胆经	足临泣	胃经	足三里
	相火	三焦经	中渚	天井	胆经	足临泣	胃经	足三里
	土	胃经	解溪	厉兑	小肠经	阳谷	大肠经	商阳

(三)按时选用

十二经脉五输穴的气血流注与季节和每日时辰变化有着密切联系。《难经·七十四难》曰：“春刺井，夏刺荥，季夏刺输，秋刺经，冬刺合。”这是根据五输穴经气的流动均以四肢末端的井木开始，与一年的季节顺序相应而提出的季节选穴法。另外，古代医家还总结出以五输穴配合阴阳五行为基础，运用天干地支配合脏腑，进行按时选穴的子午流注针法。该针法将在附录中列专章介绍。

二、原穴、络穴的临床应用

原穴与三焦密切相关。《难经·六十六难》说：“三焦者，原气之别使也，主通行原气，历经于五脏六腑。”三焦为原气之别使，三焦之气源于肾间动气，输布全身，调和内外，宣导上下，关系着整个机体的气化功能，而原穴就是脏腑原气输注经过留止的部位，主要用于治疗相关脏腑的疾病。正如《灵枢·九针十二原》所载：“五脏六腑之有疾者，皆取其原也。”

络穴是络脉从本经别出的部位。由于十二络脉具有加强表里两经联系的作用，因此，十二经络穴不仅能治疗本经的病证，还可以治疗表里两经的病证，正如《针经指南》所说：“络穴正在两经中间……若刺络穴，表里皆活。”如胃经络穴丰隆，既可治疗胃经病证，又可治疗脾经病证；胆经络穴光明，既可治疗胆经病证，又可治疗肝经病证。另外，还有任脉络穴鸠尾、督脉络穴长强、脾之大络大包，主要加强身体前、后、侧的沟通联系。

原穴和络穴既可单独应用，也可相互配合应用。临床上常把先病经脉的原穴与后病的相表里经脉的络穴相互配合，称为“原络配穴法”；由于先病为主，后病为客，所以又称为“主客原络配穴法”或“主客配穴法”，属于表里两经配穴法。如肺经先病，大肠经后病，应先取肺经原穴太渊，后取大肠经络穴偏历；反之，大肠经先病，肺经后病，则先取大肠经原穴合谷，后取肺经络穴列缺。

十二经脉原穴、络穴见表 11-5。

表 11-5　十二经脉原穴、络穴表

经脉名称	原穴	络穴	经脉名称	原穴	络穴
手太阴肺经	太渊	列缺	手阳明大肠经	合谷	偏历
手厥阴心包经	大陵	内关	手少阳三焦经	阳池	外关
手少阴心经	神门	通里	手太阳小肠经	腕骨	支正
足太阴脾经	太白	公孙	足阳明胃经	冲阳	丰隆
足厥阴肝经	太冲	蠡沟	足少阳胆经	丘墟	光明
足少阴肾经	太溪	大钟	足太阳膀胱经	京骨	飞扬

三、俞穴、募穴的临床应用

俞穴位于背腰部膀胱经第一侧线上，故又称“背俞穴”；募穴位于胸腹部，故又称“腹募穴”。由于俞穴和募穴的分布与对应脏腑所在部位的上下排列相接近，因此，主要用于治疗相关脏腑的病证。如咳嗽，取肺之背俞穴肺俞；心悸，取心之背俞穴心俞；胃痛，取胃之募穴中脘；便秘，取大肠之募穴天枢等。另外，五脏背俞穴还可以用于治疗与五脏相应的组织器官病证，如肝主筋、开窍于目，筋病、目疾可选用肝俞；肾主骨、开窍于耳，骨病、耳疾可选用肾俞。

根据《难经·六十七难》“阴病行阳，阳病行阴。故令募在阴，俞在阳”及《素问·阴阳应象大论》“从阴引阳，从阳引阴”等理论，临床上五脏病多选其背俞穴，六腑病多选其募穴。但这只是从阴阳理论来运用俞穴和募穴的一种方法，并不是绝对的。《灵枢·卫气》记载：“请言气街：……气在胸者，止之膺与背腧。气在腹者，止之背腧，与冲脉于脐左右之动脉者。”说明了脏腑之气可以通过气街与各自俞穴、募穴相联系。因此，临床上常常把病变脏腑的背俞穴和募穴相配，称为俞募配穴法，属于前后配穴法。《素问·奇病论》云：“口苦者……此人者，数谋虑不决，故胆虚，气上溢，而为之口苦，治之以胆募、俞。”为俞募配穴法的最早记载。六脏六腑背俞穴与募穴见表 11-6。

表 11-6　十二脏腑背俞穴与募穴表

经脉名称	背俞穴	募穴	经脉名称	背俞穴	募穴
手太阴肺经	肺俞	中府	手阳明大肠经	大肠俞	天枢
手厥阴心包经	厥阴俞	膻中	手少阳三焦经	三焦俞	石门
手少阴心经	心俞	巨阙	手太阳小肠经	小肠俞	关元
足太阴脾经	脾俞	章门	足阳明胃经	胃俞	中脘
足厥阴肝经	肝俞	期门	足少阳胆经	胆俞	日月
足少阴肾经	肾俞	京门	足太阳膀胱经	膀胱俞	中极

四、八脉交会穴的临床应用

八脉交会穴是指奇经八脉与十二经脉脉气相通的八个腧穴，又称交经八穴，具有主治本经和奇经病证的作用。如通于督脉的后溪穴归小肠经，故后溪既能治疗小肠经病证，又能治疗督脉病证；通于阳维脉的外关穴归三焦经，故外关既能治疗三焦经病证，又能治疗阳维脉病证等。另外，临床上按一定的原则，将八穴中治疗作用相近的两穴配伍组成四对，即公孙与内关相配，后溪与申脉相配，列缺与照海相配，足临泣与外关相配，治疗有关部位的病证。八脉交会穴的配伍及主治病证见表 11－7。

表 11－7　八脉交会穴及主治表

穴名	奇经主治	相配合主治
公孙 内关	冲脉病证 阴维脉病证	心、胸、胃病证
后溪 申脉	督脉病证 阳跷脉病证	目内眦、后头、颈项、耳、肩部病证
足临泣 外关	带脉病证 阳维脉病证	目外眦、侧头、耳后、颈、肩、胸胁部病证
列缺 照海	任脉病证 阴跷脉病证	肺系、咽喉、胸膈病证

五、八会穴的临床应用

八会穴是指人体脏、腑、气、血、筋、脉、骨、髓之精气聚会的 8 个腧穴，即脏会章门，腑会中脘，气会膻中，血会膈俞，筋会阳陵泉，脉会太渊，骨会大杼，髓会悬钟（绝骨）。这 8 个穴位虽然分属于不同经脉，但对于各自所会的相关病证具有特殊的治疗作用。如腑病选中脘，血证选膈俞，无脉症选太渊，骨病选大杼等。《难经 · 四十五难》云："热病在内者，取其会之穴也。"说明八会穴还可以治疗某些相关的热病。

六、郄穴的临床应用

郄穴是各经经气深聚的部位，常用于治疗本经循行部位及相应脏腑的急性病证。根据古代文献记载，阴经郄穴多治血证，阳经郄穴多治急性疼痛病证。如急性胃脘痛，可取胃经郄穴梁丘；颈项疼痛，取胆经郄穴外丘；肺热咳血，取肺经郄穴孔最等。郄穴不仅用于治疗，也可以反映出相应脏腑的病变，可协助诊断。如心绞痛患者常常在患侧心包经之郄穴（郄门）出现压痛等。各经郄穴见表 11－8。

表 11-8 十六经脉郄穴表

经脉	郄穴	经脉	郄穴
手太阴肺经	孔最	手阳明大肠经	温溜
手厥阴心包经	郄门	手少阳三焦经	会宗
手少阴心经	阴郄	手太阳小肠经	养老
足太阴脾经	地机	足阳明胃经	梁丘
足厥阴肝经	中都	足少阳胆经	外丘
足少阴肾经	水泉	足太阳膀胱经	金门
阴维脉	筑宾	阴跷脉	交信
阳维脉	阳交	阳跷脉	跗阳

七、下合穴的临床应用

下合穴是手足六腑之气下合于足三阳经的6个腧穴，又称“六腑下合穴”。其中，大肠下合于足阳明胃经之上巨虚，小肠下合于足阳明胃经之下巨虚，三焦下合于足太阳膀胱经之委阳，而足三阳经的三个下合穴就是其本经五输穴中的合穴。《灵枢·邪气脏腑病形》曰：“合治内腑。”《素问·咳论》载：“治腑者，治其合。”说明下合穴主要用于治疗相应的六腑病证。如大肠病证取上巨虚，胃痛取足三里，胆道疾患取阳陵泉等。另外，下合穴也可以反映疾病，协助诊断。

八、交会穴的临床应用

交会穴是指两经或两条以上经脉相交会的腧穴，具有治疗本经和交会经脉病证的作用。如三阴交本属足太阴经腧穴，又是足三阴经之交会穴，故三阴交不仅治疗脾经病证，还可以治疗肝经和肾经病证；头维为胃经腧穴，又是胃经、胆经之交会穴，故头维不仅治疗阳明经头痛，还可以治疗少阳经痛。历代文献对交会穴的记载略有不同，但绝大部分内容出自《针灸甲乙经》，根据该书所载，列经脉交会穴表（见附录三）。

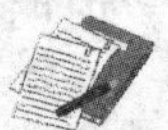

目标检测

A1 型题

1. 下列哪项是针灸的治疗作用（ ）

A. 扶正祛邪　B. 联系脏腑　C. 运行气血　D. 抗御病邪　E. 沟通内外

2. 下列哪项不属于针灸选穴原则（ ）

A. 辨证选穴　B. 对症选穴　C. 近部选穴　D. 远部选穴　E. 上下选穴

3. 下列哪项不属于对症选穴（ ）

A. 哮喘取定喘穴　B. 腰痛取腰痛点

C. 发热取大椎　D. 痛经取次髎

E. 肝阳上亢头痛取太冲

4. 下列哪项不属于前后配穴法( )

A. 中府、肺俞　B. 中脘、膈俞　C. 期门、外关　D. 天枢、肾俞　E. 中极、次髎

A2 型题

5. 女,40 岁。突然昏倒,不省人事,四肢厥冷,脉细缓无力。针用水沟、内关、涌泉,属于( )

A. 标本同治　B. 急则治标　C. 缓则治本　D. 扶正祛邪　E. 调和阴阳

6. 男,25 岁。牙痛剧烈,伴口臭、口渴、便秘。针用合谷、内庭,属于( )

A. 前后配穴法　B. 左右配穴法　C. 上下配穴法　D. 表里配穴法　E. 本经配穴法

B1 型题

A. 陷下则灸之　B. 热则疾之　C. 寒则留之　D. 标本同治　E. 三因制宜

7. 以上哪项属于补虚泻实的治疗原则( )

8. 以上哪项属于治病求本的治疗原则( )

A. 鼻病取上星　B. 下牙痛取合谷

C. 肾虚牙痛取太溪　D. 腰痛取委中

E. 外踝扭伤取阳池

9. 属于辨证取穴的是( )

10. 属于近部取穴的是( )

第十二章 治疗各论

学习目标

【知识要求】掌握急性病症、内科病证、妇儿科病证、皮外骨伤科病证等常见病证的针灸治疗。熟悉五官科常见病证的针灸治疗；临床各科常见病证的其他针灸疗法。了解临床各科常见病证的注意事项。

【能力要求】具备对临床各科常见病证进行辨证分型、针灸处方和刺灸操作的能力。

第一节 急性病症

一、高热

高热，是体温超过39℃的急性症状。中医学所称的“壮热”“大热”“实热”“日晡潮热”等，均属于高热范畴。中医的发热症状有外感与内伤之分，本节主要讨论外感高热。

西医学的急性感染、急性传染病，以及中暑、风湿热、结核病、恶性肿瘤等病中引起的体温过高，属于中医的高热范畴。

【病因病机】

本病多因感受六淫邪气以及时行疫气引起。风寒、风热之邪侵袭，肺卫失宣，正邪相争，以致热蒸肌表；或温热之邪在表不解，燔于气分、或内陷营血；或疫毒之气侵袭人体，熏蒸肌肤；或外感暑热之邪，内陷心包。

【辨证】

1. 邪在肺卫　高热，恶风寒，头痛，鼻塞，无汗或少汗，咽干咽痛，咳嗽，口渴，舌红，苔薄黄，脉浮数。

2. 热在气分　高热汗出，烦渴引饮，舌红，苔黄燥，脉洪数。

3. 热入营血　高热夜甚，烦躁不安，斑疹隐隐，吐血、便血或衄血，甚则出现神昏谵语，抽搐，舌红绛，脉细数。

【治疗】

1. 基本治疗

治法：清泻热邪。取督脉、手太阴、手阳明经穴及井穴为主。

处方：大椎　十二井　十宣　曲池　合谷

配穴：风热者加鱼际、外关、尺泽；咽喉肿痛者加少商、商阳点刺放血；热在气分者加内庭；热在营血者加内关、中冲、劳宫、曲泽；抽搐者加太冲；神昏者加水沟、内关。

方义：大椎属督脉，为诸阳之会，总督一身之阳，能宣散一身之阳热；十二井、十宣皆在四末，清热泻火；三穴点刺，具有明显的退热作用。曲池、合谷均为手阳明经穴，两穴相配，清泻阳明实热。

操作：毫针刺，用泻法。大椎可刺络拔罐放血，十宣、十二井穴点刺出血。

2. 其他治疗

(1)耳针：取耳尖、耳背静脉、肾上腺、神门。耳尖、耳背静脉用三棱针点刺放血，余穴用毫针刺，强刺激，每次留针 20～30 分钟，每日 1 次。双耳交替使用。

(2)刮痧：取脊柱两侧和背俞穴，或颈部、腋窝、胸胁部及肘窝、腘窝处。用特制刮痧板或瓷汤匙蘸食油或清水，刮至皮肤红紫色为度，每日 1 次。

(3)穴位注射：取曲池、风门、足三里，每次选 2 穴，用柴胡或鱼腥草注射液，每穴注射药液 1～2ml，每日 1 次。

【按语】

1. 针灸有很好的退热效果，但在针刺治疗同时，须查明原因，明确诊断。

2. 疗效不显著者，应及时采取其他（静脉注射、物理降温、药物降温等）综合治疗措施。

3. 高热汗多者宜多饮糖盐水，饮食宜清淡。

【医案举例】

王某某，男，16 岁，学生。发热 1 天。当日在校即感头痛，全身灼热，遂至校医务室就诊，给予感冒药（药名不详）口服，头痛发热未减反增，伴肢体酸痛，微恶风寒，心烦欲吐，口渴，咽痛，前来就诊。检查：心肺正常，体温 39.2℃，扁桃体红肿，苔黄，舌质红，脉浮数。治以清热散邪。

处方：大椎、曲池、合谷、少商。

方法：毫针直刺，用泻法。

大椎行提插捻转泻法 3 分钟后出针，少商用三棱针点刺出血数滴，曲池、合谷、外关均留针 40 分钟，每 10 分钟行针 1 次。40 分钟后，患者头痛消失，咽痛、身痛明显好转，体温降至 37.5℃。次日取大椎按上法复针 1 次，配取合谷留针并间歇行针 40 分钟后，查体温 36.7℃，诸症消失。

二、昏厥

昏厥，是指骤起而短暂的意识和行动的丧失。又称“晕厥”。属于中医“厥证”“脱证”的范围。其特征为突感眩晕，行动无力，迅速失去知觉而昏倒，数秒至数分钟后恢复清醒。

西医学的休克、中暑等多种疾病引起的昏迷，可参考本节治疗。

【病因病机】

本病主要是因阴阳失调、气机逆乱、气血运行失常所致，有虚实之分。实证多因外感暑邪，热郁气逆，扰乱神明；或恼怒惊恐、或外伤剧痛，致经气逆乱，清窍受扰；或痰盛之体，偶因恼怒气逆，痰随气升，上蒙清窍。虚证多因元气虚弱，过劳或大病耗伤气血，或失血过多，气随血脱，气血不能上充于脑，清窍失养而致晕厥。

【辨证】

1. 实证　素体健壮，偶因外伤、恼怒等致突然昏仆，不省人事，呼吸急促，牙关紧闭，舌淡，苔薄白，脉沉弦。

2. 虚证　素体虚弱，疲劳惊恐而致眩晕昏仆，不省人事，面色苍白，呼吸微弱，汗出肢冷，舌淡，苔薄白，脉细缓无力。

【治疗】

1. 基本治疗

治法：苏厥醒神。取督脉及手厥阴经穴为主。

处方：水沟　内关　中冲　涌泉

配穴：实证加合谷、太冲；虚证加气海、关元、百会、足三里。

方义：昏厥病位在脑，督脉入脑上巅，水沟属督脉穴，是开窍醒神之要穴；内关为心包经之络穴，又通阴维脉，取之可醒神宁心；中冲为心包经井穴，能调理阴阳经气之逆乱，为治疗昏厥之要穴；涌泉为肾经井穴，可引气下行，最能醒神开窍，多用于昏厥之重证。

操作：毫针刺，水沟、中冲用泻法，内关、涌泉用平补平泻法。配穴按虚补实泻法操作，气海、关元、百会用灸法。

2. 其他治疗

(1)耳针：取神门、肾上腺、心、皮质下。毫针刺，强刺激，每次留针15～30分钟。

(2)刺络：取十二井穴、十宣、大椎。毫针刺后，大幅度捻转数次，出针后使其出血数滴，适用于实证。

【按语】

1. 昏厥是临床上常见的危重病症。针灸对情绪激动、外伤疼痛引起的晕厥效果良好。

2. 对昏厥须详细检查，明确原因，以便采取相应的急救治疗措施。

【医案举例】

刘某某，女，52岁，教师。因家中亲人病故，悲伤过度而突然昏倒，不省人事，被送来就诊。患者神志不清，面色苍白，手足厥冷，苔薄白，脉沉弦。治拟顺气解郁，苏厥开窍。

处方：太冲(双)、合谷(双)、水沟。

方法：毫针刺法，用泻法。

取患者双侧太冲、合谷毫针直刺，用泻法，留针10分钟，间歇行针2次；水沟向上斜刺，用捻转泻法，无需留针。治疗10分钟出针后，患者神志清醒，手足转温，面色转为红润，但仍觉胸闷不适，精神欠佳。随后用太冲、合谷行平补平泻续治两天，余症消失而告痊愈。

三、虚脱

虚脱，是以面色苍白、神志淡漠，或昏迷、肢冷汗出、血压下降为特征的危重证候。

西医学中多种原因引起的休克病症，可参考本节治疗。

【病因病机】

本病多由于大汗、大吐、大泻、大失血，或因六淫邪毒，情志内伤，药物过敏或中毒，久病虚衰等严重损伤气血津液，致脏腑阴阳失调，气血不能供养全身所致。甚者导致阴阳衰竭，出现亡阴亡阳之危候。

【辨证】

以面色苍白或紫绀，神志淡漠，或昏迷，或烦躁不安，小便短少，四肢厥冷，血压下降为主症。

1. 亡阴　汗出黏而热，肌肤热，手足温，口渴喜冷饮，烦躁不安，唇红舌干，甚则昏迷，脉细数无力。

2. 亡阳　面色苍白，大汗淋漓，手足厥冷，口不渴，或渴喜热饮，甚则神志昏迷，鼻鼾息微，二便失禁，口唇紫绀，脉微欲绝。

【治疗】

1. 基本治疗

治法：回阳固脱，苏厥救逆。取督脉及手厥阴经穴为主。

处方：素髎　水沟　内关

配穴：神志昏迷者加中冲、涌泉；肢冷脉微者加关元、神阙、百会。

方义：督脉总督一身之阳，素髎属督脉，有升阳救逆、开窍醒神之功，急刺可使血压回升；水沟亦属督脉，为苏厥救逆之要穴；内关属心包经，又为阴维脉与手厥阴交会穴，取之护阴敛阳、宁心安神。

操作：毫针刺，素髎、水沟用泻法，内关用补法。配穴中冲、涌泉用点刺法，关元、神阙、百会用灸法。

2. 其他治疗

(1)耳针：取肾上腺、皮质下、心。毫针刺，中等刺激强度，每次留针 60～120 分钟。

(2)灸法：取百会、膻中、神阙、关元、气海。艾炷直接灸，每次取 2～3 穴，灸至脉复汗收为止。

【按语】

1. 虚脱可由多种原因引起，发病突然，病情复杂。针灸对本病有一定疗效，可作为抢救措施之一，必要时应查明原因，采取不同治疗方法实施抢救。

2. 灸治时间宜长，方能起到应有效果。

【医案举例】

胡某某，女，45 岁，农民。患者就诊前 2 小时许突然感到恶心，腹部不适，此后腹泻 3 次，后觉腹部绞痛，继而昏倒不省人事，前来就诊。症见神志不清，四肢冰冷，全身冷汗，口唇发绀，脉微欲绝。治以升阳救逆，开窍醒神。

处方：素髎、涌泉、人中、肾上腺(耳穴)、皮质下(耳穴)。

方法：毫针刺，用泻法，结合耳针疗法，留针 60 分钟。

取患者素髎、涌泉、人中，行毫针强刺激，1 小时后，神志转清，四肢转温。再加耳穴肾上腺、皮质下行毫针刺，强捻转 30 分钟，留针 60 分钟后，恶心、汗出止，仍感腹部略有不适，口唇转为红润，脉象亦恢复正常。

四、中暑

中暑，是盛夏季节或其他高温环境中突发的一种急性外感热病。中医有“伤暑”“暑厥”“暑风”“暑痫”等不同名称，俗称“发痧”。有明显的季节性或高温环境下作业的病史。

西医学的先兆中暑、轻症中暑、重症中暑及高温损伤等，属于中医的中暑范畴。

【病因病机】

盛夏酷暑时节冒暑劳作、远行或高温作业，或劳倦过度，饮食减少，或年老体弱，正气亏虚，复感暑热、暑湿秽浊之邪所致。轻者热郁肌表，阻遏气机；重者热闭心神，内陷心包，蒙闭清窍，或热盛伤津，引动肝风。

【辨证】

1. 中暑轻症　头晕，胸闷恶心，心烦，口渴，身热多汗，疲乏无力，面红溲赤，舌红，苔黄燥，脉洪大，为中暑阳证；胸闷气短，恶心呕吐，渴不欲饮，身凉无汗，倦怠肢厥，纳少便溏，舌淡，苔薄白，脉洪缓，为中暑阴证。

2. 中暑重症　高热汗出，或壮热无汗，烦躁不安，胸闷呕恶，口唇干燥，甚则猝然昏倒，神志不清，手足抽搐，舌质红绛、少津，脉洪数或脉伏欲绝。若面色苍白，烦躁不安，冷汗自出，汗出如珠，肢厥息促，不省人事，舌绛红，苔少，脉微细欲绝，为热盛致气阴两伤之重症。

【治疗】

1. 基本治疗

治法：清热解暑，清心除烦。取督脉、手阳明、手厥阴经穴为主。

处方：百会　大椎　合谷　内关　曲泽

配穴：头晕头痛者加太阳、头维、印堂；呕吐者加中脘、公孙；中暑阳证者加内庭、陷谷；中暑阴证者加气海、关元、足三里；中暑重症加曲池、委中；神志昏迷者加水沟、十宣；手足抽搐者加阳陵泉、太冲；汗出肢冷、脉微欲绝者加关元、气海、太渊。

方义：百会、大椎属督脉经穴，督脉为诸阳之会，能宣散一身之阳热；合谷为手阳明经原穴，取之疏泻阳明、清热散邪；内关为手厥阴经络穴，又通于阴维脉，擅于清心除烦、宽胸理气、和胃止呕；曲泽为手厥阴经合穴，长于清营血之热而解暑。

操作：毫针刺，用泻法，留针30分钟。大椎、太阳、印堂、十宣可用三棱针点刺出血；曲泽、委中可用刺络法静脉放血3～5ml；足三里、关元、气海加用灸法或用温针灸。

2. 其他治疗

(1)耳针：取耳尖、肾上腺、神门、皮质下、心、脑、枕。毫针浅刺，强刺激，每次留针20～30分钟；耳尖用三棱针点刺放血。

(2)刮痧：取脊柱两侧和背俞穴，或颈部、胸胁部、腋窝、肘窝、腘窝及印堂等处。用光滑平整的瓷汤匙蘸上酒精或清水，刮至皮肤青紫或暗红出血斑为度，每日1次。

【按语】

1. 针灸主要用于中暑早期的急救，疗效肯定。

2. 一旦发现中暑症状，立即将患者搬离高温环境，在阴凉通风处采用指掐人中、内关和刮痧的方法进行施救。如症状较重，应立即采取其他综合急救措施，以免延误病情。

3. 夏季或其他高温作业时，应注意劳逸结合，保持室内通风，备用清凉解暑饮料，做好防暑降温工作。

【医案举例】

李某某，男，36岁，工人。因在烈日下劳作出现头晕，恶心欲吐，胸闷气短，前来就诊。患者神志清楚，面赤身热，查舌红，苔黄，脉数。治拟清热解暑，清心除烦。

处方：大椎、合谷(右)、内关(右)、曲泽(左)。

方法：针刺泻法，留针30分钟，结合刺络法。

取患者大椎、合谷(右)、内关(右)穴，行毫针提插捻转泻法，间歇行针5次；曲泽(左)用刺络法静脉放血约3ml。治疗10分钟后，患者头晕减轻，身热渐退；30分钟后，诸证基本消失。次日随访，未述不适。

五、抽搐

抽搐，是指四肢不随意地肌肉抽动，或兼有颈项强直、角弓反张、口噤不开等。引起抽搐的原因很多,临床根据有无发热分为发热性抽搐和无发热性抽搐两类。

西医学的小儿惊厥、破伤风、癫痫、颅脑外伤和癔病等引起的肌肉抽动,属于中医的抽搐范畴。

【病因病机】

本病多因时邪侵袭,郁闭于内,化热化火;或饮食不节,湿热壅滞,郁久化火,火扰神明,热极引动肝风,经筋功能失常而抽搐;或因脾虚湿盛,聚液成痰,上蒙清窍而致;亦有脾胃素虚、气血不足而致虚风内动者。

【辨证】

本证以四肢抽搐为特征,或兼有短时间的意识丧失,两目上翻或斜视,牙关紧闭,或口吐白沫,二便失禁,严重者伴有昏迷。

1. 热极生风　兼见表证,起病急骤,有汗或无汗,头痛神昏。

2. 痰热生风　壮热烦躁,昏迷痉厥,喉间痰鸣,牙关紧闭。

3. 血虚生风　无发热,伴有手足抽搐,露睛,纳呆,脉细无力。

【治疗】

1. 基本治疗

治法:醒脑开窍,熄风止痉。取督脉、手阳明、足厥阴经穴为主。

处方:水沟　内关　合谷　太冲

配穴:发热者加大椎、曲池;神昏者加十宣、涌泉;痰盛者加阴陵泉、丰隆;血虚者加血海、足三里。

方义:水沟属督脉经穴,既能醒脑开窍,又为止抽搐之要穴;内关为手厥阴心包经穴,可调理心气,活血通络,助水沟开窍醒神;合谷与太冲相配,称为开四关,为熄风止痉之首选穴。

操作:毫针刺,用泻法。

2. 其他治疗

(1)耳针:取皮质下、肝、脾、缘中、耳中、心。每次选用3～4穴,毫针刺,强刺激。

(2)电针:取内关、四神聪、合谷、太冲、神门。毫针刺后通脉冲电,刺激量以患者能耐受为度。每次通电10～30分钟,用于急性发作的患者。

【按语】

1. 针灸治疗抽搐有一定疗效,可作为对症治疗的应急方法。但在治疗的同时须查明原因,以便采取针对性的治疗措施。

2. 患者在针刺时出现抽搐,应及时出针,以防滞针、弯针、断针现象发生。

【医案举例】

张某,男,8岁。早饭后,患儿突然出现神昏谵妄、颈项强直、角弓反张、咬牙、抽搐等症,前来急诊。患儿胸背有瘀点,口唇青紫,舌绛,脉弦细,体温40℃。治以清热醒神,熄风止痉。

处方:大椎、曲池、十宣、水沟、内关、涌泉、合谷、太冲。

方法:毫针刺法,三棱针点刺法。

先取患儿十宣点刺出血,后针大椎、水沟、内关、涌泉、合谷、太冲。持续行针约60分钟,神志好转,又行针60分钟后,诸症缓解,体温39.1℃,患儿入睡。次日神志转清,强直、抽搐等症消失,体温37.5℃,又针大椎、曲池、合谷、内关1次,病愈。(王诗铭. 针灸治疗学[M]. 山东:山东科学技术出版社,1990:236)

六、内脏绞痛

(一)心绞痛

心绞痛，是以左侧胸部心前区突然发生的压榨性疼痛，伴心悸、胸闷、气短为特征的一种病证。属于中医学“胸痹”“心痛”“厥心痛”“真心痛”等范畴。以40岁以上男性多见，情绪激动、饱食、劳累、受寒等是其发病的主要诱因。西医学的冠心病心绞痛，可参考本节治疗。

西医学认为，心绞痛是因冠状动脉供血不足，心肌急剧的、短暂的缺血与缺氧所引起的临床证候。

【病因病机】

本病因情志不舒，肝气郁结，致气滞血瘀，心脉痹阻；或正气内虚，寒邪入侵，致胸阳闭阻；或饮食不节，痰浊内生，闭阻心络；或劳逸失度，年迈肾虚，致营血亏耗，心阳不振，心脉失养。

【辨证】

本证以突发左侧胸部心前区绞痛，伴心悸、胸闷、气短，甚则心痛彻背、喘息不得卧为主症。多在受寒、饮食、劳累或情绪激动后发作，一般持续1～5分钟。

1. 气滞血瘀　胸膺刺痛，痛处固定不移，入夜更甚，面色晦暗，唇甲青紫，舌紫黯有瘀斑，脉涩或结代。

2. 寒邪凝滞　心痛彻背，遇寒痛剧，得热痛减，面色苍白，四肢不温，舌淡红，苔薄白，脉弦紧或沉迟。

3. 痰湿闭阻　心痛彻背，喉中痰鸣，形体肥胖，肢体沉重，口黏乏味，脘胀纳呆，舌紫黯，苔浊腻，脉沉滑。

4. 阳气虚衰　心痛彻背，形寒肢厥，腰酸乏力，或虚烦不寐，面色淡白，唇甲青紫或淡白，舌淡红有齿印，苔薄润或白滑，脉沉细或沉微欲绝。

【治疗】

1. 基本治疗

治法：通阳行气，活血止痛。取手厥阴、手少阴及任脉经穴为主。

处方：内关　阴郄　膻中

配穴：气滞血瘀者加太冲、血海、膈俞；寒邪凝滞者加神阙、关元；痰湿闭阻者加阴陵泉、丰隆；心肾两虚者加心俞、肾俞；心脾两虚者加心俞、脾俞、足三里；呼吸急促者加天突、孔最。

方义：内关为心包经络穴及八脉交会穴之一，通阴维脉，可调理心气、活血通络，为治疗心绞痛的特效穴；阴郄为心经的郄穴，擅于行气通络、化瘀止痛；膻中为心包经之募穴，又为气之会穴，可活血化瘀、镇静宁神、行气通阳。

操作：针灸并用，泻法为主，体虚者用补法重灸。背部腧穴注意针刺的角度、方向和深度。发作期每日治疗2次，间歇期每日治疗1次，每次留针20～30分钟。

2. 其他治疗

(1)耳针：取心、神门、皮质下、交感、内分泌。每次选用3～4穴，毫针刺，中等刺激强度。

(2)穴位注射：取郄门、心俞、厥阴俞、足三里等穴。每次选2穴，用复方丹参注射液，每穴2ml，每日1次，10次为1个疗程。

【按语】

1. 心绞痛病情危急，必须及时救治。针灸对减轻和缓解心绞痛疗效确切，在间歇期应坚持治疗。

2. 患者应注意调饮食，慎起居，适寒温，戒烟酒，劳逸结合，保持心情舒畅。

【医案举例】

黄某某，男，55 岁，干部。患者平素血压偏高，1 年前曾发生过胸闷、心痛 1 次，短期治疗症状消失。现又突发间歇性心区绞痛，胸闷气急，前往当地诊所求治。患者面色皖白，唇微紫暗，肢冷臂麻，背痛。心电图提示：冠状动脉供血不足、心肌损害。舌黯红，苔薄白，脉弦细。治以温振心阳，行气活血。

处方：内关（双）、间使（双）、心俞（双）、厥阴俞（双）。

方法：毫针刺法，平补平泻。

患者取俯式坐椅位，在前额部垫以软物，两手向前弯。先取 1 寸毫针向两侧的心俞或厥阴俞，微斜向脊椎刺入，以有酸麻的针感后轻捻 1～2 分钟，同时在双内关或间使进针，出现针感后，作间歇性的轻捻转，留针 15～30 分钟。初日针 2 次，第 1 天症状稍有好转，第 2 天针灸后症状逐渐缓解，每天改针灸 1 次。10 天后，症状基本消失。

(二)胃肠绞痛

胃肠绞痛，是指因胃肠平滑肌突发性痉挛而引起的胃脘部、腹部的剧烈疼痛为特征的病证。属于中医学“胃脘痛”“腹痛”范畴，是临床常见的急性病证。

西医学的急性胃肠炎、消化性溃疡、胃癌、胃神经官能症等引起的胃肠部剧烈疼痛，属于中医的胃肠绞痛范畴。

【病因病机】

本病多因饮食不节，损伤胃肠，饮食积滞，阻于中焦而致；或外感寒邪，脘腹受凉，或过食寒凉，寒客胃肠，导致胃肠不和，气机凝滞。

【辨证】

1. 饮食积滞　脘腹绞痛，拒按，伴恶心呕吐，嗳腐吞酸，面色苍白，汗出肢冷，苔白腻，脉弦紧。

2. 寒客胃肠　脘腹绞痛，腹皮挛急，畏寒喜暖，面色苍白，汗出肢冷，苔白，脉紧。

【治疗】

1. 基本治疗

治法：消食化滞，温中散寒，理气止痛。取足阳明及任脉经穴为主。

处方：中脘　天枢　梁丘　足三里

配穴：饮食积滞者加建里、公孙；寒客肠胃者加神阙、关元；胃痉挛者加内关、梁门；肠痉挛者加上巨虚、下巨虚、大肠俞；恶心呕吐者加内关、膈俞；腹皮挛急者加筋缩、阳陵泉。

方义：中脘为胃募、腑会穴，取之可通调腑气、和胃止痛；天枢为大肠募穴，配中脘调理胃肠、解痉镇痛；梁丘属胃经郄穴，为治疗急性胃痛之特效穴；足三里为胃经之下合穴，“合治内腑”，为治一切胃肠病之要穴。

操作：毫针刺，用泻法，针后加灸或用温针灸。

2. 其他治疗

(1)耳针：取胃、大肠、小肠、神门、皮质下、交感、腹。每次选用 4～5 穴，毫针刺，强刺激。

(2)穴位注射:取足三里、中脘、天枢。每次选1～2穴,用阿托品注射液或654-2注射液,阿托品注射液每次用量0.2mg。

【按语】

1. 针灸对本病有良好的镇痛作用。若经治疗疼痛不能缓解,应查明原因,对症处理。

2. 患者应注意调节饮食,避免暴饮暴食,少食生冷,饱食后不宜立即进行剧烈运动。

【医案举例】

刘某某,男,39岁,工人。因饮食不慎,突感脘腹剧痛难忍,且痛引右侧腰背,前来就诊。患者面色苍白,脘腹疼痛剧烈,伴恶心欲吐,嗳腐吞酸,汗出肢冷,大便不通,苔白腻,脉弦紧。治以调理胃肠,缓急止痛。

处方:足三里。

方法:取单侧足三里穴,给予阿托品注射液0.2mg穴位注射。15分钟后,疼痛缓解;30分钟后,疼痛消失。次日追访,精神、食欲正常。

(三)胆绞痛

胆绞痛,是以突发性右上腹疼痛,呈持续性并阵发性加剧为主要特征的一类病证。属于中医学"胁痛"范畴,是临床常见的急性病证。

西医学的胆囊炎、胆管炎、胆石症、胆道蛔虫症等引起的胆绞痛,可参考本节治疗。

【病因病机】

本病多因情志不遂,肝胆气滞,阻于胁络;或因饮食不节,脾胃受损,痰湿壅盛,郁久化热成脓或成石,阻滞胆道;或因蛔虫妄动,误入胆道,导致不通则痛。

【辨证】

以突发性右上腹剧痛、持续性绞痛、阵发性加剧,痛处拒按,并向右肩背部放射为主症。

1. 肝胆气滞　每因情志波动而发作,伴胸闷,嗳气,恶心呕吐,心烦易怒,舌苔薄白,脉弦紧。

2. 肝胆湿热　右上腹绞痛,伴寒战发热,口苦咽干,恶心呕吐,甚则目黄、身黄、小便黄,大便秘结,舌苔黄腻,脉弦数。

3. 蛔虫妄动　右上腹及剑突下剧痛、拒按,伴寒战发热,呕吐蛔虫,舌苔薄白,脉弦紧。

【治疗】

1. 基本治疗

治法:疏肝利胆,解痉止痛。取足少阳经穴及相应募俞穴为主。

处方:日月　胆俞　阳陵泉　胆囊穴

配穴:肝胆气滞者加太冲、侠溪;肝胆湿热者加三阴交、阴陵泉;蛔虫妄动者加百虫窝、迎香透四白;寒战发热加曲池、支沟、外关;恶心呕吐加内关、足三里;湿热发黄加至阳、阴陵泉。

方义:日月为胆之募穴,胆俞为胆之背俞穴,俞募相配,可疏调肝胆气机;阳陵泉为胆经合穴、下合穴,"合治内腑";胆囊穴为经外奇穴,是治疗胆道疾病的经验效穴。

操作:毫针刺,用泻法。日月向外斜刺;胆俞向下或向内斜刺。留针60～120分钟。

2. 其他治疗

(1)耳针:取肝、胆、腹、胸、神门、交感、胃、脾。每次选用3～4穴,毫针刺,强刺激。

(2)穴位注射:取阳陵泉、胆囊穴。取阿托品注射液0.2mg,每次1穴,每日1次,交替应用。

【按语】

1.针灸治疗胆绞痛效果较好。但在治疗的同时，应查明原因，配合对因治疗。

2.病情严重或有严重并发症者，宜采取综合治疗措施。

3.患者应注意饮食清淡，少食肥甘厚味之品，防寒保暖，保持心情舒畅。

【医案举例】

王某，女，64岁，工人。患者素有"胆石症"病史。一日前因喝鸡汤，胁肋疼痛发作，剧痛难忍，遂来门诊针灸治疗。检查：痛苦病容，右胁下疼痛，压痛明显，墨菲氏征(＋)，疼痛牵及后背和右肩。烦躁，舌质红，苔白腻，脉沉滑数。治拟行气解郁，化瘀破积。

处方：期门、胆俞、阳陵泉、支沟、太冲。

方法：毫针刺，用泻法，留针40分钟，每5分钟行针1次。

取患者单侧各穴，行提插捻转泻法，连续治疗5次，症状有所减轻，但疼痛仍未完全控制。第2天来诊，诉大便中淘出石块，大多是小碎石。结石排出后，胁肋疼痛明显缓解。以上法继续治疗10次后，症状基本消失，而停止治疗。(田元祥．针灸名家医案精选导读[M]．北京：人民军医出版社，2007：133)

第二节　内科病证

一、头痛

头痛，又称头风，是以头部疼痛为主要表现的病证，可发生于多种急、慢性疾病中，其病因病机极为复杂，本节讨论内容仅以内科疾病之头痛为主。急性温热病所引起的头痛，本节未作讨论，但可参考相关章节。

本病多见于西医学的高血压、血管性神经性头痛、急性脑血管疾病、紧张性头痛、偏头痛等疾病之中。

【病因病机】

头为诸阳之会，清阳之府，髓海之所在。若感受风寒湿邪，留滞于头部经络，气血痹阻；或情志抑郁，气郁化火，肝阳偏亢，或肾阴素亏，水不涵木，风阳上扰；或平素嗜食肥甘，湿盛生痰，痰浊上蒙清窍，清阳不展；或久病体虚、大病之后，或脾胃虚弱，气血化生不足，血虚不能上荣脑髓；或头痛日久，久病入络，络脉瘀滞，或因跌仆损伤，脑髓受损，气血运行不畅，均可导致头痛发生。

【辨证】

1.风湿头痛　头痛遇风寒或阴雨天气而诱发，痛多偏于一侧，或左右交替发作，或全头皆痛，鼻塞流涕，苔白，脉弦紧。

2.肝阳头痛　常因情志所伤而发病，头痛目眩，多烦善怒，面赤口苦，舌质红，脉弦。

3.痰浊头痛　头痛昏蒙如裹，胸脘痞闷，恶心，呕吐痰涎，便溏，舌苔白腻，脉滑。

4.血虚头痛　头痛隐隐，头晕目眩，休息痛减，神疲，心悸，面色少华，舌质淡，脉细。

5.瘀血头痛　头痛如刺，痛处固定不移，经久不愈，视物昏花，记忆力减退，舌紫，脉细或涩。

【治疗】

1. 基本治疗

治法：调和气血，通络止痛。以局部取穴为主，配合循经远端取穴。

处方：百会　风池　太阳　印堂　合谷　阿是穴

配穴：太阳头痛加昆仑、后溪；阳明头痛加头维、内庭；少阳头痛加外关、足临泣；厥阴头痛加内关、太冲；风寒头痛加列缺、风门；风热头痛加曲池、大椎；风湿头痛加阴陵泉、三阴交；肝阳头痛加太溪、太冲；痰浊头痛加中脘、丰隆；血虚头痛加脾俞、足三里；瘀血头痛加膈俞、血海、三阴交。

方义：本方以近部取穴为主，远部取穴为辅。百会、风池、太阳、印堂、阿是穴，以疏通头部经络气血，腧穴所在，主治所在；合谷可清泄阳明，行气止痛，善治头面诸疾。诸穴合用共奏疏经活络、调和气血之功，达到"通则不痛"之效。

操作：以针为主，虚补泻实，寒证加灸，瘀血加点刺出血。

2. 其他治疗

(1)耳针：取枕、额、交感、皮质下、神门。每次取一侧或双侧，针刺用泻法；或埋针；顽固性头痛可取耳背静脉放血。

(2)皮肤针：取印堂、太阳、阿是穴。用皮肤针重叩大阳、印堂及阿是穴出血，本法多适用于风袭经络、肝阳上亢引起的头痛。

【按语】

针灸治疗头痛有较好的疗效，但应注意与脑实质性病变作鉴别，以便及时治疗原发病。在治疗上，除审因论治外，应注意传统按经络、部位论治。

【医案举例】

孙某，男，17岁。前额疼痛2个月，旁及两侧太阳穴处。痛时面红筋胀，甚则恶心呕逆，午后为甚，不思饮食，小便黄。服西药过敏，服中药10余剂未效。查：血压108/60mmHg，舌前有小红点，苔腻微黄，脉弦滑数。

处方：太阳、攒竹、合谷、内庭、曲池。

手法：施泻法。

针后痛止。后来疼痛相对固定于头部两侧，改针风池、太阳、外关、足临泣、合谷、太冲，泻法，手足四穴均上下交替捻转行针。共治10次乃愈。2年后随访，未再复发。(胡熙明.针灸临证指南[M].人民卫生出版社，第1版，1991:337)

二、面痛

面痛是指面颊部阵发性抽掣疼痛而言，又称面风痛、面颊痛等。本病多发于一侧，亦有两侧俱病者。发病年龄以40～60岁为多，起初每次疼痛时间较短，发作间隔时间较长，久则发作次数频繁，疼痛越来越重，病情顽固，自愈者极少。

本病多见于西医学的三叉神经痛等疾病中。

【病因病机】

本病病位在面部，与阳明经、少阳经关系密切。若风寒之邪侵袭面部阳明、少阳筋脉，气血凝滞，经络痹阻；或风热邪毒浸淫面部筋脉，气血运行不畅；或血气痹阻日久、外伤，致气滞血瘀，均可导致面痛发生。

【辨证】

疼痛突然发作，呈阵发性剧痛，如针刺、烧灼、撕裂样，患者极难忍受，每次疼痛时间很短，数秒钟或数分钟后自行缓解，但连续反复发作。疼痛时间短则几日，长可数年，周期不定。疼痛部位以面颊、上下颌部为多。疼痛多因吹风、洗脸、说话、吃饭等因素而发作。

1. 风寒证　面部多有受寒史，遇寒则甚，得热则轻，鼻流清涕，舌苔白，脉浮紧。

2. 风热证　多继发于感冒发热，痛处有灼热感，流涎，目赤流泪，苔薄黄，脉浮数。

3. 气滞血瘀　常有外伤史，或病程日久，可由情志因素而诱发，痛处固定不移，舌黯或有瘀斑，脉涩。

【治疗】

1. 基本治疗

治法：疏通经络，祛风止痛。取手阳明经、足阳明经腧穴为主。

处方：攒竹　阳白　四白　迎香　颊车　下关　翳风　合谷

配穴：风寒证加列缺、风门；风热证加曲池、风池；气滞血瘀加太冲、血海、三阴交。

方义：本方以近部取穴为主，远部取穴为辅，旨在疏通面部经气，祛寒清热，使气血调和，通则不痛。

操作：针刺用泻法，风寒证可施灸。

2. 其他治疗

(1)耳针：取面颊、颌、额、交感、神门。每次取2～3穴，强刺激针刺；或用埋针法或王不留行籽贴压。

(2)穴位注射：取阿是穴。用维生素B_{12}或1%普鲁卡因注射液，压痛点注射0.5ml。

【按语】

针灸治疗本病效果较好，但应注意排除颅内的占位性病变，注重原发病的治疗。

【医案举例】

周某，男，51岁。2年前出现右侧牙齿酸胀不适，午餐中右侧牙槽突发闪电样剧烈疼痛，放射至右侧面颊部，不能张口、洗脸。冷热刺激均诱发疼痛，每次发作约2～3分钟，严重时呈连续性发作。口服扑巅痛等，病情有所缓解。1周前因劳累及感受外寒而再次发作。诊为"三叉神经痛"。

处方：四白、下关、合谷、地仓、颊车。

手法：施泻法。

每日针2次，留针1小时。针刺后，并在下关、颧髎处刺络拔罐，出血量为每穴3～5ml。经治1周后疼痛明显减轻，间断发作，持续时间明显缩短。经3周治疗后痊愈。半年后随访，未见复发。（天津中医学院第一附属医院针灸科. 石学敏针灸临证集验[M]. 天津科学技术出版社，第1版，1990：284）

三、腰痛

腰痛是指自觉腰部脊柱或其两侧疼痛为主要临床表现的常见病证。腰为肾之府，肾经经脉循行"贯脊属肾"，腰痛除与肾关系密切外，腰脊部经脉、经筋、络脉的病损均可产生腰痛。

本病多见于西医学的风湿病、肾脏疾患、腰部肌肉骨骼的劳损、外伤、腰椎增生、盆腔疾患等疾病中。

【病因病机】

腰痛之因不外乎外感与内伤。寒湿腰痛多因感受风寒或久居湿地，或涉水冒寒，风寒水湿之邪浸袭经络，经络痹阻，气血运行不畅，发为腰痛；腰肌劳损多因劳累过度，跌仆闪挫，或因各种原因引起体位失常，致气滞血瘀、脉络受阻而发腰痛；肾虚腰痛多因素体禀赋不足，或年老精血亏衰，或房劳伤肾，精气耗损，肾气虚惫，发为腰痛。

【辨证】

1. 寒湿腰痛　腰部冷痛重着，拘急不可俯仰，或痛连骶、臀、股、腘。天气寒冷或阴雨天时则发作，得热痛缓，舌苔白腻，脉沉。

2. 劳损腰痛　多有陈伤宿疾，劳累时加剧，腰部强直，疼痛剧烈，其痛固定不移，转侧俯仰不利，腘中常有络脉瘀血，苔脉多正常。

3. 肾虚腰痛　起病缓慢，隐隐作痛，绵绵不已，喜按喜揉。如见神倦、肢冷、滑精、舌淡、脉细属肾阳虚；伴有虚烦、溲黄、舌红、脉数者属肾阴虚。

【治疗】

1. 基本治疗

治法：舒筋活血，通络止痛。以局部腧穴及足太阳经穴为主。

处方：肾俞　大肠俞　阿是穴　委中

配穴：寒湿腰痛加灸腰阳关；劳损腰痛加膈俞；肾虚腰痛加灸命门。

方义：腰为肾之府，肾俞可补益肾气，灸之且能祛寒；委中为膀胱经之合穴，可通调太阳经经气而散风寒，且委中又为治腰痛之重要穴位，“腰背委中求”，该穴放血还可泻瘀散邪，故对瘀血腰痛者更宜。大肠俞、阿是穴可疏通局部经气，通络止痛。

操作：寒湿腰痛用泻法，加灸；劳损腰痛用泻法，加点刺出血；肾虚腰痛用补法，可加灸。

2. 其他治疗

(1)耳针：取腰骶椎、肾、神门、交感。毫针刺患侧耳穴，针刺后嘱患者活动腰部，每次留针30分钟，每日1次；或用揿针埋置；或用王不留行籽贴压。

(2)穴位注射：取压痛点。用地塞米松5ml和普鲁卡因2ml混合液，严格消毒后刺入痛点，回抽无血后推药液，每次每穴注射0.5～1ml，每日或隔日1次。

【按语】

1. 针刺治疗各种腰痛均有较好的疗效，但因肿瘤、脊柱结核等引起的腰痛不宜在病灶局部针刺，并注重原发病治疗。

2. 防止劳累过度，平时可用双手掌根揉擦腰部，可减轻腰痛和防止腰痛发作。

【医案举例】

章某，男，26岁

患者在水利工地劳动时抬石头过重不慎扭伤腰部，致腰痛难忍。查：腰部功能活动受限，不能直伸，尤其不能前俯后仰，第2～4腰椎两侧明显压痛，尤以左侧为甚。

处方：肾俞、人中、后溪、手针"腰痛点"。

手法：肾俞施补法，其他三穴施泻法。

当即先取局部肾俞穴，轻刺不留针；后强刺人中、后溪及手针"腰痛点"，一边行针，一边令其活动腰部，当即腰部疼痛大减，活动改善。次日如同前法再治1次而告痊愈。（王启才. 针医心悟[M]. 中医古籍出版社，第1版，2001:488）

四、痹证

“痹”有闭阻不通之义。是指由风、寒、湿、热等外邪侵袭人体，闭阻经络，使气血运行不畅，引起以肌肉、筋骨、关节等酸痛、麻木、重着、伸屈不利，甚或关节肿大灼热等为主要临床表现的病证。临床根据病邪偏胜和症状特点，分为行痹、痛痹、着痹和热痹。

西医学的风湿性关节炎、风湿热、类风湿性关节炎、骨关节炎、纤维组织炎和神经痛等病，均属中医痹证范畴。

【病因病机】

痹证发生多由正气不足，风、寒、湿、热之邪乘虚而入所致。风寒湿邪注于经络，留于关节筋肉，气血痹阻，发为风寒湿痹。《素问·痹论篇》说：“风寒湿三气杂至，合而为痹也”。或因素体阳盛或阴虚有热，复感风寒湿邪，郁久化热，或感热邪，留注关节，出现关节红肿热痛或发热，发为热痹。

【辨证】

1.风痹（行痹）　肢体关节疼痛，游走不定，痛无定处，甚则关节屈伸不利，痛麻难忍，或见恶风发热，苔薄白或淡黄，脉浮弦。

2.寒痹（痛痹）　肢体关节疼痛较剧，痛处固定，遇寒加重，得热痛减，关节不能屈伸，局部不红，触之不热，苔白滑，脉弦紧。

3.湿痹（着痹）　肢体关节重着酸痛不移，或有肿胀，肌肤麻木不仁，逢阴雨天加重，苔白腻，脉濡缓。

4.热痹　起病急骤，关节红肿热痛，痛不可触，屈伸不利，得冷稍舒，伴发热恶风，多汗，口渴烦闷，舌红苔黄，脉滑数。

【治疗】

1.基本治疗

治法：通经活络，行气止痛。以取病痛局部腧穴为主，结合循经辨证选穴。

处方：阿是穴　局部经穴

配穴：行痹加膈俞、血海；痛痹加肾俞、腰阳关；着痹加阴陵泉、足三里；热痹加大椎、曲池。

方义：阿是穴和局部经穴，能疏通局部经络气血，调和营卫，使风寒湿热等外邪无所依附，则痹痛自除。

操作：针刺用泻法。痛痹、着痹可加灸法；热痹可加点刺出血，局部穴位可加拔罐。

2.其他治疗

(1)穴位注射：参照针灸治疗处方中的穴位。采用当归、防风、威灵仙等注射液，每穴每次注射0.5～1ml，注意勿注入关节腔，每隔1～3日注射1次，10次为1个疗程。

(2)耳针：取耳区相应部位、交感、肾上腺、神门。毫针刺，每日1次，每次留针15～20分钟；或用揿针埋置或用王不留行籽贴压，每3～4日更换1次。

【按语】

1.针灸治疗痹证有较好的效果，但类风湿性关节炎病因病机不清，病情缠绵，应采取综合治疗。

2.本病还须与骨结核、骨肿瘤相鉴别，以免延误病情。

【医案举例】

姚某，男，39 岁。患者自述两膝关节疼痛肿胀不断加重已近月余，坐卧均痛，屈伸不利，步履艰难，夜不能寐，甚则不敢站立。近 2 日来，两手腕关节及腰部均有痛感。诊断为"痛痹"。

处方：梁丘、膝眼、阳陵泉、足三里、阳池、合谷、肾俞、气海俞。

手法：施平补平泻法，针后加灸。

治疗 2 次后关节疼痛显著减轻，行动自如。共治疗 20 余次诸症消失。（中国中医研究院.针灸学简编[M].人民卫生出版社，第 2 版，1980：374）

五、坐骨神经痛

坐骨神经痛是指沿坐骨神经通路（腰、臀、大腿后侧、小腿后外侧及足外侧）以疼痛为主要症状的综合征。按病变部位分为根性和干性，以前者为多见。根性坐骨神经痛常由椎管内疾病及脊柱疾病引起，以腰椎间盘突出症引起者最为多见；干性坐骨神经痛病变部位在椎管外沿坐骨神经分布区，常由梨状肌综合征、髋关节炎、骶髂关节炎、臀部损伤、盆腔炎及肿瘤等疾患导致。属中医学“痹证”“腰腿痛”等范畴。

【病因病机】

坐骨神经痛病变的发生与腰部闪挫、劳损、外伤，感受外邪等因素有关。外邪侵袭、瘀血留注足太阳、足少阳经脉，引起气血瘀滞，经络不通而发病。

【辨证】

主症：腰或臀、大腿后侧、小腿后外侧及足外侧出现放射样、电击样、烧灼样疼痛。起病急骤，痛势剧烈，痛处固定，拒按者为实证；起病缓慢，痛势隐隐，喜揉喜按，伴腰膝酸软，倦怠乏力，脉沉细者为虚证。

1. 辨经络

（1）足太阳经证：疼痛沿腰或臀、大腿后侧、小腿后侧及足外侧呈放射痛。

（2）足少阳经证：疼痛沿臀、大腿、小腿外侧至足外侧呈放射痛。

2. 辨证候

（1）寒湿证　腰腿冷痛、重着，遇冷加重，得温则减，舌质淡，苔白滑，脉沉迟。

（2）血瘀证　腰腿疼痛剧烈，痛如针刺，痛处固定不移，夜间加重，或伴有外伤史，舌质紫暗，脉涩。

（3）气血不足　痛势隐隐，喜揉喜按，劳则加重，舌淡，脉细。

【治疗】

1. 基本治疗

治法：通经止痛。以足太阳、足少阳经穴为主。

处方：足太阳经证：腰夹脊　阿是穴　秩边　殷门　委中　承山　昆仑

足少阳经证：腰夹脊　阿是穴　环跳　阳陵泉　悬钟　丘墟

配穴：寒湿证加命门、腰阳关；血瘀证加血海、三阴交；气血不足证加足三里、三阴交。

方义：腰夹脊为治疗腰腿疾病的要穴，与阿是穴合用可疏通局部气血；由于本病病位在足太阳、足少阳经，故循经取足太阳和足少阳经穴以疏导两经闭阻不通之气血，达到“通则不痛”的目的。

操作：腰臀部腧穴可适当深刺，使针感沿足太阳经或足少阳经产生向下放射感为度，不宜多次重复；寒湿证可加用灸法。

2. 其他治疗

(1)穴位注射：取阿是穴。用利多卡因，或维生素 B_1，或维生素 B_{12}，或当归注射液等，每穴注射 1～2ml，每日或隔日 1 次。

(2)刺络拔罐：取腰骶部阿是穴。用皮肤针叩刺，或用三棱针在压痛点点刺出血，并加拔火罐。适用于根性坐骨神经痛。

【按语】

1. 针灸治疗坐骨神经痛疗效满意。但应注意与腰椎结核、肿瘤引起的坐骨神经痛相鉴别，后者不属针灸治疗范畴。

2. 急性期应卧床休息，注意保暖，腰椎间盘突出症者应卧硬板床。

【医案举例】

何某，女，56 岁。右下肢持续掣痛 2 天，加重 1 天。因夜晚睡觉时腿伸于被子外面感受寒凉而致。白天不能活动，夜间无法入眠，疼痛难忍，不可言状。由家人抬来诊治。当时患者呻吟不止，哭号不已。查：右下肢疼痛自臀部沿股后向小腿放散；腰部无明显压痛；右下肢屈曲，呈保护性体位；髀枢和腓肠肌部位以及委中、昆仑穴多处压痛；直腿抬高试验强阳性，约 30°时即呼痛不止。诊断为“干性坐骨神经痛”(足太阳经型)。急取患肢环跳、殷门、委中、阳凌泉、承山、昆仑 6 穴，以电针连续波、快频率强刺激 30 分钟，当即疼痛大减，停止哭号、呻吟。次日自己拄拐杖前来复诊，3 次即告痊愈。半年后随访未见复发(王启才. 针医心悟[M]. 第 1 版. 中医古籍出版社. 2001:489)。

六、中风

中风是以突然昏仆、不省人事，伴口角歪斜、语言不利、半身不遂，或不经昏仆仅以口歪、半身不遂为主症的病证。是由于气血逆乱，导致脑脉痹阻或血溢于脑，多发于中年以上。发病骤然，犹如风之善行而数变，若风暴之急速，故名中风，又称卒中。

本病相当于现代医学的急性脑血管病，如脑血栓形成、脑栓塞、脑出血、蛛网膜下腔出血、短暂性脑缺血发作等病。

【病因病机】

本病的发生与风、火、痰、瘀有密切关系，病变累及心、肝、脾、肾等脏。因年老体衰，肝肾阴亏，肝阳偏亢，阳升风动，气血上逆；或嗜食肥甘，内伤脾胃，脾运失健，聚湿生痰，阻滞经络，蒙闭清窍；或五志过极，素体阴虚，水不涵木，复因情志所伤，肝阳暴动，引动心火，血气上逆，致脏腑功能骤然失常而发为中风。

【辨证】

中风属本虚标实之证。在本为阴阳失调，气衰血少；在标为风火相煽，痰湿壅盛，气血郁阻。根据病位、病情、标本虚实临床分为中经络和中脏腑两类。

1. 中经络　病位浅，病情轻，无神识昏蒙，仅有肢体麻木不遂、口眼歪斜、语言蹇涩等，因痰浊瘀血阻滞经络所致。

2. 中脏腑　病位深、病情重，有神识昏蒙、失语和肢体瘫痪等脏腑证候，因风阳暴升，气血上逆，蒙蔽心窍；或气血衰微，元阳暴脱所致。中脏腑多有后遗症。

【治疗】

1. 基本治疗

(1)中经络

治法:疏通经络,调神导气。以循经辨证取穴为主。

处方:水沟　内关　极泉　尺泽　委中　三阴交　足三里

配穴:肝阳暴亢加太冲、太溪;风痰阻络加丰隆、合谷;痰热腑实加曲池、内庭、丰隆;气虚血瘀加气海、血海;阴虚风动加太溪、风池;口角歪斜加颊车、地仓;上肢不遂加肩髃、手三里、合谷;下肢不遂加环跳、阳陵泉、阴陵泉、风市;头晕加风池、完骨、天柱;足内翻加绝骨、丘虚透照海;足外翻加中封、太溪;足下垂加解溪、胫上;便秘加丰隆、支沟;尿失禁、尿潴留加中极、曲骨、关元。

方义:脑为元神之府,督脉入络脑,水沟为督脉经穴,可醒脑开窍、调神导气;内关为心包经络穴,又是八脉交会穴,可调理心气,促进气血的运行;三阴交为足三阴经的交会穴,可滋补肝脾肾;极泉、尺泽、委中、足三里疏通经络气血,促使四肢功能恢复。

操作:以针刺为主,平补平泻。

(2)中脏腑

治法:醒脑开窍,启闭固脱。取督脉和手厥阴经腧穴为主。

处方:水沟　百会　内关

配穴:闭证加十宣、合谷、太冲;脱证加关元、气海、神阙。

方义:督脉入络脑,脑为元神之府,故刺水沟、百会可醒脑开窍;内关为心包经络穴,又是八脉交会穴,可调理心神,疏通气血。

操作:水沟、百会用强刺激,内关用泻法,以眼球湿润为度;闭证只针不灸,脱证重用灸法。

2. 其他治疗

(1)电针:在患侧上、下肢各选 2 个要穴。接通电针仪,疏密波中度刺激,以局部肌肉微颤为度。

(2)头针:选顶颞前斜线、顶旁 1 线及顶旁 2 线。进针后快速捻转 2～3 分钟,留针 30 分钟,留针期间反复捻转。

(3)穴位注射:在患侧上、下肢各取 2～4 个要穴。用丹参注射液或复方当归注射液注射,每穴注射 1ml,隔日 1 次。适用于半身不遂。

【按语】

1. 针灸治疗中风疗效满意,尤其对神经功能的康复作用突出,如肢体运动、语言、吞咽功能的恢复等,治疗期间患者应配合功能锻炼。

2. 中风急性期,如伴高热、神昏、心衰、颅内压增高等,应积极采取综合治疗。

3. 针灸治疗期间,应经常按摩患肢,并进行主动或被动运动,防止肌肉萎缩;中风卧床患者应注意翻身,预防褥疮发生,并保证呼吸道通畅。

4. 本病应重在预防,控制高血压,采取低盐、低脂饮食;对于中风先兆,应加强防治。

【医案举例】

赵某,女,72 岁。有高血压病史 20 余年,1990 年 10 月 2 日清晨上厕所时,感心痛、头昏、左侧肢体麻木、酸软无力,随即瘫倒于厕,但无意识障碍、失语和恶心呕吐。即送医院急救。查:左侧上下肢肌力Ⅱ～Ⅲ级,伴口角歪斜,脑 CT 显示:右侧丘脑部位有一 1.31cm×1.31cm

高密度区。经急诊室观察处理后转针灸病房治疗。首次针灸取双侧合谷、左侧地仓透颊车、曲池、足三里、阳陵泉、丰隆、太冲，中强刺激，加以语言暗示，留针 30 分钟。起针后，即能在家属搀扶之下行走数十米。5 次治疗后，便可独自依杖而行，左侧上下肢肌力Ⅳ级，仅存左侧口角及指趾端麻木。3 周后痊愈出院。（王启才. 针医心悟[M]. 中医古籍出版社，第 1 版，2001：485）

七、眩晕

“眩”指眼花，“晕”指头晕，是以自觉头晕目眩、视物旋转为主症的病证，又称“头眩”“掉眩”“冒眩”“风眩”等。轻者发作短暂，平卧或闭目片刻即安；重者如乘舟车，旋转起伏不定，以致难于站立，或伴恶心、呕吐、自汗，甚至昏倒。

本病多见于现代医学的美尼埃病、颈椎病、脑血管病、椎-基底动脉系统血管病以及贫血、高血压等疾病中。

【病因病机】

本病的发生与风、火、痰、虚、瘀有关，病位在脑。若素体阳盛，或忧郁恼怒，气郁化火，肝阳升动，上扰清窍；或嗜酒肥甘，或思虑劳倦，伤及脾胃，运化失职，聚湿生痰，痰湿中阻，清阳不升；或久病体虚或素体虚弱，或禀赋不足，气血两虚，脑窍失养；或年老肾亏，房劳过度，致使肾精亏耗，髓海空虚，均可发为眩晕。

【辨证】

1. 风阳上扰　眩晕耳鸣，头痛且胀，头重脚轻，烦躁易怒，口苦，舌红，苔黄，脉弦数。

2. 痰浊上蒙　视物旋转，头重如裹，胸闷作恶，呕吐痰涎，舌淡，苔白腻，脉弦滑。

3. 气血不足　头晕目眩，劳累即发，面色淡白，神倦乏力，心悸少寐，舌淡，苔薄白，脉弱。

4. 肝肾阴虚　眩晕病程日久，耳鸣，视力减退，少寐健忘，心烦口干，腰膝酸软，舌红，少苔，脉弦细。

【治疗】

1. 基本治疗

治法：实证宜平肝潜阳，化痰通络；虚证宜补益气血，滋阴潜阳。取头部、督脉和足少阳经腧穴为主。

处方：百会　头维　太阳　风池　悬钟

配穴：风阳上扰加行间、太冲、太溪；痰浊上蒙加三阴交、中脘、丰隆；气血不足加气海、血海、足三里；肝肾阴虚加肝俞、肾俞、太溪。

方义：百会位于巅顶，为督脉之穴，入络于脑，可清头目、止眩晕；风池，为足少阳经之穴，可熄内风；头维、太阳为近部取穴，调理局部气机；悬钟是足少阳经之穴，为八会穴之髓会，能充养髓海，为止晕要穴。

操作：实证只针不灸，用泻法；虚证针灸并用，用补法。

2. 其他治疗

(1)三棱针：取印堂、太阳、百会、头维。用三棱针点刺放血。

(2)耳针：取肾上腺、皮质下、交感、枕、脑、神门、额、内耳。毫针针刺，中等刺激；或用王不留行籽贴压。

(3)头针：取顶中线、枕下旁线。毫针针刺，中等刺激，留针 30 分钟。

【按语】

1. 针灸治疗本病疗效较好，治疗时应查明原因，明确诊断，注重原发病的治疗。眩晕急重者治其标，间歇期治其本。

2. 眩晕发作时，令患者闭目安卧，不宜活动。

3. 保持心情舒畅，避免辛辣食品，戒除烟酒，以防风阳升动之虞。

【医案举例】

王某，男，50 岁。有高血压及眩晕病史多年，数月一发或一月数发不等，发则头晕眼花，自感天旋地转，耳鸣如蝉噪不休，须闭目仰卧，体位稍稍更动则头旋加剧，呕恶频作，舌苔腻，脉弦滑有力。以平肝熄风、清化痰浊为治法。

处方：风池、外关、丰隆、太冲。

手法：施捻转泻法。

针后反复行针，留针 30 分钟。连续治疗 2～3 次后病情好转，但仍有发作（间隔时间延长，且症状较轻）。遂改用调补肝肾之法，取肝俞、肾俞、三阴交、太溪等穴，每周 2～3 次。连治 3 个月遂愈，观察年余未再复发。（胡熙明. 针灸临证指南[M]. 人民卫生出版社，第 1 版，1991：246）

八、面瘫

面瘫俗称口眼歪斜，是以口角向一侧歪斜、眼睑闭合不全为主症的病证，又称“口㖞”“口僻”。本病可发生于任何年龄，以 20～50 岁者多见，无明显季节性。发病急，多见一侧面部发病，发病与少阳、阳明经筋相关，为单纯性的一侧面颊肌肉弛缓，无半身不遂、神志不清等症状。

本病多见于现代医学的周围性面神经麻痹、周围性面神经炎等疾病。

【病因病机】

《内经》：“足阳明之筋……其病……卒口僻，急者目不合，热则筋纵，目不开。颊筋有寒，则急引颊移口；有热则筋弛纵缓，不胜收故僻。”本病多由络脉空虚，风寒或风热之邪，乘虚侵袭面部阳明、少阳经脉，气血阻滞，经筋失于濡养，肌肉弛缓不收而成口眼歪斜。

【辨证】

面瘫以口眼歪斜为主要特点。起病突然，常在睡眠醒来时，发现一侧面部肌肉板滞、麻木、瘫痪，额纹变浅或消失，眼裂变大，露睛流泪，鼻唇沟变浅，口角下垂歪向健侧，患者不能做皱眉、蹙额、闭目、露齿、鼓颊等动作；部分患者初起时有耳后疼痛，患侧舌前 2/3 味觉减退或消失，听觉过敏等症。病程迁延日久，部分患者口角歪向患侧，称为“倒错现象”。

1. 风寒证　面部有受凉史，如迎风睡眠，直对电风扇、空调吹风等，舌淡苔薄白，脉浮紧。

2. 风热证　多继发于感冒发热、中耳炎、牙龈肿痛，舌红，苔薄黄，脉浮数。

3. 气血不足　病程较长者，伴肢体困倦，神疲乏力，面色淡白，头晕，舌淡，苔薄白，脉细弱。

【治疗】

1. 基本治疗

治法：祛风通络，疏调经筋。取手、足阳明经腧穴为主。

处方：阳白　四白　迎香　颧髎　地仓　颊车　牵正　翳风　合谷

配穴：风寒证加列缺；风热证加曲池；恢复期加足三里、气海。

方义：面部腧穴疏调局部经络气血，活血通络。合谷为大肠经原穴，为远端取穴，四总穴歌归之“面口合谷收”，是治疗面瘫的主穴，与翳风相配，祛风通络。

操作：急性期，面部取穴宜少，针刺宜轻，施平补平泻法；远端腧穴，用泻法；在恢复期，可加灸。

2. 其他治疗

(1)皮肤针：取阳白、颧髎、地仓、颊车。皮肤针穴位叩刺，以局部潮红为度，每日或隔日 1 次，适用于恢复期。

(2)刺络拔罐：取阳白、颧髎、地仓、颊车。三棱针点刺之后火罐吸拔 5～10 分钟。对有“倒错现象”者，效果较好。

(3)穴位贴敷：取太阳、阳白、颧髎、地仓、颊车。将马钱子锉成粉末，撒于胶布上，然后贴于穴位处，5～7 日换药 1 次；或用蓖麻仁捣烂加少许麝香，贴敷穴位上，每隔 3～5 日更换 1 次；或用白附子研细末，加少许冰片做面饼，贴敷穴位，每日 1 次。

【按语】

1. 针灸治疗面瘫疗效显著，是目前治疗本病的首选方法。

2. 平时面部应注意保暖，避免风寒刺激，必要时戴眼罩、口罩。

3. 周围性面瘫的预后与面神经的损伤程度密切相关，若 3 个月至半年内不能恢复，多留有后遗症。

【医案举例】

冉某，男，54 岁。左侧口眼？斜 5 天。患者因沐浴后汗出较多，室外乘凉，入睡前自觉左耳有不适感。次日晨起左耳后跳痛，左口角麻木，漱口流涎，至中午左侧闭目露睛，左侧额纹及鼻唇沟消失，鼓腮漏气。曾予中药及维生素 B_1、B_{12} 注射液肌肉注射，症状无变化。诊为"面瘫"。

处方：风池、翳风、阳白、头维、攒竹、丝竹空、四白、颧髎、下关、地仓透颊车、健侧合谷。

手法：施泻法。

治疗 10 次后，病情明显好转。32 次后基本痊愈，巩固治疗 1 周出院。（天津中医学院第一附属医院针灸科. 石学敏针灸临证集验[M]. 天津科学技术出版社，第 1 版，1990：116)

九、痿证

痿证是指以肢体筋脉弛缓，痿软无力，日久因不能随意运动而致肌肉萎缩或瘫痪的一种病证。临床以下肢痿弱多见，又称“痿躄”。“痿”指肢体痿弱不用，“躄”指下肢软弱无力，不能步履之意。

本病多见于现代医学的急性感染性多发性神经根炎、急性脊髓炎、周围神经炎、小儿麻痹后遗症、脑炎后遗症、肌营养不良症、重症肌无力、肌萎缩性侧索硬化、进行性脊髓肌萎缩、外伤性截瘫、癔病性瘫痪、周期性麻痹等。

【病因病机】

若感受温热毒邪，高热不退，或热病后期，余热燔灼，耗伤肺之津液，肺热叶焦，筋脉失养；或久居湿地，涉水冒雨，或饮食肥甘辛辣，损伤脾胃，湿热内生，湿热之邪蕴蒸阳明，气血闭阻，筋肉不得濡养而弛缓不收；或久病体虚，年老肝肾不足或房劳过度，肝肾精亏，筋脉失于精血濡养而成痿证。

【辨证】

痿证以患肢筋肉弛缓无力甚至萎缩、瘫痪为主症。四肢均可患病，以下肢为多见，一侧或两侧同病。

1. 肺热伤津　发热汗出，热退后突然肢体软弱无力，皮肤枯燥，心烦口渴，呛咳咽燥，小便短黄，大便干结，舌红，苔黄，脉细数。

2. 湿热浸淫　四肢逐渐痿软无力，身体困重，麻木不仁，下肢为重，或兼发热，胸闷，小便短赤涩痛，舌红，苔黄腻，脉濡数。

3. 脾胃虚弱　肢体痿软无力日久，时轻时重，面浮无华，神疲气短乏力，甚则肌肉萎缩，纳呆食少，腹胀便溏，舌淡边有齿痕，苔白腻，脉细缓。

4. 肝肾不足　患肢痿软，肌肉萎缩，形瘦骨立，腰脊酸软，不能久立，头晕耳鸣，心悸，自汗，舌红，苔少，脉细弱。

【治疗】

1. 基本治疗

治法：疏通经络，调和气血，濡养筋骨。以手足阳明经穴和夹脊穴为主。

处方：肩髃　曲池　合谷　阳溪　髀关　梁丘　阳陵泉　足三里　悬钟　解溪　华佗夹脊穴

配穴：肺热伤津加尺泽、鱼际；湿热浸淫加阴陵泉、内庭；脾胃虚弱加脾俞、胃俞、章门、中脘；肝肾不足加肝俞、肾俞、太溪、三阴交；眩晕者，加百会。

方义：阳明经多气多血，主润宗筋，而宗筋约束骨骼，利关节运动，故选上、下肢阳明经穴位，可疏通经络，调理气血，取“治痿独取阳明”之意；华佗夹脊穴位于督脉之旁，又与膀胱经第一侧线的脏腑背俞穴相通，可调脏腑阴阳气血。

操作：实证，只针不灸，用泻法；虚证，针灸并用，用补法。

2. 其他治疗

(1)皮肤针：取肺俞、脾俞、胃俞、肝俞、肾俞、大肠俞。用皮肤针轻叩。

(2)耳针：取肺、胃、大肠、肝、脾、肾、神门及相应部位。毫针中等刺激，或用王不留行籽贴压。

(3)穴位注射：根据瘫痪部位，选取上肢或下肢 2～4 个要穴。用维生素 B_1 或维生素 B_{12}，或当归注射液，每穴注入 0.5～1ml。

【按语】

1. 针灸治疗本病疗效较好，但久病关节出现畸形者应配合其他疗法。

2. 急性期应查明原发病，注重原发病的治疗。

3. 卧床患者应保持四肢功能体位，以免畸形；还应采取适当活动体位等措施，以免发生褥疮。

4. 在治疗的同时，应加强主动及被动的肢体功能锻炼，以助及早康复。

【医案举例】

张某，男，19 岁。四肢瘫痪 1 天。因早锻炼汗出较多，自感头部发紧，周身疲乏，次日即觉四肢无力。第 3 天病情迅速发展，出现四肢瘫痪。查：四肢呈完全性瘫，肌张力减弱，肌容量正常，深浅感觉无变化，四肢腱反射消失，未引出病理反射，舌黯、苔白腻，脉细数。诊断：中医—痿证（湿热浸淫）；西医—急性感染性多发性神经根炎。治以清热利湿、通经活络。

处方：华佗夹脊穴、大椎、曲池、鱼际、尺泽、极泉、委中、阳陵泉、肩髃、外关、环跳、十二井穴。

手法：施泻法，十二井穴点刺出血。

每日针 2 次。首次治疗后，双下肢屈伸即有力，3 日后四肢运动功能恢复，15 日后四肢功能完全恢复，痊愈出院。（天津中医学院第一附属医院针灸科．石学敏针灸临证集验[M]．天津科学技术出版社，第 1 版，1990：224）

十、痫病

痫病是以突然昏仆，不省人事，口吐涎沫，两目上视，强直抽搐，或口中怪叫，移时苏醒，醒后如常人等为主症的病证，又称癫痫、痫证，俗称"羊痫风"。具有突然性、短暂性、反复性发作的特点。

本病相当于西医学中的癫痫，包括原发性和继发性的癫痫。

【病因病机】

卒受大惊大恐，气机逆乱，或肝肾受损，阴不敛阳而生热生风，或脾胃受损，痰浊内聚，痰浊或随气逆，或随风动，或随火炎，蒙蔽心神清窍；或先天不足，脏腑脆弱，或因母体受惊，精气耗伤，胎儿发育异常；或跌仆撞击，出生时产伤，导致颅脑受伤，气血瘀阻，脉络不和，元神失控而发病。

【辨证】

1．痰火扰神　情绪急躁，猝然仆倒，不省人事，四肢强痉拘挛，口中有声，口吐白沫，烦躁不安，气高息粗，痰鸣漉漉，口臭便干，舌红，苔黄腻，脉弦滑数。

2．风痰闭阻　发病前多有胸闷，眩晕，神倦，痰多等症。发则呈多样性，或呈阳痫或阴痫表现，舌淡，苔白腻，脉弦滑。

3．瘀阻脑络　发则猝然仆倒，或单以口角、眼角、肢体抽搐，颜面口唇青紫，舌紫暗或有瘀点，脉弦或涩。

4．心脾两虚　久发不愈，发则猝然昏仆，四肢抽搐无力，头部下垂，面色苍白，口吐白沫，二便自遗，舌淡，苔白，脉弱。

5．肝肾阴虚　发则猝然昏仆，四肢逆冷，手足蠕动，健忘失眠，腰膝酸软，舌红绛，少苔或无苔，脉弦细数。

6．血虚风动　猝然仆倒，两目上视，或局限性抽搐，或四肢抽搐无力，二便自遗，舌淡，少苔，脉细弱。

【治疗】

1．基本治疗

治法：豁痰开窍，熄风止痫。取督脉腧穴为主。

处方：水沟　长强　筋缩　鸠尾　阳陵泉　丰隆

配穴：卒发痫病者，加十宣；昼发者，加申脉；夜发者，加照海。痰火扰神加行间、内庭；风痰闭阻加风池、太冲；血瘀阻络加百会、膈俞；血虚风动加血海、三阴交；心脾两虚加心俞、脾俞；肝肾阴虚加肝俞、肾俞、太溪。

方义：脑为元神之府，督脉入络脑，故取督脉之水沟以醒脑开窍；长强、鸠尾两穴乃任督之络穴，二穴相配能交通任督，调整阴阳，为治疗痫病的要穴；阳陵泉为筋会，与筋缩合用，可舒筋解痉止搐；丰隆为和胃降浊、清热化痰要穴。诸穴共奏豁痰开窍、熄风止痫之效。

操作：实证只针不灸，用泻法；阴虚火旺，只针不灸，平补平泻；心脾两虚，针灸并用，用补法。

2. 其他治疗

（1）耳针：取皮质下、脑、神门、心、胃、肝。每次选2～4穴，毫针强刺激，留针30分钟，隔日1次，10次为1疗程。

（2）穴位注射：取足三里、阳陵泉、内关、大椎、风池。每次选1～3穴，用维生素 B_1 100mg，或维生素 B_{12} 0.5mg 注射液，每穴注射0.5ml。

【按语】

1. 针灸治疗痫病有一定疗效，治疗前应明确诊断，积极治疗原发病。

2. 持续发作伴高热、昏迷者，必须采取综合疗法。

3. 避免过度劳累，养成良好的生活习惯，以防复发。

【医案举例】

张某，女，11岁。3岁起患抽搐，时常发作。数天或数月发作1次，每次发作抽搐剧烈，口吐白沫，约10余分钟才能停止。经精神病院诊断为"癫痫"，常服西药控制症状。患儿在间歇期智力如常。取百会、间使、神门、足三里、丰隆、四神聪、肝俞、太冲、筋缩、照海等穴，每次针3～5穴。隔日1次，连针3个月，其间癫痫痫竟未发作，家长自动停了西药。又针3个月以巩固疗效，遂复学读书。追访3年，未见复发。（杨长森. 针灸治疗学[M]. 上海科学技术出版社，第1版，1985：70）

十一、不寐

不寐是指脏腑功能紊乱，阴阳失调，经常不能获得正常睡眠，或入睡困难，或睡眠不深，或睡眠时间不足，严重者甚至彻夜不眠为特征的病证，又称"失眠""目不眠""不得眠""不得卧"。

本病常见于现代医学的神经衰弱、更年期综合征、焦虑性神经症、抑郁性神经症以及贫血等疾病中。

【病因病机】

情志所伤，肝失条达，气郁不舒，郁而化火，火性炎上，扰动心神；或饮食所伤，或思虑劳倦，伤及脾胃，健运失职，饮食停滞，痰浊内生，郁而化热，上扰心神；或素体虚弱，或大病久病之后，或房事太过，以致肾阴亏耗，不能上奉于心，心肾不交，心阳独亢，神不得安；或思虑劳倦，损伤心脾，心神失养，或病后体虚，产后失血，年迈血亏，以致心血不足，心失所养；或心胆素虚，决断无权，暴受惊吓，心神不安，而致不寐。

【辨证】

1. 肝火上扰　心烦易怒，不能入睡，胸闷胁痛，头痛面红，目赤口苦，便秘尿黄，舌红，苔黄，脉弦数。

2. 痰热内扰　夜不能寐，心烦胸闷，脘痞，头晕目眩，舌红，苔黄腻，脉滑数。

3. 阴虚火旺　心烦不寐，或时寐时醒，手足心热，心悸健忘，头晕耳鸣，腰膝酸软，口干少津，舌红，苔少，脉细数。

4. 心脾两虚　多梦易醒，或朦胧不实，健忘心悸，神疲乏力，面色少华，舌淡，苔薄白，脉细弱。

5.心胆气虚　易恐善惊，多梦易醒，心悸胆怯，舌淡，苔薄白，脉弦细。

【治疗】

1.基本治疗

治法：调和阴阳，安神利眠。以督脉、手少阴经及手厥阴经腧穴为主。

处方：百会　神门　内关　三阴交　安眠　四神聪

配穴：心脾两虚加心俞、脾俞；心胆气虚加心俞、胆俞；阴虚火旺加太溪、照海；肝郁化火加行间、太冲；痰热内扰加丰隆、内庭。

方义：神门为心经原穴，与心包经之络穴内关相配，可宁心安神，为治疗不寐之要穴；百会穴位于督脉巅顶处，督脉入络脑，可清头目宁神志；三阴交为肝、脾、肾经的交会穴，可益气养血安神；安眠、四神聪为经外奇穴，是治疗失眠的经验效穴；诸穴合用，共奏调和阴阳，安神利眠之效。

操作：心脾两虚、心胆气虚证针灸并用，用补法；阴虚火旺、肝火上扰、痰热内扰证只针不灸，用泻法。

2.其他治疗

(1)皮肤针：取印堂、神庭、百会及膀胱经第一、二侧线。皮肤针轻扣，局部皮肤潮红为度。

(2)耳针：取脑、心、神门、皮质下、交感。毫针轻刺激或王不留行籽贴压。

【按语】

1.针灸治疗本病疗效较好，但在治疗前应明确病因，注重原发病的治疗。

2.老年人因生理因素引起睡眠时间缩短而易醒觉，如无明显症状，则属生理现象；或偶由外界环境因素引起，皆属正常，不按病论。

3.治疗时间以午后或睡前为宜。

【医案举例】

金某，男，56岁。因工作不顺心，气郁引起失眠5年余。伴头痛、头晕、心烦易怒、记忆力减退、纳食不香、口苦咽干、腰膝酸软，时有耳鸣。经多方治疗效果不显，每天服安眠药亦只能睡2～3小时，醒后头晕胀痛，严重时彻夜不眠，心情极为苦恼。查：面色黯黄，舌质略红、苔薄黄，脉弦数。证属肾阴不足、心肝火旺。嘱其停服安眠药，施以艾灸治疗。

处方：涌泉。

手法：施艾灸法。

次日，患者十分欣喜来告：昨夜施灸后即安静入睡8小时，这是近几年睡的第一个好觉。由于信心增强，又灸治6次，已能完全正常入睡。嘱其再灸1周巩固疗效。半年后随访，未再复发。(胡熙明.针灸临证指南[M].人民卫生出版社，第1版，1991:233)

十二、郁证

郁证是以心情抑郁，情绪不宁，胸部满闷，胁肋胀满，或易怒易哭，或咽中如有异物哽塞等为主症的一类病证，古代文献中记载的“梅核气”“脏躁”“百合病”等都属本证范畴。临床较常见，以女性居多，多因郁怒、多虑、悲哀等情志变化所诱发。

郁证可见于西医学的抑郁症、癔症、焦虑症、围绝经期综合征等疾病中。

【病因病机】

郁怒伤肝，肝失条达，气机不畅，肝气郁结，气郁日久化火而成火郁，或肝郁侮脾，脾虚痰湿内生，蒙闭清窍；或五志过极，忧郁不解，耗伤气血，心失所养，神失所藏；或忧愁思虑，伤及心脾，脾失健运，气血两虚，心神失养；或忧思恼怒日久，肝肾受损，阴血不足，虚火上扰心神而至郁证。

【辨证】

主症：精神抑郁，情绪不宁或易怒易哭。

1. 肝气郁结　兼见胸胁胀满，脘闷嗳气，不思饮食，大便不调，舌苔薄腻，脉弦。

2. 气郁化火　性情急躁易怒，口苦而干，或头痛、目赤、耳鸣，或嘈杂吐酸，大便秘结，舌红，苔黄，脉弦数。

3. 痰气郁结　（梅核气）咽中如有物哽塞，吞之不下，咳之不出，苔白腻，脉弦滑。

4. 心脾两虚　多思善疑，头晕神疲，心悸胆怯，失眠健忘，纳差，面色不华，舌淡，脉细。

5. 肝肾亏虚　眩晕耳鸣，目干畏光，心悸不安，五心烦热，盗汗，口咽干燥，舌干少津，脉细数。

【治疗】

1. 基本治疗

治法：理气解郁，养心安神。取手足厥阴经腧穴为主。

处方：百会　神门　内关　膻中　期门　心俞　太冲　合谷

配穴：肝气郁结加行间、肝俞；气郁化火加行间、侠溪；痰气郁结加天突、丰隆；心脾两虚加脾俞、三阴交、足三里；肝肾亏虚加肝俞、肾俞。

方义：督脉入络脑，故取百会调理脑神；心藏神，取心之原穴神门以养心安神；内关为心包经络穴，与气会膻中配合，可疏理气机，宽胸解郁；心俞补益心气而安神；郁证发病与肝的关系最为密切，故取肝之原穴太冲、募穴期门，以疏肝理气解郁；太冲配合谷“开四关”，以醒脑开窍。

操作：实证只针不灸，用泻法；阴虚火旺，只针不灸，平补平泻；心脾两虚，针灸并用，用补法。

2. 其他治疗

(1)耳针：取心、枕、皮质下、肝、内分泌、神门。每次选 3～5 穴，毫针刺或加电针，留针 20 分钟；恢复期可用埋针法或压丸法。

(2)穴位注射：取风池、心俞、脾俞、足三里。用丹参注射液，或维生素 B_1 注射液，或维生素 B_{12} 注射液，每次每穴注入 0.3～0.5ml，每日或隔日 1 次。

【按语】

1. 针灸对郁证的疗效较好；本病属情志病，治疗时应注重心理治疗。

2. 进行各系统检查和实验室检查以排除器质性疾病。

【医案举例】

刘某，女，19 岁。生气后骤然默默不语，夜不入寐 4 个月。靠服用镇静剂缓解症状。诊时头晕发呆，问答迟钝，表情差，腿痛无力，足跟亦痛，苔白腻，脉缓少力。

处方：后溪、申脉、太冲、神门、三阴交。

手法：施平补平泻法。

针刺治疗期间，嘱其所服之药减量。治疗 2 次，症有好转。先后治疗共计 40 余次，诸症消失而痊愈。（石学敏. 针灸治疗学[M]. 上海科学技术出版社，第 1 版，1998：82）

十三、痴呆

痴呆是以呆傻愚笨、智能低下、善忘等为主症的病证，又称呆病。本病由禀赋不足、痰浊阻窍、肝肾亏虚等引起。病变多见虚实夹杂证。

西医学的先天性痴呆或血管性痴呆、早老性痴呆（阿尔茨海默病）及一氧化碳中毒后痴呆等，可参照本证治疗。

【病因病机】

《素问·五脏生成篇》云："诸髓者皆属于脑。"明代李时珍在《本草纲目》中说"脑为元神之府"。脑主神明，有思维、记忆、感觉及主运动的功能。痴呆者病位在脑，为气血不足，肾精亏虚，元神失养所致，或为瘀血、痰浊阻于脑窍，或火邪上扰头窍导致神明失用所致。

【辨证】

主症：轻者可见神情淡漠，寡言少语，善忘，迟钝等症；重者可表现为终日不语，或闭门独处，或言辞颠倒，举动异常，或忽哭忽笑，或不欲食，数日不知饥饿。

1. 实证

(1)痰浊闭窍　表情呆板，行动迟缓，终日寡言，坐卧不起，记忆力丧失，二便失禁，舌胖嫩而淡，边有齿印，苔白厚而腻，脉滑。

(2)瘀血阻络　神情淡漠，反应迟钝，常默默无语，或离奇幻想，健忘易惊，舌质紫暗，有瘀点或瘀斑，脉细涩。

2. 虚证

(1)肝肾亏虚　记忆力减退，暴发性哭笑，易怒，易狂，伴有头昏眩晕、手足发麻、震颤、失眠，重者发作癫病，舌质红，苔薄黄，脉沉细或弦数。

(2)气血不足　行为表情失常，终日不言不语，或忽笑忽歌，喜怒无常，记忆力减退甚至丧失，步态不稳，面色淡白，气短乏力，舌淡，苔白，脉细弱无力。

【治疗】

1. 基本治疗

治法：通督调神，补肾益髓。以督脉腧穴为主。

处方：百会　神庭　印堂　太溪　悬钟　四神聪

配穴：痰浊闭窍加丰隆、中脘；瘀血阻络加内关、膈俞；肝肾亏虚加肝俞、肾俞；气血不足加足三里、气海。

方义：督脉入络脑，百会、神庭、印堂可通督脉，调脑神；太溪、悬钟可补益脑髓；四神聪为健脑益聪之效穴。

操作：毫针刺，按虚补实泻操作。头部穴位间歇捻转行针，或加用电针。

2. 其他治疗

(1)头针：取顶中线、顶颞前斜线、顶颞后斜线。将 2 寸长毫针刺入帽状腱膜下，快速行针，使局部有热感，或用电针刺激，留针 20～30 分钟。

(2)穴位注射：取风府、风池、肾俞、足三里、三阴交。用复方当归注射液，或丹参注射液，或胞二磷胆碱注射液，或乙酰谷酰胺注射液，每次每穴注入药液 0.5～1ml，隔日 1 次。

【按语】

针灸对痴呆患者的记忆力、智能水平等方面有一定的改善作用，尤其是血管性痴呆疗效较好；针灸治疗的同时，要注意精神调摄与智能训练；诊治痴呆时，首先要注意与郁证、癫证、健忘相鉴别。

【医案举例】

黄某，男，3岁。患儿3个月前曾患中毒性脑病及败血症，现后遗痴呆，神情淡漠，反应迟钝，言语不清。

处方：大陵、神门、百会、太溪。

手法：施补法。

经4个月治疗后，患儿神志清爽，舌体灵活，能说简单话语，已无痴呆之象。（高忻洙．古今针灸医案医话荟萃[M]．安徽科学技术出版社，第1版，1990：49）

十四、心悸

心悸是以自觉心中悸动，惊惕不安，甚则不能自主为主症的病证。临床一般多呈发作性，常伴胸闷、气短、失眠、健忘、眩晕、耳鸣等症，又名"惊悸""怔忡"。

本病常见于现代医学的心神经官能症、冠心病、风湿性心脏病、冠状动脉硬化性心脏病、肺源性心脏病、贫血、甲状腺功能亢进等疾病中。

【病因病机】

平素心虚胆怯之人，突受惊恐，心惊神摇，不能自主；或久病体虚，失血过多，忧思过度，劳伤心脾，使气血化生不足，心失所养；或久病体虚，或房事过度，伤及肾阴，或肾水亏虚，水不济火，虚火妄动，上扰心神；或心阳不振，血行不畅，或胸痹日久，心脉痹阻；或素体阳虚，不能温化水液，水液上犯于心，心阳受阻；或大病久病之后，阳气衰败，不能温养心脉，而发为心悸。

【辨证】

1.心胆气虚　心悸不宁，善惊易恐，气短自汗，神倦乏力，少寐多梦，舌淡，苔薄白，脉细弦。

2.心血不足　心悸不安，失眠健忘，面色淡白，头晕乏力，胸闷纳差，舌淡，苔薄白，脉细弱无力。

3.阴虚火旺　心悸不宁，心中烦热，少寐多梦，头晕目眩，面颊烘热，耳鸣口干，舌红，少苔，脉细数。

4.心脉瘀阻　心悸怔忡，胸闷心痛阵发，面唇紫黯，舌紫黯或有瘀斑，脉细涩。

5.水饮凌心　心悸怔忡不已，胸闷气喘，咳吐痰涎，面浮足肿，不能平卧，目眩，小便短少，苔白腻，脉弦滑数。

6.心阳虚衰　心悸不宁，动则为甚，胸闷气短，畏寒肢冷，面色苍白，舌胖，苔白，脉沉细迟或结代。

【治疗】

1.基本治疗

治法：调理心气，宁心定悸。取心经、心包经腧穴为主，配合相应的俞、募穴。

处方：神门　郄门　内关　通里　心俞　厥阴俞　巨阙　膻中

配穴：心胆气虚加气海、胆俞；心阳虚衰加关元、足三里；心血不足加脾俞、足三里；阴虚火旺加肾俞、太溪；心脉瘀阻加曲泽、膈俞；水饮凌心加三焦俞、水分。

方义：神门为心经原穴，内关为心包经之络穴，通里为心经之络穴，郄门为心包经郄穴，功在宁心通络，安神定悸；心俞、厥阴俞、巨阙、膻中为俞募配穴，可调补心气以定悸。

操作:实证用平补平泻;虚证针灸并用,用补法;阴虚火旺者只针不灸。

2. 其他治疗

(1)皮肤针:取气管两侧、颌下部、后颈、骶部以及人迎、内关、膻中、三阴交。皮肤针扣刺,中度刺激,以局部出现红晕为度。

(2)耳针:取交感、神门、皮质下、心、脾、肝、胆、肾。毫针刺,轻刺激,亦可用埋针法或压丸法。

(3)穴位注射:取神门、内关、通里、心俞、厥阴俞。用维生素 B_1 或维生素 B_{12} 注射液,每穴每次注射 0.5ml,隔日 1 次。

【按语】

1. 心悸可继发于多种疾病,针灸治疗前必须明确诊断,应积极治疗原发病。

2. 针灸治疗本病有一定的疗效,但器质性心脏病发展成心衰时,则应及时采用综合治疗。

3. 患者平时保持心情舒畅,避免忧思、恼怒等刺激。

【医案举例】

顾某,女,48 岁。心慌不能自控 1 年有余。伴胸闷、气短、乏力、失眠、头晕。舌尖红、苔薄白,脉沉细结代。心电图检查为频发性室性期前收缩,呈二联律。诊为"心悸"、"怔忡"(气阴两虚型)

处方:内关、神门、安眠。

手法:施疾徐补法。

针刺时徐缓得气,针感弱而舒适,动留针 20 分钟。心悸、胸闷当即消失,心电图检查已有明显好转。经治 10 次,心电图恢复正常。4 个月后随访,患者已正常上班。(胡熙明. 针灸临证指南[M]. 人民卫生出版社,第 1 版,1991:194)

十五、感冒

感冒由感受风邪等外邪引起,是以鼻塞、流涕、恶寒、发热、头痛等为主症的外感疾病。轻者称“伤风”,重者称为“重伤风”,若同时在某一地区内爆发流行,则称为“时行感冒”或“时疫感冒”。四季均可发病,尤以冬、春两季节为多。

本病相当于西医学中的急性上呼吸道感染和流行性感冒。

【病因病机】

本证多因体质虚弱,正气不足,感受风寒、风热或暑湿之邪所致。若因正气不足,风寒外邪乘虚侵入机体,风寒束表,肺气不宣,毛窍闭塞;或因正气不足,风热犯表,肺失宣肃,腠理失于疏泄;或暑湿伤表,遏阻清阳,肺卫失和,留连难解而发本病。

【辨证】

1. 风寒束表　恶寒重,发热轻,无汗,头身疼痛,鼻塞流清涕,咳嗽,咳痰清稀,苔薄白,脉浮紧。

2. 风热犯表　发热重,微恶风,汗出,头痛,口渴,鼻干或流黄涕,咽喉肿痛,咳痰黄稠,大便干,小便黄,舌红,苔黄,脉浮数。

3. 暑湿袭表　身热不扬,汗出不畅,咳痰不爽,头昏胀痛,头重如裹,胸脘痞闷,恶心呕吐,大便溏泄,小便短黄,苔黄腻,脉濡数。多见于夏季。

【治疗】

1. 基本治疗

治法：解表散邪。以循经辨证取穴为主。

取穴：大椎、风池、肺俞、合谷、列缺。

配穴：风寒证加风门；风热证加曲池、尺泽；暑湿证加中脘、足三里；鼻塞加迎香；咽喉肿痛加少商；头痛加印堂；咳甚者加天突、膻中；痰多者，加丰隆、太渊；全身酸痛者，加大包。

方义：大椎为诸阳之会，灸之可振奋一身之阳，驱邪外出；风池祛风散寒解表；肺俞宣肺解表，止咳化痰；合谷配列缺属原络配穴，共奏宣肺解表、止咳镇痛之效。

操作：风寒证，针灸并用，泻法；风热证、暑湿证，只针不灸，泻法。

2. 其他治疗

(1)拔罐：取大椎、风门、肺俞、身柱。坐罐或走罐，风热犯表型也可以施行刺血拔罐法，每日 1 次。本法适宜风寒感冒。

(2)耳针：取肺、气管、内鼻、下屏尖、耳尖、咽喉、三焦。每次选 2～4 穴，毫针强刺激，留针 10～20 分钟，每日 1 次，或埋籽压迫刺激。

(3)穴位注射：取大椎、曲池、外关、风门、肺俞、足三里。用银黄注射液或板蓝根注射液或穿心莲注射液或复方柴胡注射液或复方大青叶注射液，每次选用 2～4 个要穴，每穴注射 1～2ml，每日 1 次。

【按语】

1. 针灸治疗感冒疗效较好，但该病与某些传染病早期症状相似，临床应加以鉴别。

2. 平时应坚持室外活动和体育锻炼，增强体质和抗病能力；注意室内通风，保持空气清新。

【医案举例】

张某，男，39 岁。头痛，发热，咳嗽，鼻塞，腰痛 4 天。查体温 38.5℃，咽部充血，心肺无异常，肝脾未扪及，腹软，苔薄黄腻，脉象滑数。证属时行感冒(流行性感冒)，治当疏风解表。

处方：大椎、风门、风池、肺俞、合谷、肾俞、足三里。

手法：大椎、风门、风池、合谷四穴施泻法，其余三穴施补法。

每日 1 次，2 次而愈。(肖少卿. 实用针灸治病法精华[M]. 山西科学技术出版社，第 1 版，1992:97)

十六、咳嗽

咳嗽是指肺失宣肃，肺气上逆，以发出咳声或咳吐痰液为主症的病证。"咳"指肺气上逆，有声无痰；"嗽"指咯吐痰涎，有痰无声，临床一般多声痰并见，故并称咳嗽。根据发病原因，可分为外感、内伤两大类。小儿和年老体弱者易患此证。四季均可发病，但以冬、春季节为多。

本证可见于西医学中的急性上呼吸道感染、急慢性(支)气管炎、肺炎、肺结核、支气管扩张等疾病。

【病因病机】

咳嗽的病因病机主要有外感和内伤两方面。

1. 外感　感受风寒或风热燥邪等，使肺气阻遏不宣，肃降功能失常，肺气上逆而致咳嗽。

2. 内伤　因脏腑功能失调引起，与肺、脾、肾、肝关系最为密切。肺脏本身的多种疾病迁延不愈，致使肺气虚损或气阴两伤，肃降无权而致气逆；脾阳虚弱无以运化水湿，聚而生痰，上渍于肺，致肺气不宣；肾气不足，对肺气的摄纳失职，使津液的气化无力，致水湿上犯于肺，气逆为咳；肝气郁结，郁而化火，火盛上灼于肺，肺失清肃。

【辨证】

1. 外感咳嗽

(1)风寒袭肺：咳嗽声重，咽喉作痒，咳痰色白清稀，伴头痛发热，鼻塞流涕，形寒无汗，苔薄白，脉浮紧。

(2)风热犯肺：咳而不爽，痰黄黏稠，伴头痛身热，汗出恶风，口渴喜冷饮，苔薄黄，脉浮数。

(3)燥邪伤肺：干咳少痰，色黄质稠，咳痰不爽，口干，鼻咽干燥，舌尖红，苔薄黄干燥，脉细数。

2. 内伤咳嗽

(1)痰湿蕴肺：咳嗽痰多，色白而黏，胸脘痞满闷，神疲纳差，头身沉重，苔白腻，脉濡滑。

(2)肝火犯肺：气逆咳嗽，引胁作痛，痰少质黏或带有血丝，面赤咽干，舌红，苔黄少津，脉弦数。

(3)肺气亏虚：咳声低微，胸闷喘息，咳痰色白清稀，神疲乏力，自汗畏寒，舌淡，苔白，脉弱无力。

(4)肺阴亏虚：干咳声短，少痰或痰中带血，伴有心烦，手足心热，颧红，失眠，潮热盗汗，形体消瘦，神疲乏力，舌红少苔，脉细数。

【治疗】

1. 基本治疗

(1)外感咳嗽

治法：疏风解表，宣肺止咳。以取手太阴经、手阳明经腧穴为主。

处方：肺俞　列缺　合谷

配穴：风寒袭肺证加风门、外关；风热犯肺证加曲池、风池；燥邪伤肺证加太溪、照海。

方义：肺俞为肺气所注之处，位邻肺脏，可调理肺脏气机，使其清肃有权；列缺为肺之络穴，散风祛邪，宣肺解表；合谷为大肠之原穴，与列缺配合共奏宣肺解表、止咳之功。

操作：毫针泻法，风寒袭肺证宜留针或针灸并用或针后拔罐。

(2)内伤咳嗽

治法：肃肺理气，止咳化痰。以肺之背俞、募穴和原穴为主。

处方：肺俞　中府　太渊　三阴交

配穴：痰湿蕴肺证加脾俞、丰隆、足三里；肝火犯肺证加鱼际、尺泽、行间、太溪；肺气亏虚证加气海、足三里；肺阴亏虚证加孔最、太溪。

方义：肺俞、中府俞募相配，太渊为肺之原穴，三穴配合可宣肃肺气，化痰止咳；三阴交为肝脾肾三经之交会穴，能疏肝健脾，化痰止咳。

操作：主穴用毫针平补平泻，或加用灸法。

2. 其他治疗

(1)拔罐：取肺俞、风门、膈俞、膏肓。火罐吸拔后留罐 8～10 分钟，每日 1 次。

(2)耳针：取肺、气管、脾、肝、神门、交感。毫针针刺，留针 10～20 分钟，每日 1 次，或埋籽压迫刺激。

(3)穴位注射：取膻中、大椎、风门、肺俞。用黄连素或鱼腥草注射液或胎盘组织液穴位注射，每次每穴注射 1～2ml，每日 1 次。

【按语】

1. 针灸治疗咳嗽有较好的止咳化痰效果，但咳嗽见于多种呼吸系统疾病中，引起咳嗽的病因复杂，临证必须明确诊断，应积极治疗原发病。

2. 治疗期间应注意防寒保暖，避免感受风邪，防止病情加重。

3. 平时应经常在户外活动，锻炼身体，增强体质，提高抗病能力。

【医案举例】

曹某，女，58 岁。有慢性支气管炎病史 10 余年，每遇天冷即频作咳喘。白天咳嗽较轻，尚能忍受，夜间阵咳加剧，无法入眠。咳喘发作时，喉中痰鸣，咳痰浓稠量多，双肺下部听诊可闻及哮鸣音和少许湿性罗音。先后服用大量中西药物，病情未减，病人要求针灸治疗。

处方：天突、肺俞、定喘。

手法：天突穴施泻法，其余两穴施补法。

先针天突穴，强刺泻法不留针，后刺双侧肺俞、定喘穴，轻刺补法，留针 30 分钟。针治 1 次后，当夜咳喘大减。续治 3 次，咳喘即平。（王启才. 针医心悟[M]. 中医古籍出版社，第 1 版，2001：491）

十七、哮喘

哮喘是以反复发作的呼吸急促，喉间哮鸣，甚则张开抬肩，不能平卧为特征的病证，俗称吼病。“哮”以呼吸急促，喉中有哮鸣音为特征；“喘”以呼吸困难、气短，甚则张口抬肩为特征。正如《医学正传》所云：“哮以声响名，喘以气息言。喘促喉中如水鸡声者谓之哮，气促而连续不能以息者谓之喘。”临床上哮必兼喘，喘未必兼哮。本病四季均见，尤以寒冷季节和气候急剧变化时多发。男女老幼均可罹患，中老年抽烟者发病率较高。

本证可见于西医学中的支气管哮喘、慢性喘息性支气管炎、心源性哮喘、肺炎、阻塞性肺气肿等疾病。

【病因病机】

哮喘的成因虽多，但不外乎外感、内伤两端。若外感风寒，寒邪袭肺，化生寒痰，或饮食生冷，致寒饮内停犯肺，或素体阴盛，病后损阳，气不化津，寒痰壅盛于肺；或寒痰郁久化热，或外感风热，热邪壅肺，化生热痰，或过食肥甘酸咸之物，聚痰化热，遏阻肺气；或久病伤肺，肺气虚弱，卫外不固，外邪易侵，气失所主，宣发失职；或久病伤肺，肺虚气失所主，不能宣，或饮食伤脾，脾虚无以运化水湿，痰湿上犯于肺；或久病伤及肺肾，肺气虚则宣肃无权，肾气虚则气失摄纳，气逆而发哮喘。

【辨证】

1. 寒饮内伏　遇寒触发，呼吸困难，喉中痰鸣，咯痰清稀色白，胸膈满闷，形寒无汗，苔白滑，脉浮紧。

2. 痰热阻肺　咳喘气粗，喉中痰鸣，痰黄质稠，咯吐不爽，咳引胸痛，身热口渴，面红汗出，舌红，苔黄腻，脉滑数。

3. 肺气亏虚　气短不足以息，自汗，怕风，少气懒言，咯痰清稀色白，咳声低微，舌淡，苔白，脉细弱无力。

4. 肺脾两虚　咳喘气短，动则加剧，痰稀色白，咳声低怯，神疲乏力，汗出肢冷，纳差便溏，舌淡，苔少，脉缓无力。

5.肺肾两虚　气不接续，动则喘甚，不能平卧，咳痰黏稠，心烦不寐，伴腰膝酸软，头晕耳鸣，小便清长或夜尿多，舌淡少苔，脉沉细无力；阴虚者伴咽干口燥，潮热盗汗，舌红少苔，脉细数。

【治疗】

1.基本治疗

治法：实证宜祛邪肃肺，化痰平喘；虚证宜补益肺肾，止哮平喘。取手太阴经腧穴及肺之俞、募穴为主。

处方：肺俞　中府　天突　膻中　孔最　丰隆　定喘

配穴：寒饮内伏证加列缺、风门；痰热阻肺证加合谷、曲池、尺泽、鱼际；肺气亏虚证加膏肓、魄户、太渊；肺脾两虚证加太渊、太白、脾俞、足三里；肺肾两虚证加肾俞、关元、太溪、复溜。

方义：肺俞长于宣肃肺气，止咳平喘；中府是肺之募穴，与肺俞属俞募相配，能加强宣肺、降气、止咳之功；天突为任脉经穴，可宣肺降气，止咳平喘；膻中为心包募，能宣肃肺气、止咳平喘；孔最为手太阴经郄穴，能肃肺平喘；丰隆系足阳明经络穴，为祛痰湿之要穴；定喘属经外奇穴，为止咳平喘之要穴，全方共奏宣肺降气，止咳平喘之功。

操作：虚补实泻，寒则加灸，虚亦可灸。

2.其他治疗

(1)艾灸：取膻中、肺俞、膏肓、定喘。皮肤常规消毒，用枣核大小艾炷直接灸3壮，外贴普通油纸小膏药，3日后开始换膏药，每日换1次。根据病情，可使化脓7～10日，若停止化脓，则不再更换膏药，局部涂以紫药水，灸疮即可结痂愈合。在伏天施灸，谓之伏灸，可起到预防发作和减轻发作程度的作用。

(2)穴位敷贴：取膻中、定喘、肺俞、膏肓。将白芥子30g，甘遂、细辛各15g，共研为末，以生姜汁调成糊状，每穴涂药糊如蚕豆大，持续30～60分钟后擦去药糊，局部出现红晕、微痛。若起水泡，可用消毒针头刺破水泡使水液流尽，外涂紫药水，并以消毒纱布覆盖。于夏季初伏、中伏、末伏各治疗1次，有预防和减轻发作的作用。

(3)耳针：取肺、气管、对屏尖、交感、肾上腺、皮质下。每次选2～4穴，毫针强刺激，留针10～15分钟，每日1次。

(4)穴位注射：取膻中、定喘、肺俞和第三、第七、第十一胸椎及第二腰椎夹脊，每次选2～4穴。急性发作期以0.1%肾上腺素每穴注射0.5ml，缓解期以胎盘组织液或维丁胶性钙每穴注射0.5～1ml，每日或隔日1次。

【按语】

1.针灸对缓解哮喘症状有较好疗效。发作期间宜用针刺控制症状；间歇期宜用灸法扶助正气。

2.对发作严重或哮喘持续状态，应配合药物采取综合治疗，同时注重原发病的治疗。

3.慎起居，避风寒，在严冬和气候急剧变化时注意防寒保暖；平时多进行户外活动；避免接触致敏物质；饮食宜清淡，忌油腻肥甘、酸咸辛辣等刺激性食品。

【医案举例】

家母，年逾古稀，患支气管哮喘10余年，并有高血压心脏病病史。春节前夕因受厨房油烟的刺激，导致哮喘急性发作。症见呼吸困难，喉中痰鸣，张口抬肩，不能平卧，口唇青紫，缺氧现象极为严重，家人皆惊慌失措。当时，余正探亲在家，查：两肺布满哮鸣音，苔薄白，脉濡缓。迅速以针刺急救。

处方：孔最、内关、天突、定喘。

手法：施平补平泻法。

针刺采用中等刺激，持续行针。约10分钟后，哮喘平息，化险为夷。（王启才.针灸急症验案[M].针灸学报，1991；7(4)：34）

十八、呕吐

呕吐是以饮食、痰涎等胃内容物从胃口上涌，自口而出为临床特征的一种病证。临床常见，既可单独为患，亦可见于多种疾病。古代文献以有声有物谓之呕，有物无声谓之吐，有声无物谓之干呕。因两者常同时出现，故称呕吐。

西医学急慢性胃炎、胃扩张、贲门痉挛、幽门痉挛、胃神经官能症、胆囊炎、胰腺炎等引起的呕吐症状，均属于中医的呕吐范畴。

【病因病机】

风、寒、暑、湿之邪或秽浊之气侵犯胃腑，致胃失和降，导致胃气上逆，则发呕吐；或过食生冷肥甘，误食腐败不洁之物，饮食不节，损伤脾胃，导致食滞不化，胃气上逆而发呕吐；或因恼怒伤肝，肝气横逆犯胃，胃气上逆，或忧思伤脾，脾失健运，使胃失和降而呕吐；或因劳倦内伤，中气被耗，中阳不振，津液不能四布，酿生痰饮，积于胃中，饮邪上逆，而发生呕吐。

【辨证】

1. 实证　主症为发病急，呕吐量多，吐出物多酸臭味，或伴寒热。

(1)寒邪客胃：兼见呕吐清水或痰涎，食久乃吐，大便溏薄，头身疼痛，胸脘痞闷，喜暖畏寒，苔白，脉迟。

(2)热邪内蕴：食入即吐，呕吐酸苦热臭，大便燥结，口干而渴，喜寒恶热，苔黄，脉数。

(3)痰饮内阻：呕吐清水痰涎，脘闷纳差，头眩心悸，苔白腻，脉滑。

(4)肝气犯胃：呕吐多在食后精神受刺激时发作，吞酸，频频嗳气，平时多有烦躁善怒，苔薄白，脉弦。

2. 虚证

脾胃虚寒：病程较长，发病较缓，时作时止，吐出物不多，腐臭味不甚。兼见饮食稍有不慎，呕吐即易发作，纳差便溏，倦怠乏力，舌淡苔薄，脉弱无力。

【治疗】

1. 基本治疗

治法：和胃降逆，理气止呕。取手厥阴、足阳明经穴及相应募穴为主。

处方：内关　足三里　中脘

配穴：寒吐者加上脘、胃俞；热吐者加合谷，并可用金津、玉液点刺出血；食滞者加梁门、天枢；痰饮者加膻中、丰隆；肝气犯胃者加阳陵泉、太冲；脾胃虚寒者加脾俞、胃俞；腹胀者加天枢；肠鸣者加脾俞、大肠俞；泛酸干呕者加公孙。

方义：内关为手厥阴经络穴，宽胸利气，降逆止呕。足三里为足阳明经合穴，疏理胃肠气机，通降胃气。中脘乃胃之募穴，理气和胃止呕。

操作：足三里平补平泻法，内关、中脘用泻法。配穴按虚补实泻法操作；虚寒者，可加用艾灸。呕吐发作时，可在内关穴行强刺激并持续运针1～3分钟。

2. 其他治疗

(1)耳针：选胃、贲门、食道、交感、神门、脾、肝。每次以3～4穴，毫针刺，中等刺激。亦可用揿针埋藏或王不留行籽贴压。

(2)穴位注射：取穴参照基本治疗穴位，用维生素 B_1 或维生素 B_{12} 注射液，每穴注射0.5～1ml，每日或隔日1次。

【按语】

1. 针灸治疗呕吐效果较好。

2. 因妊娠或药物反应引起的呕吐，亦可参照本节治疗。但上消化道严重梗阻、癌症引起的呕吐以及脑源性呕吐，有时只能作对症处理，应重视原发病的治疗。

3. 注意饮食调节和情绪稳定。

【医案举例】

朱某，男，25岁，工人。患者主诉反复头痛、呕吐3年，加重1月余。3年前患者无明显诱因出现前额部昏痛，随后出现恶心，呕吐胃内容物，呈非喷射状，胃脘部隐痛，喜揉喜按，伴记忆力下降，无恶寒、发热，食欲尚可，大小便如常。先后行MRI、胃镜等检查。前2次头部MRI均提示：未见明显异常；第3次头部MRI提示：海马萎缩。胃镜检查结果提示：浅表性胃炎。口服止痛药物等(具体不详)治疗，头痛的程度有所减轻，余症状无明显缓解。1月前无明显诱因上述症状加重，出现头昏、头痛，呕吐则以晨起时明显，伴嗜食肥甘厚味，夜间流涎，无口渴，无发热，无颈部不适，无意识障碍，大小便基本正常。舌质淡、苔黄腻，舌体胖大、边有齿痕，舌体轻微震颤，左脉弦滑，右脉濡弱。

取穴：合谷(双)、太冲(双)、公孙(双)、内关(双)、足三里(双)、中脘、百会、阳白(双)、神庭、印堂。

操作：患者取仰卧位，常规消毒，选用25号及40号1寸和1.5寸华佗牌毫针，四肢及腹部穴位均垂直进针，头部穴位均与皮肤倾斜15°进针，其余腧穴采用直刺法，采用平补平泻法，在足三里穴处行针，导气下行至足底部，留针30分钟，同时取3段3cm长清艾条，点燃后放于灸盒中置于上腹部针刺穴位上方施以盒灸。隔日1次，10次为1疗程。治疗1个疗程后，患者症状完全缓解，无恶心呕吐，无头痛，无舌体震颤，疾病痊愈。

十九、胃痛

胃痛，又称胃脘痛，是指上腹胃脘部经常反复发作疼痛为特征的症状。由于疼痛位近心窝部，古人又称“心痛”“心下痛”“心口痛”等，但应与“真心痛”相区别。

西医学的急慢性胃炎、消化系溃疡、胃肠神经官能症、胃黏膜脱垂等引起的胃脘疼痛，属于中医的胃痛范畴。

【病因病机】

外受寒邪，邪犯于胃，或过食生冷，寒积于中；或偏嗜辛辣肥甘，湿热内蕴；或忧思动怒，气郁伤肝，肝气犯胃；或劳倦太过，脾胃虚弱，或胃阴不足，失于濡润，皆可致胃痛发作。其初起多气机阻滞，久则气滞血瘀，甚则络脉受损。

【辨证】

1. 寒邪犯胃　胃痛暴作，喜暖畏寒，得热痛减，口不渴，苔白，脉弦紧。

2.湿热内蕴　胃痛而胀满，嗳腐吞酸，苔黄厚腻，脉滑数。

3.肝气犯胃　胃痛连及胁肋，嗳气频作，大便不爽，每因情志因素而疼痛加剧，苔薄白，脉弦。

4.脾胃虚寒　胃痛隐隐，喜温喜按，呕吐清涎，纳少神倦，四肢欠温，大便稀溏，舌淡，苔白，脉沉弱。

5.胃阴亏虚　胃痛有灼热感，口干不多饮，大便干结，舌红少津，少苔或无苔，脉细数。

6.气滞血瘀　胃痛固定，痛如针刺，拒按，甚则吐血如咖啡，便血如柏油，舌瘀暗或有瘀斑、瘀点，脉细涩。

【治疗】

1.基本治疗

治法：理气和胃止痛。取足阳明、手厥阴、足太阴经、任脉及背俞穴为主。

处方：内关　中脘　足三里　梁丘　公孙

配穴：胃寒者加梁门；胃热者加内庭；肝郁者加期门、太冲；脾胃虚寒者加气海、脾俞；胃阴不足者加三阴交、太溪；血瘀者加血海、膈俞。

方义：足三里是足阳明经合穴，梁丘为足阳明经郄穴，中脘系胃的募穴，可通降胃气，导滞止痛；内关、公孙是八脉交会配穴法，善治胸胃疼痛。

操作：毫针刺，实证用泻法，虚证用补法，胃寒及脾胃虚寒宜加灸。

2.其他治疗

(1)耳针：取胃、十二指肠、脾、肝、交感、神门、皮质下、腹等。每次选3～5穴，采用毫针刺法或用耳穴压丸法。

(2)穴位注射：取中脘、脾俞、胃俞、足三里，每次选2穴，用黄芪、丹参或当归注射液，每穴注射药液1ml，每日1次。

【按语】

1.针灸治疗胃痛效果较好。

2.溃疡病出血及穿孔者，应及时采取措施及外科治疗。

3.平时生活要有规律，饮食有节，调畅情志，注意休息，勿过度精神紧张和疲劳。

【医案举例】

沈某，男，38岁。主诉胃痛半日，加重一夜。患者面容紧张，频频呃逆，呻吟不已。患者自述前日中午参加聚会、过多饮食生冷，下午胃痛发作，夜间更甚至。经医师检查，胃脘疼痛拒按，痛引腰背，舌苔垢腻、脉沉细。辨证为寒食交阻，中焦运化失司。治以宽中和胃，消积导滞。

处方：内关(双)。

手法：针芒行气法，结合努法，留针5分钟。

取患者左手内关穴，针芒向肩臂斜刺，运用捻转手法，得气后，用力向上斜刺一寸许，如是五次，患者觉针感传导至腋下，胃脘疼痛稍缓，但呃逆未止。继针右手内关，手法同上。患者自诉疼痛消失，而且呃逆亦平。次日随访，已去厂工作。

二十、泄泻

泄泻又称“腹泻”，是以排便粪便稀薄，次数增多，或泻出如水样为主要特征的病证。古人将大便溏薄者称为“泄”，大便如水注者称为“泻”。本病一年四季均可发生，但以夏秋两季多见。

西医学的急慢性肠炎、胃肠功能紊乱、过敏性肠炎、溃疡性结肠炎、肠结核等疾病中常可有泄泻发生。

【病因病机】

泄泻病变脏腑主要在脾、胃和大小肠。其致病原因，有感受外邪、饮食不节、情志所伤及脏腑虚弱等，脾虚、湿盛是导致本病发生的重要因素，两者互相影响，互为因果。

急性泄泻，因饮食不节、进食生冷不洁之物，损伤脾胃，运化失常；或暑湿热邪，客于肠胃，脾受湿困，邪滞交阻，气机不利，肠胃运化及传导功能失常，以致清浊不分，水谷夹杂而下，发生泄泻。慢性泄泻，由脾胃素虚，久病气虚或外邪迁延日久，脾胃受纳、运化失职，水湿内停，清浊不分而下；或情志不调，肝失疏泄、横逆乘脾，运化失常，而成泄泻；或肾阳亏虚，命门火衰，不能温煦脾土，腐熟水谷，而致泻泄。

【辨证】

1. 急性泄泻　主症为发病势急，病程短，大便次数显著增多，小便减少。

(1)寒湿困脾：兼见大便清稀，水谷相混，肠鸣胀痛，口不渴，身寒喜温，舌淡，苔白滑，脉迟。

(2)肠腑湿热：便稀有黏液，肛门灼热，腹痛，口渴喜冷饮，小便短赤，舌红，苔黄腻，脉濡数。

(3)食滞胃肠：暴饮暴食，腹满胀痛、拒按，肠鸣，大便恶臭，泻后痛减，伴有未消化的食物，嗳腐吞酸，不思饮食，舌苔垢浊或厚腻，脉滑。

2. 慢性泄泻　主症为发病势缓，病程较长，多由急性泄泻演变而来，便泻次数较少。

(1)脾气虚弱：兼见大便溏薄，夹有不消化食物，稍进油腻饮食则便次增多，腹胀肠鸣，面色萎黄，神疲肢软，舌淡苔薄，脉细弱。

(2)肝郁气滞：嗳气食少，腹痛泄泻，每因情志不畅而发，伴有胸胁胀闷，舌淡红、脉弦。

(3)肾阳亏虚：黎明之前腹中微痛，肠鸣即泻，泻后痛减，形寒怕冷，腰膝酸软，舌淡苔白，脉沉细。

【治疗】

1. 基本治疗

(1)急性泄泻

治法：除湿导滞，通调腑气。取足阳明、足太阴经穴为主。

处方：天枢　上巨虚　阴陵泉　水分

配穴：寒湿者加神阙；湿热者加内庭；食滞者加中脘。

方义：天枢为大肠募穴，可调理肠胃气机。上巨虚为大肠下合穴，可运化湿滞，取“合治内腑”之意。阴陵泉可健脾化湿。水分利小便而实大便。

操作：毫针泻法。神阙用隔姜灸法。

(2)慢性泄泻

治法：健脾温肾，固本止泻。取任脉及足阳明、足太阴经穴为主。

处方：神阙　天枢　足三里　公孙

配穴：脾虚者加脾俞、太白；肝郁者加太冲；肾虚者加肾俞、命门。

方义：灸神阙可温补元阳，固本止泻。天枢为大肠募穴，能调理肠胃气机。足三里、公孙健脾益胃。

操作：神阙用灸法；天枢用平补平泻法；足三里、公孙用补法。配穴按虚补实泻法操作。

2. 其他治疗

(1)耳针:取大肠、小肠、胃、脾、肝、肾、交感、腹、神门。每次以3～4穴,毫针刺,中等刺激。亦可揿针埋藏或用王不留行籽贴压。

(2)穴位注射:取天枢、上巨虚。用黄连素注射液,或用维生素 B_1、维生素 B_{12} 注射液,每穴每次注射0.5～1ml,每日或隔日1次。

(3)脐疗:取五倍子适量研末,食醋调成膏状,敷肚脐。2～3日更换一次。适用于久泻。

【按语】

1. 针灸治疗急慢性泄泻效果较好。

2. 针灸治疗对严重失水或由恶性病变所引起的腹泻,则应采用综合性治疗,适当配合输液。

3. 治疗期间要注意饮食,忌生冷、辛辣、油腻之品。

【医案举例】

郭某,女,48岁。因脑血管意外致半身不遂住院3个月,近2月来,大便时溏时泻反复难愈,10天前因稍进油腻之物,泄泻发作,每日大便5～10次,呈水样便,伴饮食减少,腹胀闷不舒。口服和静滴消炎止泻药10余天无效。诊见面色萎黄,肢倦乏力,舌质淡、苔白,脉细弱。此为脾胃虚弱,运化无权。治宜健脾益胃,固涩止泻。

取穴:足三里、内关、中脘、神阙

操作:针刺用补法,留针20分钟;隔姜灸神阙穴15分钟,每日1次。3天后大便次数明显减少,7天后大便基本成形,1日1次,食量也明显增加。半年后随访无复发。

二十一、痢疾

痢疾是以剧烈腹痛腹泻、里急后重、痢下赤白脓血为临床主症的一类疾病,又称"滞下""下利",是夏秋季常见的肠道传染病。一般分为湿热痢、寒湿痢、疫毒痢、休息痢、噤口痢5种类型。

西医学认为本病由痢疾杆菌引起,是以结肠化脓性溃疡性炎症为病理特点的肠道传染病。西医学的急性细菌性痢疾、中毒性菌痢、阿米巴痢疾,均可参照本节论治。

【病因病机】

痢疾多因饮食生冷、不洁之物,或感受暑湿疫毒而发病。外邪与食滞阻碍肠腑,气机不利、大肠传导功能失职,湿热相搏,气血阻滞,肠络受损,而致下痢脓血,形成湿热痢;脾胃素虚,脏腑气弱,而贪凉受寒,湿浊乘虚而入,以致寒湿不化,形成寒湿痢;感受疫毒之邪,毒邪熏灼肠道,热毒内盛,引动内风,蒙蔽清窍,而成疫毒痢;湿热蕴结中焦,脾胃失其升降功能,以致呕恶不能食,为噤口痢;若痢疾迁延日久,中焦虚弱,命门火衰,正虚邪恋,常因受凉或饮食不当而反复发作,为休息痢。

【辨证】

痢疾以大便次数增多,粪中带有黏液脓血,腹痛,里急后重为主要症状。

1. 湿热痢　兼见下痢赤白相杂,肛门灼热,小便短赤,或恶寒发热,心烦,口渴,舌红、苔黄腻,脉滑数。

2. 寒湿痢　痢下赤白黏冻,或纯为白冻,胃脘痞闷,喜暖畏寒、头身困重,苔白腻,脉濡缓。

3. 疫毒痢　发病急骤,腹痛剧烈,痢下脓血,里急后重较重,壮热口渴,烦躁不安,甚则神昏、痉厥，舌红绛，苔黄燥，脉滑数。

4. 休息痢　痢下时发时止，日久不愈，发则下痢脓血或黏液，临厕腹痛里急，饮食减少，神疲乏力，畏寒，舌淡苔腻，脉濡软或虚数。

5. 噤口痢　下痢赤白脓血，恶心呕吐，不能进食，苔腻、脉滑。

【治疗】

1. 基本治疗

治法：清热化湿，通肠导滞。取手足阳明经和任脉穴为主。

处方：天枢　合谷　上巨虚　下脘　关元　阳陵泉

配穴：湿热痢者，加内庭、曲池；寒湿痢者，加中脘、气海；疫毒痢者、加大椎、十宣、太冲；休息痢者，加脾俞、肾俞；噤口痢者，加内关、中脘；久痢脱肛者，加长强、百会。

方义：天枢为大肠经的募穴、合谷为大肠经的原穴，两穴可通调大肠的气血，行血则脓便自愈，调气则后重自除。上巨虚为大肠下合穴，"合治内腑"，可清化肠道湿热。下脘为任脉与足太阴经交会穴，关元为小肠之募穴，二穴可疏调肠腑之气机，理气化滞。阳陵泉可助化湿之力。

操作：关元用平补平泻法；其余主穴用泻法。急性痢疾者，每日治疗 2 次，每次留针 30 分钟。配穴按虚补实泻法操作。寒湿痢、休息痢及久痢脱肛者，可配合艾灸。大椎、十宣点刺出血。

2. 其他治疗

(1)耳针：取大肠、直肠下段、小肠、胃、脾、肾、腹。每次 3～4 穴，急性痢疾用强刺激，留针 30 分钟，每日 1～2 次。慢性痢疾用轻刺激，亦可用揿针埋藏或用王不留行籽贴压。

(2)穴位注射：取穴参照基本治疗，用黄连素注射液，或用 5% 葡萄糖注射液，或用维生素 B_1 注射液，每穴注射 0.5～1ml，每日 1 次。

(3)穴位贴敷：取穴神阙。药物选用白术、厚朴、陈皮、甘草各 32g，木香、槟榔各 15g，桃仁、黄连、茯苓、党参、当归、生姜、发团各 15g，实证者加生大黄 10g。方法为将上药煎汁，入牛胶，用黄丹收膏，用时取适量贴于穴位上。注意本方用于热多于湿的湿热痢疾的治疗较好。

【按语】

1. 针灸治疗急性痢疾和阿米巴痢疾，均有显著疗效。但对于中毒性痢疾，病情急暴险恶，一定要采取综合治疗和抢救措施。

2. 患者应进行隔离，防止传染。

3. 治疗期间注意饮食。

【医案举例】

白某，男，46 岁。主诉：发热、腹痛、腹泻 2 日。大便有脓血黏液、红多白少，每日 10 次左右，伴有里急后重，头痛，倦怠乏力，纳差。查体：T 39.4℃，P 95 次/分，R 10 次/分，BP 90/60mmHg。患者营养稍差，心肺(－)，左下腹压痛(＋)。血相检查：WBC 15.6×10^9/L。大便常规：白细胞(＋＋)，红细胞(＋＋＋)。诊断为急性细菌痢疾。

取穴：下脘、关元、天枢(双侧)、足三里(双)，曲池(双)，神阙(灸)。

留针 40 分钟，针后体温降至 38℃，头痛消失，腹痛、里急后重减轻。第 2 日治疗后，脓血便减为 3 次，体温恢复正常，继用上法治疗。第 3 日治疗后，腹痛、里急后重减轻消失，食欲增进，大便 1 次，基本成型。第 4 次治疗后，各种症状消除，身体恢复正常。

二十二、便秘

便秘是以大便秘结，排便周期或时间延长，或虽有便意但排便困难为临床主要表现的病证。患者粪质干燥、坚硬，排便坚涩难下，常常数日一次，甚至非用泻药、栓剂或灌肠不能排便。

西医学认为便秘主要是由神经系统病变、全身病变、肠道病变及不良排便习惯所引起，可分为结肠便秘和直肠便秘两种，前者系食物残渣在结肠中运行迟缓所引起，后者指食物在直肠滞留过久，又称排便困难。

【病因病机】

便秘主要为大肠传导功能失常，粪便在肠内停留时间过长，水液被吸收，以致便质干燥难解。本证的发生与脾胃及肾脏关系密切，可分为实证和虚证两类。

实证便秘，多由素体阳盛，嗜食辛辣厚味，以致胃肠积热，或津液受灼，肠道燥热，大便干结；或因情志不畅，忧愁思虑过度，或久坐少动，肺气不降。肠道气机郁滞，通降失常，传导失职，糟粕内停，而成便秘。

虚证便秘，多由病后、产后，气血两伤未复，或年迈体弱，气血亏耗所致，气虚则大肠传导无力，血虚则肠失滋润；或下焦阳气不充，阴寒凝结，腑气受阻，糟粕不行，凝结肠道而成便秘。

【辨证】

1. 热秘　大便干结，腹胀腹痛，身热面赤，口干口臭，喜冷饮，小便黄赤，舌红，苔黄燥，脉滑数。

2. 冷秘　大便秘结，腹中拘急冷痛，手足不温，畏寒喜暖，小便清长，舌淡苔白，脉沉迟。

3. 气秘　大便秘结，欲便不得，嗳气频作，腹中胀痛连及胁肋，口苦目眩，胸胁痞满，苔薄白，脉弦。

4. 虚秘　虽有便意，临厕努挣乏力，挣则汗出气短，便后疲乏，大便并不干硬，神疲气怯，头晕心悸，面色无华，唇舌色淡，脉虚细。

【治疗】

1. 基本治疗

治法：调理肠胃，行滞通便。取足阳明、手少阳经穴为主。

处方：天枢　大肠俞　上巨虚　支沟　水道　归来　丰隆

配穴：热秘者加内庭、合谷；气秘者加太冲、中脘；气虚者加气海、脾俞；血虚者加足三里、三阴交；阳虚者加关元、神阙。

方义：天枢乃大肠募穴，疏通大肠腑气，腑气温则大肠传导功能复常，取大肠俞可与天枢同用俞募配合、再用下合穴上巨虚“合治内腑”，三穴共用，可通调大肠腑气。支沟宣通三焦气机，三焦之气通畅，则肠腑通调。水道、归来、丰隆，可调理脾胃，行滞通腑。

操作：主穴用毫针泻法。配穴按虚补实泻法操作；神阙、关元用灸法。

2. 其他治疗

(1)耳针：取大肠、直肠、三焦、腹、脾、肝、肾、交感、皮质下。每次选用 3～5 穴。毫针刺，中等强度或弱刺激，或用揿针或用王不留行籽贴压。

(2)穴位注射：取穴参照基本治疗穴位。用生理盐水或维生素 B_1、维生素 B_{12} 注射液，每穴注射 0.5～1ml，每日或隔日 1 次。

【按语】

1. 针灸治疗本病尤其对功能性便秘有较好疗效,如经治好多次而无效者须查明原因。

2. 患者应坚持体育锻炼,多食蔬菜水果,并养成定时排便的习惯

【医案举例】

黄某,男,45岁。患者因脑出血住神经内科,右侧肢体偏瘫,既往无便秘史,入院后第5天排便1次,至今未排便,伴有腹胀,呃逆,食欲不振。舌质紫黯胖大、苔黄腻,脉滑数。辨证为胃肠实热,腑气不通。取中脘、天枢(双)、支沟(双)、丰隆(双)为主穴,配用合谷(双)、曲池(双)、气海,以毫针刺入,得气后留针20分钟;并用无烟艾条灸神阙穴10分钟,每日1次。恢复治疗2次后即自行排便,治疗1个疗程后大便恢复正常。

二十三、阳痿

阳痿是指男子未到性功能衰退年龄,出现性生活中阴茎不能勃起或勃起不坚,影响正常性生活的病证,又称"阴痿"。西医学的性神经衰弱和某些慢性疾病表现以阳痿为主者,可参考本篇施治。

西医学认为阳痿是男子性功能障碍的一种,常与早泄、遗精、性欲低下或无性欲等成为一组临床证候,多由大脑皮层功能紊乱、脊髓性中枢功能紊乱和生殖器官器质性病变等原因引起。

【病因病机】

本病由房劳过度,久犯手淫,以致精气虚损,命门火衰,引起阳事不举;或思虑忧郁,伤及心脾,惊恐伤肾,使气血不足,宗筋失养而导致阳痿;亦有湿热下注,宗筋受灼而弛纵者,但为数较少。

【辨证】

主症:阳事不举,不能进行正常性生活。

(1)命名火衰:阴茎勃起困难,时有滑精,头晕耳鸣,面色皖白,腰酸乏力,畏寒肢冷,舌淡白,脉细弱。

(2)心脾两虚:面色萎黄,食欲不振,精神倦怠,失眠健忘,心悸气短,自汗,舌淡、苔薄白,脉细弱。

(3)惊恐伤肾:焦虑紧张或精神抑郁,心悸易惊,夜寐不宁,舌红、苔薄白,脉细弦。

(4)湿热下注:阴茎勃起不坚,时间短暂,每多早泄. 阴囊潮湿、臊臭,小便黄赤,舌苔黄腻、脉濡数。

【治疗】

1. 基本治疗

治法:补益肾气。取任脉、足太阴经穴及相应背俞穴为主。

处方:关元 中极 三阴交 肾俞

配穴:肾阳不足者加命门;肾阴亏虚者加复溜、太溪;心脾两虚者加心俞、脾俞、足三里;惊恐伤肾者加志室、胆俞;湿热下注者加会阴、阴陵泉;气滞血瘀者加太冲、血海、膈俞;失眠或多梦者加神门、心俞、内关;食欲不振者加中脘、足三里;腰膝酸软者加命门、阳陵泉。

方义:本病主要为肾气虚衰,肾虚宗筋弛缓,阳事不举。关元为元气所存之处,补之使真元得充,恢复肾之作强功能,再加上中极和关元配合,均为任脉与足三阴经的交会穴,以达调补

肝、肾、脾，温下元之气，兴奋宗筋。三阴交为足三阴经交会穴，补益肝肾，健运脾土，又可清热利湿。肾俞以培肾固本、补益元气。

操作：主穴用毫针补法，可用灸；针刺关元、中极针尖略向下斜刺，使针感向前阴放散、有热感。配穴按虚补实泻法操作。

2. 其他治疗

(1)耳针：取外生殖器、内生殖器、肾、肝、心、脾、神门、内分泌、皮质下。每次以3～5穴，针刺施以弱刺激，每日或隔日1次。或用揿针埋藏或用王不留行籽贴压。

(2)穴位注射：取关元、中极、三阴交、肾俞、足三里。可以鹿茸精、胎盘组织液、黄芪注射夜、当归注射液、丙醛睾丸酮5mg或维生素B_1 50mg、每次每穴注入药液0.5～1ml，隔日1次。

【按语】

1. 针灸对原发性阳痿疗效满意，对继发性者应治疗原发病。

2. 配合心理治疗，予以精神疏导，消除其紧张心理。夫妻按摩对治疗本病有相当好的疗效。男方要克服紧张心理、树立信心。

【医案举例】

雷某，36岁，未婚，阳痿四年。其四年来阳事不举，常有滑精，且精薄清冷。曾长时期服用男宝、鹿鞭酒等壮阳之品无效。阴茎仍痿软不能勃起，头晕，耳鸣，夜寐多梦，面色㿠白，精神萎靡，腰膝酸软，畏寒肢冷，舌淡苔白，脉沉细。患病前常有手淫恶习。此为恣情纵欲，耗伤太过，精气亏虚，而致命门火衰。治则为温补下元。取主穴：命门、肾俞、关元，配太溪、心俞穴。采用补法，得气后于主穴上用2cm艾柱置针柄上灸之，20分钟后起针。嘱患者解除思想顾虑。施治1疗程后已有性欲感，阴茎亦稍能勃起，但时间短暂，且不坚硬。继以前法针灸两个疗程后，性欲较前增强，阴茎勃起有力，持续时间恢复正常，又针灸1疗程以巩固疗效。嘱其戒除手淫。1年后经追访，患者已娶妻且夫妻性生活和谐。

二十四、癃闭

癃闭是指排尿困难，点滴而下，甚至小便闭塞不通的一种疾患。“癃”是指小便不利，点滴而下，病势较缓；“闭”是指小便不通，欲溲不下，病势较急。癃与闭虽有区别，但都是指排尿困难，只是程度上的不同，故常合称癃闭。

西医学见于膀胱、尿道器质性和功能性病变及前列腺疾患等所造成的排尿困难和尿潴留，均属癃闭范畴。

【病因病机】

本病分为虚证和实证。虚证多由膀胱湿热互结，导致气化不利，小便不能，而成癃闭；或肺热壅盛，津液输布失常，水道通调不利，热邪闭阻而成癃闭；或跌仆损伤，以及下腹部手术，引起筋脉瘀滞，影响膀胱气化而致小便不通。虚证由于脾虚气弱，中气下陷，清阳不升，浊阴不降，则小便不利；或年老肾气虚惫，命门火衰，不能温煦鼓舞膀胱气化，使膀胱气化无权。

【辨证】

1. 实证

主症：发病急，小便闭塞不通，努责无效，小腹胀急而痛，烦躁口渴，舌质红，苔黄腻。

(1)肺热壅盛：兼见口渴不欲饮，或大便不畅，舌红，苔黄腻，脉数者。

(2)肝郁气滞：小便不通或通而不畅，小腹胀急，胁腹胀满，多烦善怒，舌红，苔黄，脉弦。

(3)外伤血瘀:有外伤或损伤病史、小腹满痛,舌紫暗或有瘀点,脉涩。

2. 虚证

主症:发病缓,小便滴沥不爽,排出无力,甚则点滴不通,精神疲惫,舌质淡,脉沉细而弱。

(1)脾虚气弱:气短纳差,大便不坚,小腹坠胀,舌淡苔白,脉细弱。

(2)肾阳虚:小便不通,或者滴沥不畅,排除无力,神气怯溺,腰膝酸软,畏寒乏力,舌淡苔白,脉沉细无力。

【治疗】

1. 基本治疗

(1)实证

治法:清热利湿,行气活血。取足太阳、足太阴经穴及相应俞募穴为主。

处方:秩边　阴陵泉　三阴交　中极　膀胱俞

配穴:湿热内蕴者加委阳;邪热壅肺者加尺泽;肝郁气滞者加太冲、大敦;瘀血阻滞者加血海、曲骨、次髎。

方义:秩边为膀胱经穴,可疏导膀胱气机。阴陵泉清热利湿而通小便。三阴交穴通调足三阴经气血,消除瘀滞。中极为膀胱募穴,配膀胱之背俞穴,俞募相配,促进气化。

操作:毫针泻法。秩边穴用芒针深刺 2.5～3 寸,以针感向会阴部放射为度。针刺中极等下腹部穴位之前,应首先叩诊,检查膀胱的膨胀程度,以便决定针刺的方向、角度和深浅,不能直刺者,则向下斜刺或透刺,使针感能到达会阴并引起小腹收缩、抽动为佳。每日 1～3 次。

(2)虚证

治法:温脾补肾,益气启闭。取足太阳经、任脉穴及相应背俞穴为主。

处方:秩边　关元　脾俞　肾俞　三焦俞

配穴:中气不足者加气海、足三里;肾气亏虚者加太溪、复溜;无尿意或无力排尿者加气海、曲骨。

方义:秩边为膀胱经穴,可疏导膀胱气机。关元为任脉与足三阴经交会穴,能温补下元,鼓舞膀胱气化。脾俞、肾俞补益脾肾。三焦俞通调三焦,促进膀胱气化功能。

操作:秩边用泻法,操作同前;其余主穴用毫针补法,亦可用温针法,每日 1～2 次。配穴用补法。

2. 其他治疗

(1)耳针:选肾、膀胱、肾、肺、肝、脾、三焦、交感、神门、皮质下、腰骶椎。每次选 3～5 穴,毫针用中强刺激,或用揿针埋藏或用王不留行籽贴压。

(2)穴位敷贴法:取神阙穴。用葱白、冰片、田螺或鲜青蒿、甘遂、甘草各适量,混合捣烂后敷于脐部、外用纱布固定,加热敷。

(3)脐疗:取神阙穴。将适量食盐炒黄待冷却放于神阙穴填平,用两根葱白压成 0.3cm 厚的葱饼置于食盐上,再将艾炷置于葱饼上施灸,灸至小腹部发热且有尿意为佳。

【按语】

1. 针灸治疗癃闭有一定的效果,可以避免导尿的痛苦和防治泌尿道感染,尤其是对于功能性尿潴留,疗效更好。

2. 膀脏过度充盈时,下腹部穴位操作应斜刺或平刺,避免刺伤膀胱。

3. 如属机械性梗阻或神经损伤引起者,须明确发病原因,采取相应措施。

【医案举例】

田某,男,63岁。患者因腰椎间盘突出症入院,发病后小便量少,点滴而出,最后不能自行排尿。查体见:神志清,痛苦貌,少腹部明显膨隆,叩之呈鼓音。诊断为癃闭(曾有外伤史)。

针灸处方:局部取穴加辨证用穴。关元、神阙、气海、足三里、三阴交。针气海得气后使针感向阴部方向放射;针足三里得气后使针感向足二趾放射;针三阴交得气后使针感向上放射,静留针40分钟,同时施温和灸。经治疗5次而愈。

二十五、消渴

消渴是以三多一少即多饮、多尿、多尿、形体消瘦,或尿有甜味为特征的病证。临床上根据患者的症状不同,病变轻重程度不同,可分为上、中、下三消。病变脏腑各有侧重,上消属肺燥,中消属胃热,下消属肾虚,亦可肺燥、胃热、肾虚三焦同病。

本病与西医学糖尿病基本一致。西医学认为糖尿病是一组代谢内分泌病,分原发性和继发性两类、前者占绝大多数,有遗传倾向,以绝对或相对胰岛素分泌不足所引起的代谢紊乱为基本病理。临床上分为胰岛素依赖型(1型)、非胰岛素依赖型(2型),胰岛素绝对分泌不足多见于1型,相对分泌不足多见于2型。尿崩症因具有多饮、烦渴的临床特点,与消渴病有某些相似之处,亦可参考本节治疗。

【病因病机】

本病病变脏腑主要在肺、胃、肾,又以肾为关键。本病病机以阴虚为本,燥热为标,两者又往往互为因果,病初以燥热为主,继则阴虚燥热互见,病久则以阴虚为主。主要由禀赋不足,饮食不节,情志不调,劳欲过度所致。先天禀赋不足、五脏虚羸,精气不足,复因调摄失宜、终至精亏液竭而发为消渴;饮食不节、过食肥甘、醇酒厚味、以致脾胃受损,内蕴积热,消谷伤津,发为消渴;情志失调、五志过极,郁而化火,消灼津液,引发消渴;房事不节,纵欲过度,耗伤肾精,则下焦生热,热则肾燥,肾中燥热则为消渴。

本病迁延日久,燥热阴虚可阴损及阳,导致气阴两虚、阴阳两虚之证、或气虚血瘀等病理变化,而产生多种变证,如肾阴不足影响及肝阴不足,使精血不能上承于目,可并发白内障,甚至失明;燥热内结,营阴被灼,络脉瘀阻;蕴毒成脓,可发为疮疖、痈疽;阴虚燥热,灼津为痰,痰火交炽,络脉瘀阻,变生中风偏瘫;或可见脾肾两虚,阳虚水泛,发为水肿;病变后期阴液极度耗损,导致阴竭阳亡,阴阳离决而见四肢厥冷、神志昏迷、脉微欲绝等危候。

【辨证】

主症:为多饮、多食、多尿,形体消瘦,或尿有甜味。

(1)肺热津伤(上消):见烦渴多饮,口干舌燥,尿量频多,舌边尖红,苔薄黄,脉洪数。

(2)胃热炽盛(中消):多食善饥,口渴尿多,形体消瘦,大便干燥,苔黄,脉滑实有力。

(3)肾阴亏虚(下消):尿频尿多,混浊如膏脂,或尿甜,腰膝酸软,乏力,头晕耳鸣,口干唇燥,皮肤干燥,瘙痒,舌红苔少,脉细数。

(4)阴阳两虚:小便频数,混浊如膏,面容憔悴,耳轮干枯,腰膝酸软,四肢欠温,畏寒怕冷,阳痿或月经不调,舌淡苔白而干,脉沉细无力。

【治疗】

1.基本治疗

治法:清热润燥,养阴生津。取相应背俞穴及足少阴、足太阴经穴为主。

处方：胰俞　肺俞　脾俞　肾俞　三阴交　太溪　足三里

配穴：上消者加太渊、少府；中消者加内庭、地机；下消者加复溜、太冲。烦渴、口干舌燥者加廉泉、承浆或金津、玉液；多食善饥者加合谷、上巨虚、丰隆、中脘；便秘者加天枢、腹结、阳陵泉、大敦；多尿、盗汗者加复溜、关元；阴阳两虚者加关元、命门；合并视物模糊者加光明、头维、攒竹；头晕者加上星；上肢疼痛或麻木者，加曲池、合谷；下肢疼痛或麻木者加风市、阴市、阳陵泉、解溪；皮肤瘙痒者加风池、大椎、曲池、血海、照海。

方义：胰俞位于第8胸椎棘突旁1.5寸，是治疗本病的经验效穴。肺俞培补肺阴。肾俞、太溪滋补肾阴。三阴交滋补肝肾。脾俞健脾而促进津液化生。足三里清胃泻火、和中养阴。

操作：主穴用毫针补法或平补平泻法，配穴按虚补实泻法操作。注意严格消毒，防止感染。

2. 其他治疗

(1)耳针：选胰、胆、内分泌、肾、三焦、耳迷根、神门、心、肝、肺、屏尖、胃等穴。每次取2～4穴，毫针用轻刺激，或用揿针埋藏或用王不留行籽贴压。

(2)穴位注射：选心俞、肺俞、脾俞、胃俞、肾俞、三焦俞或相应夹脊穴、曲池、足三里、三阴交、关元、太溪。每次选取3～4穴，以当归或黄芪注射液，或以等渗盐水，或用小剂量的胰岛素进行穴位注射，每穴注射液为0.5～2ml。隔日1次。

【按语】

1. 针灸对糖尿病有一定的疗效，对其并发症亦有较好的效果。

2. 因糖尿病患者的皮肤容易化脓感染，用穴要少而精，注意在针刺操作过程中严格消毒、防止感染。

3. 患者应控制饮食，多食粗粮和蔬菜，节制肥干厚味和面食，严禁烟酒，保持精神的调养，避免过度劳累，节制性欲，注意保暖，防止感冒，参加适当的体育锻炼。

4. 低血糖、糖尿病引起的酸中毒等应积极采取综合措施及时施救。

5. 近年来糖尿病患者的临床表现多为肥胖，而三多症状不明显，因此，应注意诊断鉴别。

【医案举例】

张某，女，68岁，退休工人。半年来渴而多饮，消谷善饥，大便燥结，舌红、苔黄燥，脉沉滑。治用滋阴养液，润肠通腑。取穴：梁门(左)、天枢、支沟、足三里、脾俞、胃俞。平补平泻，中等刺激，留针15分钟，出针前重复运针一次再指压。治疗3日后大便通畅，半月后症状减轻，后改用艾条熏烤，隔日一次，共15次，配以控制饮食，3月内未复发。

第三节　妇科与儿科病证

一、月经不调

月经不调是以月经的周期异常为主症的月经病。常伴有经质、经色、经量的异常为特征，为妇科常见病之一。临床上常见的有月经先期，月经后期，月经先后无定期等多种情况，古代文献依次称之为“经早”，“经迟”，“经乱”。

现代医学中排卵型功能失调性子宫出血、生殖器炎症或肿瘤及垂体前叶病变等引起的阴道异常出血等属于中医月经不调范畴。

【病因病机】

月经先期，主要责之于气虚不固或热扰冲任，气虚则统摄无权，冲任失固；血热则迫血妄行。月经后期，虚实兼有。实者或因气血郁滞、冲任受阻；或因寒凝血瘀、冲任不畅，致使月经延期而至。虚者或因阳气虚衰，或因营血亏虚，以致血海亏乏，不能按时满溢。月经先后无定期主要责之于肝气郁滞或肾气虚衰致使冲任气血不调，血海蓄溢失常。

【辨证】

(1)月经先期

1.实热　月经先期而至，甚至经行一月两次。经量多，色深红或紫红，质黏稠，伴有口干，心烦，大便秘结，小便黄，舌红，苔黄，脉数有力。

2.虚热　月经先期而至，甚至经行一月两次。经量少或多，色红质稠，伴有潮热、盗汗，五心烦热，腰膝酸软，舌红，苔少，脉细数。

3.气虚　月经先期而至，甚至经行一月两次。经量多，色淡质稀，神疲体倦，心悸气短，小腹空坠，纳少便溏，舌淡，苔白，脉细弱。

(2)月经后期

1.血寒　月经期推迟，甚或四五十日一至。经量少，色暗有块，伴畏寒肢冷，小腹冷痛，得温痛减，舌淡苔白，脉沉紧。

2.血虚　月经期推迟，甚或四五十日一至。经量少色淡质稀，伴小腹隐痛，头晕目眩，心悸少寐，面白或萎黄，舌淡，少苔脉细弱。

3.肾虚　月经期推迟，甚或四五十日一至。经量少，色淡质稀，头痛，头晕耳鸣，腰膝酸软，舌淡，苔白，脉沉细。

4.气滞　月经期推迟，甚或四五十日一至。经量少，色暗有块，乳房胸胁及小腹胀痛，舌红，脉弦或涩。

(3)月经先后无定期

1.肝郁　经期提前或延后1～2周，量或多或少，色紫红，经行不畅，有血块；伴胸胁、乳房及少腹胀痛，善太息，舌苔薄白或薄黄，脉弦。

2.肾虚　经期提前或延后1～2周，量少，色淡，质稀，伴头晕耳鸣，腰膝痠软，舌淡，苔薄，脉沉细。

【治疗】

1.基本治疗

月经先期

治法：气虚者，益气摄血；血热者，凉血调经。取任脉及足太阴经穴为主。

处方：关元　血海　三阴交

配穴：实热配行间、地机；虚热配太溪；气虚配足三里、脾俞、气海。

方义：冲任失调是本病的主要病机。关元属任脉经穴，冲、任同源，“冲脉起于关元”，又是足三阴经的交会穴，故为调理冲任的要穴。血海、三阴交均属足太阴脾经，三阴交为肝、脾、肾三经交会穴，二穴均为为妇科理血调经的要穴。诸穴配合，调和冲任，经血按期而至。

操作：毫针刺，诸穴以常规操作为主。实症用泻法，虚症用补法，寒者加灸。血瘀者可配合刺络拔罐法。于月经来潮前5～7日开始治疗，每日1次。行经期间停针。若行经不规律者可于月经干净之日起针灸，隔日1次，直到月经来潮时止。每次留针时间均为20～30分钟，连续治疗 3～5 个月经周期。

(1)月经后期

治法:温经散寒、理气行滞、补血调经。取任脉及足阳明、太阴经穴为主。

处方:气海　气穴　归来　三阴交

配穴:血寒配关元、命门;血虚配足三里、脾俞;肾虚配肾俞、太溪;气滞配太冲、内关。

方义:气海属任脉经穴,气穴是肾经和冲脉的会穴,二穴共凑调和冲任之效;归来属足阳明胃经经穴,阳明经多气多血,且穴近胞宫,可活血调经;三阴交为肝、脾、肾三经交会穴,调和三经经气,滋养阴血。诸穴配合,冲任调和,血海充盈,经血可如期而下。

操作:毫针刺,诸穴常规操作,实证泻法,虚证补法,虚寒证加灸。

(2)月经先后无定期

治法:调肝补肾、调理冲任。取任脉及足太阴经穴为主。

处方:关元　三阴交

配穴:肝郁配肝俞、太冲;肾虚配肾俞、太溪。

方义:关元属任脉经穴,任、冲同源,"冲脉起于关元",又是足三阴经的交会穴,故为调理冲任的要穴。三阴交为肝、脾、肾三经交会穴,可调肝健脾补肾,为妇科理血调经的要穴。

操作:毫针刺,诸穴常规操作,实证泻法,虚证补法,虚寒证加灸。血热只针不灸,其余可针灸并用。

2. 其他治疗

(1)耳针:取肝、脾、肾、内生殖器、子宫、皮质下、内分泌。每次选 3～5 穴。采用毫针刺法,或压籽法。

(2)穴位注射:取肝俞、脾俞、肾俞、血海、三阴交、足三里、关元。每次选用 2～3 穴,选当归注射液或丹参注射液,每穴注射 0.5～1ml,每日一次。

(3)皮肤针:在腰椎至尾椎、下腹部任脉、脾经、肝经和腹股沟及下肢足三阴经所过之处循经轻叩刺,以局部皮肤潮红为度。隔日 1 次,视情况配合拔罐。

(4)埋线:取三阴交、关元。用 1cm 长的消毒羊肠线,埋入上述穴位,经期停止治疗,10～15 天一次,作用较持久。

【按语】

1. 针灸对功能性月经不调有较好的疗效。若为器质性病变所致者则应采取综合治疗措施。

2. 针灸治疗的较佳时期在经前 5～7 天开始,行经期停止,连续治疗 3～5 个月经周期。

3. 注意生活调养和经期卫生,如心情舒畅、寒温适宜、作息规律、忌食生冷和辛辣食物等。

4. 妇科检查、超声波检查、卵巢功能测定等有助于本病的病因诊断。

【医案举例】

谌某,女,28 岁,已婚。婚后月经不调 6 年多,周期往往提前 9 天,量多,色紫红,小腹疼痛连及胁肋,两乳作胀,纳差,未孕,舌紫暗,脉弦数。曾服中西药物治疗未效,乃求治于针灸。治以疏肝理气、清热调经。

处方:地机、血海、三阴交、行间、肝俞。

手法:三阴交平补平泻,余穴行徐疾泻法,留针 20 分钟。隔日 1 次。经 4 个月经周期治疗,经期、经色、经量等均趋于正常。1 个月之后怀孕,后生一子。

二、痛经

痛经，又称“经行腹痛”，是指月经前后或行经期间出现的周期性小腹疼痛。

西医学分为原发性痛经和继发性痛经。原发性痛经是指生殖器官无器质性病变者；继发性痛经多继发于生殖器官的某些器质性病变，如盆腔子宫内膜异位症、子宫腺肌病、盆腔炎，子宫肌瘤等。

【病因病机】

情志不畅、饮食生冷，起居不慎等因素导致冲任瘀阻，气血运行不畅，胞宫经血流通受阻；或病久致冲任虚损，胞宫失于濡养。

【辨证】

1. 气滞血瘀　经前或经期小腹胀痛或刺痛，伴胸胁乳房胀痛，经行不畅，紫暗有血块，舌有瘀斑瘀点，脉涩。

2. 寒凝血瘀　经前或经期小腹冷痛，得热痛减，经血量少，色暗，舌苔白，脉细或沉紧。

3. 气血虚弱　经前或经后小腹隐痛喜按，经色淡，头晕，心悸，舌淡，脉细。

4. 肾气亏损　经前或经后一二日小腹隐隐作痛，腰酸，耳鸣，月经量少质稀，舌淡，脉沉细。

【治疗】

1. 基本治疗

治法：温经止痛、调理冲任。取任脉及足太阴脾经穴为主。

处方：关元　三阴交　地机　次髎

配穴：寒凝湿滞配中极、水道；气滞血瘀配太冲、血海；气血虚弱配足三里、血海；肾气亏损配肾俞、太溪。

方义：关元为任脉经穴，与足三阴经交会，可活血化瘀、通络止痛，灸之可温经散寒，调补冲任；三阴交为足三阴经的交会穴，可调理肝、脾、肾；地机为足太阴脾经郄穴，足太阴经循于少腹部，阴经郄穴治疗血症，可调血通经止痛；次髎是治疗痛经的经验效穴，单用即效。

操作：针刺关元，宜用连续捻转手法，使针感向下传导。寒凝湿滞者针后可在小腹部穴位加灸法。发作期每日治疗 1～2 次，间歇期可每日或隔日 1 次（一般在月经来潮前 5～7 天开始治疗）。

2. 其他治疗

(1)耳针：主穴取子宫，配肾、腰区、腹区、交感、神门、内分泌，皮质下等穴。每次选用 3～5 穴，毫针刺法，或压籽法。

(2)皮肤针：取相应背俞穴夹脊穴及腰骶部、足少阴肾经、足厥阴肝经，带脉等循经叩刺，中等刺激，隔日 1 次，于月经前 3～5 日开始治疗。

(3)穴位注射：取三阴交、地机，足三里。每次选用 1～2 穴，选黄芪、当归，丹参等注射液，每穴注入药液 0.5～1ml。隔日 1 次。

(4)穴位贴敷：取神阙穴。用吴茱萸、白芍、元胡各 20g，艾叶、乳香、没药各 10g，冰片 6g。研细末，每用 10～15g，用白酒调成膏状贴敷。

【按语】

1. 针灸对原发性痛经有较好的疗效，对继发性痛经，运用针灸疗法减轻症状后应及时诊断原发病变，施以相应治疗。

2. 针刺治疗一般宜从月经来潮前 3～5 天开始，直到月经期末。连续治疗 2～4 个月经周期。

3. 注意经期卫生和保暖，避免过食生冷，并避免精神刺激和过度劳累。

【医案举例】

陆某，女，30 岁。患者常有痛经现象，本次因经期下水田劳动又致小腹疼痛。当时满面通红，大汗淋漓，呻吟不止。医者查其腹痛拒按，舌红，脉弦紧。应即调血通经止痛。

处方：关元、三阴交、地机。

手法：关元连续捻转，使针感向下传导，余穴略加行针，至腹痛稍减轻后留针 20～30 分钟。

临别在关元，三阴交各埋线 1 枚，以防复发。下一个月经周期后随访，未发痛经。

三、崩漏

崩漏是指妇女非行经期间阴道突然大量出血或淋漓不断的病证。阴道突然大量出血、来势急骤者为“崩”，又称“崩中”；淋漓下血、来势缓慢、出血量少者为“漏”。因二者常交替出现，故并称为“崩漏”。

现代医学中无排卵型功能失调性子宫出血、生殖器炎症和某些生殖器肿瘤及其他原因引起的不规则阴道出血属于中医崩漏范畴。

【病因病机】

素体阳盛，迫血妄行，或饮食不节、劳倦思虑，伤及脾胃，或房劳多产，肾精亏损，或七情损伤，气机阻滞，久则成瘀，血络不通等。本病发生的主要机理是冲任损伤，不能固摄，以致经血从胞宫非时妄行。

【辨证】

1. 脾虚　经血非时而下，色淡质稀，出血时间长短不定，持续数日至数十日不等，出血量多如注或点滴而至，淋漓不断。伴神疲乏力，面色萎黄，头晕心悸，纳呆便溏，舌胖质淡，或边有齿痕，苔薄白脉细。

2. 肾虚　经血非时而下，色淡质稀，出血时间长短不定，持续数日至数十日不等，出血量多如注或点滴而至，淋漓不断。伴精神不振，畏寒肢冷，面色晦暗，腰膝酸软，夜尿频多，舌淡，苔薄，脉沉细。

3. 血热　经血非时而下，色红质稠或夹血块，出血时间长短不定，持续数日至数十日不等，出血量多如注或点滴而至，淋漓不断。伴面赤头晕，心烦口渴，大便秘结，小便黄，舌红，苔黄，脉弦数或滑数。

4. 血瘀　经血非时而下，色暗或黑，夹血块，出血时间长短不定，持续数日至数十日不等，出血量多如注或点滴而至，淋漓不断。行经日久又突然崩中漏下，伴小腹疼痛，块下痛减，舌紫暗或有瘀斑，脉沉涩或弦紧。

【治疗】

1. 基本治疗

治法：调理冲任、固崩止漏。脾虚者补益气血，肾虚者益肾固经，血热内扰者清热凉血；气滞血瘀者行气化瘀，取任脉及足太阴经穴为主。

处方：关元　三阴交　隐白　膈俞

配穴：脾虚配脾俞、足三里；肾虚配肾俞、太溪；血热内扰者加血海、行间；气滞血瘀者加合谷、太冲。

方义:关元属任脉经穴,任、冲同源,“冲脉起于关元”,又是足三阴经的交会穴,可健脾调肝固肾,故为调理冲任的要穴。三阴交为肝、脾、肾三经交会穴,可益肝健脾强肾,为妇科理血调经的要穴。隐白为足太阴井穴,可健脾统血,为治疗崩漏经验效穴。膈俞为血之会,可理血调经。

操作:关元针尖向下斜刺,使针感传至耻骨联合上下;隐白多用灸法;三阴交、膈俞常规针刺,实症用泻法,虚症用补法,寒者加灸。

2. 其他治疗

(1)皮肤针:取腰骶部督脉、足太阳经,下腹部任脉、足少阴经、足阳明经、足太阴经,下肢部足三阴经。由上而下反复叩刺至局部潮红为度。(出血期间不叩打腹股沟和下腹部),每日1次。

(2)三棱针:取腰骶部督脉或足太阳经上反应点。每次选用2～4个点,挑断皮下白色纤维数根。每月1次,连续挑刺3次。

(3)头针:取双侧生殖区(或额旁三线),头针常规刺法,留针30分钟。

(4)耳针:取子宫、内分泌、肾上腺、皮质下、肝、脾、肾、神门。每次取3～4穴,毫针刺,留针20～30分钟,每日或隔日1次。也可用耳穴埋针或压丸法,每2～3日1次。左右耳交换治疗。

(5)穴位注射:取气海、血海、膈俞、足三里、三阴交。每次2～3穴,用5%当归注射液或维生素B_{12}注射液,每穴注入1ml,每日1次,7～10次为1疗程。

【按语】

1. 针灸对本病疗效确切。但对于血量多、病势急者,应采取综合治疗措施。

2. 绝经期妇女如反复多次出血,应作相关妇科检查,排除肿瘤等其他器质性致病因素。

3. 患者应注意饮食调摄,加强营养,忌食生冷,避免过度劳心劳力。

4. 妇科检查、盆腔B超扫描、宫腔镜检查、诊断性刮宫等有助于本病的诊断。

【医案举例】

黄某,女,27岁,已婚。经血不止2月。平时性情急躁,喜食辛辣之品,经行量多,色鲜红,经期兼有胸闷胁胀。本次月经来潮后持续10天不断,色鲜红、量多、舌红,苔黄腻,脉弦数。治以调理冲任,固崩止漏。

处方:关元、血海(双)、三阴交(双)、行间(双)、内庭(双)。

手法:血海、行间施提插泻法。余穴平补平泻。

每日1次,连续治疗11次后,性情较以往温和,遇事能沉着冷静,余症消失。

四、绝经前后诸症

绝经前后诸症是指绝经期前后出现月经紊乱或月经停止、情绪不定、潮热汗出、失眠健忘,头晕耳鸣等一系列症状为主要表现的病证。

西医学中的更年期综合征属于中医绝经前后诸症范畴。

【病因病机】

先天禀赋、劳逸失度,经孕产乳所伤等因素导致肾气渐衰,天癸将竭,冲任亏虚。

【辨证】

1. 肾阳虚　头晕耳鸣,形寒肢冷,面色㿠白,腰酸尿频,舌淡,苔薄,脉沉细。

2. 肾阴虚　头晕目眩，潮热汗出，五心烦热，口燥咽干，舌红，苔少，脉细数。

3. 肾阴阳俱虚　头晕心烦，脘腹胀闷，肢冷尿长，便溏，舌胖大，苔白，脉沉细。

【治疗】

1. 基本治疗

治法：补肾益精、调理冲任。取肾的背俞穴、原穴及任脉穴为主。

处方：肾俞　太溪　关元　三阴交

配穴：肾阳虚配命门；肾阴虚配照海；肾阴阳俱虚配命门、照海。

方义：本病基本病机是肾精亏损，取肾之背俞穴肾俞、肾之原穴太溪，二穴合用可补肾气，养肾阴；关元属于任脉与足三阴经交会穴，针之可补益元气、调理冲任；三阴交为足三阴经交会穴，可健脾、疏肝、益肾，调补冲任。

操作：毫针常规刺，补法。肾阳虚，可加灸。

2. 其他治疗

耳针：取皮质下、内分泌、内生殖器、肾、神门、交感。每次选用 2～3 穴，压籽或压磁法，毫针刺法或用埋针法。

【按语】

针灸对本病效果良好，但宜配合心理疏导，避免忧郁、焦虑，急躁情绪。

【医案举例】

黄某，女，49 岁。近二年来月经量多，或提前，或错后，经期不准，经常觉头痛头晕，脘腹胀闷，四肢冰冷，胸闷心烦，寐差。小便次频，量多，色白。大便溏烂。治以补肾益精、调理冲任。

处方：肾俞、太溪、关元、三阴交、照海、命门。

手法：各穴均常规针刺，补法，命门加灸。

经 8 次针灸治疗，头脑清舒，夜寐已佳，精神也好，诸症消失。

五、带下病

带下病是指女性阴道内白带量明显增多，并见色、质、气味异常的一种病证，又称“带证”、“下白物”等。

西医学中因阴道炎、宫颈炎、盆腔炎、内分泌功能失调，宫颈或宫体肿瘤等疾病导致的白带异常属于中医学带下病范畴。

【病因病机】

素体虚弱、感受湿邪，饮食不节等因素导致湿邪伤及任、带二脉，任脉不固，带脉失约。

【辨证】

1. 湿热下注　带下量多，色黄，质黏稠，有臭味。舌红，苔黄腻，脉濡数。

2. 脾虚　带下量多，色白质黏无臭，绵绵不断，神疲纳少，舌淡苔薄，脉细。

3. 肾虚　带下量多，质稀薄如水，腰酸肢冷，尿频，舌淡苔薄，脉沉细。

【治疗】

1. 基本治疗

治法：健脾利湿、固摄止带。取任脉及足太阴经穴为主。

处方：带脉　白环俞　中极　三阴交

配穴：湿热下注配阴陵泉、行间；脾虚配脾俞、足三里；肾虚配肾俞、照海。

方义:带脉失约而至带下,带脉穴属足少阳经,为足少阳、带脉二经交会穴,是带脉经气所过之处,可协调冲任、止带下、调经血,理下焦;中极为任脉与足三阴经交会,可调整冲任经气以固本止带;三阴交可调理脾、肝、肾三经经气;白环俞属足太阳经,可调膀胱气化,利湿止带的作用。

操作:带脉向前斜刺,不宜深刺;白环俞直刺,使骶部酸胀为佳;中极针尖向下斜刺,使针感传至耻骨联合下为佳,不宜深刺;三阴交常规针刺。

2. 其他治疗

(1)刺络拔罐:取十七椎、腰眼、"八髎"周围之络脉。用三棱针点刺出血,然后拔罐 10～15 分钟,出血量约 5～10ml。每 3～5 日治疗 1 次。用于湿热下注所致带下。

(2)耳针:取内生殖器、脾、肾、三焦,内分泌。毫针刺法,或埋针法、压籽法。

(3)电针:取带脉、三阴交,白环俞。针刺得气后接电针仪,用疏密波刺激 20～30 分钟,每日 1 次。

【按语】

1. 针灸治疗带下有较好效果,滴虫性及霉菌性阴道炎引起者,宜结合外用药,以增强疗效。

2. 针灸治疗前,应查明病因,明确诊断,排除肿瘤的可能性,再予治疗。

3. 养成良好的卫生习惯,保持会阴部清洁干燥卫生。

【医案举例】

姜某,女,36 岁。白带量多近半年。平素纳差,腰酸腰累,带下清稀如水样,腹部喜暖,形寒肢冷,面色无华,舌淡苔白,脉沉细。妇科检查:两侧附件增厚粘连,两侧腹部有压痛。治宜健脾益肾,固摄止带。

处方:带脉、肾俞、脾俞、中极、白环俞。

手法:中极针尖向下斜刺,针感传至耻骨联合下;白环俞直刺,针至骶部酸胀为佳。带脉平补平泻。肾俞脾俞皆用补法。

每日针治 1 次,19 次后痊愈。

六、缺乳

缺乳是指产后哺乳期内乳汁分泌过少甚或乳汁全无为主要症状,亦称"产后乳少""乳汁不足""乳汁不行"等。

西医学中因哺乳方法、情绪,睡眠及健康状况等因素导致乳汁分泌不畅属于中医缺乳范畴。

【病因病机】

素体肥胖、脾胃虚弱、分娩失血过多,情志抑郁等因素导致乳汁不能畅行。

【辨证】

1. 气血不足　乳房柔软无胀感,头晕心悸,神疲纳少,舌淡,脉细弱。

2. 肝气郁结　乳房胀满而痛,情志抑郁,善太息,舌淡,脉弦。

3. 痰浊阻滞　素体肥胖,胸闷呕恶,纳呆腹胀,舌体胖,质淡,苔厚腻,脉濡细。

【治疗】

1. 基本治疗

治法:调理气血、通络下乳。取足阳明经穴为主。

处方：乳根　膻中　少泽

配穴：气血不足配脾俞、足三里；肝郁气滞配太冲、内关；痰浊阻滞配丰隆、中脘。

方义：膻中位于两乳之间，为气之会穴，针之能理气行血，补之则能益气养血生乳，泻之则能理气开郁通乳；乳根为足阳明胃经经穴，位于乳下，阳明经多气多血，针之能补益气血，化生乳汁，又能通调乳脉以行乳汁，通畅乳络；少泽为手太阳经井穴，小肠经主液所生病，为生乳、通乳之经验效穴。

操作：膻中穴向两侧乳房平刺 1～1.5 寸，乳根向乳房基底部平刺 1 寸左右，至双乳微胀为佳；少泽浅刺 2～3 分。气血不足、痰浊阻滞，可加灸。

2. 其他治疗

(1)电针：双侧乳根穴针刺得气后接电针仪，以疏密波弱刺激，使患者稍有针感即可，每次 20 分钟。每日 1 次。

(2)耳针：取胸、内分泌、交感、胃、肝、脾。毫针刺法，或埋针法、压籽法。

【按语】

1. 针灸治疗产后乳少效果明显。

2. 产妇应加强营养，可多食猪蹄、鲫鱼汤等食品；还要注意休息，保持心情愉快，纠正不正确哺乳方法。

3. 因乳汁排出不畅引起乳房胀满者，应使其挤压排乳，以避免乳腺炎的发生。

【医案举例】

黄某，女，30 岁。产后半月尚未见乳汁。平素其身体较虚弱，故为之熬鲫鱼汤，配以红枣、黄芪，服用 2 次后，始觉两乳胀痛，但乳汁仍不下。医遂切其脉，脉弦细。舌淡苔薄白。应补益气血，通络下乳。

处方：膻中、少泽、乳根、足三里。

手法：膻中穴向两侧乳房平刺 1～1.5 寸，乳根向乳房基底部平刺 1 寸左右，使乳房出现微胀感，少泽浅刺 2～3 分，留针 20～30 分钟。

针至 15 分钟后乳汁即出，随即就可哺乳。后又为之灸足三里 1 周，哺乳期间奶水一直充足。

七、小儿惊风

小儿惊风是以四肢抽搐、口噤不开、两目上视、角弓反张或神志不清为特征的常见危急重症。根据其表现临床上分急惊风与慢惊风两大类。

西医学中小儿高热、脑膜炎、脑炎、大脑发育不全或癫痫等所致小儿惊厥属于中医小儿惊风范畴。

【病因病机】

急惊风多因外感时邪、饮食内伤、痰热内蕴、暴受惊恐等引起气机郁闭所致。慢惊风多由先天禀赋不足、大病久病或急惊失治、正气暗伤引起神机受损所致。基本病机为热极生痰化风或肝风内动。

【辨证】

(1)急惊风

1. 外感惊风　高热，四肢抽搐，口闭不开，神昏。发病急骤，高热头痛，面红唇赤，气急鼻扇，咽喉肿痛，烦躁不安，舌红，苔薄黄，脉浮数。

2.痰热食积　高热，四肢抽搐，口闭不开，神昏。呼吸气粗，喉中痰鸣，痰多色黄，纳呆，腹胀便秘，兼见壮热面赤，摇头弄舌，苔黄厚而腻，脉滑数。

3.惊恐惊风　高热，四肢抽搐，口闭不开，神昏。面色时青时赤，夜卧不安，频频惊惕，甚则抽搐神昏，脉多见数乱或指纹紫滞。

(2)慢惊风

1.脾肾阳虚　起病缓慢，形疲神倦，四肢蠕蠕震颤，嗜睡或昏迷，睡时露睛。伴面色㿠白，四肢冰凉，大便清稀，小便清长，舌淡，苔薄白，脉沉迟无力。

2.肝肾阴虚　起病缓慢，形疲神倦，四肢拘挛，时或抽搐，嗜睡或昏迷，睡时露睛。伴面色潮红，神倦虚烦，身体消瘦，五心烦热，便干尿黄，舌光红少苔或无苔，脉沉细而数。

【治疗】

1.基本治疗

(1)急惊风

治法：开窍醒神，熄风止惊。取督脉及足厥阴经穴为主。

处方：印堂　水沟　合谷　太冲　中冲

配穴：外感惊风加外关、曲池、风池；痰热食积加中脘、丰隆；惊恐惊风加四神聪、神门、内关；高热加大椎、十宣或十二井。

方义：水沟、印堂有开窍醒脑、熄风镇惊之功；大肠经原穴合谷与肝经原穴太冲二穴相配，谓开“四关”，擅长通行气血、熄风镇惊，为治疗惊厥的常用效穴；中冲为心包经井穴，可泻热开窍、宁神镇惊。

操作：大椎、十宣或十二井点刺放血；水沟往鼻中隔方向刺，强刺激；余穴常规针刺。

(2)慢惊风

治法：扶元固本、健脾益肾、熄风镇惊。取督脉、任脉及阳明经穴为主。

处方：百会　印堂　关元　足三里　太冲

配穴：脾肾阳虚配脾俞、肾俞、神阙；肝肾阴虚配肝俞、肾俞、太溪；抽搐频繁加筋缩阳陵泉。

方义：百会、印堂为督脉经穴，有醒脑调神定惊之功，且印堂为止痉经验要穴；肝经原穴太冲平肝熄风；足三里配关元可补脾益肾、益气培元。

操作：毫针常规刺。脾肾阳虚可加灸。

2.其他治疗

(1)耳针：取交感、神门、心、肝、皮质下，慢惊风加脾、肾，毫针刺，或用王不留行压籽法。

(2)灯火灸：取穴印堂、承浆，多适用于急惊风。

(3)指针：取水沟、合谷、内关、太冲，用大拇指指甲掐之。

(4)三棱针：取十二井穴点刺放血。

(5)灸法：取百会、关元、神阙、脾俞、胃俞、肾俞、足三里。神阙隔附子饼或隔盐灸，其他穴位用艾条温和灸，适用于脾肾阳虚者。

【按语】

1.针灸对小儿惊风有较好的疗效。但治疗时应查明病因，采取相应的治疗和预防措施。

2.患儿惊风抽搐时，将压舌板缠多层纱布置患儿上下牙之间，以免咬伤舌头。

3.惊风伴痰多者，应及时吸出，保持呼吸道通畅。

4. 在针灸治疗本病的同时，应注意配合药物治疗和饮食调养，以增强疗效。

【医案举例】

患者，男，2岁。高热不退已两天，颈项强硬、两目上视、牙关紧闭、四肢抽搐已30分钟山根、口唇和三关纹青色，脉数，150次/分，证属乳食不节，积滞胃肠，郁久化热，热极生风。采用清热导滞、开窍熄风之法治之。

处方：水沟、承浆、大椎、合谷、行间、三关。

手法：水沟、承浆、大椎、合谷、行间，用泻法，三关纹点刺出血。

针后抽搐停止，第2天又按上述方法针治1次，高热即退。（郝晋东.中国百年百名中医临床家丛书之郑魁山[M].北京：中国中医药出版社，第1版，2009：110－112）

八、遗尿

遗尿，又称尿床、夜尿症，是指3岁以上的小儿不能自主控制排尿，睡中小便自遗的一种病证。

西医学认为，本病与大脑皮层、皮层下中枢功能失调，或泌尿系异常或感染、隐性脊柱裂等有关。

【病因病机】

禀赋不足、下元亏虚、久病体虚，或肝经湿热，膀胱气化功能失调等，导致膀胱与肾的气化功能失调，膀胱约束无力而遗尿。

【辨证】

1. 肾气不足　年满3周岁以上，睡中尿床，每夜或几夜1次，甚至一夜数次，小便清长，伴面色淡白，畏寒肢冷，腰膝酸软。舌淡，脉沉细无力。

2. 肺脾气虚　年满3周岁以上，睡中尿床，每夜或几夜1次，甚至一夜数次，劳累后加重，伴面色少华，神疲乏力，纳少便溏。舌淡，苔白，脉细缓。

3. 肝经湿热　年满3周岁以上，睡中尿床，每夜或几夜1次，甚至一夜数次，尿频量少色黄，伴急躁易怒。舌红，苔黄腻，脉弦数。

【治疗】

1. 基本治疗

治法：温肾固摄，补益脾肺。取任脉、足太阴经穴及膀胱的背俞穴、募穴为主。

处方：关元　中极　膀胱俞　三阴交

配穴：肾气不足配肾俞、太溪；肺脾气虚配足三里、脾俞、肺俞；肝经郁热配蠡沟、太冲、阳陵泉。

方义：关元为任脉与足三阴经交会穴，可培元益肾固本；中极配膀胱俞，为俞募配穴法，可振奋膀胱的功能，调理膀胱气化功能；三阴交为足三阴经交会穴，疏调脾、肾、肝经气而止遗尿。

操作：毫针常规刺。肾气不足和肺脾气虚，针、灸并用。

2. 其他治疗

(1)耳针：取膀胱、肾、肝、肺、脾、尿道、皮质下、神门，毫针刺法、或压籽法。

(2)皮肤针：取夹脊穴、气海、关元、中极、肾俞、脾俞、膀胱俞、八髎。

(3)小儿推拿：推脾经、补肾经，推三关，揉外劳宫，揉丹田，揉肾俞、膀胱俞、揉龟尾、推擦八髎穴，揉掐手足遗尿点，捏脊，揉按足三里，揉按百会穴。

(4)穴位贴敷：取神阙。用煅龙骨、煅牡蛎、覆盆子、肉桂各30g，生麻黄10g、冰片6g。共研细末，每次取5～10g，用醋调成膏饼状贴于脐部，夜敷昼揭。

(5)中药：肾气不足用菟丝子散加减；肺脾气虚用补中益气汤合缩泉丸加减；肝经湿热龙胆泻肝汤加减。

【按语】

1. 针灸对功能性遗尿疗效显著。但对某些器质性病变引起的遗尿，应以针对其原发病的治疗为主。

2. 治疗期间，家属应密切配合，解除患儿心理负担，勿使患儿过度疲劳，睡前控制饮水，夜间按时唤醒排尿，培养患儿按时排尿的良好习惯。

3. 鼓励患儿消除自卑感，坚持接受治疗，建立战胜疾病的信心。

【医案举例】

患儿，男，8岁，2006年4月10日初诊。患遗尿症已6年。几乎每晚遗尿，少则1次，多则2～3次。不分四季，白天小便频数。经X线摄片排出腰骶部脊柱裂。经前医给予内服中药配合中药外敷法，以及单验方治疗，未见明显效果。该患儿面色㿠白，形寒肢冷，消瘦乏力，舌质淡，六脉均沉。辨证为肾气不足，膀胱失约所致。治法：补益肾气，固脬束筋。

处方：关元、肾俞、中极、三阴交、足三里、白会、大敦。

手法：关元、肾俞、中极、三阴交、足三里平补平泻，加灸百会、大敦。每日1次。10次为1个疗程。

治疗1个疗程后症状明显好转。2个疗程后痊愈。随访1年无复发。（田建军.针灸治疗小儿遗尿症30例临床观察[J].中国医药导报，2009，6(26)：78）

九、注意力缺陷多动症

注意力缺陷多动症，习称小儿多动综合征。以多动、自我控制能力差、注意力不集中、情绪不稳、冲动任性和行为异常，伴有不同程度的学习困难，但智力基本正常为主要特点。属中医学“脏躁”“躁动证”的范畴。

常见于学龄期儿童，男孩多于女孩。预后良好，绝大部分患儿至青春期逐步好转并痊愈。

【病因病机】

先天禀赋不足、肝肾不足、脑髓不充、肝风内动、元神受扰，或心脾两虚、心神失养皆可致该病的发作。

【辨证】

1. 肾虚肝亢　行为异常，多动，注意力不集中，自我控制能力差。智慧落后于同年龄儿童，动作笨拙，性格暴躁，幼稚任性，不听管教，难以静坐。舌红而干，脉细数。

2. 脾虚肝旺　行为异常，心神不宁，多动不安，思想不集中，言语冒失，意志不坚，兴趣多变，做事有头无尾，自我控制能力差。伴形体消瘦，纳呆，面色淡黄无华。舌苔薄白，舌淡红，脉弱或细弦。

3. 痰热内扰　行为异常，多动，注意力不集中，自我控制能力差。兼见多语，心烦，睡眠不安，寐中易惊，口干口苦，便秘尿赤。舌质红，苔黄腻，脉滑数。

【治疗】

1. 基本治疗

治法：滋养肝肾，补益心脾、调神定志。取手足少阴、厥阴经穴为主。

处方：四神聪　神门　内关　三阴交　太溪　太冲

配穴：肾虚肝亢配肝俞、肾俞、风池；脾虚肝旺配脾俞、足三里；痰火内扰配劳宫、中脘、丰隆。

方义：四神聪安神定志、健脑益智；心经原穴神门，内关为心包经络穴，合用则宁心安神定志；三阴交为足三阴经交会穴，合足少阴肾经原穴太溪、足厥阴肝经原穴太冲，调补肝脾肾，滋阴潜阳、平肝熄风、健脾化痰。

操作：四神聪向百会穴透刺，风池朝鼻尖方向斜刺；余穴常规针刺。

2. 其他治疗

(1)耳针：取心、肝、肾、神门、脑点、皮质下、交感。毫针刺、揿针埋针。

(2)头针：取额中线、顶中线、顶颞前斜线、顶旁1线、颞前线。

(3)小儿推拿：开天门、推坎宫、按揉百会、补脾经、补肾经、清肝经、运内八卦、分推手阴阳、揉内关、捏脊、擦督脉、膀胱经侧线。

(4)中药：肾虚肝亢者用杞菊地黄丸合孔圣枕中丸加减；脾虚肝旺者用归脾汤合甘麦大枣汤加减；痰热内扰者用黄连温胆汤加减。

【按语】

1. 针灸能明显减轻症状，有较好的治疗效果。

2. 治疗期间，宜加强教育与诱导，配合患儿行为纠正，帮助、培养患儿建立良好的生活习惯，并给予必要的心理干预治疗。平时多表扬、鼓励患儿，以增强其信心。

【医案举例】

周某，男，8岁。上课时注意力不集中，爱做小动作，常不能按时完成作业，学习成绩差，经常与同学打架、在课堂常不自主的离开座位、扰乱课堂秩序。经脑电图检查示：边缘异常脑电图，确诊为小儿多动症。症见患儿异常兴奋、言语不断、蹦跳不停、神清、智力正常、面色少华、食欲减退、睡眠正常、盗汗、二便调、舌质淡红、苔薄黄、脉弦数。

处方：四神聪、百会、内关、风池、大椎、太冲、太溪、足三里、三阴交。

手法：采用沿皮浅刺法。

治疗2个疗程后，DSM-IV中18项症状基本消失。随访1年未见复发。（周庆翀，刘署鹏，范郁山. 沿皮浅刺法治疗小儿多动症41例[J]. 针灸临床杂志，2010，26(7)：38－39）

第四节　皮外骨伤科病证

一、瘾疹

瘾疹多表现为身体瘙痒，皮肤表面出现风团、瘙痒剧烈，搔后出现红斑隆起，成块、成片状风团，小如麻粒，大如豆瓣，发无定处，忽隐忽现，消退后不留痕迹为特征的皮肤病。又称为“瘖瘰”。因其时瘾时起，遇风易发，故又称为“风疹”，俗称“风疹块”“风疙瘩”。急性者短期发作后多可痊愈，慢性者常反复发作，缠绵难愈，可历时数月。任何年龄均可发病，好发于春冬季节。

西医学由机体敏感性增强，皮肤真皮表面毛细血管炎性变等所致的急、慢性荨麻疹，属于中医的瘾疹范畴。

【病因病机】

外感风寒，蕴于肌肤，脉络受阻，营卫不和；或外感风热，遏于肌表，阻遏脉络，营卫失调；或肠胃积热，过食鱼虾荤腥；或有肠寄生虫，胃肠不和，内不得疏泄，外不得透达，郁于肌腠；或血虚风燥，耗伤气血，生风化燥，气虚卫外不固，风邪乘虚而入，营卫失和。

【辨证】

1. 风寒束表　疹块多发于露出部位如头面、手足等，色白，遇风加重，得暖则减，恶寒，口不渴，舌淡，苔薄白，脉浮紧。

2. 风热袭表　风团颜色鲜红，灼热剧痒，遇热加重，兼见发热恶寒，咽喉肿痛，苔薄黄，脉浮。

3. 肠胃积热　发作与饮食因素有明显关系，皮疹色红，成块成片，兼见脘腹疼痛，神疲纳呆，恶心呕吐，便秘或泄泻，小便黄赤，舌质红赤，苔黄腻，脉滑数。

4. 血虚风燥　皮疹反复发作，病久不愈，午后或夜间尤甚，兼见心烦口干，手足心热，舌红，少苔，脉细数无力。

【治疗】

1. 基本治疗

治法：风寒束表型散寒解表；风热袭表型疏风清热；肠胃积热型泻火，通调腑气；血虚风燥型养血润燥。取手阳明经及足太阴经穴为主。

处方：合谷　曲池　血海　膈俞　三阴交

配穴：风寒束表加风门、肺俞；风热犯表加大椎、风门；血虚风燥加风门、足三里；肠胃积热，加天枢、足三里。恶心呕吐配内关。

方义：曲池、合谷属手阳明经穴，擅于开泄，既能疏风解表，又可清泻阳明；本病邪在营血，血海属足太阴经穴，有养血、凉血之功；膈俞属血会，能活血止痒，调理营血，与血海相配寓“治风先治血，血行风自灭”之意；三阴交属足太阴经，乃足三阴经之交会穴，可养血活血、润燥止痒。

操作：合谷、曲池针刺泻法，其余各穴均用补。急性者每日治疗1次；慢性者隔日1次。荨麻疹发作与月经有关者，可于每次月经来潮前3～5日开始治疗。

2. 其他治疗

(1)耳针：①风溪、神门、肺、枕、肾上腺。毫针用中强刺激，留针15～20分钟，每日1次。②耳尖、耳背静脉。三棱针点刺出血，每周2次。

(2)皮肤针：风池、血海、曲池、风市、颈7至骶4夹脊穴。用重叩法至皮肤隐隐出血为度，每日或隔日1次。

(3)三棱针：取曲泽、委中、大椎、风门。每次选用躯干穴1个和四肢穴1个。曲泽或委中用三棱针快速点刺1cm左右深，使暗红色血液自然流出，待颜色转淡红后再加拔火罐10～15分钟；大椎或风门用三棱针刺0.5～1cm深，加拔火罐，留置10～15分钟。

(4)拔罐：取神阙穴，用大号玻璃罐拔之，先留罐5分钟，起罐后再拔5分钟，如此反复拔3次；也可以用闪罐法反复拔罐至穴位局部充血。

(5)穴位注射：取合谷、曲池、血海、三阴交、大椎、膈俞等穴。每次选用1～2穴，用复方丹参注射液,每穴 2～3ml。

【按语】

1.针灸治疗本病效果良好,一般通过 1～4 次的治疗即能退疹止痒。本病若多次反复发作,须查明原因,作针对性治疗。

2.在治疗期间应避免接触过敏性食物及药物。忌食鱼腥、虾蟹、酒类、咖啡、葱蒜辛辣等刺激性饮食,保持大便通畅。

3.部分女性患者在月经前几天出现风疹,并随着月经的干净而消失,但在下次月经来潮时又发作,可伴有痛经或月经不调,应引起注意。

【医案举例】

张某,男,30 岁。午饭后约时许,突然感到心中烦乱,脘腹痞闷,欲吐不得欲泻不能,周身不适,继则皮肤瘙痒,抓之随手而起红色丘疹,初现如臭虫叮痕,继则融合成片,乃赴医院治疗。经检查诊断为荨麻疹,令服盐酸苯海拉明,注射葡萄糖酸钙,历三日,症状如前,日发三五次,多在晨起、饭后、睡前发作,约历半小时即自行消失如常人。证现口渴而不欲饮水,舌质红而苔黄腻,大便微干,小便黄赤而量少,体温 37℃(腋下),脉象滑数,皮肤划痕试验阳性。诊断为荨麻疹(湿热型)。

处方:左曲池、右合谷、中脘、三阴交、足三里、风市、丰隆(均双)。

手法:用泻法。

复诊症状减轻,而发作次数如故,大便未解,随于上方中加支沟、天枢,去风市。再诊,大便已行,发作次数亦少,仍以前穴针之,共历 6 次而痊愈。据其家属云,今已四年未再复发。(张善忱.略述中医对荨麻疹的认识及针灸治疗 35 例的初步观察[J].山东医刊,1965(9):34－35)

二、蛇串疮

身体一侧呈带状分布排列,并伴有烧灼刺痛为主症的病证。又称“蛇串疮”“蛇窠疮”“蜘蛛疮”“缠腰火丹”等,多发生于颜面部、腰腹及胸背。

西医学由水痘-带状疱疹病毒所致带状疱疹属中医的蛇串疮范畴。

【病因病机】

本病多与肝郁化火,过食辛辣厚味,感受火热时毒有关。情志不遂则肝气郁结,郁而化热,客于少阳、厥阴经络,熏灼肌肤、络脉发为疱疹;饮食不节则脾失健运,湿浊内停;或起居不慎,卫外功能失调,导致脾经湿热内蕴,复感火热时邪,客于阳明、太阴经络,浸淫肌肤、脉络而发为疱疹。气血凝滞于肌肤之表,病久则皮损表面火热湿毒得以外泄,但余邪留恋,以致气血凝滞,经络不通。此证多见于年老体弱者。

【辨证】

1.肝经郁热　疱疹色鲜红,疱壁紧张,灼热刺痛,同时伴口苦咽干,心烦易怒,大便干或小便黄,舌红,苔黄,脉弦数。

2.湿毒蕴脾　疱疹色淡红,疱壁松弛,起黄白水疱或渗水糜烂,兼见渴不欲饮,身重腹胀,胸脘痞闷,大便时溏,舌红,苔黄腻,脉濡数。

3.瘀血阻络　疱疹消失后局部仍疼痛不止,兼见伴心烦,夜寐不安,舌紫黯,苔薄白,脉弦细。

【治疗】

1. 基本治疗

治法：祛风清热，化湿解毒，通络止痛。取手阳阴、足太阴和足厥阴经穴为主。

处方：支沟　曲池　外关　阴陵泉　行间　夹脊穴　皮损局部

配穴：肝经郁热加太冲、侠溪、阳陵泉；脾经湿热加大都、三阴交、血海；瘀血滞络则根据皮疹部位不同加相应的穴位，颜面部加阳白、颧髎；胸胁部加期门、大包；腰腹部加章门、带脉等。

方义：支沟为手少阳三焦经穴，阴陵泉为足太阴脾经合穴，两穴相配能清泻三焦，健脾化湿；曲池为手阳明经合穴，散风清热；外关手少阳络穴，疏利少阳；行间为足厥阴肝经荥穴，具有疏肝泻热之功；皮损局部针后加灸及拔罐以通络、祛瘀解毒；取相应夹脊穴以调畅患处气血。

操作：毫针泻法。疱疹局部围刺并加灸拔罐。每日1次，留针20～30分钟。

2. 其他治疗

(1)耳针：取肝、肺及疱疹所在部位的相应耳穴。行针刺、埋针或药丸按压。

(2)皮肤针：叩刺疱疹及周围皮肤，以刺破疱疹，疱内液体流出，周围皮肤充血或微出血为度，可加拔火罐。每日1～2次。

(3)火针：在疱疹周围用火针围刺，3日治疗1次。

(4)灯火灸：根据疱疹部位取患侧穴位，头顶部取列缺，颜面部取合谷，胸胁部取内关，腹部取足三里，少腹部取三阴交，腰背部取委中，臀部取环跳，四肢部取阳陵泉。用约10cm长灯芯草1根，一端蘸菜籽油，点燃后，迅速将灯芯草油火接触在穴位的皮肤上，一点即起，局部可出现绿豆大的水泡。每日治疗1次。

【按语】

1. 针灸治疗蛇串疮有较好疗效，对后遗神经痛也有较好的止痛效果，早期就采用针灸治疗，多数患者可在1周内痊愈。若发生化脓感染须尽快转外科治疗。

2. 忌食辛辣、油腻、鱼虾、牛羊肉等食品。

3. 病应与湿疹、单纯疱疹、接触性皮炎、虫咬性皮炎等相鉴别。

【医案举例】

胡某，男，73岁。主诉：左侧头面部疱疹20多天。患者2010年12月20日出现左眼巩膜充血，眼睑红肿疼痛，3天后左侧头面部出现疱疹。外院皮肤科诊断为眼周带状疱疹，收入住院。以中西药物治疗，疱疹基本消退，但遗留局部阵发性疼痛，每次约10分钟，呈紧缩性烧灼样痛。既往有糖尿病史20多年，前列腺增生症10多年。诊见：左侧眼睑、额部头皮(前发际至百会)皮温偏低，少量疱疹结痂，左眼结膜充血，口干，口苦，舌胖，前部有裂纹，苔白腻，脉浮滑数。

处方：太阳、支沟、后溪、足临泣、阳陵泉、太冲。

手法：毫针刺法，配合毫针于患侧上眼睑内侧面点刺放血2～3滴，再以干棉球拭净。每天1次，每次留针0.5小时。

首次治疗后，患者灼热疼痛出现3次，每次持续5分钟，由左侧鼻翼-额-头项部放射，用力按压4～5分钟可缓解，痛剧难忍。治疗5次后，疼痛基本缓解，头皮出现胀、麻木感。继续治疗5次后疼痛、胀、麻木感消失。(杜晨，左甲. 杨运宽教授复式针灸治疗带状疱疹验案举隅[J]. 新中医. 2011,43(11):157-158)

三、神经性皮炎

神经性皮炎，又称慢性单纯性苔癣，是一种以皮肤肥厚、革化、苔藓样改变和阵发性剧烈瘙痒为特征的皮肤神经功能障碍性疾病。本病属中医学的"牛皮癣""顽癣""摄领疮"范畴。

西医学认为，神经性皮炎的发病机制可能与大脑皮质兴奋和抑制失调有关。

【病因病机】

情志不遂，肝气郁结，郁而化火；或外感风热，客于肌肤，留而不去；或病久不愈，血虚生燥，燥热生风，肌肤失养。

【辨证】

1. 肝郁化火　心烦易怒，每因情志刺激后诱发或加重，苦咽干，失眠多梦，眩晕，舌红，苔薄黄，脉弦。

2. 风热侵袭　发病初期，仅有瘙痒而无皮疹，丘疹呈正常皮色或淡褐色，食辛辣食物加重，皮损成片，粗糙肥厚，舌红，苔薄黄，脉浮数。

3. 血虚风燥　病久皮肤增厚，干燥如皮革样，或有少量灰白鳞屑，而成苔藓化，阵发性剧烈瘙痒，夜间加重，色素沉着，舌淡，苔白，脉濡细。

4. 阴虚风燥　皮损颜色淡红或，日久不退，局部或全身干燥肥厚，瘙痒剧，入夜尤甚，舌红苔少，脉弦细。

【治疗】

1. 基本治疗

治法：疏风止痒、清热润燥。以病变局部阿是穴及手阳明、足太阴经穴为主。

处方：皮损局部阿是穴　曲池　大椎　膈俞　委中　合谷

配穴：风热侵袭配风池、外关；肝郁化火配行间、侠溪；血虚风燥配足三里、三阴交。

方义：在皮损局部阿是穴围刺，可疏通局部经络，祛风化瘀止痒；风池是足少阳胆经和阳维脉的交会穴，可祛风止痒，泻火；合谷、曲池为手阳明经穴、膈俞为血会、委中为血郄，四穴皆为调理血分之要穴，合用既可祛风止痒，又可凉血解毒，取"治风先治血，血行风自灭"之意。大椎为督脉与诸阳经之交会穴，清泻热毒效用极佳。

操作：毫针刺，也可用皮肤针叩刺或三棱针点刺。实证用泻法，只针不灸；虚证以针刺为主，平补平泻；皮损局部阿是穴可用围刺法，并可加灸，也可用刺络拔罐法。每日 1 次，每次留针 30 分钟。

2. 其他治疗

(1)耳针：取肝、肺、神门、肾上腺、皮质下、内分泌、相应部位的耳穴。每次选 4～6 穴，用 0.5 寸毫针疾刺，也可用揿针穴位埋藏或药丸按压。

(2)皮肤针：取皮损局部、背俞穴、次髎及夹脊穴。轻者中度叩刺，角化严重者重度叩刺。其他部位轻度叩刺。

(3)穴位注射：取皮损局部阿是穴、曲池、大椎、足三里、膈俞、血海。用维生素 B_{12} 500mg 与盐酸异丙嗪 25mg 混合为注射液，或当归注射液，皮损局部阿是穴每次均用，其余诸穴每次选 2～3 穴，每穴注入 0.5ml。

(4)针刺拔罐：取大椎、陶道、双侧肝俞、脾俞。三棱针点刺后加拔火罐，放血 0.3～0.5ml。再取胸 5、6 间及腰椎 1、2 间的夹脊穴，加电 20 分钟。

【按语】

1.针灸治疗本病有较好的临床近期疗效,但本病较难痊愈,须坚持治疗。

2.治疗中应注意皮损处不宜搔抓和热水烫洗,亦不可用刺激性药物涂擦。

3.忌食辛辣、鱼腥等刺激之品,忌烟酒,以免加重病情或复发。

4.应多食新鲜蔬菜、水果,保持精神安定。

【医案举例】

患者,男,54岁。主诉颈部、背部及臀部皮肤瘙痒近2年。因多方求治,疗效不佳,且扩散的范围增大。想试以针灸治疗而就诊于我科。查体:颈部、背部及臀有散发的皮损,表面肥厚粗糙,边缘不整齐,颜色较正常皮肤稍暗,皮损周围可见散在抓痕、血痂,其面积大者有8cm×10cm。舌苔黄而厚腻,脉细滑。此属血虚风燥,湿热内阻,肌肤失养。治以疏风止痒,清利湿热,养血润肤。

处方:梅花针叩刺局部、针刺曲池(双)、血海(双)、三阴交(双)、足三里(双)。

手法:每日1次,10次为1个疗程。

施治10次后,其皮损大面积已好,唯颈部、臀部有散在皮损,晚间瘙痒减轻,已能入睡。以后隔日叩刺1次,又叩刺2个疗程其皮损完全恢复。(霍飞.针灸验案三则[J].中国民间疗法,2010,18(3):11)

四、乳癖

乳癖是指妇女乳房部常见的慢性良性肿块,以乳房肿块和胀痛为主症,与月经周,情绪有明显关系。常见于中青年妇女。

西医学乳腺小叶增,乳房囊性,乳房纤维瘤等属于中医乳癖。

【病因病机】

情志内伤,忧思恼怒致肝脾郁结,气滞血瘀,津凝聚痰;气滞痰瘀阻于乳络而为肿块疼痛。若久病,或房劳不节,损及肝肾,阴虚血少,冲任失调,则经络失养,痰瘀凝结而成癖疾。

【辨证】

1.肝郁痰滞　肝郁不舒,乳房胀满,胀痛随喜怒消长,两胁胀痛,偶有刺痛,口苦烦躁,舌淡苔薄白,兼见胸闷胁胀、善郁易怒、失眠多梦、心烦口苦,苔薄黄,脉弦滑,或弦细,常见于青壮年妇女。

2.冲任失调　乳房结块,隐痛或刺痛,痛有定处。经前肿块明显增大,经后减小变软,兼有头晕耳,腰酸乏力,神疲倦怠,月经量少色淡,或伴月经不调,痛经,不孕等症。舌淡红苔白,脉细沉濡。常见于中年妇女。

【治疗】

1.基本治疗

治法:化痰散结,调理冲任。取足阳明、足厥阴经穴为主。

处方:乳根　人迎　足三里　期门　膻中

配穴:肝郁痰滞配内关、太冲;冲任失调配血海、三阴交。

方义:乳房主要由肝胃两经所司,乳根、人迎、足三里可疏通胃经气机,为经脉所过,主治所及;此外,胃经结于人迎,另据气街理论,胸气有街,其腧前在于人迎,且人迎穴近乳房,故人迎穴对本病尤为有效。膻中为气之会穴,且肝经络于膻中,期门为肝之募穴,两穴均位近乳房,故用之既可疏肝理气，与乳根同用，又可直接通乳络消痰块。诸穴同用，使气调则津行，津行则痰化，痰化则块消。

操作：毫针刺，泻法或平补平泻法。乳根、膻中均可向乳房肿块方向斜刺或平刺，针人迎时应避开颈动脉，不宜深刺。

2. 其他治疗

(1)皮内针：取屋翳穴。将皮内针由内向外平刺入皮下，以患者活动两臂不觉胸部疼痛为宜，用胶布固定，留针 2～3 天。留针期间每日按压 2～3 次。

(2)耳针：取乳腺、内分泌、皮质下、垂体、交感、卵巢、肝。毫针中度刺激；或用王不留行籽贴压。

(3)穴位注射：用丹参注射液或当归注射液与维生素 B_1 注射液按 1∶1 的比例混合，每次选 2～3 穴，每穴注入药液 0.5ml 左右。

【按语】

1. 针灸对本病有良好的疗效，可使肿块缩小或消失，但本病为慢性病，需坚持治疗方能获愈。少数病例有恶变的可能，必要时应及时进行手术治疗。

2. 应及时治疗月经失调及子宫、附件的慢性炎症。

3. 少数患者有癌变的可能，必要时应手术治疗。

4. 宜保持心情舒畅，忌忧思恼怒。

【医案举例】

李女士，38 岁。患者自诉右侧乳房肿块伴疼痛不适 5 年余，疼痛以胀痛为主，平日偶觉刺痛，每因情志不遂或经前一周加重，经后缓解，1 月来加重。右侧乳房外上象限可触及大小不等的结节，最大约 2cm×1.7cm，触痛明显，活动良好，边界清楚，纳可，嗜辣，大便烂，小便清。予小金丸服用后疗效不明显。肝郁气滞，痰气互结。针灸 10 天为一疗程，连续针 3 个疗程。右乳肿块及胀痛消失，为求巩固疗效，又针 2 周，终得痊愈。

处方：人迎、膻中、期门、乳根、太冲。

手法：针人迎时应避开颈动脉，不宜深刺。膻中向患侧乳房横刺，乳根向上刺人乳房底部，期门沿肋间隙向外斜刺或刺向乳房，三穴均不能直刺、深刺，以免伤及内脏；余穴常规针刺。

五、颈椎病

颈椎病是指颈椎关节、椎间盘、韧带等相关组织发生改变如骨质增生、萎缩退化、钙化等，进而压迫刺激周围神经、脊髓、血管，以头枕、颈项、肩背、上肢等部位疼痛及进行性肢体感觉和运动功能障碍为主症的综合症。

西医学中，此病变好发于颈 5～6 之间的椎间盘，其次是颈 6～7、颈 4～5 之间的椎间盘。据其受压部位的不同，一般可分为神经根型、脊髓型、交感型、椎动脉型、混合型等。

【病因病机】

外邪客于经脉，跌仆损伤，气滞血瘀，经脉闭阻，久坐伤肉，久立伤骨，劳损肌肉，或年迈体，肝肾亏虚，经脉失养，皆可引发颈椎病。

【辨证】

1. 风寒痹阻　久卧湿地或夜寐露肩而致项强脊痛或酸楚，颈部活动受限，甚则手臂麻木冷痛，遇寒则加重，舌淡，苔白，脉弦紧。

2.劳伤血瘀　多数情况为外伤后出现颈项、肩臂疼痛，手指麻木，劳累后加重，项部僵直或肿胀，活动不利，痛点固定，舌质紫暗有瘀点，脉涩。

3.痰湿阻络　头晕目眩，头重如裹，四肢麻木不仁，纳呆便，舌暗红，苔厚腻，脉弦滑。

4.肝肾亏虚　颈项、肩臂隐痛，四肢麻木乏力，头晕耳鸣，腰膝酸软，遗精，月经不调，舌红，少苔，脉细弱。多见于老年人。

按经辨证：

1.督脉型　即颈项部疼痛，俯仰不得，疼痛麻木沿督脉放射。

2.太阳经型　即颈项部疼痛，不能俯仰和侧弯，疼痛麻木沿太阳经放射。

3.少阳经型　即颈项部疼痛，不能左右回顾，疼痛麻木沿少阳经放射。

【治疗】

1.基本治疗

治法：疏筋壮，通经活络。取局部穴位及手足太阳经穴为主。

处方：颈夹脊穴　大椎　天柱　后溪　申脉

配穴：风寒痹阻配风门、风池；劳伤血瘀配膈俞、合谷；痰湿阻络配丰隆、中脘；肝肾亏虚配足三里、肝俞、肾俞、悬钟；病在督脉者加百会、命门；病在太阳者加天柱、养老、昆仑；病在少阳者加风池、中渚、悬钟；上肢疼痛麻木配手三里、曲池、合谷；头晕头痛配百会、风池；恶心、呕吐配中脘、内关、天突。

方义：颈椎病与督脉、手足太阳、少阳经脉关系密切。取颈夹脊为局部选穴，可疏筋骨、通经络，疏导颈项部气血。大椎穴属于督脉，位于项背部，与天柱穴合用疏通局部经气，使脉络通畅，通则不痛；后溪、申脉均为八脉交会穴，分属手足太阳经，且后溪通督脉，申脉通阳跷脉，两穴上下相配，功在疏导颈项、肩胛部气血经络。

操作：毫针泻法或平补平泻法。风寒痹阻加拔罐。

2.其他治疗

(1)耳针：取颈椎、肩、颈、神门、交感、肝、肾。每次选用4～5穴，毫针强刺激，留针20～30分钟。也可用王不留行籽贴压。

(2)皮肤针：取颈夹脊、大椎、大杼、肩中俞。叩刺至患处皮肤潮红或出血，然后加拔火罐，留罐6～7分钟。

(3)穴位注射：取阿是穴、颈夹脊穴、足三里，用维生素 B_1、维生素 B_{12} 各2ml，或用复方丹参注射液2ml，每穴注入0.5ml。

【按语】

1.针灸治疗本病疗效显著，若配合推拿、药物外敷疗效更佳。

2.落枕会加重颈椎病病情，长期伏案或低头工作者应注意颈部保暖与运动。

【医案举例】

黄某，女，35岁。患者自诉颈项部酸痛伴头晕3个多月，遇寒加重。查：颈椎5、6棘突右侧旁压痛，颈肌僵硬。X光片示：第4、5、6颈椎前缘有唇样增生，间隙变窄。既往颈部无外伤史。舌红，苔白，脉弦紧。治宜祛风散寒、舒经活络。

处方：4、5、6颈夹脊穴、大椎、天柱、后溪、申脉。

手法；针刺得气后加紫外线灯照射，留针30分钟。

针灸每日1次，6次为1个疗程。经治疗3个疗程后，疼痛头晕明显好转，局部亦无压痛。

半年后随访,一直未复发。

六、落枕

落枕是指颈项部强痛、活动受限为最主要临床表现的一种疾病。亦称为"失枕""失颈""颈部伤筋"范畴。轻者4～5日自愈,重者可延至数周不愈。

西医学颈肌劳损、颈肌风湿病、颈椎退行性病变、颈椎小关节滑膜嵌顿、半脱位或肌肉筋膜的炎症等疾病属于中医落枕范畴。

【病因病机】

颈项部肌肉感受寒邪或长时间过分牵拉负重扭转,至脉络受损,邪气乘虚而入,筋脉拘急、气血运行不畅,不通则痛。

【辨证】

1. 风寒型　有受凉史,可见颈项强痛,拘紧,伴畏寒恶风、头痛等表证,舌淡,苔薄白,脉弦紧。

2. 瘀滞型　晨起时颈项强痛,活动受限,头部歪向病侧,局部触及明显压痛点,有时可见筋,脉弦紧。

按经辨证:

1. 督脉型　项部疼痛,俯仰时疼痛加重,项背正中压痛明显。

2. 太阳经型　项部疼痛,颈部俯仰和侧弯时疼痛加重,横突旁压痛明显。

3. 少阳经型　项部疼痛,颈部不能左右回顾转头,侧部压痛明显。

【治疗】

1. 基本治疗

治则:舒筋活络,祛风散寒。取局部腧穴为主,配合循经远端取穴。

处方:阿是穴　落枕　后溪　悬钟

配穴:瘀滞型配三阴交、膈俞;风寒型配风池、合谷;病督脉者加百会、大椎;病太阳者加天柱、昆仑;病少阳者加外关、悬钟;向后枕部放射者加天柱;向肩胛区放射者加天宗、秉风。

方义:太阳、少阳经循行于颈项部,阿是穴为局部选穴,能疏通局部经气,循经取后溪、悬钟两穴可疏调太阳、少阳经气;落枕穴是经验效穴,有活血通络、解痉镇痛之功,诸穴配合能疏通脉络,调气止痛。

操作:毫针刺,寒者可加灸,瘀滞加点刺放血。先刺落枕、悬钟、后溪穴,得气后提插捻转泻法2～3分钟,并嘱患者活动颈项,待颈部疼痛有所缓解时再针余穴,每日1次,每次留针30分钟。

2. 其他治疗

(1)艾灸:点燃艾条先灸风池、风府穴后接着灸大椎穴,后用手法点按颈部穴位,注意避风寒。

(2)拔罐:取大椎、肩井、天宗、阿是穴。疼痛较轻者直接拔罐,疼痛较重者可先在局部用三棱针散刺数针,或用梅花针叩刺出血,然后再加拔火罐,可行走罐法。

(3)皮肤针:用梅花针叩刺颈项强痛部位及肩背部压痛点,使局部皮肤潮红为宜。

(4)电针:主穴取后溪、养老,配穴取风池、肩外俞。用连续波,采用中度电量刺激,以见到颈项肌肉颤动为度,每次30分钟,每日1～2次。

【按语】

1. 针灸治疗本病疗效显著,常立即取效。关键在于局部取穴"以痛为腧",远端穴位要用强刺激,并令患者活动颈项部,针后可配合推拿和热敷。

2. 睡眠时注意保持正确的姿势,枕头高低要适度,避免风寒等外邪的侵袭。

3. 中老年人反复出现落枕时,应考虑颈椎病。

【医案举例】

韦某,男,44 岁。患者主诉头项部强痛、转侧困难 2 天。起因为夜卧失枕、睡眠体位不当所致。查:项背处压痛明显,未见红肿,苔薄白,脉弦紧。治宜通经散寒。

处方:后溪、落枕穴、阿是穴、大椎、风池、后溪。

手法:患者坐位,针刺落枕穴,行提插捻转泻法,嘱患者活动颈部,20 分钟后再针阿是穴、大椎、风池、后溪,并于阿是穴、大椎施灸,留针 30 分钟,项背强痛即刻减轻,颈项活动较前灵活。

七、漏肩风

漏肩风是以单侧或双侧肩部疼痛,痛点固定,活动受限为主症的疾病。早期以疼痛为主,后期以功能障碍为主。又有"五十肩""肩凝症""冻结肩"之称。

西医学中肩关节周围炎属于中医漏肩风范畴。

【病因病机】

风寒侵袭、外伤劳损、体虚等因素导致肩部经络不通,筋肉失于濡养,脉萎不用,日久关节粘连发为漏肩风。

【辨证】

1. 风寒湿型　肩部疼痛,受风寒痛增,得温则痛减,畏风恶寒,或肩部有沉重感。舌淡,苔薄白或腻,脉弦滑或弦紧。

2. 气滞血瘀　有外伤史,肩部肿胀,疼痛拒按,痛点固定,夜间为甚。舌质暗或有瘀斑,脉弦或细涩。

3. 气血亏虚　肩部酸痛,劳累后加重,可伴头晕目眩,心悸失眠,气虚乏力。舌淡,苔少或白,脉细弱或沉。

按经辨证:

1. 手太阴经型　以肩前疼痛为主,后伸疼痛加剧。

2. 手阳明经型　以肩前外侧疼痛为主,上举疼痛加剧。

3. 手少阳经型　以肩外侧疼痛为主,外展疼痛加重。

4. 手太阳经型　以肩后侧疼痛为主,内收疼痛加剧。

【治疗】

1. 基本治疗

治则:通经活络,疏筋止痛。以局部腧穴为主,配合循经远端取穴。

处方:阿是穴　大椎　肩髃　肩贞　肩前　条口透承山

配穴:风甚者配风池、风府、外关;寒甚者配大椎;湿甚者配阴陵泉、三阴交;气血亏虚配足三里、三阴交、脾俞;手太阴经型配尺泽、列缺、阴陵泉;手阳明经型配合谷、手三里;手少阳经型配外关、阳陵泉;手太阳经型配后溪、天柱、昆仑。

方义：阿是穴、大椎、肩髃、肩贞、肩前为局部选穴，能疏通肩部经络气血，经络通则不痛；条口透承山又称“条山穴”，可疏导阳明、太阳两经气血，为临床经验效穴。

操作：毫针刺，寒者加灸。先刺条口透承山，得气后行提插捻转泻法 2～3 分钟，嘱患者活动肩关节，待肩部疼痛有所缓解时再针余穴，每日 1 次，每次留针 30 分钟。

2. 其他治疗

(1)刺络拔罐：取肩部阿是穴，用三棱针点刺，或皮肤针叩刺，使少量出血，加拔火罐。

(2)穴位注射：取肩部阿是穴，用当归注射液，每穴注射 1～2ml。

(3)电针：取肩髎、肩髃、肩前、天宗、曲池等。每次选 3～5 穴，接通电针仪，早期用连续波，后期用断续波强刺激 20～30 分钟。

(4)芒针：肩髃透极泉、肩贞透极泉、条口透承山等。肩不能抬举者可局部多向透刺，使肩能抬举。条口透承山时边行针边令患者活动患肢，动作由慢到快，用力不要过猛，以免引起疼痛。

【按语】

1. 针灸对本病有明显止痛效果。经较长时间治疗无明显缓解时，应排除肩关节结核、肿瘤等疾患。

2. 把握针灸治疗时机，病程越短效果越好。对肩关节粘连、肌肉萎缩者，应配合推拿治疗，以提高疗效。

3. 适当地进行患侧肢体的功能锻炼是配合针灸治疗、早日恢复肩关节功能不可缺少的环节。

【医案举例】

陈某，男，59 岁。患者自述 4 月前渐渐出现左侧肩部疼痛，昼轻夜重，夜不能寐，肩关节活动受限。查见右肩无红肿，肩前及肩峰端压痛明显，各方向活动均受限，尤以内收时痛剧。诊断为漏肩风。

治以温通经络、疏筋止痛。

处方：阿是穴、肩髃、肩贞、肩前、肩髎、外关、后溪、阳陵泉。

手法：毫针刺。局部穴位得气后先泻后补加温针灸，远端穴用平补平泻法。针灸 6 天为 1 疗程。按上法治疗 2 疗程后疼痛明显减轻，活动转佳，继治 2 疗程痊愈。

八、肘劳

肘劳是指肘部外侧疼痛、伴关节活动障碍为主症的慢性劳损性疾病，属中医学“筋痹”或“伤筋”的范畴。多见于从事旋转前臂、屈伸肘关节和肘部长期受震荡的劳动者，如网球运动员、木工、钳工、打字员、矿工、家庭妇女等。

西医学中，因前臂旋转用力不当而引起肱骨外上髁桡侧伸肌腱附着处劳损，故又称为肱骨外上髁炎或肱骨外上髁综合征，属于中医肘劳范畴。

【病因病机】

本病主要为慢性劳损引起，长期从事旋前、伸腕等动作，筋脉损伤、瘀血内停；劳累汗出，营卫不固，风寒湿侵袭肘部，使气血阻滞不畅等均可导致肘部经气不通，不通则痛。

【辨证】

1. 风寒阻络　肘部酸痛麻木，屈伸不利，遇寒痛甚，得温则减。舌淡，苔薄白或白滑，脉浮紧或弦紧。

2.湿热内蕴　肘部灼热疼痛，伴口渴不欲饮。舌苔黄腻，脉滑数或濡数。

3.气滞血瘀　肘部有外伤或劳损史，局部胀痛、刺痛或窜痛。舌质暗或有瘀斑，脉细涩。

按经辨证：

1.手阳明经型　以肘外侧(肱骨外上髁周围)疼痛为主，肱骨外上髁附近有明显压痛，屈腕旋转试验多呈阳性，俗称网球肘。

2.手少阳经型　以肘关节后侧(尺骨鹰嘴处)疼痛为主，疼痛可沿以肘后部支撑动作可诱发疼痛，俗称高尔夫球肘。

3.手太阳经型　以肘内侧(肱骨内上髁周围)疼痛为主，前臂旋前及主动屈腕可导致疼痛加重，肱骨内上髁附近压痛，抗阻力屈腕试验多呈阳性，俗称学生肘或矿工肘。

【治疗】

1.基本治疗

治法：疏通经脉，活血止痛。以局部、手阳明经穴为主。

主穴：阿是穴　曲池　手三里　合谷　阳陵泉

配穴：风寒阻络者配风池、外关；气滞血瘀者配膈俞、血海；湿热内蕴者配阴陵泉、三阴交；手阳明经型配温溜、手三里；手少阳经型配会宗、天井、外丘；手太阳经型配养老、小海。

方义：阿是穴、曲池、手三里为局部选穴，能疏通肘部经络气血，通则不痛；阳陵泉为筋会，舒筋活络，调气止痛；阳明为多气多血之经，又“主润宗筋”，合谷为手阳明之原，能理气止痛，配合曲池、肘髎通理局部经络气血。

操作：毫针刺，寒者加灸。阿是穴可用围刺法，或多针齐刺法，或加灸。留针20～30分钟，每日1次。

2.其他治疗

(1)火针：取阿是穴1～2个，配穴取曲池、手三里。常规消毒后将火针置酒精灯上烧至白亮时，迅速点刺。如仍有疼痛，则3～5日后再治疗1次。

(2)刺络拔罐：先用皮肤针在局部叩刺至皮肤渗出大小不等的血珠，再用小火罐拔5分钟左右，使之出血少许。

(3)电针：取阿是穴，配穴取曲池、手三里、肘髎、合谷。每次针刺得气后接电针仪，用连续波或疏密波强刺激20～30分钟每次。

【按语】

1.本病用针灸疗法效果明显，若配合推拿和敷贴等方法，可增强疗效。

2.治疗期间避免肘部过度用力，应注意局部保暖，免受风寒的侵袭。

【医案举例】

张某，男，46岁，职业为网球运动员。患者自述近半年来反复出现右肘关节疼痛，受寒时痛剧，近来活动受限。查：右肱骨外上髁稍肿胀，压痛明显，前臂内、外旋受限，不能握拳。诊为“网球肘”。治疗以疏通经脉、温经散寒为主。

处方：曲池、手三里、合谷、肘髎、阿是穴。

手法：针刺得气后，留针30分钟。起针后隔姜灸3～5次。

针灸每日1次，针用泻法，阿是穴加灸，治疗7次后，病情明显好转。

九、扭伤

扭伤是指肢体关节或躯体的软组织损伤，如肌肉、肌腱、韧带、血管等扭伤，而无骨折、脱臼、皮肉破损的证候。属于中医学“伤筋”范畴。

西医学中因外伤引起关节周围软组织的损伤，肿胀均属于中医扭伤范畴。

【病因病机】

多为外力超过关节负荷而引起的关节周围软组织损伤，使经气运行受阻，气血瘀滞，不通则痛，致局部肿痛，甚至关节活动受限。

【辨证】

1.新伤　局部微肿，肌肉有压痛，表示伤势较轻；如红肿高耸而亮，关节屈伸不利，表示伤势较重。

2.陈伤　一般肿胀不明显，常因风寒湿邪侵袭而反复发作。

【治疗】

1.基本治疗

治法：行气活血，消肿止痛。以受伤局部取穴为主，循经远取为辅。

处方：

颈：颈夹脊　风池　天柱　大椎　后溪　养老

肩：肩髃　肩髎　肩贞　养老

肘：曲池　小海　少海　天井

腕：阳池　阳溪　阳谷　外关

腰：腰夹脊　肾俞　腰阳关　委中

髀：居髎　环跳　秩边　承扶

膝：膝眼　梁丘　膝阳关　阳陵泉

踝：解溪　昆仑　太溪　丘墟　照海　申脉

配穴：除局部与远端循经取穴外，还可采用对应取穴法，同经相应取穴法，以及左右交叉取穴法等方法，可尽快缓解局部的疼痛和肿胀。

方义：扭伤取穴，一般是以损伤部局部及邻近取法的原则，以有效地行气活血、消肿止痛为原则。使受伤软组织功能恢复正常。伤势较重的，亦应采用透刺和远刺相结合的方法。

操作：常规针用泻法。陈伤留针加灸。局部可放血拔罐。

2.其他治疗

(1)灸法：阿是穴，艾条灸10～15分钟，或隔姜灸5～7次。本法适用于陈旧性损伤。

(2)刺络拔罐：取扭伤部位相关腧穴或阿是穴。先用皮肤针重叩出血，或用三棱针点刺，然后再加拔火罐。适用于新伤局部血肿明显、陈伤瘀血久留、寒邪袭络等症。

(3)火针：取火针烧至白亮，在痛处及附近阿是穴、穴位迅速刺入，在用火罐吸住放出瘀血，后常规扎针。适用陈伤瘀血之证。

【按语】

1.扭伤早期根据肿胀情况应配合冷敷止血，然后24～48小时后再予以热敷，以助消肿。受伤后适当限制扭伤局部的活动，避免加重损伤。

2.针灸治疗急性扭伤，远部取穴后进针，频频捻转，用运动针法令患者作肢体运动，对止痛和恢复正常体位有显著效果，但必须排除骨折、脱臼、韧带断裂等疾病。

3.病程长者要注意局部护理。运动宜适度，避免再度扭伤。局部要注意保暖，避免风寒湿邪的侵袭。

【医案举例】

王某，男，40岁。患者自述1天前踢球时左外踝不慎扭伤，当时疼痛不堪，行走困难。查体：左外踝下方肿胀明显，外踝尖部相当于申脉穴处压痛最甚，关节功能受限，X片显示：未见明显骨质异常。即诊断：左踝关节腓侧副韧带扭伤。治以疏通经络。

处方：①患侧踝关节；②健侧申脉、照海穴。

手法：用运动针法，两穴皆用捻转泻法，针刺后令患者动足，不断加强针感。留针20分钟，治疗3次后，病情好转。

第五节　五官科病症

一、目赤肿痛

目赤肿痛为多种眼部疾患中的一个急性症状。古代文献根据发病原因、症状急重和流行性，又称“风热眼”“风火眼”“暴风客热”“天行赤眼”等，俗称“红眼病”。

西医学的急性结膜炎、假性结膜炎以及流行性角膜炎等均属中医目赤肿痛范畴。西医学认为本病由细菌或病毒感染，或过敏而导致。

【病因病机】

多因外感风热湿邪，侵袭目窍、郁而不宣，或因肝胆火盛，循经上扰，以致经脉闭阻，血壅气滞，骤然发生目赤肿痛。

【辨证】

(1)风热外袭：白睛红赤，羞明流泪，眵多，头痛，发热，苔薄白或薄黄，脉浮数。

(2)肝胆火盛：白睛红赤，胞睑肿胀，口苦，烦热，便秘，舌红、苔黄，脉弦滑。

【治疗】

1.基本治疗

治法：清泻风热，消肿止痛。取手阳明、足厥阴、足少阳经穴为主。

处方：攒竹　瞳子髎　合谷　太冲　风池　睛明　太阳

配穴：风热者加少商、上星；肝胆火盛者加行间、侠溪。

方义：目为肝之窍，阳明、太阳、少阳经脉均循行目系。攒竹正在目上，能宣泄眼部之郁热；瞳子髎疏肝胆之火；合谷调阳明经气以泻风热；太冲、风池分属肝胆两经，上下相应，导肝胆之火下行。睛明为足太阳、阳明交会穴，可宣泻患部之郁热。太阳以泻热消肿。

操作：毫针泻法。少商、太阳、上星点刺出血。

2.其他治疗

(1)挑刺法：可在肩胛间按压过敏点，或大椎两旁0.5寸处选点挑治。本法适用于急性结膜炎。

(2)耳针：取眼、目1、目2、肝。毫针刺，留针20分钟，间歇运针；亦可在耳尖或耳后静脉点刺出血。

【按语】

1.针刺治疗目赤肿痛效果较好，可明显缓解病情。

2.取眼眶内穴位时，针具应严格消毒，以防止感染；进出针须缓慢，轻捻转不宜提插，出针时用棉球按压数秒钟，以防止出血。

【医案举例】

戴某，女，51岁。患者双眼红肿疼痛，眵泪频出2日。伴恶风身热，头痛身楚，口干纳呆，溲赤便结。曾服银翘解毒片和速效感冒丸3次，目赤肿痛更甚，余症依然，而来就诊。查：精神疲惫，胞睑红肿如桃，白睛红赤，眵黄胶黏，眼泪时下，舌红苔黄厚腻，脉浮弦数。证属外感时邪，风热盛，上攻目窍。治以疏风散热，消肿止痛。

取穴处方：双侧睛明、攒竹、丝竹空、太阳、承泣、风池、外关、合谷。

操作步骤及手法：以75%酒精棉球常规消毒穴位，左手拇指以干棉球轻按眼球，右手持针操作。每穴先行推法“三九”后紧接着泻法1次，即针尖对准穴位，拇指轻按针顶，中指甲搔刮针柄，自下而上连续搔刮“三九”为基数，紧接着以拇、食、中三指松捏针柄，作“逆时针”方向旋转，一般连续6下。然后再行推法“一九”而泻之1次，如此反复进行6次。患者顿感双眼舒适，掀痛红肿显减。次日复诊：双眼肿消，稍赤痛，仍有眼眵，余症均减。仍守原法治之。17日再诊时：双眼只有少许眼眵，余症悉除。取双侧睛明，攒竹，丝竹空，承泣，合谷巩固疗效。

二、耳聋、耳鸣

耳聋、耳鸣是指听觉异常、听力下降的两种症状；耳鸣是以自觉耳内鸣响为主症，耳聋则以听力减退或听力丧失为主证。耳聋往往由耳鸣发展而来。两者在病因病机及针灸治疗方法大致相同，故合并论述。临床上耳聋、耳鸣可单独出现、先后发生，亦可同时并现。

西医学认为内耳疾病，某些药物等导致听神经等损伤或先天听觉障碍可致耳聋，而内耳的血管痉挛常是耳鸣发生的重要原因。

【病因病机】

本症的发生，可分为内因外因。内因多由恼怒、惊恐，肝胆风火上逆，以致少阳经气闭阻，或因肾虚气弱，肝肾亏虚，精气不能上濡于耳而成；外因多由风邪侵袭，壅遏清窍，亦有因突然暴响振伤耳窍引起者。

1.实证

主症：暴病耳聋，或耳中觉胀，鸣声隆隆不断，按之不减。

(1)肝胆火盛：耳聋、耳鸣每于郁怒之后突然加重，耳闷胀。伴见头胀，面赤，咽干，烦躁善怒，舌红、苔黄，脉弦。

(2)外感风邪：多有感冒症状，耳聋、耳鸣。伴头痛、畏寒，发热，口干，舌红、苔薄白或薄黄，脉浮数。

2.虚证

主症：久病耳聋，耳中如蝉鸣，时作时止，劳累则加剧，按之鸣声减弱。

(1)肾气亏虚：兼见头晕，腰膝酸软，乏力，遗精，带下，脉虚细。

(2)肝肾亏虚：五心烦热，遗精盗汗，舌红少津，脉细数。

【治疗】

1. 基本治疗

(1)实证

治法:清肝泻火,疏通耳窍,取足少闭阳、手少阳经穴为主。

处方:翳风　听会　侠溪　中渚

配穴:肝胆火盛者加太冲、丘墟;外感风邪者加外关、合谷。

方义:手、足少阳两经经脉均入于耳中,因此取手少阳之中渚、翳风,足少阳之听会、侠溪,疏通少阳经络,清肝泻火。

操作:毫针泻法。

(2)虚证

治法:益肾养窍。取足少阴、手太阳经穴为主。

处方:太溪　照海　听宫

配穴:肾气不足者加肾俞、气海;肝肾亏虚者加肾俞、肝俞。

方义:肾开窍于耳,肾气和肾精的充足是耳之听聪的基础,耳鸣、耳聋之虚证责之于肾,太溪、照海可补益肾精、肾气。听宫为局部取穴,可疏通耳部经络气血。

操作:毫针补法。肾气虚可用小艾炷灸患处。

2. 其他治疗

(1)耳针:取心、胆、肝、肾、三焦、内耳、皮质下,暴聋者,毫针强刺激;一般耳鸣、耳聋中等刺激量,亦可埋针。

(2)穴位注射:取听宫、翳风、完骨,用 654-2 注射液,每次两侧各选一穴,每穴注射 5mg;或用维生素 B_{12} 100μg 注射液,每穴 0.2～0.5ml。

(3)头针:取两侧晕听区(耳尖直上 1.5 寸,向前及后各引 2cm 的水平线),毫针刺。间歇运针,留针 20 分钟,每日或隔日 1 次。

【按语】

1. 耳鸣与耳聋的发生,其原因很多,针灸对神经性耳鸣、耳聋效果较好。对鼓膜损伤致听力完全丧失者疗效不佳。

2. 在治疗耳聋、耳鸣中应明确诊断,配合原发病进行治疗。

【医案举例】

张某,男,51 岁。右耳突发性耳聋伴严重耳鸣 5 日,白天尤可,晚上无法入睡,痛苦不堪。在五官科行药物点滴、服药无效。查体素健。即取患侧听宫、听会、秉风、下关、合谷、外关、中诸、听宫、翳风,用毫针直刺耳内有针感时,接 G6805-2 型电疗仪连续波中度刺激 20 分钟,针后即感耳鸣减轻大半,听力似有感觉。第 3 次加电针右侧足三里、阳陵泉、三阴交、太冲,配合红外线温热灸患耳20 分钟。针 6 次后听力恢复正常,耳鸣逐渐好转,尚有夜间汽车开过时稍微耳鸣,续针 2 次完全康复。

三、牙痛

牙痛是指牙齿因各种原因引起的疼痛而言,为口腔疾患中常见的症状之一。

西医学的牙髓炎、龋齿、根尖周围炎和牙本质过敏等,遇冷、热、酸、甜等刺激时牙痛发作或加重,属中医的“牙宣”“骨槽风”范畴。

【病因病机】

手、足阳明经脉分别入下齿、上齿，大肠、胃腑积热，或风邪外袭经络，郁于阳明而化火，火邪循经上炎而发牙痛。肾主骨，齿为骨之余，肾阴不足，虚火上炎亦可引起牙痛。亦有多食甘酸之物，口齿不洁，垢秽蚀齿而作痛者。牙痛主要与手足阳明经和肾经有关。

【辨证】

主症：牙齿疼痛。

(1)阳明火邪：牙痛剧烈，兼有口臭、口渴、便秘、脉洪等症。

(2)风火牙痛：痛甚而龈肿，兼形寒身热，脉浮数等症。

(3)肾虚牙痛：隐隐作痛，时作时止，口不臭，脉细或齿浮动。

【治疗】

1. 基本治疗

治法：祛风泻火，通络止痛。取手足阳明经穴为主。

处方：合谷　颊车　下关

配穴：风火牙痛者加外关、风池；胃火牙痛者加内庭、二间；阴虚牙痛者加太溪、行间；虚火上炎加太溪、照海；上牙痛加太阳、颧髎；下牙痛加大迎、承浆。

方义：合谷为远道取穴，可疏通阳明经络，并兼有祛风作用，可通络止痛，为治疗牙痛之要穴。颊车、下关为近部选穴，疏通足阳明经气血。

操作：主穴用泻法，循经远取可左右交叉刺，合谷持续行针 1～3 分钟。配穴太溪用补法、行间用泻法，余穴均用泻法。

2. 其他治疗

(1)耳针：取口、牙、上颌、下颌、神门、上屏尖、牙痛点。每次取 2～3 穴，毫针刺，强刺激，留针 20～30 分钟。

(2)穴位贴敷：取双侧阳溪穴，将大蒜捣烂，于睡前贴敷双侧阳溪穴，至发泡后取下。用于龋齿疼痛。

(3)穴位注射：穴用合谷、下关。药物选用鱼腥草注射液。具体操作为取双侧合谷，患侧下关，每穴注药 0.5～1ml，每日 1 次。

【按语】

1. 针刺对一般牙痛效果良好，但对龋齿牙痛仅为暂时止痛，尚需牙科进一步治疗。

2. 应与三叉神经痛相鉴别。

3. 平时注意口腔卫生，避免食用过冷、过热、过酸、过甜等食物。

【医案举例】

何某，女，43 岁。左侧牙常有轻度自发性阵发性跳痛，觉有食物嵌塞 7 日，昨日来阵发性剧痛，夜不能寐。检查见左下颏七齿龋齿，牙龈舌、颊两侧红肿，龋齿中间有一高梁粒大空洞。深龋洞周呈黯黑色，叩痛、探痛明显，牙不松动。诊断为慢性牙髓炎(龋齿)急性发作。证属阳明实热，治宜清热泻火。针左侧合谷、曲池，泻法，留针 40 分钟，每 5 分钟行针 1 次。阿是穴(红肿部位)用三棱针点刺放血。每日 1 次，治疗 5 次。3 月后追访，此牙未痛。

四、咽喉肿痛

咽喉肿痛是以咽喉部红肿疼痛、吞咽不适为主要症状的口咽和喉咽部病变，又称“喉痹”。

相当于西医学的急性扁桃体炎、急性咽炎和单纯性喉炎、扁桃体周围脓肿等，均属“咽喉肿痛”范畴。

【病因病机】

咽接食管，通于胃；喉接气管，通于肺。外感风热之邪熏灼肺系，可致咽喉肿痛；或肺、胃二经郁热上壅，而致咽喉肿痛；如肾阴不能上润咽喉，虚火上炎，亦可致咽喉肿痛。

【辨证】

主症：咽喉肿痛。

(1)外感风热：兼见咽喉红肿疼痛，吞咽困难，咳嗽，伴有寒热头痛，脉浮数。

(2)肺胃实热：咽干口渴，便秘，尿黄，舌红，苔黄，脉洪大。

(3)肾阴不足：咽喉稍肿，色暗红，疼痛较轻，或吞咽时觉痛楚，微有热象，入夜则见证较重。

【治疗】

1. 基本治疗

(1)实热证

治法：清热利咽，消肿止痛。取手太阴、手足阳明经穴为主。

处方：合谷　内庭　少商　尺泽　关冲

配穴：外感风热加风池、外关；肺胃实热加厉兑、鱼际。

方义：合谷、内庭分属手足阳明经，二穴能泻阳明之郁热。少商系手太阴的井穴，点刺出血，可消泻肺热，为治疗喉证的主穴。尺泽为手太阴经的合穴，泻肺经实热，取“实则泻其子”之意。配以三焦经井穴关冲，点刺出血，加强清泻肺胃之热，达到消肿清咽的作用。

操作：毫针泻法。

(2)阴虚证

治法：滋阴降火，养阴清热。取足少阴经穴为主。

处方：太溪　照海　鱼际

配穴：入夜发热者加三阴交、复溜。

方义：太溪是足少阴经原穴，照海为足少阴经和阴跷脉的交会穴，两脉均循行喉咙，取之能调两经经气。鱼际为手太明经的荥穴，可利咽清肺热。三穴同用，使虚火得清，不致灼伤阴液，故适用于阴虚的咽喉肿痛。

操作：太溪、照海用补法，鱼际用泻法。配穴用补法。

2. 其他治疗

(1)耳针：取咽喉、心、肺、气管、肾、下屏尖、扁桃体，轮1～6，毫针刺，实证者强刺激，每次留针1小时。

(2)三棱针：取少商、商阳、耳背静脉点刺出血。每日1～2次。

【按语】

1. 针刺治疗咽喉肿痛效果好。如扁桃体周围脓肿，不能进食者应予补液，如已成脓则转科处理。

2. 力戒烟酒以及进食酸辣等刺激性食物。

【医案举例】

陈某，女，43岁，护士。咽喉疼痛二天，吞咽不利，发热微恶风，舌质红、苔薄黄，脉数，体温38℃，扁桃体左侧肿大，脉症合参乃外感风热，塞结喉间。治宜清热利咽，消肿止痛。取内关穴

(单侧)。手法:强刺激、不留针,针后咽喉疼痛大减,吞咽轻松自如。当日下午,再针1次。次日复诊。寒热罢,咽痛撤,扁桃体左侧肿大,再针1次,以巩固疗效,遂愈。

五、近视

近视是以视近清楚、视远模糊为主症的一类眼病。古代医籍又称"能近祛远证"。

近视与远视、散光同属于屈光不正的一类眼病。西医学将近视分为低、中、高度,凡屈光度-3.0D以下者为低度近视、-6.0D以下者为中度近视、-6.0D以上者为高度近视。

【病因病机】

先天禀赋不足、劳心伤神等,使心肝肾气血阴阳受损,睛珠形态异常,导致近视;不良用眼习惯,如看书、写字目标太近,坐位姿势不正以及光线强烈或不足等,致使目络瘀阻,目失所养,导致近视。

【辨证】

主症:视近物正常、视远物模糊不清。

(1)肝肾不足:兼见失眠健忘,腰酸,目干涩,舌红,脉细。

(2)心脾两虚:神疲乏力,纳呆便溏,头晕心悸,面色不华或白,舌淡,脉细。

【治疗】

1. 基本治疗

治法:通络活血。取足阳明、足太阳、足少阳经穴为主。

处方:承泣　睛明　光明　风池

配穴:肝肾不足者,加肝俞、肾俞;心脾两虚者,加心俞、脾俞、足三里。

方义:承泣、睛明为局部选穴,可疏通眼部经络。光明为治疗眼病的经验效穴。风池疏导头面气血,加强眼区穴位的疏通经络作用。

操作:承泣、睛明用较轻的平补平泻手法;风池、光明用较强的平补平泻手法,眼区穴宜轻捻缓进,退针时至皮下疾出之,随即用干棉球按压1分钟。风池针感须扩散至颞及前额或至眼区。配穴均用补法。

2. 其他治疗

(1)耳针:取眼、肝、目1、目2、肾、心。毫针刺,每次2～3穴,留针20～60分钟,间歇运针;或用揿针埋藏或王不留行籽埋压,每3～5日更换1次。双耳交替,嘱患者每日自行按压数次。

(2)头针:取枕上旁线、枕上正中线。头针常规操作。每日1次。

(3)穴位注射:穴位①攒竹、丝竹空、太阳、承泣;②睛明、鱼腰、新明、球后。药物用维生素B_1注射液100mg。方法为每穴注入药液0.2ml,两组穴位交替使用。

(4)穴位贴敷:穴取太阳(双)。药物用生地120g,天冬、菊花各60g,枳壳90g。上药共研细末,白蜜调成软膏状。每次取适量,贴于穴上,纱布覆盖,胶布固定,夜贴次晨去净,每日1次。

【按语】

1. 针刺治疗本病有一定效果,尤以假性近视为佳。如因先天异常所致则非针刺适应证。

2. 日常坚持做眼保健操。

3. 注意用眼卫生,科学用眼。在长时间用眼后,应闭目养神或者远眺。

【医案举例】

李某,男,20岁。发现近视已二年,伴眼差、梦多,曾用夏天无眼液等治疗无效。上届高考成绩够分，只因视力低下而被体检淘汰。今视力检查：左 0.3、右 0.4。取攒竹、承泣、神门、太冲。治疗一疗程后视物较以前清楚，眠差梦多也有显著改善。第二疗程后视力检查：左 1.0、右 1.2，与原来比较，左眼提高 0.7，右眼提高 0.8，睡眠亦良好。已被某工学院录取。

第六节　其他病证

一、肥胖症

肥胖症是指人体营养过度、脂肪积聚过多，导致实际体重超过标准体重 20%以上的一种病症。

西医学分为继发性和单纯性两类，前者常继发于神经、内分泌和代谢疾病，或与遗传、药物有关，后者不伴有明显神经或内分泌系统功能变化。临床上所称的肥胖症大多指单纯性肥胖。

【病因病机】

暴饮暴食，过食肥，安逸少，先天禀赋等因素导致痰湿浊脂滞留体内而引发肥胖症。

【辨证】

1. 胃肠实热　形体肥胖，面肥颈壅，项厚背宽，伴面色红润，消谷善饥，口干苦，怕热多汗，腹胀便秘，小便短黄，舌质红，苔黄腻，脉滑数。

2. 脾虚湿阻　形体肥胖，项厚背宽，腹大腰粗，伴面色少华，脾胃呆滞，食欲不振，大便溏薄，舌淡，苔薄，脉滑细弱。

3. 脾肾阳虚　形体肥胖，臀丰腿，伴喜静恶动，自汗气喘，腹胀便溏，头晕腰酸，神疲乏力，月经不调或阳痿早泄，舌淡，苔薄，脉沉细。

【治疗】

1. 基本治疗

治法：调气行，祛湿化痰，通经活络。取任脉、手足阳明经及足太阴经穴为主。

处方：曲池　大横　天枢　阴陵泉　丰隆　中脘　气海　水道　水分

配穴：胃肠积热配上巨虚、内庭；脾胃虚弱配脾俞、胃俞、足三里；脾肾阳虚配肾俞、关元、命门。

方义：肥胖之症，多责之脾胃肠腑。曲池为手阳明大肠经的合穴，天枢为大肠的募穴，两穴相配，可通利肠腑，降浊消脂；大横为局部取穴，可健脾助运；阴陵泉为足太阴脾经之合穴，丰隆乃足阳明胃经之络穴，为治痰要穴，两穴合用，可分利水湿、蠲化痰浊；胃募中脘、大肠募天枢通调胃肠腑气，气海、水道、水分通调水道，养气行水。

操作：毫针刺，实证用泻法，虚证用补法或平补平泻法。每日 1 次，每次留针 30 分钟，10 次为 1 疗程。诸穴均视患者肥胖程度及取穴部位的不同而比常规刺深 0.5～1.5 寸，可用电针。

2. 其他治疗

(1)皮肤针：取肥胖局部阿是穴，或按针灸主方或加减选穴。用皮肤针叩刺。手法则宜实证重力叩刺，以皮肤渗血为度；虚证中等力度刺激，以皮肤潮红为度。

(2)耳针：取口、胃、脾、饥点、肺、三焦、内分泌、皮质下。每次选用 3～5 穴，毫针刺法，或压籽法，其间嘱患者餐前或有饥饿感时，自行按压穴位 2～3 分钟，以增强刺激，10 次为一个疗程。

(3)电针:按针灸主方及加减选穴,针刺得气后接电针治疗仪,用连续波或疏密波刺激 30 分钟,以患者承受度为准,每 2 日 1 次。

【按语】

1. 针灸对单纯性肥胖症有较好疗效。在取得疗效后应继续治疗 1～2 个疗程,巩固疗效,以防体重回升。

2. 嘱咐患者应合理安排饮食,避免摄入过多,食物宜清淡,少食肥甘厚腻及煎炸之品。

3. 坚持体力劳动和运动锻炼,促进能量消耗。

【医案举例】

方某,女,44 岁,护士,1998 年 7 月 30 日就。患者身高 160cm,体重 143 斤,腰围83.3cm,自述近两年发胖,大便秘结,尿黄短赤,口臭易饿,口渴喜冷饮。属于胃肠湿热型,采用祛湿化热,通经活络之法治之。

处方:脐周 8 穴。

配穴:中脘、天枢、上巨虚、阴陵泉。

手法:天枢、阴陵泉用泄法。配合耳穴贴压治疗。

经过 1 个疗程治,体重由 143 斤下降至 132 斤,减掉 11 斤,腰围由 83.3cm 减至 73.3cm,随访 1 年未反弹,其他症状全部消失。

二、慢性疲劳综合征

慢性疲劳综合征是一组检查无任何器质性病变且病因不明,以持续半年以上的慢性、反复发作性极度疲劳为主要特征的综合征。其症状表现多常见于中医学“五劳”“虚劳”“头痛”“失眠”“心悸”“郁证”“眩晕”等病症之中。

西医学认为,本病与感染、免疫系统异常、内分泌代谢紊乱、神经精神疾病有关。

【病因病机】

劳逸过度,饮食起居失常,或情志内伤等因素引起脾肾亏虚或肝气郁结而致病。

【辨证】

1. 肝气郁结　疲乏不适,生气后加重,活动后减轻,注意力不集中,心烦易怒,善太息,头晕目眩,失眠健忘,胁腹胀痛,舌红,苔薄,脉弦。

2. 脾气虚弱　神疲乏力,劳则加重,头晕,食少胃胀,面色萎黄,大便溏薄,舌淡,苔薄,脉细弱。

3. 心肾不交　心烦少寐,惊悸多梦,头晕耳鸣,精神萎靡,腰膝酸软,发落齿摇,口干咽燥,舌红,苔少或无苔,脉细数。

【治疗】

1. 基本治疗

治法:补益心肾,健脑养神,疏肝理脾,调理气机。取相应背俞穴和足三阴经穴为主。

处方:脾俞　肝俞　肾俞　关元　三阴交　足三里　百会

配穴:肝气郁结配太冲、膻中、期门;脾气虚弱配中脘、章门、大横;心肾不交配神门、太溪;失眠、心悸、焦虑者加内关、照海、心俞;头晕、注意力不集中加四神聪、悬钟。

方义:脾俞、肝俞、肾俞均为脾、肝、肾的背俞穴,通调脏腑气机,善治本脏虚证;关元为任脉、足三阴经交会穴，乃大补元气之保健要穴；足三里为胃之下合穴，三阴交为足三阴经交会穴，两穴相配，益气养血，健运脾胃。百会为督脉经穴，位于巅顶，为诸阳之会，清利头目，健脑益神。

操作：毫针刺，用补法，可针灸并用；治疗 2～3 次/周。

2. 其他治疗

(1)皮肤针：循经叩刺，轻叩督脉、夹脊和背俞穴，以皮肤潮红为度。每次 15～20 分钟，1 次/日。

(2)耳针：取心、肾、肝、脾、脑、皮质下、神门、交感。用王不留行籽贴压，每次选 4～5 穴。

(3)电针：在针刺的基础上接通电针治疗仪，用疏密波弱刺激，1 次/日，10 次为 1 疗程。

【按语】

1. 针灸治疗本病能调节患者的情志、改善睡眠，有效地缓解躯体疲劳的自觉症状，并在一定程度上改善患者体质虚弱的状况。

2. 针灸治疗的同时，应配合饮食疗法，补充维生素和矿物质；必要时配合服中药辨证治疗。

3. 患者应保持情绪乐观，加强体育锻炼；避免精神刺激，日常生活要有规律，勿过于劳累。

【医案举例】

患者，女，48 岁。患者面容憔悴，自述全身疲劳、关节疼痛不适 1 年余，经常头痛、头晕、失眠、健忘，时常伴有胁肋胀痛，近 2 月加重，饮食可，二便正常，舌淡苔薄白，脉弦细。血、尿生化检查未见异常，腹部 B 超显示盆腔少量积液。证属肝郁气滞，脾肾不足。采用疏肝理气、健脾补肾安神之法治之。

处方：百会、内关、足三里、三阴交、太溪、太冲、中脘、脾俞、肾俞、气海。

手法：内关、太冲用泄法强刺激，脾俞、中脘、气海用补法，其他穴位用平补平泻法。

本法治疗 1 个疗程，全身疲劳症状明显好转，头痛、头晕症状减轻。2 个疗程治疗后诸症悉除，精神如常人，而告痊愈。

三、戒断综合征

戒断综合征是指长期吸烟、饮酒、使用镇静安眠药或吸毒之人，在成瘾产生依赖性后，突然中断而出现的烦躁不安、呵欠连作、流泪流涎、全身疲乏、昏昏欲睡、感觉迟钝等一系列难以忍受的戒断现象。临床分为戒烟综合征，戒酒综合征，戒毒综合征等。

本病多与长期饮、吸、食用有毒之品有关，与心、脑、肺、胃等脏腑关系密切。基本病机是毒邪久滞，内扰心神。

【病因病机】

有较长时间吸烟史，日吸烟一盒以上，一旦中断吸烟会出现强烈的吸烟欲望。

【辨证】

1. 痰湿阻肺　精神萎靡，疲倦乏力，伴胸闷，恶心，痰多，咽部不适，舌淡，舌胖大，苔白腻，脉滑。

2. 心脾两虚　精神萎靡，神疲乏力，焦虑不安，呵欠连作，流泪流涎，口淡无味，咽喉不适，甚至出现肌肉抖动，感觉迟钝。

【治疗】

1.基本治疗

治法：宣肺化痰，宁心安神除烦。取手太阴、手少阴经穴为主。

处方：尺泽　丰隆　神门　甜美穴　百会

配穴：胸闷、气促、痰多加膻中、内关；咽部不适加天突、列缺、照海；心神不宁、烦躁不安加内关；精神萎靡配脾俞、足三里；肌肉抖动配太冲、阳陵泉；加水沟、太冲镇痉宁神。

方义：甜美穴位于列缺与阳溪连线的中点，是戒烟的经验效穴；尺泽为手太阴肺经合穴，丰隆为足阳明胃经络穴，两穴相配，宣肺化痰、调和气血；神门为心经原穴，可宁心安神除烦；百会为督脉穴，位于巅顶，为诸阳之会，清利头目、健脑益神。

操作：甜美穴直刺或斜刺0.3寸，用捻转泻法，余穴均常规针刺，可用电针。

2.其他治疗

(1)耳针：取肺、口、内鼻、皮质下、神门、交感。毫针强刺激，留针15分钟，每日1次，两耳交替使用；也可埋针或用王不留行籽贴压，每日按压3～5次，每3天更换1次。在有吸烟要求时应及时按压，能抑制吸烟的欲望。

(2)电针：甜美穴、合谷、尺泽、神门，接通电针仪，疏密波强刺激20～30分钟。

【按语】

1.针灸治疗，尤其是耳针疗法，对戒烟有良好疗效，对自愿接受戒烟治疗者，大多可以达到预期的效果。戒烟的远期疗效较近期疗效差。

2.针灸治疗的同时，患者应积极配合，要树立信心，必要时要给予心理治疗。

【医案举例】

某某，男，74岁。吸烟史50余年，因吸烟而致咳嗽、胸闷、呼吸不畅等症常年发作，非常痛苦，于1995年6月10日前来就诊。诊见患者心胸憋闷，咽痒，咳嗽吐痰，舌质紫暗，苔黄厚，脉弦滑。证属痰湿阻肺，采用宣肺化痰之法治之。

处方：迎香(双)、列缺(双)。

手法：以上穴位均采用强刺激手法，双侧迎香穴，斜刺入鼻通，使两眼流泪。留针1小时，中间行针1次。起针后，患者即觉心胸舒畅，鼻通，神清气爽，喉中痰少。让其闻烟味，即觉味道改变。次日想吸烟时即觉苦涩难忍、头晕、恶心欲吐、呛咳不止。1年后随访，患者未再吸烟。

戒酒综合征

【病因病机】

长期大量饮酒，中伤脾胃，导致脾失健运，痰湿内生，久之则引起气血生化之源匮乏，以致心肾两虚，突然中断饮酒后出现全身疲乏，软弱无力，呵欠，流泪，流涕，厌食，恶心呕吐，烦躁不安，精神抑郁等一系列的瘾癖症状。

【辨证】

1.痰湿困脾　全身疲乏，软弱无力，身困体重，厌食，恶心呕吐，腹痛腹泻，舌质黯红，舌体胖大，苔白或黄腻，脉滑。

2.心肾两虚　腰膝酸软，精神萎靡，神疲乏力，失眠梦多，嗜睡或烦躁不安，精神忧郁，舌淡，苔白，脉沉细弱。

【治疗】

1. 基本治疗

治法：调和脾胃，补益气血，宁心安神。取督脉、相应的背俞穴为主。

处方：百会　脾俞　胃俞　足三里　神门　三阴交

配穴：烦躁不安，精神抑郁配水沟、内关、太冲；头昏、腰膝酸软配肾俞、肝俞、太溪、关元、气海；恶心呕吐配内关、中脘；腹痛腹泻配天枢、上巨虚。

方义：百会位于头部，属督脉要穴，内通于脑，可镇静宁神；脾俞、胃俞分别为脾、胃的背俞穴，配脾经三阴交、胃经足三里，四穴合用，可健脾和胃，调补气血；神门乃心之原穴，可宁心安神；百会位于巅顶，属督脉要穴，内通于脑，可镇静宁神。

操作：毫针刺，每日1～2次，动留针30～60分钟，可用电针，宜持续保持较强刺激针感。

2. 其他治疗

(1)耳针：取胃、口、内分泌、神门、皮质下、咽喉、肝。每次选用3～5穴，毫针浅刺法，或压籽法，当酒瘾发作时，可随时按压耳穴。

(2)电针：按针灸主方针刺得气后接通电针仪，用连续波强刺激。

【按语】

1. 针灸治疗戒酒疗效明显，对自愿接受戒酒治疗者，大多可以达到预期的效果。对于长期、大量饮酒者，疗效较差。

2. 应用耳压或耳穴埋针戒酒时，要求患者在酒瘾发作时自行按压已贴好的耳穴以加强刺激，促使酒瘾消失，提高疗效。

3. 治疗同时患者应积极配合，以提高疗效。

【医案举例】

国际友人，男，60岁。饮酒史32年。初为借酒消愁，现每日必饮，每饮必醉，饮酒量平均每天达1 500ml左右，家人极为不满。自己虽有心戒酒，但尝试诸法，均未成功。听说针灸能戒除烟、酒，特要求试治。采用调和脾胃，宁心安神之法治之。

处方：中脘、足三里、三阴交、神门、百会。

手法：动留针30分钟，每日一次；结合耳穴胃、心、神门、内分泌，用王不留行籽贴压；同时每日口中含化六神丸。

治疗1次后，饮酒量减半，信心大增。连治6次，完全戒除。以后每见他人饮酒，不但毫无酒瘾，反生厌恶之感。

戒毒综合征

【病因病机】

患者吸食或注射鸦片类毒品2～3次以上，停药4～16小时后，则出现一系列戒断症状，36～72h内达到高峰。

【辨证】

1. 肝风扰动　性情暴躁，烦扰不安，抽搐谵妄，毁衣损物，碰伤头身，彻夜不眠，目赤口苦，舌红苔黄，脉弦滑数。

2. 心肾不交　头晕，心慌气促，精神恍惚，烦扰不安，寐而易醒，消瘦纳少，大便干结，心率加快，血压升高，舌红，苔白，脉弦细。

3. 脾肾两虚　精神疲乏，萎靡不振，肢体困倦，口流涎沫，不思饮食，肌肉震颤甚或发抖，虚脱，卧床不起，二便自遗，舌淡，苔白，脉沉细弱。

【治疗】

1. 基本治疗

治法：健脾除，调和气血，安神定志。取督脉及手厥阴、手少阴经穴为主。

主穴：水沟　百会　风池　神门　内关　劳宫　合谷　丰隆

配穴：肝风扰动配太冲、行间、侠溪；心肾不交配心俞、肾俞、太溪；脾肾两虚配脾俞、肾俞、三阴交。毒瘾发作初期配太冲；腹痛腹泻、便秘配天枢、上巨虚；烦躁惊厥配中冲、涌泉。

方义：水沟、百会均为督脉要穴，内通于脑，风池为胆经穴位，亦络于脑，三穴相配，可清利头目，熄风醒脑开窍；神门为心之原穴，可宁心安神；内关、劳宫为手厥阴心包经之络、荥穴，二穴相配，有宁心安神、清心除烦之功；合谷为手阳明经之原穴，可行气活血，镇惊定痛。丰隆为足阳明胃经的络穴，又是化痰要穴，可健脾化痰、熄风通络。

操作：水沟刺向鼻中隔，强刺激；余穴毫针刺，动留针 60 分钟；实证用泻法，只针不灸；虚证用补法或平补平泻，针灸并用；可用电针，宜持续保持较强针感。

2. 其他治疗

(1)刺血拔罐：取督脉、夹脊穴及膀胱经背俞穴。用皮肤针重叩出血后加拔火罐，并行走罐法。

(2)耳针：取肺、口、内分泌、肾上腺、皮质下、神门。肝风扰动配耳尖、肝阳、肝；脾肾两虚配脾、肾、艇中、腰骶椎；心肾不交加心、肾、交感；肢体抽搐配膝(腓肠点)、风溪；腹痛腹泻配交感、腹、胃、大肠。每次选用 3～5 穴，毫针刺法，或王不留行籽贴压。

(3)电针：风池、内关、合谷、劳宫、丰隆，接通电针治疗仪，用疏密波强刺激 40～60 分钟，1 次/日，10 次为 1 疗程。

【按语】

1. 针灸戒毒有一定疗效。患者应树立信心，一般均可获得成功。

2. 在进行戒毒治疗前要详细了解患者吸毒的原因和方式，与患者多交流，要有针对性地进行宣传教育和心理疏导。对于因病(如肿瘤、呼吸系统、消化系统疾病及各类神经痛)而吸毒者，要给予相应的治疗，以免出现意外。

3. 家庭及社会的配合对巩固疗效、断绝复吸有重要的作用，应高度重视。

【医案举例】

张某，女，19 岁。吸毒 2 年余，戒毒后精神疲乏，烦躁不安，夜间常常通宵不寐，曾一次口服 6 片安定仍不能安眠。忍受不住毒品带来的痛苦，多次越窗逃跑，外出不归。消瘦纳少，大便干结，咽喉异痒，采用调和气血，安神定志之法治之。

处方：水沟、人迎、天突、印堂、神门、内关、安眠。

手法：诸穴得气后先泻后补，动留针 30～40 分钟。

针后感觉全身轻松，咽喉不适感消失，当晚安睡近 12 小时，次日无吸毒欲望。在家人严密配合下连续治疗 5 次，烦躁情绪好转，胃纳佳，睡眠香，精神振作。又治疗 5 次而完全戒断。

四、针灸美容

黄褐斑是以发生于面部的对称性褐色色素斑为主要特征的一种病证。又称“面尘”“肝斑”“面黑皯”“黧黑斑”；俗称“妊娠斑”“蝴蝶斑”。

西医学认为，本病与女性内分泌，月经不调，妊娠，服避孕药，肝功能不好及慢性肾病有关。

【病因病机】

情志不遂，肝气郁结，气血不能上荣于面；偏食肥甘厚味，损伤脾胃，脾失健运，水湿内阻，气血不畅，颜面失养；年老精亏，房室过度，肾阴亏损，肌肤失养，肾之本色泛于颜面，均可致黄褐斑。

【辨证】

1. 气滞血瘀　斑色较深，面色晦暗，伴经前乳房胀痛、少腹痛，急躁易怒，喜叹息，口唇暗红，舌暗红，有瘀点或瘀斑，脉弦滑涩。

2. 肝肾阴虚　色斑呈咖啡色或深褐色，伴手足心热，盗汗，失眠梦多，眼睛干涩，腰膝酸软，舌嫩红，少苔，脉细数。

3. 脾虚湿困　斑色暗淡，伴神疲乏力，面色㿠白，体胖，腹胀便溏，舌淡胖，边有齿印，脉濡细缓。

【治疗】

1. 基本治疗

治法：调和气血，化瘀消斑。取局部穴位和手足阳明经腧穴为主。

处方：颧髎　迎香　合谷　曲池　血海　三阴交　足三里

配穴：气滞血瘀配太冲、期门、膈俞；肝肾阴虚配肝俞、肾俞、太溪；脾虚湿困配脾俞、阴陵泉、中脘；根据面部黄褐斑不同部位取阿是穴。

方义：颧髎、迎香为局部取穴，以疏调局部经络之气，化瘀消斑；合谷、曲池为手阳明经之原、合穴，沟通阳明经气，可清热和血消斑；血海、三阴交合用，补益脾胃，调和气血，使脏腑之精气、津血能上荣于面，达到祛瘀消斑的目的；足三里为胃之下合穴，可益气养血、通络化瘀。

操作：毫针刺，平补平泻，可用电针。

2. 其他治疗

(1)耳针：取肺、肝、肾、心、内分泌、皮质下、内生殖器、交感、神门、面颊。每次选用 3～5 穴，毫针刺法中度刺激，或用王不留行籽贴压。

(2)穴位注射：取肺俞、胃俞、足三里、血海等穴。每次选用 2～4 穴，用当归注射液或复方丹参注射液，每穴注射 1～2ml，每 2 日 1 次。

(3)电针：在针灸处方辩证选穴针刺的基础上，接通电针治疗仪，用疏密波弱刺激。

【按语】

1. 针灸治疗黄褐斑有较好的疗效，但疗程较长。

2. 黄褐斑的发生可受多种因素影响，要积极治疗原发病。

3. 治疗期间，应尽量避免日光照射和停用药物及刺激性化妆品。

【医案举例】

患者，女，37 岁。患面部黄褐斑 2 年，加重 3 个月，以双侧颧、面颊为甚，呈褐色，伴经行不畅，月经无定期，量少，色暗有血块，寐差，舌质暗，有瘀斑，苔薄黄，脉弦。采用调和气血，化瘀消斑之法治之。

处方：面部阿是穴、血海、三阴交、肝俞、太冲、膈俞、肺俞。

手法：各穴常规针刺，留针 25 分钟，配合耳穴贴压刺激。

治疗一个疗程后，面部色斑逐渐变淡，睡眠改善，治疗三个疗程后，面部色斑消退，随访一年未复发。

五、抗衰老

人体衰老主要表现为思维活动减慢，表情淡漠，反应迟钝，记忆力下降，动作缓慢，肌肉活动的控制与协调困难，神疲乏力，眩晕耳鸣，失眠健忘，畏寒肢冷，腰膝酸软，发落齿摇等一系列老化症状。

西医学认为，人体衰老是一系列生理、病理过程综合作用的结果。随着年龄增长，机体的免疫功能逐渐低下，衰老随之出现。

【病因病机】

肾精是阴阳气血之本，由于年高体弱，肾气衰退，五脏六腑，经络气血的功能也日渐衰退，阴阳失衡，衰老便会随之而生。

【辨证】

1. 肾精不足　神情呆钝，记忆力减退，动作迟缓，耳鸣耳聋，腰膝酸软，发脱齿摇，舌淡，苔薄白，脉沉细尺弱。

2. 脾气虚弱　神疲乏力，少气懒言，肢体倦怠，面色萎黄，腹胀腹泻，纳差，大便溏薄，舌淡，苔白，脉细弱。

3. 心肺气虚　胸闷心悸，头晕神疲，咳喘气短，动则尤甚，每遇天气变化、寒冷刺激即易感冒，语声低怯，自汗乏力，舌淡，苔白或唇舌淡暗，脉浮而无力。

【治疗】

1. 基本治疗

治法：补肾填精，调理气血，滋养脏腑。取任督二脉、足阳明经腧穴为主。

主穴：百会　关元　太溪　神阙　三阴交　足三里

配穴：肾精不足配肾俞、命门、气海；脾气虚弱配脾俞、胃俞；心肺气虚配心俞、肺俞。

方义：百会为督脉要穴，位于头部，可健脑益智、抗老防衰；关元为任脉与足三阴经的交会穴，可益养脏腑，补肾填精，补益元气，太溪为肾之原穴，可补益肾气，化生精血，二穴合用，温肾壮元，以补先天之本；神阙为任脉穴，位居中腹，可温肾助阳；三阴交为足三阴经交会穴，有健运脾胃，补益肝肾，养血填精作用；足三里是胃经下合穴，益脾养胃，调补气血，是防病保健，益寿延年的保健穴。

操作：神阙用灸法，余穴常规刺或加灸，可用“烧山火”补法。

2. 其他治疗

(1)皮肤针：轻叩头部及督脉、背部膀胱经至局部出现潮红为度，每2日1次。

(2)隔物灸：取神阙、脾俞、肾俞、关元、气海、足三里等穴。每次选用2～3穴，隔附子饼灸，每2日1次。

(3)耳针：取肾、心、脑、皮质下、内分泌、耳迷根。每次选用3～5穴，1次/周，用王不留行籽贴压。

【按语】

1. 针灸抗老防衰有一定的作用，尤以灸法疗效最佳。

2. 除针灸疗法之外，同时配合推拿、运动、娱乐、饮食等多种养生保健方法进行治疗。

3. 本病疗程较长，患者应持之以恒。

【医案举例】

何某某，女，36岁。近年来身体虚弱，常年感冒，一般每月感冒1～2次。经人介绍于2003年冬来本所接受功能保健灸治疗。采用调理气血，滋养脏腑之法治之。

处方：足三里、悬钟。

手法：灸法。

灸后即觉双腿有力，周身舒适。而后每季度行功能保健灸一次。半年后身体虚弱状态明显好转，感冒很少再患。

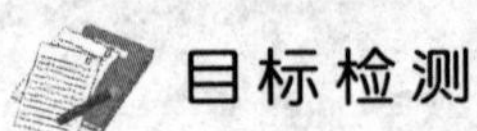

目标检测

A1型题

1. 针刺治疗高热以选下列哪组穴位为佳（　）

A. 大椎、足三里、复溜、合谷　　B. 大椎、陶道、身柱、合谷

C. 大椎、风池、外关、合谷　　D. 大椎、曲池、外关、合谷

E. 大椎、合谷、陶道、外关

2. 有关针灸治疗胆道蛔虫症，下列叙述不正确的是（　）

A. 毫针刺用泻法

B. 迎香透四白为治疗本病的经验穴

C. 针刺日月可疏调局部经气

D. 胆囊穴为治疗胆腑疾病的经验穴，也是治疗本病的主穴

E. 耳针法宜取右侧耳穴

3. 针刺治疗呕吐，基本处方为（　）

A. 内关、足三里、中脘　　B. 外关、足三里、中脘、合谷

C. 外关、足三里、中脘、合谷　　D. 内关、足三里、合谷

E. 内关、足三里、外关

4. 缺乳针刺治疗可选穴是（　）

A. 乳根、膻中、少泽　　B. 足三里、大椎、地机

C. 合谷、乳根、曲池　　D. 大包、内庭、归来

E. 少海、照海、太溪

5. 暴受惊恐所致的小儿急惊风，应取主穴加（　）

A. 神门、外关　B. 神门、下关　C. 神门、内关　D. 神门、关门　E. 神门、曲池

A2型题

6. 女，38岁。高热，咳嗽，痰黄质稠，咽干，口渴，脉数。针灸时宜选（　）

A. 大椎、曲池、合谷、外关　　B. 大椎、曲池、合谷、尺泽

C. 大椎、曲池、合谷、内关　　D. 大椎、曲池、合谷、内庭

E. 大椎、曲池、合谷、太冲

7. 男，40岁。突然昏倒，不省人事，呼吸急促，牙关紧闭，舌淡，苔薄白，脉沉弦。治疗应选用下列哪一组腧穴为主（　）

A. 水沟、曲池、合谷、内关、足三里　　B. 水沟、素髎、合谷、内关、三阴交

C. 水沟、中冲、涌泉、内关、足三里　　D. 素髎、厉兑、太冲、内关、足三里

E. 素髎、厉兑、太冲、内关、三阴交

8. 女，43 岁。泄泻时断时续，半年有余，常黎明之前腹中微痛，肠鸣即泻，泻后痛减，形寒怕冷，腰膝酸软，舌淡苔白，脉沉细。针灸时宜选(　)

A. 神阙、天枢、足三里、公孙、脾俞　　B. 神阙、天枢、足三里、公孙、太白

C. 神阙、天枢、足三里、公孙、太冲　　D. 神阙、天枢、足三里、公孙、名门

E. 神阙、天枢、足三里、公孙、肾俞、命门

9. 患者，女，27 岁。产后乳房柔软无胀感，头晕心悸，神疲纳少，舌淡，脉细弱。治疗选(　)

A. 乳根、膻中、少泽、脾俞、足三里　　B. 中脘、白环俞、三阴交、足三里

C. 合谷、乳根、曲池、少泽　　D. 中极、次髎、地机、足三里

E. 承泣、四白、大迎、地机

10. 患儿，2 岁。精神萎靡，嗜睡露睛，面色萎黄，不欲饮食，大便稀溏，色带青绿，时有肠鸣，四肢不温，抽搐无力，时作时止，舌淡苔白，脉沉弱。治疗首选是(　)

A. 归来、气冲、伏兔、阴市、梁丘　　B. 水沟、印堂、合谷、太冲、中冲

C. 腹哀、大横、腹结、五枢、维道　　D. 百会、印堂、关元、足三里、太冲

E. 少冲、少府、神门、灵道、少海

B1 型题

A. 中脘、天枢、梁丘、足三里　　B. 中脘、内关、太冲、足三里

C. 水沟、内关、合谷、太冲　　D. 内关、阴郄、膻中、太冲

E. 日月、阳陵泉、胆俞、胆囊穴

11. 治疗心绞痛宜选用(　)

12. 治疗胃肠绞痛宜选用(　)

A. 尺泽　　B. 合谷、太冲　　C. 太冲、大敦　　D. 内关、百会

E. 血海、曲骨、次髎

13. 小便闭塞不通，小腹胀急而痛，烦躁口渴，兼见口渴不欲饮，或大便不畅，舌红，苔黄腻，脉数者，宜加用(　)

14. 小便不通或通而不畅，小腹胀急，胁腹胀满，多烦善怒，舌红，苔黄，脉弦。宜加用(　)

附录一　古代针灸歌赋辑要

一、标幽赋[①]

拯救之法，妙用者针。察岁时于天道，定形气于予心，春夏瘦而刺浅，秋冬肥而刺深，不穷经络阴阳，多逢刺禁；既论脏腑虚实，须向经寻。原夫起自中焦，水初下漏，太阴为始，至厥阴而方终；穴出云门，抵期门而最后。正经十二，别络走三百余支；正侧仰伏，气血有六百余候。手足三阳，手走头而头走足；手足三阴，足走腹而胸走手。要识迎随，须明逆顺。况夫阴阳气血多少为最。厥阴太阳，少气多血；太阴、少阴少血多气；而又气多血少者，少阳之分；气盛血多者，阳明之位。先详多少之宜，次察应至之气。轻滑慢而未来，沉涩紧而已至。既至也，量寒热而留疾；未至也，据虚实而候气。气之至也，如鱼吞钩饵之浮沉；气未至也，如闲处幽堂之深邃。气速至而速效，气迟至而不治。观夫九针之法，毫针最微，七星上应，众穴主持。本形金也，有蠲邪扶正之道；短长水也，有决凝开滞之机。定刺象木，或斜或正；口藏比火，进阳补羸。循机扪而可塞以象土，实应五行而可知。然是一寸六分，包含妙理；虽细桢于毫发，同贯多岐。可平五脏之寒热，能调六腑之虚实。拘挛闭塞，遣八邪而去矣；寒热痛痹，开四关而已之。凡刺者，使本神朝而后入；既刺也，使本神定而气随。神不朝而勿刺，神已定而可施。定脚处，取气血为主意；下手处，认水木是根基。天地人三才也，涌泉同璇玑、百会；上中下三部也，大包与天枢、地机。阳跷、阳维并督带，主肩背腰腿在表之病；阴跷、阴维、任、冲脉，去心腹胁肋在里之疑。二陵、二跷、二交，似续而交五大；两间、两商、两井，相依而别两支。大抵取穴之法，必有分寸，先审自意，次观肉分；或伸屈而得之，或平直而安定。在阳部筋骨之侧，陷下为真；在阴分郄腘之间，动脉相应。取五穴用一穴而必端，取三经用一经而可正。头部与肩部详分，督脉与任脉易定。明标与本，论刺深刺浅之经；住痛移疼，取相交相贯之迳。岂不闻脏腑病，而求门、海、俞、募之微；经络滞，而求原、别、交、会之道。更穷四根、三结，依标本而刺无不痊；但用八法、五门，分主客而针无不效。八脉始终连八会，本是纪纲；十二经络十二原，是为枢要。一日取六十六穴之法，方见幽微，一时取一十二经之原，始知要妙。原夫补泻之法，非呼吸而在手指；速效之功，要交正而识本经。交经缪刺，左有病而右畔取；泻络远针，头有病而脚上针。巨刺与缪刺各异，微针与妙刺相通。观部分而知经络之虚实，视沉浮而辨脏腑之寒温。且夫先令针耀，而虑针损；次藏口内，而欲针温。目无外视，手如握虎；心无内慕，如待贵人。左手重而多按，欲令气散；右手轻而徐入，不痛之因。空心恐怯，直立侧而多晕；背目沉掐，坐卧平而没昏。推于十干、十变，知孔穴之开阖；论其五行、五脏，察日时之旺衰。伏如横弩，应若发机。阴交阳别而定血晕，阴跷、阳维而下胎衣。痹厥偏枯，迎随俾经络接续；漏崩带下，温补使气血依归。静以久留，停针待之。必准者，取照海治喉中之闭塞；端的处，用大钟治心内之呆痴。大抵疼痛实泻，痒麻虚补。体重节痛而俞居，心下痞满而井主。心胀咽痛，针太冲而必除；脾冷胃疼，泻公孙而立愈。胸满腹痛刺内关，胁疼肋痛针飞虎。筋挛骨痛而补魂门，体热劳嗽而泻魄户。头风头痛，刺申脉与金门；眼痒眼疼，泻光明与地五。泻阴郄止盗汗，治小儿骨蒸；刺偏历利小便，医大人水蛊；中风环跳而宜刺，虚损天枢而可取。由是午前卯后，太阴生而疾温；离左酉南，月朔死而速冷。循扪弹努，留吸母而坚长；爪下伸提，疾呼子而嘘短。动退空歇，迎夺右而泻凉；推内进搓，随济左而补暖。慎之！大患危疾，色脉不顺而莫针；寒热风阴，饥饱醉劳而切忌。望不补而晦不泻，弦不夺而朔不济；精其心而穷其法，无灸艾而坏其皮；正其理而求其原，免投针而失其位。避灸处而加四肢，四十有九；禁刺处而除六腧，二十有二。抑又闻高皇抱疾未瘥，李氏刺巨阙而后苏；太子暴死为厥，越人针维会而复醒。肩井、曲池，甄权刺臂痛而复射；悬钟、环跳，华佗刺躄足而立行。秋夫针腰俞而鬼免沉疴，王纂针交俞而妖精立出。取肝俞与命门，使瞽士视秋毫之末；刺少阳与交别，俾聋夫听夏蚋之声。嗟夫！去圣逾远，此道渐坠。或不得意而散其学，或愆其能而犯禁忌。愚庸智浅，难契于玄言。至道渊深，得之者有几？偶述斯言，不敢示诸明达者焉，庶几乎童蒙之心启。

二、百症赋

百症俞穴，再三用心。顖会连于玉枕，头风疗以金针。悬颅、颔厌之中，偏头痛止；强间、丰隆之际，头痛难禁。原夫面肿虚浮，须仗水沟、前顶；耳聋气闭，全凭听会、翳风。面上虫行有验，迎香可取；耳中蝉噪有声，听会堪攻。目眩兮，支正、飞扬；目黄兮，阳纲、胆俞。攀睛攻少泽、肝俞之所，泪出刺临泣、头维之处。目中漠漠，即寻攒竹、三间；目觉，急取养老、天柱。观其雀目肝气，睛明、行间而细推；审他项强伤寒，温溜、期门而主之。廉泉、中冲，舌下肿疼堪取；天府、合谷，鼻中衄血宜追。耳门、丝竹空，住牙疼于顷刻；颊车、地仓穴，正口喎于片时。喉痛兮，液门、鱼际去疗，转筋兮，金门、丘墟来医。阳谷、侠溪，颔肿口噤并治；少商、曲泽，血虚口渴同施。通天去鼻内无闻之苦，复溜祛舌干口燥之悲。哑门、关冲，舌缓不语而要紧；天鼎、间使，失音嗫嚅而休迟。太冲泻唇喎以速愈，承浆泻牙疼而即移。项强多恶风，束骨相连于天柱；热病汗不出，大都更接于经渠。且如两臂顽麻，少海就傍于三里；半身不遂，阳陵远达于曲池。建里、内关，扫尽胸中之苦闷；听宫、脾俞，祛残心下之悲凄。久知胁肋疼痛，气户、华盖有灵；腹内肠鸣，下脘、陷谷能平。胸胁支满何疗，章门、不容细寻。膈疼饮蓄难禁，膻中、巨阙便针。胸满更加噎塞，中府、意舍所行；胸膈停留瘀血，肾俞、巨髎宜征。胸满项强，神藏、璇玑已试；背连腰痛，白环、委中曾经。脊强兮，水道、筋缩；目瞤兮，颧髎、大迎。痓病非颅息而不愈，脐风须然谷而易醒。委阳、天池，腋肿针而速散；后溪、环跳，腿疼刺而即轻。梦魇不宁，厉兑相谐于隐白；发狂奔走，上脘同起于神门。惊悸怔忡，取阳交、解溪勿误；反张悲哭，仗天冲、大横须精。癫疾必身柱、本神之令，发热仗少冲、曲池之津。岁热时行，陶道复求肺俞理；风痫常发，神道须还心俞宁。湿寒湿热下髎定，厥寒厥热涌泉清。寒栗恶寒，二间疏通阴郄暗；烦心呕吐，幽门开彻玉堂明。行间、涌泉，主消渴之肾竭；阴陵、水分，去水肿之脐盈。痨瘵传尸，趋魄户、膏肓之路；中邪霍乱，寻阴谷、三里之程。治疸消黄，谐后溪、劳宫而看；倦言嗜卧，往通里、大钟而明。咳嗽连声，肺俞须迎天突穴；小便赤涩，兑端独泻太阳经。刺长强与承山，善主肠风新下血；针三阴与气海，专司白浊久遗精。且如肓俞、横骨，泻五淋之久积；阴郄、后溪，治盗汗之多出。脾虚谷以不消，脾俞、膀胱俞觅；胃冷食而难化，魂门、胃俞堪责。鼻痔必取龈交，瘿气须求浮白。大敦、照海，患寒疝而善蠲；五里、臂臑，生疬疮而能治。至阴、屋翳，疗痒疾之疼多；肩髃、阳溪，消瘾风之热极。抑又论妇人经事改常，自有地机、血海；女子少气漏血，不无交信、合阳。带下产崩，冲门、气冲宜审；月潮违限，天枢、水泉细详。肩井乳痈而极效，商丘痔瘤而最良。脱肛趋百会、尾翳之所，无子搜阴交、石关之乡。中脘主乎积痢，外丘收乎大肠。寒疟兮商阳、太溪验，痃癖兮冲门、血海强。夫医乃人之司命，非志士而莫为；针乃理之渊微，须至人之指教。先究其病源，后攻其穴道，随手见功，应针取效。方知玄理之玄，始达妙中之妙。此篇不尽，略举其要。

三、玉龙歌②

……

中风不语最难医，发际顶门穴要知，更向百会明补泻，即时苏醒免灾危。鼻流清涕名鼻渊，先泻后补疾可痊，若是头风并眼痛，上星穴内刺无偏。头风呕吐眼昏花，穴取神庭始不差，孩子慢惊何可治，印堂刺入艾还加。头项强痛难回顾，牙疼并作一般看，先向承浆明补泻，后针风府即时安。偏正头风痛难医，丝竹金针亦可施，沿皮向后透率谷，一针两穴世间稀。偏正头风有两般，有无痰饮细推观，若然痰饮风池刺，倘无痰饮合谷安。口眼喎斜最可嗟，地仓妙穴连颊车，喎左泻右依师正，喎右泻左莫令斜。不闻香臭从何治，迎香二穴可堪攻，先补后泻分明效，一针未出气先通。耳聋气闭痛难言，须刺翳风穴始痊，亦治项上生瘰疬，下针泻动即安然。耳聋之症不闻声，痛痒蝉鸣不快情，红肿生疮须用泻，宜从听会用针行。偶尔失音言语难，哑门一穴两筋间，若知浅针莫深刺，言语音和照旧安。眉间疼痛苦难当，攒竹沿皮刺不妨，若是眼昏皆可治，更针头维即安康。两睛红肿痛难熬，怕日羞明心自焦，只刺睛明鱼尾穴，太阳出血自然消。眼痛忽然血贯睛，羞明更涩最难睁，须得太阳针出血，不用金刀疾自平。心血炎上两眼红，迎香穴内刺为通，若将毒血搐出后，目内清凉始见功。强痛脊背泻人中，挫闪腰痠亦可攻，更有委中之一穴，腰间诸疾任君攻。肾弱腰疼不可当，施为行止甚非常，若知肾俞二穴处，艾火频加体自康。环跳能治腿股风，居髎二穴认真攻，委中毒血更出尽，愈见医科神圣功。膝腿无力身立难，原因风湿致伤残，倘知二市穴能灸，步履悠然渐自安。髋骨能医两腿疼，膝头红肿不能行，必针膝眼膝关穴，功效须臾病不生。寒湿脚气不可熬，先针三里及阴交，再将绝骨穴兼刺，肿痛登时立见消。肿红腿足草鞋风，须把昆仑二穴攻，申脉太溪如再刺，神医妙诀起疲癃。脚背痛起丘墟穴，斜针出血即时轻，解溪再与商丘识，补泻行针要辨明。行步艰难疾转加，太冲二穴效堪夸，更针三里中封穴，去病如同用手抓。膝盖红肿鹤膝风，阳陵二穴亦堪攻，阴陵针透尤收效，红肿全消见异功。腕中无力痛艰难，握物难移体不安，腕骨一针虽见效，莫将补泻等闲看。急疼两臂气攻胸，肩井分明穴可攻，此穴元来真气聚，补多泻少应其中。肩背风气连臂疼，背缝二穴用针明，五枢亦治腰间痛，得穴方知疾顿轻。两肘拘挛筋骨连，艰难动作欠安然，只将曲池针泻动；尺泽兼行见圣传。肩端红肿痛难当，寒湿相争气血狂，若向肩髃明补泻，管君多灸自安康。筋急不开手难伸，尺泽从来要认真，头面纵有诸样症，一针合谷效通神。腹中气块痛难当，穴法宜向内关防，八法有名阴维穴，腹中之疾永安康。腹中疼痛亦难当，大陵外关可消详，若是胁疼并闭结，支沟奇妙效非常。脾家之症最可怜，有寒有热两相煎，间使二穴针泻动，热泻寒补病俱痊。九种心痛及脾疼，上脘穴内用神针，若还脾败中脘补，两针神效免灾侵。痔漏之疾亦可憎，表里急重最难禁，或痛或痒或下血，二白穴在常中寻。三焦热气壅上焦，口苦舌干岂易调，针刺关冲出毒血，口生津液病俱消。手臂红肿连腕疼，液门穴内用针明，更将一穴名中渚，多泻中间疾自轻。中风之症症非轻，中冲二穴可安宁，先补后泻如无应，再刺人中立便轻。胆寒心虚病如何，少冲二穴最功多，刺入三分不着艾，金针用后自平和。时行疟疾最难禁，穴法由来未审明，若把后溪穴寻得，多加艾火即时轻。牙疼阵阵苦相煎，穴在二间要得传，若患翻胃并吐食，中魁奇穴莫教偏。乳蛾之症少人医，必用金针疾始除，如若少商出血后，即时安稳免灾危。如今瘾疹疾多般，好手医人治亦难，天井二穴多着艾，纵生瘰疬灸皆安。寒痰咳嗽更兼风，列缺二穴最可攻，先把太渊一穴泻，多加艾火即收功。痴呆之症不堪亲，不识尊卑枉骂人，神门独治痴呆病，转手骨开得穴真。连日虚烦面赤妆，心中惊悸亦难当，若须通里穴寻得，一用金针体便康。风眩目烂最堪怜，泪出汪汪不可言，大小骨空皆妙穴，多加艾火疾应痊。妇人吹乳痛难消，吐血风痰稠似胶，少泽穴内明补泻，应时神效气能调。满身发热痛为虚，盗汗淋淋渐损躯，须得百劳椎骨穴，金针一刺疾俱除。忽然咳嗽腰背疼，身柱由来灸便轻，至阳亦治黄疸病，先补后泻效分明。肾败腰虚小便频，夜间起止苦劳神，命门若得金针助，肾俞艾灸起邅迍。九般痔疾最伤人，必刺承山效若神，更有长强一穴是，呻吟大痛穴为真。伤风不解嗽频频，久不医时劳便成，咳嗽须针肺俞穴，痰多宜向丰隆寻。膏肓二穴治病强，此穴原来难度量，斯穴禁针多着艾，二十一壮亦无妨。腠理不密咳嗽频，鼻流清涕气昏沉，须知喷嚏风门穴，咳嗽宜加艾火深。胆寒由是怕惊心，遗精白浊实难禁，夜梦鬼交心俞治，白环俞治一般针。肝家血少目昏花，宜补肝俞力便加，更把三里频泻动，还光益血自无差。脾家之症有多般，致成翻胃吐食难，黄疸亦须寻腕骨，金针必定夺中脘。无汗伤寒泻复溜，汗多宜将合谷收，若然六脉皆微细，金针一补脉还浮。大便闭结不能通，照海分明在足中，更把支沟来泻动，方知妙穴有神功。小腹胀满气攻心，内庭二穴要先针，两足有水临泣泻，无水方能病不侵。七般疝气取大敦，穴法由来指侧间，诸经具载三毛处，不遇师传隔万山。传尸劳病最难医，涌泉出血免灾危，痰多须向丰隆泻，气喘丹田亦可施。浑身疼痛疾非常，不定穴中细审详，有筋有骨须浅刺，灼艾临时要度量。劳宫穴在掌中寻，满手生疮痛不禁，心胸之病大陵泻，气攻胸腹一般针。哮喘之症最难当，夜间不睡气遑遑，天突妙穴宜寻得，膻中着艾便安康。鸠尾独治五般痫，此穴须当仔细观，若然着艾宜七壮，多则伤人针亦难。气喘急急不可眠，何当日夜苦忧煎，若得璇玑针泻动，更取气海自安然。肾强疝气发甚频，气上攻心似死人，关元兼刺大敦穴，此法亲传始得真。水病之疾最难熬，腹满虚胀不肯消，先灸水分并水道，后针三里及阴交。肾气冲心得几时，须用金针疾自除，若得关元并带脉，四海谁不仰明医。赤白妇人带下难，只因虚败不能安，中极补多宜泻少，灼艾还须着意看。吼喘之症嗽痰多，若用金针疾自和，俞府乳根一样刺，气喘风痰渐渐磨。伤寒过经犹未解，须向期门穴上针，忽然气喘攻胸膈，三里泻多须用心。脾泄之症别无他，天枢二穴刺休差，此是五脏脾虚疾，艾火多添病不加。口臭之疾最可憎，劳心只为苦多情，大陵穴内人中泻，心得清凉气自平。……

四、肘后歌[③]

头面之疾针至阴，腿脚有疾风府寻，心胸有病少府泻，脐腹有病曲泉针。肩背诸疾中渚下，腰膝强痛交信凭，胁肋腿痛后溪妙，股膝肿起泻太冲。阴核发来如升大，百会妙穴真可骇。顶心头痛眼不开，涌泉下针定安泰。鹤膝肿劳难移步，尺泽能舒筋骨疼，更有一穴曲池妙，根寻源流可调停，其患若要便安愈，加以风府可用针。更有手臂拘挛急，尺泽刺深去不仁，腰背若患挛急风，曲池一寸五分攻。五痔原因热血作，承山须下病无踪，哮喘发来寝不得，丰隆刺入三分深。狂言盗汗如见鬼，惺惺间使便下针。骨寒髓冷火来烧，灵道妙穴分明记。疟疾寒热真可畏，须知虚实可用意，间使宜透支沟中，大椎七壮合圣治，连日频频发不休，金门刺深七分是。疟疾三日得一发，先寒后热无他语，寒多热少取复溜，热多寒少用间使。或患伤寒热未收，牙关风壅药难投，项强反张目直视，金针用意列缺求。伤寒四肢厥逆冷，脉气无时仔细寻，神奇妙穴真有二，复溜半寸顺骨行。四肢回还脉气浮，须晓阴阳倒换求，寒则须补绝骨是，热则绝骨泻无忧，脉若浮洪当泻解，沉细之时补便瘳。百合伤寒最难医，妙法神针用意推，口禁眼合药不下，合谷一针效甚奇。狐惑伤寒满口疮，须下黄连犀角汤。虫在脏腑食肌肉，须要神针刺地仓。伤寒腹痛虫寻食，吐蛔乌梅可难攻，十日九日必定死，中脘回还胃气通。伤寒痞气结胸中，两目昏黄汗不通，涌泉妙穴三分许，速使周身汗自通。伤寒痞结胁积痛，宜用期门见深功，当汗不汗合谷泻，自汗发黄复溜凭。飞虎一穴通痞气，祛风引气使安宁。刚柔二痉最乖张，口禁眼合面红妆，热血流入心肺腑，须要金针刺少商。中满如何去得根，阴包如刺效如神，不论老幼依法用，须教患者便抬身。打扑伤损破伤风，先于痛处下针攻，后向承山立作效，甄权留下意无穷。腰腿疼痛十年春，应针不了便惺惺，大都引气探根本，服药寻方枉费金。脚膝经年痛不休，内外踝边用意求，穴号昆仑并吕细，应时消散即时瘳。风痹痿厥如何治？大杼曲泉真是妙，两足两胁满难伸，飞虎神针七分到，腰软如何去得根，神妙委中立见效。

五、通玄指要赋④

必欲治病，莫如用针。巧运神机之妙，工开圣理之深。外取砭针，能蠲邪而扶正；中含水火，善回阳而倒阴。原夫络别支殊，经交错综，或沟池溪谷以岐异，或山海丘陵而隙共。斯流派以难揆，在条纲而有统。理繁而昧，纵补泻以何功？法捷而明，曰迎随而得用。且如行步难移，太冲最奇。人中除脊膂之强痛，神门去心性之呆痴。风伤项急，始求于风府；头晕目眩，要觅于风池。耳闭须听会而治也，眼痛则合谷以推之。胸结身黄，取涌泉而即可；脑昏目赤，写攒竹以便宜。但见两肘之拘挛，仗曲池而平扫；四肢之懈惰，凭照海以消除。牙齿痛，吕细堪治；头项强，承浆可保。太白宣通于气冲，阴陵开通于水道。腹膨而胀，夺内庭兮以休迟；筋转而疼，泻承山而在早。大抵脚腕痛，昆仑解愈；股膝疼，阴市能医。痫发癫狂兮，凭后溪而疗理；疟生寒热兮，仗间使以扶持；期门罢胸满血臌而可已，劳宫退胃翻心痛亦何疑！稽夫大敦去七疝之偏坠，王公谓此；三里却五劳之羸瘦，华佗言斯。固知腕骨祛黄，然骨泻肾，行间治膝肿目疾，尺泽去肘疼筋紧。目昏不见，二间宜取；鼻窒无闻，迎香可引。肩井除两臂难任，丝竹疗头疼不忍。咳嗽寒痰，列缺堪治；眵目䁾冷泪，临泣尤准（头临泣穴）。髋骨将腿痛以祛残，肾俞把腰疼而泻尽。以见越人治尸厥于维会，随手而苏；文伯泻死胎于阴交，应针而陨。圣人于是察麻与痛，分实与虚。实则自外而入也，虚则自内而出欤！故济母而裨其不足，夺子而平其有余。观二十七之经络，一一明辨；据四百四之疾症，件件皆除。故得夭枉都无，跻斯民于寿域；几微已判，彰往古之玄书。抑又闻心胸病，求掌后之大陵；肩背患，责肘前之三里。冷痹肾败，取足阳明之土；连脐腹痛，泻足少阴之水。脊间心后者，针中渚而立痊；胁下肋边者，刺阳陵而即止。头项痛，拟后溪以安然；腰背疼，在委中而已矣。夫用针之士，于此理苟能明焉，收祛邪之功，而在乎捻指。

六、金针赋⑤

观夫针道，捷法最奇，须要明于补泻，方可起于倾危。先分病之上下，次定穴之高低。头有病而足取之，左有病而右取之。男子之气，早在上而晚在下，取之必明其理；女子之气，早在下而晚在上，用之必识其时。午前为早属阳，午后为晚属阴，男女上下，凭腰分之。手足三阳，手走头而头走足；手足三阴，足走腹而胸走手。阴升阳降，出入之机。逆之者为泻、为迎，顺之者为补、为随。春夏刺浅者以瘦，秋冬刺深者以肥。更观元气厚薄，浅深之刺犹宜。

原夫补泻之法，妙在呼吸手指。男子者，大指进前左转，呼之为补，退后右转，吸之为泻，提针为热，插针为寒；女子者，大指退后右转，吸之为补，进前呼之为泻，插针为热，提针为寒。左与右各异，胸与背不同，午前者如此，午后者反之。是故爪而切之，下针之法；摇而退之，出针之法；动而进之，催针之法；循而摄之，行气之法。搓而去病，弹则补虚。肚腹盘旋，扪为穴闭。重沉豆许曰按，轻浮豆许曰提。一十四法，针要所备。补者一退三飞，真气自归；泻者一飞三退，邪气自避。补则补其不足，泻则泻其有余。有余者为肿为痛曰实，不足者为痒为麻曰虚。气速效速，气迟效迟。……

且夫下针之先，须爪按重而切之，次令咳嗽一声，随咳下针。凡补者呼气，初针刺至皮内，乃曰天才；少停进针，刺至肉内，是曰人才；又停进针，刺至筋骨之间，名曰地才。此为极处，就当补之，再停良久，却须退针至人之分，待气沉紧，倒针朝病，进退往来，飞经走气，尽在其中矣。凡泻者吸气，初针至天，少停进针，直至于地，得气泻之，再停良久，即须退针，复至于人，待气沉紧，倒针朝病，法同前矣。其或晕针者，神气虚也，以针补之，口鼻气回，热汤与之，略停少顷，依前再施。

及夫调气之法，下针至地之后，复人之分，欲气上行，将针右捻；欲气下行，将针左捻；欲补先呼后吸，欲泻先吸后呼。气不至者，以手循摄，以爪切掐，以针摇动，进捻搓弹，直待气至。以龙虎升腾之法，按之在前，使气在后，按之在后，使气在前。运气走至疼痛之所，以纳气之法，扶针直插，复向下纳，使气不回。若关节阻涩，气不过者，以龙虎龟凤通经接气，大段之法，驱而运之，仍以循摄爪切，无不应矣，此通仙之妙。

况夫出针之法，病势既退，针气微松，病未退者，针气如根，推之不动，转之不移，此为邪气吸拔其针，乃真气未至，不可出之；出之者其病即复，再须补泻，停以待之，直候微松，方可出针豆许，摇而停之。补者吸之去疾，其穴急扪；泻者呼之去徐，其穴不闭。欲令腠密，然后吸气，故曰：下针贵迟，太急伤血；出针贵缓，太急伤气。已上总要，于斯尽矣。

考夫治病，其法有八：一曰烧山火，治顽麻冷痹，先浅后深，凡九阳而三进三退，慢提紧按，热至，紧闭插针，除寒之有准。二曰透天凉，治肌热骨蒸，先深后浅，用六阴而三出三入，紧提慢按，徐徐举针，退热之可凭，皆细细搓之，去病准绳。三曰阳中隐阴，先寒后热，浅而深，以九六之法，则先补后泻也。四曰阴中隐阳，先热后寒，深而浅，以六九之方，则先泻后补也。补者直须热至，泻者务待寒侵，犹如搓线，慢慢转针，法浅则用浅，法深则用深，二者不可兼而紊之也。五曰子午捣臼，水蛊膈气，落穴之后，调气均匀，针行上下，九入六出，左右转之，十遭自平。六曰进气之诀，腰背肘膝痛，浑身走注疼，刺九分，行九补，卧针五七吸，待气上下，亦可龙虎交战，左捻九而右捻六，是亦住痛之针。七曰留气之诀，痃癖癥瘕，刺七分，用纯阳，然后乃直插针，气来深刺，提针再停。八曰抽添之诀，瘫痪疮癞，取其要穴，使九阳得气，提按搜寻，大要运气周遍，扶针直插，复向下纳，回阳倒阴，指下玄微，胸中活法，一有未应，反复再施。

若夫过关过节催运气，以飞经走气，其法有四：一曰青龙摆尾，如扶船舵，不进不退，一左一右，慢慢拨动。二曰白虎摇头，似手摇铃，退方进圆，兼之左右，摇而振之。三曰苍龟探穴，如入土之象，一退三进，钻剔四方。四曰赤凤迎源，展翅之仪，入针至地，提针至天，候针自摇，复进其原，上下左右，四围飞旋，病在上吸而退之，病在下呼而进之。

至夫久患偏枯，通经接气之法，有定息寸数。手足三阳，上九而下十四，过经四寸；手足三阴，上七而下十二，过经五寸，在乎摇动出纳，呼吸同法，驱运气血，顷刻周流，上下通接，可使寒者暖而热者凉，痛者止而胀者消。若开渠之决水，立时见功，何倾危之不起哉？虽然，病有三因，皆从气血，针分八法，不离阴阳。盖经脉昼夜之循环，呼吸往来之不息，和则身体康健，否则疾病竞生。譬如天下国家地方，山海田园，江河溪谷，值岁时风雨均调，则水道疏利，民安物阜。其或一方一所，风雨不均，遭以旱涝，使水道涌竭不通，灾忧遂至。人之气血，受病三因，亦犹方所之于旱涝也。盖针砭所以通经脉,均气血,蠲邪扶正,故曰捷法最奇者哉。……

七、马丹阳天星十二穴治杂病歌⑥

三里内庭穴,曲池合谷接,委中配承山,太冲昆仑穴,环跳与阳陵,通里并列缺。合担用法担,合截用法截,三百六十穴,不出十二诀。……

三里膝眼下,三寸两筋间。能通心腹胀,善治胃中寒,肠鸣并泄泻,腿肿膝胻酸,伤寒羸瘦损,气蛊及诸般。年过三旬后,针灸眼变宽。取穴当审的,八分三壮安。

内庭次趾外,本属足阳明。能治四肢厥,喜静恶闻声,瘾疹咽喉痛,数欠及牙疼,疟疾不能食,针着便惺惺。

曲池拱手取,屈肘骨边求。善治肘中痛,偏风手不收,挽弓开不得,筋缓莫梳头,喉闭促欲死,发热更无休,偏身风癣癞,针著即时瘳。

合谷在虎口,两指岐骨间。头疼并面肿,疟疾热还寒,齿龋鼻衄血,口噤不开言。针入五分深,令人即便安。

委中曲瞅里,横纹脉中央。腰痛不能举,沉沉引脊梁,痠疼筋莫展,风痹复无常,膝头难伸屈,针入即安康。

承山名鱼腹,腨肠分肉间。善治腰疼痛,痔疾大便难,脚气并膝肿,辗转战疼痠,霍乱及转筋,穴中刺便安。

太冲足大趾,节后二寸中。动脉知生死,能医惊痫风,咽喉并心胀,两足不能行,七疝偏坠肿,眼目似云朦,亦能疗腰痛,针下有神功。

昆仑足外踝,跟骨上边寻。转筋腰尻痛,暴喘满冲心,举步行不得,一动即呻吟。若欲求安乐,须于此穴针。

环跳在髀枢,侧卧屈足取。折腰莫能顾,冷风并湿痹,腿胯连腨痛,转侧重欷歔。若人针灸后,顷刻病消除。

阳陵居膝下,外臁一寸中。膝肿并麻木,冷痹及偏风,举足不能起,坐卧似衰翁。针入六分止,神功妙不同。

通里腕侧后,去腕一寸中。欲言声不出,懊恼及怔忡。实则四肢重,头腮面颊红,虚则不能食,暴瘖面无容。毫针微微刺,方信有神功。

列缺腕侧上,次指手交叉。善疗偏头患,遍身风痹麻。痰涎频壅上,口噤不开牙,若能明补泻,应手即如拿。

注:①本文是金元时代针灸名家窦汉卿所著,见于《针经指南》之卷首。

②本篇首见于元代王国瑞所撰的《扁鹊神应针灸玉龙经》一书,题名为“一百二十六玉龙歌”。

③本篇引自明代高武的《针灸聚英》。

④本赋又名流注指要赋,是金元时代针灸学家窦汉卿所著。

⑤本赋首载于徐凤《针灸大全》,为一位隐居西河号称泉石老人所著。

⑥本片为宋代针灸家马丹阳所撰。

附录二　新编针灸歌诀30首

(一)任脉经穴分寸歌

任脉中行走腹胸,会阴正当两阴中;曲骨耻骨上缘取,中极脐下4寸容;
脐下3寸关元穴,脐下2寸石门封;气海脐下1寸半,脐下1寸阴交逢;
肚脐正中即神阙,脐上1寸水分洪;脐上2寸是下脘,脐上3寸建里通;
脐上4寸定中脘,脐上5寸上脘同;巨阙肚脐上6寸,鸠尾剑下1寸雄;
中庭平对第五肋,两乳之间取膻中;玉堂紫宫华盖穴,每隔一肋向上冲;
璇玑天突下1寸,天突胸骨上窝攻;廉泉颌下结喉上,承浆下唇沟正中。

(二)督脉经穴分寸歌

督脉中行走脊梁,尾骨尖端是长强;五骶椎下取腰俞,四腰椎下阳关详;
二腰命门一悬枢,十一椎下脊中藏;第十中枢九筋缩,第七椎下有至阳;
第六灵台五神道,身柱第三椎下方;第一椎下陶道穴,大椎突起平肩上;
哑门发际上五分,发际1寸风府场;枕骨粗隆寻脑户,强间户上寸半量;
后顶百会后寸半,百会两耳正中央;会前寸半是前顶,会前3寸囟会当;
发际1寸定上星,发际5分神庭堂;印堂原始经外穴,归经转正理应当;
素髎正当鼻尖端,人中沟上水沟淌;兑端上唇正中取,龈交唇内系带藏。

(三)手太阴经穴分寸歌

一手太阴是肺经,臂内拇指上下行;云门锁骨下窝取,中府窝下一寸停;
天府肘上6寸取,侠白肘上5寸迎;尺泽曲肘大筋外,孔最肘下5寸定;
列缺食指交叉处,经渠寸口动脉应;太渊掌后纹头是,鱼际赤白肉际寻;
少商拇指内侧端,去指甲角1分明。

(四)手阳明经穴分寸歌

二手阳明属大肠,臂外前缘细审详;商阳食指内侧端,二间指掌节前方;
三间握拳节后取,合谷虎口正中央;阳溪腕侧两筋内,偏历腕上3寸量;
温溜腕上去5寸,肘下4寸下廉乡;肘下3寸上廉穴,肘下2寸三里场;
曲池曲肘横纹尽,肘髎肱骨外廉旁;肘上3寸寻五里,臂臑三角肌下方;
肩髃抬肩凹陷取,巨骨肩上叉骨藏;天鼎扶突下1寸,扶突喉结3寸旁;
禾髎水沟旁半寸,鼻旁5分是迎香。

(五)足阳明经穴分寸歌

三足阳明是胃经,起于头面向下行;承泣目下眶上缘,四白眶下孔中明;
巨髎目下平鼻孔,地仓口角旁4分;大迎曲颊前寸三,颊车颌前咬肌停;
下关耳前颧弓下,头维头角上5分;人迎喉结旁寸半,水突迎下筋前平;
气舍直下平天突,锁骨上窝是缺盆;气户锁骨下正中,以下诸穴肋间行;

库房屋翳接膺窗，再下一肋乳中临；乳根正在乳房下，胸部穴位已分明；
不容巨阙 2 寸旁，再下承满与梁门；关门太乙滑肉门，天枢脐旁去 2 寸；
外陵大巨和水道，归来气冲耻骨临；不容开始至气冲，每穴间隔 1 寸匀；
髀关股上平耻骨，伏兔膝上 6 寸停；阴市膝外上一夫，梁丘膝上 2 寸寻；
犊鼻即使外膝眼，三里膝下 3 寸迎；膝下 6 寸上巨虚，条口膝下 8 寸定；
膝下 9 寸下巨虚，条口穴外丰隆平；解溪足踝筋正中，冲阳足背动脉应；
陷骨节后 1 寸半，二三趾间取内庭；厉兑次趾外甲角，四十五穴需记清。

(六)足太阴经穴分寸歌

四足太阴属脾经，隐白大趾内角寻；大都节前凹陷处，太白趾跖节后临；
公孙本节后 1 寸，商丘踝前下凹停；踝上 3 寸三阴交，踝上 6 寸漏谷明；
膝下 3 寸迎地机，内辅骨下取阴陵；膝上 2 寸定血海，海上 6 寸过箕门；
耻骨外端冲门穴，府舍冲门上 7 寸；舍上 3 寸有腹结，脐旁 4 寸是大横；
横上 3 寸有腹哀，食窦向上平乳根；天溪乳头 2 寸旁，胸乡溪上一肋平；
周荣再上一肋间，大包腋下 6 寸定。

(七)手少阴经穴分寸歌

五是心经小指边，腋窝正中取极泉；青灵肘上 3 寸找，少海肘内横纹尖；
灵道腕上 1 寸半，通里腕上 1 寸连；腕上 5 分阴郄穴，神门豌豆骨后缘；
少府小指屈指处，少冲小指内角牵。

(八)手太阳经穴分寸歌

六手太阳是小肠，臂外后缘肩胛详；少泽小指外甲角，前谷指掌节前方；
后溪握拳节后取，腕前骨陷腕骨藏；阳谷尺腕骨间取，养老转手在腕上；
支正腕后上 5 寸，小海肘部沟中央；肩贞腋后上 1 寸，臑俞肩胛冈下方；
天宗肩胛正中取，秉风越过肩胛冈；曲垣冈上内侧端，外俞一椎 3 寸旁；
中俞大椎旁 2 寸，天窗平喉筋后量；天荣耳下曲颊后，颧髎颧骨下陷镶；
听宫穴在耳屏前，张口有孔陷中央。

(九)足太阳经穴分寸歌

七足太阳膀胱经，目内眦上取睛明；攒竹一穴在眉头，眉冲直上傍神庭；
曲差庭旁 1 寸半，五处向后平上星；承光通天络却穴，每穴之间寸半程；
玉枕脑户旁寸三，天柱项后发际平；天柱穴下第一线，夹脊寸半向下行；
一椎大杼二风门，第三肺俞四厥阴；第五心俞六督俞，第七膈俞胛角平；
九肝十胆依次下，脾俞胃俞又相承；腰椎三焦肾气海，大肠关元相呼应；
骶椎旁开小肠俞，膀胱中膂白环生；上次中下四髎穴，每穴之下有孔门；
尾骨之旁会阳穴，第二侧线再详陈；诸穴夹脊 3 寸下，二三附分魄户临；
第四膏肓五神堂，六七譩譆膈关停；第九魂门十阳刚，再下意舍胃仓寻；
腰椎肓门接志室，第二骶椎胞肓行；臀沟旁开取秩边，背部诸穴全分明；
承扶臀横纹中点，向下 6 寸定殷门；浮郄委阳上 1 寸，委阳腘窝外横纹；
委中腘窝正中取，合阳委中下 2 寸；承筋腓肠肌正中，承山腓下肉分明；

飞扬踝上7寸位，跗阳踝上3寸匀；昆仑外踝后陷中，足跟骨陷仆参寻；
申脉踝下凹陷处，再向前下出金门；大骨外侧是京骨，束骨趾跖节后明；
通谷节前凹陷中，小趾外角定至阴。

(十)足少阴经穴分寸歌

八足少阴是肾经，下肢内后腹前行；足心凹陷涌泉起，舟骨下窝然谷寻；
太溪内踝后正中，再往后下大钟鸣；水泉太溪下1寸，照海踝下凹陷停；
复溜太溪上2寸，交信溜前5分平；筑宾踝上5寸后，阴谷膝内夹两筋；
横骨平对耻骨缘，旁开任脉仅5分；横骨以上有五穴，每穴之间隔1寸；
大赫气穴和四满，中注肓俞平脐心；商曲一穴平下脘，又有四穴向上行；
石关阴都与通谷，还有一穴是幽门；再从中线旁二寸，最后六穴肋间停；
步廊第五肋间起，神封灵墟神藏应；第一肋间是彧中，俞府锁骨下缘明。

(十一)手厥阴经穴分寸歌

九手厥阴心包经，上肢内侧正中行；天池乳旁1寸起，天泉腋下2寸明；
曲泽曲肘大筋内，腕上5寸是郄门；腕上3寸是间使，腕上2寸内关擒；
大陵掌面腕正中，劳宫一穴在掌心；中冲正在中指端，经短穴少易记清。

(十二)手少阳经穴分寸歌

十手少阳属三焦，臂外正中耳后绕；关冲无名指甲外，液门四五指缝交；
中渚穴在本节后，阳池腕上正中腰；外关腕后上2寸，支沟腕上3寸晓；
会宗沟外1寸许，阳络腕上4寸交；四渎肘下5寸处，天井肘上1寸找；
肘上2寸清冷渊，肘上5寸消烁巧；臑会肩后下3寸，髃后1寸定肩髎；
天髎肩井后1寸，天牖前筋天牖描；耳垂后陷取翳风，瘈脉耳后对耳道；
颅息耳后见络脉，角孙耳尖发际标；耳门耳屏上切迹，耳前发际找和髎；
最后一穴丝竹空，外眦直上出眉梢。

(十三)足少阳经穴分寸歌

十一胆经足少阳，从头走足行身旁；外眦5分瞳子髎，听会耳屏下陷当；
上关颧弓上缘取，颔厌维下1寸量；悬颅头维下2寸，悬厘维下3寸场；
曲鬓耳前平眉梢，率谷耳上寸半详；天冲率后5分许，浮白窍阴隔寸长；
完骨耳后乳突下，本神神庭3寸旁；阳白眉中上1寸，临泣庭维正中央；
目窗正营各1寸，风池平对风府场；肩井椎肩正中取，渊液腋下3寸量；
辄筋渊液前1寸，日月乳下3肋亮；京门十二肋骨端，带脉平脐胁下方；
五枢髂棘前5分，再下5分维道藏；居髎前棘转子间，环跳髀枢正中央；
风市膝上7寸尽，中渎膝上5寸长；阳关犊鼻外陷中，阳陵腓头前下方；
阳交踝上7寸后，向前1寸外丘场；光明踝上5寸处，阳辅踝上4寸量；
绝骨外踝上3寸，丘墟踝前凹陷藏；临泣四趾本节后，地五会穴本节当；
四五趾缝取侠溪，窍阴四趾爪甲旁。

(十四)足厥阴经穴分寸歌

十二肝经足厥阴，下肢内侧前中行；大敦大趾外甲角，行间一二趾间寻；

太冲节后 1 寸半，中封踝前 1 寸停，蠡沟踝上 5 寸前，中都踝上 7 寸迎；
膝关阴陵后寸许，曲泉屈膝纹头顶；膝上 4 寸是阴包，五里气冲下 3 寸；
冲下 2 寸取阴廉，急脉耻骨下线平；十一肋端章门穴，乳下两肋定期门。

(十五)十二经脉流注歌

十二经循环，肺大(肠)胃脾传；心小(肠)膀胱肾，心包焦胆肝；
始于云门穴，期门一周完；周而又复始，如环而无端；

(十六)十二经脉气血多少歌

多气多血独阳明，多气少阳与太阴；少气厥阴与太阳，气血多少要记清。

(十七)十二总穴歌

肚腹三里留，腰背委中求；头项寻后溪，面口合谷收；心胸内关谋，胁肋取支沟；
上肢曲池好，下肢阳陵优；前阴三阴交，后阴承山搜；强壮灸关元，急救针水沟。

(十八)十二原穴歌

肺原太渊心神门，心包之原是大陵；脾原太白肝太冲，太溪为原本属肾；
大肠合谷小腕骨，三焦之原阳池深；胃原冲阳胆丘墟，膀胱束骨跖外寻。

(十九)十六络穴歌

十六络穴要记详，肺经列缺络大肠；偏历隶属手阳明，胃经丰隆痰鸣响；
脾络自有公孙在，心经之络通里乡；手太阳络支正穴，膀胱络穴要飞扬；
肾经之络蔽大钟，心包内关在腕上；外关一穴走三焦，胆络光明令眼亮；
肝经络穴寻蠡沟，任求鸠尾督长强；脾之大络是大包，胃之大络虚里藏。

(二十)背俞穴定位歌

腰背分布膀胱经，夹脊寸半背俞平；一椎大杼二风门，三肺四厥五是心；
六督七膈八椎胰，肝胆脾胃依次行；腰椎三焦肾气海，大肠关元相呼应；
骶椎始接小肠俞，膀胱中膂白环停；从上到下来排列，脏腑背俞相邻近；
经络气血注背俞，反映病变诊断明；临床主治脏腑病，偏治慢性虚弱证；
相应五官病宜取，所主五体病可行；夹脊三寸作辅助，五脏所藏来命名；
背部俞穴应斜刺，肾俞以下可刺深；最宜灸法和拔罐，梅花叩刺常规经。

(二十一)十二募穴歌

十二募穴六在任，肺募中府脾章门；心包膻中心巨阙，期门属肝京门肾；
大肠天枢小关元，三焦之募定石门；胃募中脘胆日月，膀胱募穴中极针。

(二十二)十六郄穴歌

郄有孔隙义，本是气血聚；病证反应点，临床能救急；肺郄取孔最，大肠温溜觅；
胃府寻梁丘，脾土定地机；心经有阴郄，小肠养老及；膀胱金门穴，肾经水泉泌；
心包在郄门，三焦会宗依；胆腑走外丘，肝木中都取；阴维求筑宾，阳维阳交系；
阴跷应交信，阳跷跗阳寄。

(二十三)八会穴歌

脏会章门中脘腑，气在膻中血膈俞；筋聚阳陵脉太渊，骨走大椎髓绝骨；

大杼应为大椎穴，部位主治才相符；八大组织合人体，何方病变何穴助；

（二十四）下合穴歌

胃腑下合三里乡，上下巨虚大小肠；膀胱当合委中穴，三焦之合是委阳；
胆经合于阳陵泉，合治内腑效必彰。

（二十五）八脉交会穴歌（1）

列缺属肺任脉通，照海阴跷膈喉咙；后溪督脉肩颈项，申脉阳跷耳目聪；
公孙冲脉心胸胃，内关阴维胃心胸；临泣带脉肩颈颊，外关阳维偏头风。

（二十六）八脉交会穴歌（2）

内关、公孙心胸胃，列缺、照海咽喉肺；外关、临泣耳胁肋，后溪、申脉枕腰背。

（二十七）五腧穴歌（1）

少商鱼际和太渊，经渠尺泽肺相连；商阳二间三间接，阳溪曲池大肠牵；
厉兑内庭与陷谷，解溪三里胃经点；脾经隐白接大都，太白商丘阴陵泉；
少冲少府和神门，灵道少海记心间；少泽前谷加后溪，阳谷小海小肠边；
至阴通谷连束骨，昆仑委中膀胱遣；涌泉然谷流太溪，复溜阴谷肾经延；
中冲劳宫与大陵，间使曲泽包络圈；关冲液门中渚穴，支沟天井三焦沿；
窍阴侠溪足临泣，阳辅阳陵属于胆；大敦行间和太冲，中封曲泉肝经全。

（二十八）五腧穴歌（2）

井一荥二输穴三，输四临泣只有胆；阳经输穴另有定，阴经输穴本是原；
经穴特殊方需记，经渠灵道间使先；商丘复溜和中封，阳溪阳谷支沟连；
解溪属胃胆阳辅，膀胱昆仑是名山；

（二十九）五输穴子母补泻歌

肺补太渊泻尺泽，大肠曲池二间接；胃母解溪子厉兑，脾补大都商丘泻，
少冲心母神门子，小肠后溪小海决；膀胱至阴与束骨，复溜补肾涌泉竭；
心包中冲连大陵，三焦中渚天井穴；胆母侠溪子阳辅，肝补曲泉行间泻。

（三十）耳穴分布歌

耳穴分布有规律，倒置胎儿在宫腔；头面五官挂耳垂，眼穴恰在正中央；
上肢穴位坐耳舟，躯干下肢对轮上；腹部脏腑耳甲艇，胸部心膈耳甲腔；
心脏正中凹陷处，肺与气管居两旁；消化围绕耳轮脚，从口一直到大肠；
胃穴耳轮脚尽处，脾肝肾膀外包装；五大要穴应记牢，神门三角窝外上；
下屏尖处肾上腺，交感耳轮下脚旁；脑穴翻开对耳屏，内分泌穴屏间藏；
一看二压三测定，选准耳穴痛感强；相应部位加经验，中西结合成处方；
严格消毒防感染，勤按耳穴保健康。

附录三 经脉交会穴表

经脉交会穴表

	足太阴经	手太阴经	足厥阴经	手厥阴经	足少阴经	手少阴经	足太阳经	手太阳经	足少阳经	手少阳经	足阳明经	手阳明经	任脉	冲脉	督脉	带脉	阴维脉	阳维脉	阴跷脉	阳跷脉	备注
承浆											√	√	○		√						《针灸大成》
廉泉													○				√				
天突													○				√				
上脘								√			√		○								
中脘								√		√	√		○								手太阳、少阳、足阳明所生
下脘	√												○								
阴交													○		√						
关元	√		√		√								○								
中极	√		√		√								○								
曲骨			√										○								
会阴													○	√	√						
三阴交	○		√		√																
冲门	○		√																		
府舍	○		√														√				
大横	○																√				
腹哀	○																√				
中府	√	○																			
章门			○						√												
期门	√		○														√				
天池				○					√												
脑空									○									√			
风池									○									√			
肩井									○	√								√			
日月	√								○									√			
环跳							√		○												

续表

	足太阴经	手太阴经	足厥阴经	手厥阴经	足少阴经	手少阴经	足太阳经	手太阳经	足少阳经	手少阳经	足阳明经	手阳明经	任脉	冲脉	督脉	带脉	阴维脉	阳维脉	阴跷脉	阳跷脉	备注
带脉									○							√					
五枢									○							√					
维道									○							√					
居髎									○											√	
阳交									○									√			
天髎										○								√			
翳风									√	○											
角孙									√	○		√									
耳和髎								√	√	○											《铜人》
承泣											○		√							√	
巨髎											○									√	
地仓											○	√								√	
下关									√		○										
头维									√		○							√			
气冲											○			√							冲脉所起
臂臑												○									手阳明络之会
肩髃												○								√	
巨骨												○								√	
迎香											√	○									
横骨					○									√							
大赫					○									√							
气穴					○									√							
四满					○									√							
中注					○									√							
肓俞					○									√							
商曲					○									√							
石关					○									√							
阴都					○									√							
腹通谷					○								√								
幽门					○								√								
照海					○														√		
交信					○														√		

续表

	足太阴经	手太阴经	足厥阴经	手厥阴经	足少阴经	手少阴经	足太阳经	手太阳经	足少阳经	手少阳经	足阳明经	手阳明经	任脉	冲脉	督脉	带脉	阴维脉	阳维脉	阴跷脉	阳跷脉	备注
筑宾					○												√				
神庭							√				√				○						
水沟											√	√			○						
百会											√				○						
脑户											√				○						
风府															○			√			
哑门															○			√			
大椎							√		√		√				○						
陶道							√								○						《铜人》
长强					√				√						○						《铜人》
睛明							○	√			√								√	√	《素问·气府论篇》
大杼							○	√													
风门							○								√						
附分							○	√													
跗阳							○													√	
申脉							○													√	
仆参							○													√	
金门							○											√			
臑俞								○										√		√	
秉风								○	√	√		√									
颧髎								○		√											
听宫								○	√	√											
瞳子髎								√	○	√											
上关									○	√	√										
颔厌									○	√	√										
悬厘									○	√	√										
曲鬓							√		○												
率谷							√		○												
浮白							√		○												
头窍阴							√		○							√					
完骨							√		○							√					
本神									○									√			

续表

	足太阴经	手太阴经	足厥阴经	手厥阴经	足少阴经	手少阴经	足太阳经	手太阳经	足少阳经	手少阳经	足阳明经	手阳明经	任脉	冲脉	督脉	带脉	阴维脉	阳维脉	阴跷脉	阳跷脉	备　注
阳　白									○									√			
头临泣							√		○									√			
目　窗									○									√			
正　营									○									√			
承　灵									○									√			
脑　空									○									√			
风　池									○									√			
肩　井									○	√								√			
日　月	√								○									√			
环　跳							√		○												
带　脉									○							√					
五　枢									○							√					
维　道									○							√					
居　髎									○											√	
阳　交									○									√			
天　髎										○								√			
翳　风									√	○											
角　孙									√	○		√									
耳和髎								√	√	○											《铜人》
承　泣											○		√							√	
巨　髎											○									√	
地　仓											○	√								√	
下　关									√		○										
头　维									√		○							√			
气　冲											○			√							冲脉所起
臂　臑											○										手阳明络之会
肩　髃												○								√	
巨　骨												○								√	
迎　香											√	○									

○所属经　√交会穴

参考文献

[1] 石学敏.针灸学[M].北京:中国中医药出版社,2002.

[2] 袁宜勤.经络腧穴学[M].北京:中国中医药出版社,2006.

[3] 陆瘦燕.针灸腧穴图谱[M].上海:上海科学技术出版社,1988.

[4] 黄龙祥.世界卫生组织标准针灸经穴定位[M].北京:人民卫生出版社,2010.

[5] 王启才.针灸治疗学[M].北京:中国中医药出版社,2004.

[6] 石学敏.针灸学[M].北京:中国中医药出版社,2007.

[7] 刘宝林.针灸治疗学[M].北京:人民卫生出版社,2005.

[8] 田元祥.针灸名家医案精选导读[M].北京:人民军医出版社,2007.

[9] 高树中.针灸治疗学[M].上海:上海科学技术出版社,2009.

[10] 王启才.针灸治疗学[M].北京:北京中医药出版社,2008.

[11] 朱广旗.针灸治疗学[M].北京:北京中医药出版社,2006.